Anleitung zur Mesmerischen Praxis

Dr. Joseph Ennemoser

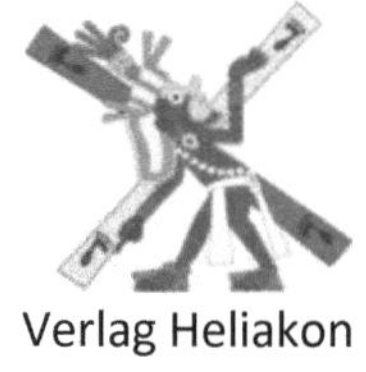

Verlag Heliakon

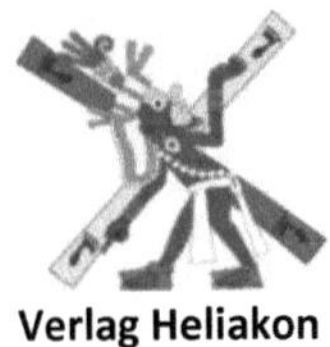

Verlag Heliakon

Umschlaggestaltung: Verlag Heliakon
Titelbild: Pixabay (geralt)

www.verlag-heliakon.de
info@verlag-heliakon.de

Druck und Vertrieb: BoD - Books on Demand, Norderstedt

ISBN 9783949496-62-2

Die Deutsche Nationalbibliothek verzeichnet diese Publikation in der Deutschen Nationalbibliografie; detaillierte bibliografische Daten sind im Internet über www.dnb.de abrufbar.

Inhaltsverzeichnis

Einleitung

Der Titel dieses Buches zeigt an, dass der Gegenstand, von dem es handelt, bereits auf festen Füßen steht. Wer andere anleiten will, muss einen festen Grund und ein bestimmtes Ziel haben. Der Mesmerismus beruht nicht mehr auf unbekannten, eingebildeten und zweifelhaften Erscheinungen, sondern aus Tatsachen der Erfahrung, die jedermann nachmachen kann, und die aus dem Felde der Wissenschaften bereits so begründet sind, dass sie nicht nur mit andern bereits erkannten Naturerscheinungen im Zusammenhang stehen, sondern dass sie auch auf das dunkle Gebiet geheimnisvoller Rätsel und unenthüllter Wunder des Geistes ein helles Licht verbreiten.

Der Mesmerismus hat aber auch eine wichtigere praktische Seite für das Leben und die Gesundheit der Menschen, was noch viel weniger erkannt ist, und was von Gewohnheitsmenschen, von Witzlingen und sogenannten starken Geistern wohl noch für Chimäre und Phantom oder gar für Teufelsspuk erklärt wird. Der Mesmerismus ist bereits ein *Fait accompli*, mehr eine praktische Wahrheit, als eine theoretische Überzeugung. Der Verfasser nimmt sich gerade die letztere Seite zum Vorwurf dieses Werkes und hat damit mehr den Zweck zu belehren als zu überreden, indem er es für wichtiger hält, von Tatsachen als von Hypothesen zu reden.

Über die Erscheinungen des Mesmerismus hat derselbe seine Theorie in einem andern Werke: „Der Magnetismus im Verhältnis zur Natur und Religion“ gegeben, aus welches er zurückweiset. Das Buch soll ein sicherer Führer auf dem noch wenig gekannten Felde des Magnetismus werden und Unterricht geben allen jenen Menschenfreunden, denen die Erleichterung oder Heilung von Krankheiten am Herzen liegt.

Übrigens wird dieser Gegenstand hier allseitig dem Leser vor Augen gestellt, damit er sich sowohl bei der Verschiedenheit und Mannigfaltigkeit der Erscheinungen, als auch bei der Anwendung des Mesmerismus in Krankheiten zurechtzufinden vermag. Zu diesem Zwecke wird es nötig sein, vorerst den Begriff festzusetzen, die Zweifel und Einwürfe gegen die Realität des Magnetismus zu beseitigen; sodann die Erscheinungen, wie sie bei der mesmerischen Behandlung zu erfolgen pflegen, namhaft zu machen, und endlich die Methode der Behandlung selbst anzugeben.

Der Verfasser darf sich mit ziemlicher Sicherheit auf seine eigenen Erfahrungen stützen, die er in einer langen Reihe den Jahren gemacht hat; er hat aber nicht versäumt auch auf alle andern bisher bekannten Autoritäten in der Geschichte des Magnetismus Rücksicht zu nehmen, ja er hat selbst Reisen in fremde Länder, und unlängst noch eigens nach England gemacht, um sich über den gegenwärtigen Standpunkt des Mesmerismus eine genauere Einsicht zu verschaffen.

Jedenfalls hat sich derselbe eine bestimmte Überzeugung von jenen drei Baconischen Grundcharakteren in Bezug auf Magnetismus zu verschaffen gestrebt, nach welchen ein jeder Vorwurf den der Macht Gottes, von der Verschiedenheit der Natur und von dem Nutzen für den Menschen Zeugnis geben soll. Derselbe handelt hier zunächst zwar nur von dem Nutzen der Frucht für die Zukunft, wobei es sich indessen doch erweiset, dass in der Verschiedenheit der Natur früher für Wunder gehaltene Dinge ihre Erklärung in dem Magnetismus finden, und dass die versorgende Allmacht Gottes durch ihn insbesondere sich offenbaret und uns zu seiner Verehrung und Liebe mahnet. Der Nutzen ist ein Hauptcharakter der Wahrheit; die Wahrheit aber ist göttlicher Art, sie leuchtet und verscheuchet die Irrtümer der Menschen bei der Verschiedenheit der Naturdinge.

Der Magnetismus beruht also auf dem göttlichen Grunde der Wahrheit und hat deshalb bei dem rechten Gebrauche den Nutzen zur Folge. Ich will mich indessen mit diesen einladenden Bemerkungen keineswegs überheben, ich weiß recht gut, wie dieser Gegenstand trotz der bereits siebzigjährigen vielseitigen und nun aus allen Ländern übereinstimmenden Erfahrungen noch so ganz in seiner Kindheit ist, dass er uns von Tag zu Tag durch neue Wunder gleichsam stufenweise weiter führt, und wie viel also ein jeder auch noch so eifrige Anhänger zu lernen bat. Solange der Magnetismus so vereinzelt und bloß hie und da, wie bisher, zerstreut, oft nur im Stillen und versteckt ausgeübt wird, fehlt es an gegenseitiger Anregung, am gemeinsamen Band der aufklärenden Verständigung und also an der Möglichkeit einer weitergreifenden Gemeinnützigkeit.

Meistens wird nur aus Neugierde, zur Probe, in Verlegenheiten, ohne alle Kenntnis und Unterricht eben so leichtsinnig ein Versuch gemacht, als man durch das Ausbleiben einer sofort erwarteten, oder beim Eintritt einer plötzlich unverhofften Erscheinung erschreckt, die Sache eben so schnell wieder fahren lässt. Solange nicht durch einen förmlichen medizinischen Unterricht der Gebrauch und die physiologische Begründung des Magnetismus öffentlich gelehrt wird, solange wird die Einsicht und Anerkennung und die allgemeinnützige Heilsamkeit desselben fehlen; die Unwissenheit und das Vorurteil wird durch Verkennung und Verdrehung die tausendfältig bezeugte Wahrheit verdecken; der Missbrauch wird immer neue Gegner und Widerspruch hervorrufen und so der Menschheit ein Mittel vorenthalten, welches die Vorsehung in jedermanns Hand gelegt hat.

Wir stehen allerdings erst im Vorhofe einer noch unenthüllten Wunderwelt, und wenn ich es aufs Neue wage, sogar durch eine allgemeine Anleitung für dieselbe Anhänger zu gewinnen, und ihre Überzeugung zu stärken, so werde ich mich gewiss dem Tadel Vieler und der Kritik der klugen Gegner aussetzen, welche weniger sich damit abzugeben pflegen, was das Buch enthält, als was für ihre Meinung darin gefunden werden soll, über welche es in der Welt ohnehin nichts gibt. »Eine vornehm tuende Zweifelsucht«, sagt Humboldt, »welche Tatsachen verwirft, ohne sie ergründen zu wollen, ist fast noch verderblicher als unkritische Leichtgläubigkeit«, beide hindern die Schärfe der Untersuchung seltsamer Fakta, welche dem Einen ein Mirakel, dem Andern ein Spuk, im Grunde aber nichts weiter sind als Wirkungen von Ursachen, die in der Natur immer wirken und mit ihren Gesetzen in der vollkommensten Harmonie sind. So ist es mit dem Magnetismus gegangen, obgleich dieselben Erscheinungen, wie sie beim Mesmerismus vorkommen, von den ältesten Zeiten der Geschichte an namhaft gemacht wurden und bei allen Völkern Beispiele von unverwerflichen Zeugen angeführt werden; obgleich Laien und Ärzte fortwährend die auffallendsten Erfahrungen teils offen, teils unter magischen Verhüllungen bekannt gaben, so ist doch bis auf Mesmer, den wirklichen Entdecker und Aufdecker dieser geheimnisvollen Erscheinungen der menschlichen Natur, eine so große Angelegenheit des Geschlechts unbeachtet und in ihrem physiologischen Zusammenhange mit den allgemeinen Naturkräften beinahe bis heute noch unbekannt geblieben. Der Magnetismus steht nun aber doch so fest, dass er in allen wissenschaftlichen Fakultäten Anerkennung und Verteidigung genießt, und dass ihn daher die Missachtung Einiger und das verhöhnende Leugnen nicht mehr wesentlich aushält. Der Verfasser hat übrigens, wie gesagt, keineswegs den Zweck, jedermann überzeugen zu wollen, der die Realität des Magnetismus bezweifeln zu müssen glaubt, als vielmehr eine richtige Kenntnis über das Verfahren und die notwendigen Bedingungen zu verbreiten, von dem Magnetismus einen nützlichen Gebrauch zu machen.

Da der Mesmerismus also nicht mehr ein unbekannter und zweifelhafter Gegenstand, sondern eine solche Wahrheit ist, die nicht mehr bloß die Gelehrten, sondern auch die Laien als wahres Naturheilmittel angeht, so soll derselbe hier zum allgemeinen Besten erörtert und nach dem bisher erkannten Standpunkt registriert werden. Indem wir somit den Gelehrten ihre Theorien überlassen und die Weisen nicht in ihrer Torheit stören, soll hier auf dem Felde der Beobachtung möglichst treu eine umfassende praktische Anleitung gegeben werden, welche jedoch für die Wissenschaft nicht ohne Wert bleiben wird, weil sie als materielle Grundlage zu psychologischen Untersuchungen und metaphysischen Theorien Stoff bietet; die Naturwissenschaft mit der höheren Geisteskunde des Menschen verbindet und sogar dem Theologen auf seinem mystischen Felde zum Führer dienen kann, auf welchem man heut zutage des wahren göttlichen Lichtes so wenig begierig, die Offenbarung im Verstandeshochmut hier ganz leugnet und dort im Heiligtum des glücklichen Nichtwissens es viel bequemer findet, in gemütlicher Ruhe blind zu bleiben, und starrsinnig alles in die Acht zu erklären, was über dem Horizont des Alltagslebens steht und dasselbe etwa darin stören könnte.

Neben den übereinstimmenden Erfahrungen aus allen Ländern über den Nutzen des Magnetismus zur Heilung der Krankheiten durch Mesmers Entdeckung, ist auch der allgemeine von ihm behauptete Zusammenhang aller Naturerscheinungen jetzt sogar durch physikalische Beobachtungen wissenschaftlich anerkannt.

Das stille Treiben der Kräfte folgt allgemeinen Gesetzen von Polaritäten, die im Großen der Himmelskörper wie in allen Arten der Materie vom Sonnenstäubchen bis zum harten Gewichte der Metalle als magnetische Anziehung und Abstoßung sich offenbaren. Aus dem geistigen Gebiete der psychologischen Erscheinungen hat uns der Mesmerismus durch das künstliche Hervorrufen des Schlafwachens und der Ekstase den Schlüssel zur Erklärung einer Menge von Wundern an die Hand gegeben, die bei ungewöhnlichen Erscheinungen der Träume und des Somnambulismus, des Fiebers und der Krämpfe sich offenbaren.

In die Finsternis der schwärzesten Kapitel der Geschichte, welche der blinde verfolgungssüchtige Aberglaube des Pfaffentums, das Vorurteil und die Blödsichtigkeit „der Rechtsweisheit" — Jurisprudenz — die diabolische Sophistik der Gelahrten, die Leichtgläubigkeit und der Stumpfsinn der Laien zur ewigen Schande der Menschheit als ein schauderhaftes Monument zusammengeschrieben hat, brachte der Mesmerismus das Licht, die vielen Rätsel zu lösen, welche als höllische Ungeheuer Millionen unschuldiger Menschen zu den furchtbarsten Todesqualen verdammten und Jahrhunderte lang fortsetzten.

Nicht sowohl in der Erhellung der Pathologie krankhafter Nervenzustände und in der Vereinfachung der Therapie durch eine einfache naturgemäße Heilart der Krankheiten, als durch die Aufklärung der damit zusammenhängenden Geisteszustände, wird Mesmers Name ewig als heller Stern den künftigen Geschlechtern leuchten; denn wenn auch seit des Thomasius denkwürdigen Bemühungen das Hexensuchen und Verbrennen aus der Mode gekommen ist, so will doch die Furcht und der eingenistete Aberglaube hier die übernatürlichen Einflüsse von Wundern und dort von dämonischer Besessenheit geltend machen, während der Mesmerismus nichts weiter sieht als abnorme natürliche Zustände des Seelenlebens durch ein zerrüttetes Nervensystem, in dem er hier die Entzückung und das hellsehende Weissagen einer Heiligen mit seiner Hand aus den Marterkrämpfen hervorruft und dort den Teufel aus der Hexe und der besessenen Nonne statt des Exorzismus austreibt.

Das mesmerischer Schlafwachen, welches über dem Faseln des Traumes und des Fieberdeliriums und unter der Inspiration einer höheren, göttlichen Ekstase steht, belehrt uns, dass das Geistersehen auf den Gräbern wie das Feuerausströmen aus den Fingern und Augen gewisser Personen; dass die Gesichte fremdartiger Erscheinungen von Engels und Teufelsgestalten; dass Prophezeiungen ferner Begebenheiten nach Raum und Zeit; dass Empfindungen und Selbstbekenntnisse von einer Art Besessenheit mit den sonderbarsten Gebärden und Handlungen gewisser Personen, wie der Hexen des Mittelalters, ihren wirklichen Grund haben und oft ansteckend sich ausbreiten, wie bei den Tanzkrämpfen und Geißelungen oft wandernder Schaaren. Unempfindlichkeit gegen Stich und Schlag, wie ein Feinfühlen in die Ferne und das Gedankenerraten; erhöhte Stimmungen und Sprachfertigkeit, oft in fremden Mundarten; Gemeinschaft mit Heiligen und Teufeln; Irrsinn und Weissagung; lange dauernde Ohnmachten, wie gespensterhafte Sprünge und Klettern über Mauern und Dächer, finden sich bei magnetisch behandelten Kranken, wie es einst von den Besessenen und Herrn aller Nationen, Sekten und Konfessionen in allen Zeitaltern, bei Sündern und Heiligen, bei Jung und Alt erzählt wird.

In den ägyptischen und syrischen Einöden; in den Hexenprozessen des Mittelalters; bei den Trembleurs des Cevennes. bei den Convulsionnaires de St. Medard in Paris; bei dem Gaßnerischen Exorzismus, usw., sind es die gleichen Erscheinungen, und die Zustände sind identisch — derselben Art, weil überall damit ein krankhaftes zerrüttetes Nervensystem in Begleitung war. Der mesmerische Patient gleicht oft völlig einer Hexe, und er ist entweder eine solche, oder die Hexe ist nichts weiter als ein mesmerischer Patient. Hierin liegt wohl auch der stärkste Beweis, dass der Magnetismus nicht auf Einbildung und Betrug beruht, weil er diese Erscheinungen nicht nur hervorzurufen, sondern auch zu leiten und zu heilen vermag.

Der magnetische Arzt ist durch das Aufregen der ungewöhnlichen Erscheinungen aus den unterdrückten oder gestörten Bewegungen des Nervensystems der magische Zauberer; er ist durch die gewandte Leitung derselben der Teufel austreibende Exorzist und durch die Linderung oder Wiederherstellung der harmonischen Gesundheit eben so sehr der hilfreiche Engel, als er zur Aufklärung der Gespensterfurcht und der eingebildeten Mirakel das leuchtende Licht bringt. Wie für das praktische Leben, so wird der Mesmerismus also auch ein Offenbarungsmittel für die Wissenschaft, und wir haben eben so sehr nötig, ihn in Demut zu unserm Nutzen aufzunehmen, als wir zu dankbarer Bewunderung der Vorsehung und Allmacht Gottes verpflichtet werden.

Hat der Magnetismus gleichwohl nichtsdestoweniger auch seine Schattenseiten, die wir in der Folge näher, werden kennenlernen, so wird er doch nicht nur für die praktische Heilkunde und Gesundheitsökonomie von einem unberechenbaren Werth, sondern er führt uns auch in psychologischer Hinsicht in die mysteriöse Tiefe der menschlichen Seele; durch die Erscheinungen des mesmerischen Hellsehens gelangen wir zur Einsicht des unermesslichen Umfangs der ungeahnten menschlichen Geisteskräfte, die man den Fabeln oder zauberischen Einflüssen zuschrieb; ebenso geben sie auch Zeugnis von der anthropologischen Würde und von der möglichen positiven göttlichen Tatkraft des Menschen. Die Theologen insbesondere hätten die meiste Gelegenheit unendlich viel Gutes zu tun, und wie es bereits in England häufig auf eine apostolische Weise geschieht, bei ihren Krankenbesuchen mit ihrem geistlichen Troste durch das mesmerische Handauflegen Leib und Seele oft augenblicklich zu erquicken; die Missionäre würden als Sendboten ihre Gotteskraft mittelst ihrer wohltätigen Hände bei den Heiden durch Heilung der Krankheiten überzeugender beweisen, als durch ihre rätselhaften Bibelsprüche.

In the mean time, it most be satisfactory to Magnetism to know, not merely that their simple and truthful statements have received this collateral evidence, but also, that in a secondary sense,. the world is indebted to their declarations for on of the most important and most precious discoveries ever accordet tho science. Pyne.

Um dem Leser weitere Hilfsmittel zum Studium des praktischen Magnetismus und damit zugleich die Quellen nachzuweisen, die der Verfasser zu diesem Werke benutzt hat, folgen hier die Titel der empfehlenswertesten Schriften, auf die, in der Folge die Namen der zitierten Autoren bezogen werden.

Obenan steht vor allen der Entdecker der neuen Lehre auch in praktischer Hinsicht: Anton Mesmer selbst. Seine „Aphorismes“ und seine „Mémoires sur la découverte du magnetisme animal“ und „Mesmerismus oder System der Wechselwirkungen. Theorie und Anwendung des tierischen Magnetismus als die allgemeine Heilkunde“, herausgegeben von seinem einzigen unmittelbaren deutschen Schüler, Dr. K. Ch. Wolfart, Berlin 1814 — enthalten die Grundsätze für den ganzen Umfang des praktischen Verfahrens. Bei den Deutschen sind außer den älteren Schriften über Magnetismus von Wienhold, Heinecken und Gmelin; von Böckmanns, Nordhof und Rahns Archive für den tierischen Magnetismus; von Brandis, Richter, Friedr. Huseland (über Sympathie) für die Praxis vorzüglich anzuführen; Kluge, Versuche einer Darstellung des animalischen Magnetismus als Heilmittel; Wolfarts Asklepiarion und Jahrbücher für den Lebensmagnetismus; Kiesers und Eschenmayers Archiv für den tierischen Magnetismus; Passavant über den Lebensmagnetismus und vorzüglich Kiesers System des Tellurismus.

Bei den Engländern, bei denen vorzüglich Geistliche in neuester Zeit den praktischen Magnetismus in die Hand genommen haben, der dort von Laien und Ärzten jetzt sehr vielfach angewendet wird, haben wir unlängst einige wertvolle Schriften erhalten (Our Mesmerisers are not ignorant practitioners; Clergymen, militarymen, barristers, physicians, surgons, ladies hig in rank, men of a distinguished position in the world coud all be named.) Sandby.

The Zoist von Dr. Elliotson, eine Zeitschrift in vielen Heften enthält eine Menge der interessantesten und lehrreichsten Aufsätze und Erfahrungen. Townshend, faits in Mesmerisme, Dr. Esdaile, Mesmerisme in India; Dr. Storers, Mesmerisme in disease; Miss Martineau, letters on Mesm.; Newmann. Human Magnetisme; Spencer Hall, Mesmeric experiency; Edw. Lee, animal Magnetime; Colquhoun, Isis revelata, or history of animal Magnetisme; Lang, Mesmerisme in Scotland; G. Sandby, of Mesmerisme, and its opponents, ein vorzügliches Werk (1848); G. Barth, the Mesmerist's Manual of Phenomena and practice, und ein kleines, aber gehaltvolles Schriftchen, the Magnetisme a remedy by the rev. thom. Pyne, London 1849, 4. Edition.

Eine sehr reichhaltige Literatur über den Mesmerismus besitzen die Franzosen, und zwar mehr in historischer und praktischer als in theoretischer Hinsicht. Außer den älteren Schriften der unmittelbaren Schüler Mesmers, von Deslon, Tardy de Montravel, Court de Gebelin, Vergasse, Bruno (bei Rouliér), usw., gehören hierher vorzüglich die Schriften von M. Puysegur: Rapport de cures operées a Bayonne et à Busancy par le Mag. animal; exposée des cures de Strasburg, etc, und Recherches physiologiques sur le Magn. animal; dann außer den Schriften von Lausane, des procédés et des principes du M.; Roulièr, exposition physsiologique des phénomènes du M.; Duputet, Bertrand, unter den neuesten vorzüglich Deleuze, instruction pratique sur le Magn. Animal, welchem die meisten Franzosen nachfolgen, und der sich durch seine übrigen Schriften über Mesmerismus in historischer und theoretischer Hinsicht unsterblich gemacht hat; Dr. Alphonse Teste, Manuel pratique du Mag. animal; Gauthier, traité pratique du Magnet. et Somnambulisme.

Die italienische Literatur ist noch arm in jeder Hinsicht, doch fängt es auch hier zu tagen an. Cogevina, Orioli, Verati, Nani schrieben über den tierischen Magnetismus, doch eine eigentliche Selbstständigkeit fehlt auch den neuesten, als: Francesco Guidi, Magnetismo animale, Torino 1851; Dr. M. Tommasi, il magn. animal considerato sotto un nuovo punto di vista, Torino 1851. Den Italienern ist nur die französische Literatur bekannt, und Tomasi sagt selbst: E maggiormente desiderabile, che questo studio sia condotto da uomini consumati nelle science — in quantache, anche tenuto calcolo della opere di alcuni pochi scritti del 1850, l'italia non ha ancora una produzione sul mag. a. che possa contrapporre alle produzioni tedesce e francesi. Ausgeübt wird der Mesmerismus in Schweden, in Russland und sehr häufig in Nordamerika, in Italien treten Laien und Ärzte jetzt häufiger hervor.

Name und Begriff

Dr. Fr. Anton Mesmer, 1734 zu Weiler, einige Meilen von Konstanz am Bodensee geboren, hat durch Studien und Beobachtungen, insbesondere durch die Kräfte und Erscheinungen des Magnets angeregt, nicht nur den allgemeinen von jeher geahnten Zusammenhang der Naturdinge, in seiner Doktor-Dissertation zu Wien, *de influxu planetarum in corpus humanum 1764* mit der denkwürdigen Horazischen Prophetenstimme: *multa renascentur, quae jam cecidere, cadentque, quae nunc sunt in hnore* behauptet, sondern er hat auch bald daraus zugleich die einem jeden innewohnende, aber völlig unbekannte lebendige Kraft, auf andere, besonders Kranke heilsam einzuwirken, mit dem nicht weniger merkwürdigen Motto: *veniet tempus, quo ista, quae nunc latent, in luem dies extrahat* öffentlich ausgesprochen

In beider Hinsicht, hat Mesmer seine neue Lehre Magnetismus genannt; weil sich überall polare, den Magnetwirkungen ähnliche Wechselkräfte der Anziehung und Abstoßung zeigen. Er drückt sich hierüber selbst auf folgende Art aus: »Das Wort Magnetismus, das ich willkürlich angenommen habe, bezeichnet keine Substanz, sondern bloß eine Verbindung der Verhältnisse in den Naturkräften oder des Einflusses überhaupt und insbesondere der Anwendung, den angegebenen Ansichten zufolge in Beziehung auf den Körper des Menschen.«

Dass eine solche neue Lehre mit einer solchen Zuversicht und mit einer solchen wissenschaftlichen und praktischen Beweisführung einen großen Aufruhr, Widerspruch und Bewunderung in der gelehrten und ungelehrten Welt hervorrief, ist begreiflich; jenen war der Magnetismus ein Phantom und Mesmer ein gewöhnlicher Scharlatan, während diese in ihm ein neues Licht und einen von Gott gesandten Wundermann erblickten. Mag nun Mesmers wissenschaftliches Natursystem seine Mängel haben, in praktischer Hinsicht hat sich seine Entdeckung auf das glänzendste bewährt, und die Zeit ist bereits schon da, wo das was damals noch verborgen lag, klar zutage liegt — *in lucem dies ertraxit* —! Als eine Entdeckung hat er übrigens sie selbst, nicht als erfunden ausgegeben, denn er sagt: »Ein blinder Empirismus und ungeprüfte Anwendung meiner Methode hat ein Vorurteil gegen dieselbe und eine voreilige Kritik veranlasst; diese neue Heilart erfordert, unabhängig von der Theorie, einen praktisch anschaulichen und gehörig durchgeführten Unterricht. Das Verfahren beruht aus keiner positiven Weise, ja in eine positive Vorschrift eingezwängt würde dasselbe durch zu ängstliche Observanz ein Gegenstand des Aberglaubens werden können, und es ist keine zu gewagte Behauptung, wenn ich sage, dass ein großer Teil der religiösen Zeremonien des Altertums Überbleibsel dieses Empirismus zu sein scheinen.«

Wenn nun Mesmer die allgemeine Wechselwirkung der Natur, Allflut — *fluide universel* — so wie die gegenseitigen Einwirkungen durch eine Art Anziehung und

Abstoßung der Menschen unter sich, nach den analogen Erscheinungen des Magnets Magnetismus genannt hat, so konnte die Sache nicht besser bezeichnet werden.

Durch „tierischer, animalischer Lebensmagnetismus", wurde die besondere Wechselwirkung und ihre Theorie angedeutet, was jetzt offenbar besser durch Mesmertum, Mesmerismus geschieht, weil damit die neue Lehre überhaupt und Mesmers Methode der Krankenbehandlung ohne mögliche Verwechselung und Missdeutung der Begriffe verstanden wird. Das Wort Magnetismus ist aber so gebräuchlich und hat eine Art historisches Bürgerrecht erhalten, dass es nicht leicht ganz zu verdrängen ist, und wir wollen dasselbe daher auch nicht ängstlich vermeiden.

Der Mesmerismus ist übrigens keine besondere Wissenschaft, er beruht auf den allgemeinen physiologischen Prinzipien und was zu Mesmers Zeit noch verborgen war, und was derselbe so allgemein ausgesprochen hat, ist durch die Fortschritte der Naturwissenschaft heute schon eine ausgemachte Sache. Oersted, Arago und Faraday haben gezeigt, dass alle Arten der Materie des Magnetismus fähig sind; dass sogar das Licht aus dem fernen Himmelsraum Magnetismus und Elektrizität erzeugt; der vegetabilische und tierische Lebensprozess insbesondere wird aus elektromagnetische Erregungen zurückgeführt *inest et stirpibus calor suus*, Kepler.

Einige Naturforscher wirken mit der Hand aus der Magnetnadel, und andere, wie Thilorier, wollen durch festen Blick und Willen sogar Mineralmagnetismus in weichem Eisen hervorgebracht haben. Die sogenannte physiologische Induktion bei der Tätigkeit und Reaktion des Nervensystems kann jeder aufmerksame Arzt beobachten. Wir werden uns aber hierüber nicht weiter beschäftigen, sondern vielmehr die praktische Seite des Mesmerismus hervorheben und die Erscheinungen und Behandlungsweise der neuen Methode, mit der vorzüglichen Rücksicht auf die Gesundheit des Menschen, kennenlernen. Denn der Mesmerismus ist gerade in medizinischer Hinsicht vorzüglich geeignet, Heil und Licht zu verbreiten.

I have no doubt of its opening the way, both by the treatment it suggests, and the inquiries to which it leads, to a new era in the practice, and above all, in the philosophie of medicine. Pyne.

Erstes Hauptstück

1. Kritik über die Einwürfe der Gegner des Mesmerismus

Es liebt die Welt das Strahlende zu schwärzen,
Unb das Erhabne in den Staub zu ziehn.
Schiller

Mesmers Auftreten mit seiner völlig neuen ungewohnten Heilmethode, die er mit den auffallenden Argumenten *ad hominem* auch theoretisch aus allgemeine Naturgesetze zurückzuführen sich bemühte, rief aus der einen Seite Enthusiasten und Bewunderer, auf der andern zweifelsüchtige Gegner und abgesagte Widersacher hervor.

In der Tat, der Gegenstand war so auffallend, dass er nicht bloß gegen den im Gang befindlichen Tagesverstand, sondern auch gegen die Satzungen der Praxis, der Wissenschaft und Religion anzustoßen schien.

Denn 1) die Heilung von Krankheiten mit der bloßen Hand ohne Stoff und Apothekerwaren; 2) das öfter eintretende Wachen im Schlafe der Patienten und sogar der eigene medizinische Instinkt in der Angabe ihres Übels mit der Vorschrift, die passenden Mittel dafür anzuwenden; 3) die erhöhte Geisteskraft im Schlafe mit verschärfter Sinnestätigkeit, im sogenannten Hellsehen entfernte und künftige Dinge zu prophezeien mit dem lebendigen Schwunge der Fantasie und mit der ungewöhnlichen Verstandes- und Gedächtnisstärke, im Urteil und in Sprachfertigkeit; 4) die richtige Angabe guter und schlechter Eigenschaften von unbekannten Personen; das Lesen verschlossener Briefe und sogar das Erraten der Gedanken eines Andern waren so seltsame Dinge, dass sie den ungelehrten Laien wohl zu dem Glauben verleiten konnten, es gehe hierbei nicht mit rechten Dingen zu.

Und wie der Philosoph ohne den vorhandenen Anhaltspunkt von der neuen Lehre zu einer vernünftigen wie unvernünftigen Skepsis herausgefordert wurde, die eben so oft in lustigen Witz wie in böswillige Verdrehung oder Verleugnung der Tatsachen ausartete; so nahm der der Naturwissenschaft, ohnehin meist völlig ledige Theologen, die magnetischen Wunder als übernatürliche aus, und behandelte sie seltener von der mystischen Seite der Mirakel, als von jener der schwarzen Kunst satanischer Einwirkungen.

Die Ärzte waren von jeher die heftigsten Gegner aller Neuerung auf ihrem eigenen Gebiete; ihnen war es im Durchschnitt mehr angelegen, gemächlich auf dem gebahnten Wege das auch ohne viele Arbeit dürftig oder reichlich fließende Wasser des Honorars zu schöpfen, als nach der Tiefe der Wahrheit zu gründen. Endlich gibt es Gegner des Mesmerismus, die dessen Existenz zugeben, die aber ganze Bücher gegen die Gefahren desselben geschrieben haben.

Die Einwürfe der Gegner des Mesmerismus fordern uns auf, dieselben nach allen Seiten zu beleuchten, sie sind oft interessant und jedenfalls lehrreich für die richtige Würdigung des Mesmerismus selbst.

Opinionum commenta delet dies, naturae judicia confirmat. Cicero.

Die meisten Gegner des Mesmerismus beurteilen denselben nicht anders als vonseiten der Einwürfe, die gegen denselben gemacht werden, eine unparteiische ruhige Selbstuntersuchung ist teils nicht jedermann so leicht vorzunehmen; teils fehlt es meist an einem unbefangenen Sinn und Wahrheit liebenden Trieb. Der Gegenstand ist wohl auch von so zarter Beschaffenheit, dass das Experiment nicht allemal gelingt, wie aus der Schnellwaage oder in der Retorte des chemischen Laboratoriums. Geduldige Ausdauer und sorgfältige Unterscheidungsgabe sind seltene Eigenschaften; Rechthaberei und der plötzliche Sieg der Partei über den verhassten, der allgemeinen Erfahrung widersprechenden Eindringling ist mehr der Zweck, als durch mühsame Arbeit die verschlungenen Fäden zu lösen und das Licht der Wahrheit zu suchen.

„Aus Zweifel reimt sich Teufel," die Lüge läuft neben der Bosheit her, der Zweck heiligt die Mittel. Kann man es nicht als Einbildung oder blödsinnige Wundersucht lächerlich machen, so kann man den Teufel im Hintergrund malen, und Gefahr für die Moral und den christlichen Glauben predigen. Doch der Magnetismus wird seinen Weg zum Ziel sicher gegen alle Hindernisse finden.

Ne rigori di governi, ne anatèmi di caste, ne ostacoli di sistematici oppositori potrano arestare il maraviglioso suo corso. Non puo mancare il triompho di una scienza. che ha dio per punto di partenza, e per base l'umanita. Guidi.

Den Hauptanstoß fand der Magnetismus von Anfang an, in seiner Neuheit; man glaubte sich ihm widersetzen zu müssen, eben weil er neu erschien und gegen allen Brauch der Einsicht und des Naturlaufs streitet. Weil man die seltenen Naturerscheinungen und ihre Gesetze nicht kennt, so werden sie als unnatürlich und unmöglich geleugnet, oder für übernatürlich gehalten. Dies ist aber schon von jeher mit allen neuen Entdeckungen der Fall gewesen.

Harveys neue Lehre von der Zirkulation des Bluts; Jenners — übrigens mit der vorigen in keinem Vergleich von Wichtigkeit stehende — Impfmethode der Blattern, hatte dasselbe Schicksal. Hume erzählt, dass Harvey's wichtigste Entdeckung in der Medizin kein Arzt über 40 Jahr anerkannte, und dass er deswegen den größten Teil seiner Praxis in London eingebüßt habe. Die Behauptung Galileis: dass die Erde rund sei und um die Sonne laufe, brachte ihn auf den Scheiterhaufen. Gonzales de Mendoza, Erzbischof von Toledo, erklärte Columbus Ansicht für ketzerisch, und gegen die heilige Schrift streitend, womit derselbe auf der runden Erde jenseits des Ozeans Gegenfüßler einer neuen Welt suchen wollte.

Als Faust seine erfundene Buchdruckerkunst zu Paris mit der wundervollen Schnelligkeit des Bibeldruckens in vielen hundert Exemplaren bekannt machte, wurde fest behauptet, er habe seine Seele dem Teufel verschrieben. Was hat Hahnemann für Widersacher gefunden, oder glaubt jemand im Ernste, dass gar nichts an der Homöopathie sei?

Thomasius Behauptung, dass die Gesichte und die Besessenheit der Hexen Folge natürlicher Krankheitszustände sei, stritt gegen den allgemeinen Glauben an die unmittelbare Gewalt des Teufels, vor welcher die Macht Gottes auf der Erde nicht viel Voraus hatte. Wer hätte die Kraft des Dampfes gegen Wind und Wetter, das Gaslicht, der elektrischen Telegrafie, welche Zeit und Raum aufhebt und die finstere Nacht in Licht verwandelt, für natürlich erklärt, wenn nicht die Naturkunde bereits den gesetzlichen Zusammenhang vor jedermanns Augen aufweisen könnte.

Würde man diese Erfindungen weniger dem Teufel zuschreiben, als Fausts Buchdruckerei? Es fehlt indessen auch jetzt noch nicht an Gegnern, welche diese neuen Erfindungen als Eingriffe in die göttliche Vorsehung verdammen, gleich wie jene Antwort des Konziliums von Kastilien auf einen unter Karl II. gemachten Antrag, Madrid mit Lissabon auf dem Wasserweg zu verbinden, dahin lautete: dass »wenn Gott diese Wasser hätte schiffbar machen wollen, er es selbst würde getan haben, und dass daher ein solches Projekt eine Verletzung der göttlichen Anordnung sei.«

Wundern wir uns daher nicht weiter, wenn wir gegen den Magnetstab und das mesmerische Baquet einen ähnlichen Widerspruch des Vorurteils und des Eigensinns erfahren, wie es nach Sandby noch zur Zeit der Königin Elisabeth gegen den Gebrauch der Gabeln der Fall war; ein Geistlicher predigte nämlich gegen dieselben „als einen Angriff gegen die Vorsehung und als einen Schimpf gegen die Finger, das Fleisch mit Gabeln zu berühren."

Ein gerechter Zweifel ist jedoch besser als eine unbedingte Zustimmung zu unbekannten Behauptungen; der Weise folgt weder der Wallung des Gefühles, noch dem täuschenden Scheine der Sinne, er forschet nach den Ursachen mit Ernst und Ausdauern und somit steht auch die Wahrheit und die Wichtigkeit des Magnetismus erst durch wiederholte Untersuchungen nunmehr auf dem unerschütterlichen Boden fest, um in Zukunft bei dem richtigen Gebrauche desselben Heil und Licht zu verbreiten. Denn auch wir rühmen uns, den Mesmerismus nicht gerade so oben weg und ohne alle Untersuchung zu verteidigen.

Nihil est temeritate turpius et indignum. quam aut falsum sentire, aut quod non satis exploratum et cognitum sine ulla dubitatione defendere. Cicero

2. Die Laien

Der große Haufe des Publikums kann eigentlich nicht als Gegner betrachtet werden, wenn er den durch den Magnetismus hervorgebrachten Wirkungen nicht sogleich das volle Vertrauen schenkt. An ihm ist es nicht zu untersuchen, ob etwas neu, und was an dem Neuen wahr ist, er meidet vielmehr alles Neue und hält nach der Stimme ihrer Führer, wie insbesondere der Ärzte und Geistlichen, jede Reformation für Revolution und zieht die süße, trockene Einförmigkeit der Existenz jeder mühsamen Forschung und Erkenntnis vor. Den meisten Menschen ist der Mesmerismus ganz unbekannt geblieben, und eigentlich kennt ihn auch der gebildete Teil und sogar die Ärzte bisher höchstens dem Namen nach. Da nun obendrein von den durch den Magnetismus behandelten viele als ungeheilte Nieten selbst dagegen sprechen und viel Missbrauch damit offenkundig geworden ist; so gibt es wenige, die Mut und Verstand genug haben, sich dem magnetischen Arzte anzuvertrauen; der große Haufe zieht es vor auf, die gewöhnliche Weise umzukommen.

Der Magnetismus ist noch unpopulär, sein Name steht im gehässigen Rufe des Betrugs, oder sonst unziemlicher wo nicht gefährlicher Wirkungen. Es gibt übrigens manche unter den Gebildeten, die bei der Unbekanntschaft des Magnetismus ihre Geistesstärke dadurch beweisen wollen, dass man sie nicht etwa einerseits für leichtgläubig und Schwachköpfe halte, und lächerlich mache; anderseits, dass sie nicht selbst ein Spiel ihrer eigenen Einbildung werden und in Somnambulismus verfallen. Diese letztere Einwendung ist mir öfter von solchen gemacht worden, die mich um Rath und Hilfe anriefen.

3. Die Philosophen

Hier könnten wir zuerst fragen, was sind das für Leute? Die Antwort ist nicht ganz leicht, einen richtigen Begriff darüber auszustellen; schon die Wortbedeutung: „Freund der Weisheit“ dürfte nicht immer zutreffen. Richtiger scheint das Goethesche „Irrlichtelieren“ aus die Mehrzahl dieses Namens zu passen; denn der Zweck des Philosophierens ist wohl seltener die höchste Idee der Wahrheit, als doch auch in allem ein Wort mitzusprechen, und dem eigenen angenommenen Gedankengang Geltung zu verschaffen. Nun ist der Mesmerismus ein dem gewöhnlichen Gesichtskreis so sehr entzogener Gegenstand, dass er sich nicht einmal mit physischen Werkzeugen, wie das Licht, die Elektrizität und der Magnetismus messen und festhalten lässt, deren wahre Natur der größte Weise nicht kennt; die Einwürfe, welche daher von dem genug *irritabile* der Philosophen hertönen, stoßen seine Festigkeit gewiss nicht um; meist ist es wohl auch nur ein hohles Geräusch, das ihn nicht einmal oberflächlich erzittern macht. Besehen wir uns Einiges davon.

Der Weg von den imponderablen Agentien des Magnetismus und der Elektrizität, des Lichts und der Wärme geht nicht gerade aus, um die Verhältnisse des Mesmerismus, der seiner mehrseitigen Ähnlichkeit der polaren Wirkungen halber mit jenen Kräften verglichen wurde, nach denselben abzuschätzen. Der eigentliche Physiker kann seinen mathematischen *Calculus* hier nicht anwenden, sein Urteil muss auf seine Beobachtungen gestützt werden, die allerdings möglich sind, wie z. B. Reichenbach (die Dynamik des Magnetismus), Robiano (*Nevrugie, ou le Magnétisme animal*) gezeigt haben. Der größere Teil der philosophischen Krämer ist in der Naturkunde ohnehin nicht zu Hause und noch weniger in der Physiologie des Menschen. Ein Einwurf von solchen Leuten gegen die physischen Wirkungen des Mesmerismus hat daher so viel zu bedeuten, als der heilige Eifer gegen die Bewegung der Erde des Galilei — *e pur si move*. Der Streit ist jedoch häufiger gegen das magnetische Schlafwachen und die fremdartigen psychischen Erscheinungen des Hellsehens gerichtet. Allein diese sind nicht identisch und nur zuweilen begleitende Symptome mit dem Magnetismus. Außerdem gleichen solche Anstrengungen dem Windmühlenkampfe des Ritters von der traurigen Gestalt und beweisen eine völlige Unbekanntschaft mit der Geschichte und Beschaffenheit der pathologischen und religiösen Ekstase. Wenn Ungeschicklichkeit und oft gehässige Vorgänge bei dem noch so jugendlichen Magnetismus, was keineswegs in Abrede gestellt wird, vorkommen, so trifft eine solche Falschheit nicht das Wesen des Magnetismus und die Anklage von Betrug und das Geschrei von Gefahr, die bei schwachen Frauen, bei reizbaren Naturen und Ignoranten so leicht verfangen, hat nicht einmal so viel Grund als die Furcht vor einem Feuerbrand, den ein Simpel oder ein Spaßvogel mit dem Licht in der Hand erzeugen kann. Die Philosophen erschaffen und regieren aber bekanntlich die Welt auf ihrem Schreibtische, Prinzipien sind ihre unfehlbare Autorität. Wozu die mühsamen Untersuchungen auf einem von jeher verschrienen Felde, dem unfruchtbaren Zeitverlust folgt, obendrein am Ende noch der Spott. Man bleibt bei der Schule und der Freundschaft. Jeder Philosoph *par excellence* hat sein eigenes Wörterbuch, das zur Gewohnheit geworden, und die meisten haben die bestimmte Form und den gewissen Klang der Wörter, den Zuschnitt der Sätze und das fertige System. Stolz und Eitelkeit sind eben nicht unbekannte Tugenden der Philosophen, und Rechthaberei lässt nicht so leicht auf dem eingeschlagenen Wege wieder umkehren: *ja suis toujours de mon premier sentiment, car je suis philosopbe.*

Da die Sache nun auch nicht gerade auf flacher Hand liegt, und es so schwer ist, in die Einzelheiten einzugehen, so macht eine gründliche Untersuchung Mühe und kostet Arbeit, dies ist missbehaglich, vielleicht unfruchtbar, führt wohl gar zu bedenklicher Unannehmlichkeit: es könnte ein unreifes, mehrfach anstoßendes Urteil entwischen. Ja, es ist viel leichter an der äußern Rinde oberflächlich etwas zu schaben und zu kratzen, hier und da seinen Schmutzfleck der Meinungen anzubringen, welcher hinreicht das tiefere Mark der aufgestellten mesmerischen Tatsachen vor den Augen des unkundigen Publikums zu verdecken, und die daraus gezogenen Folgerungen zu verwischen. Es sind daher die Artikel solcher Philosophischen Opponenten meist eben so curios, als sie wegen der völligen — kompletten — Unbekanntschaft mit den wirklichen Erscheinungen erbaulich sind. Die Erscheinungen des tierischen Magnetismus sind aber nicht auffallender als alle andern Erscheinungen aus dem materiellen und geistigen Gebiete der Welt, wenn es sich um ihre Ursachen handelt. Das sind aber, schlechte Philosophen, die lieber die Möglichkeit bekannter, aber seltener vorkommender Tatsachen leugnen oder mit wässeriger Tinte wegwaschen wollen, als sie durch Ergründung ihrer Ursachen zu erklären.

Während die unbegrenzte Leichtgläubigkeit schwachen Gemütern eigen ist, so ist die unbegrenzte Zweifelsucht der Antheil eines eingeschrumpften Geistes, der auf unvollständigen Daten sein Urteil stützt und sein eigenes Wissen als Standarte der Wahrheit ausstellt. Abercrombie.

Wir müssen es jedoch zur Ehre der philosophischen Fakultät bemerken, dass jetzt ein großer Teil derselben sich für die Sache des Magnetismus erklärt; wir besitzen eine Menge der schätzbarsten Untersuchungen aus allen Ländern und in allen Sprachen, welche den Mesmerismus in seiner vollen Richtigkeit anerkennen, die neuen Erscheinungen desselben unter längst bekannten Gesetzen einzureihen sich bemühen, und so zur Aufklärung der damit verwebten Rätsel ein Großes beitragen.

Und die Akademien der Wissenschaften? Diese wollen sich nicht zugunsten des Mesmerismus Vernehmen lassen, ja die Pariser Akademie hat sich vielmehr bisher bekanntlich schon seit Mesmers Zeit wiederholt dagegen erklärt! Die Akademiker bestehen fürs erste aus Mitlebenden der Zeit, es gilt daher füglich für sie das oben Gesagte, sie gehören zur Kategorie der schlechten Philosophen. Der größere Teil solcher Mitglieder ist nicht einmal mitzuzählen, oder ist nicht vollwichtig als Gegner auf die Wagschale gestellt, zu werden. Die Welt ist übrigens von der Weisheit der Akademiker eben nicht erhellt worden, man kennt weder neu entdeckte Prinzipien für die Wissenschaften noch Erfindungen für das praktische Leben; beides ging immer nur von Individuen aus. Die Akademiker sind Philosophen nach einer bestimmten Linie, in ihrer Art äußerst liberal, ja bigott, außer derselben aber ignorant und verfolgungssüchtig; sie begreifen nichts, als was sie studieren, und ihr Unglauben kommt nicht aus dem Wissen oder aus dem Gefühl der Zuversicht, sondern aus Stolz und Unwissenheit. Es waren daher auch solche Akademiker aus das unfruchtbare Staunen und auf vornehmes Schweigen beschränkt, indem sie die erzählten Tatsachen des Magnetismus weder zuzulassen noch so geradewegs zu verwerfen wagten, wodurch sie mehr die Notwendigkeit in der Ungewissheit zu verbleiben verraten, als die mystische Decke aufzuziehen, um vor aller Welt das Licht ihrer Weisheit preis zustellen.

So hat einzig die Akademie zu Berlin auf die derselben von Mesmer mitgeteilte Entdeckung und seine motivierte Erklärung ohne weitere Untersuchung kurz geantwortet: »dass er im Irrtum sei.«

Später 1820 hat dieselbe Akademie eine von Hardenberg gegen ihren Willen ausgesetzte Preisfrage über den tierischen Magnetismus dadurch abgewiesen, dass sie alle darüber eingegangene Schriften nach einiger Zeit, die meisten, vielleicht alle ungelesen, wieder zurückschickte, mit der sehr wahren Bemerkung, „dass keine entsprochen habe.“ Die Pariser Akademie hat sich hingegen durch ihren Bericht von den angestellten Examen über den Magnetismus auf ewige Zeit durch die Erklärung ein würdiges Denkmal gesetzt: „dass weder an der Existenz des Magnetismus noch an Mesmers Theorie etwas Wahres sei.“ Was soll man dazu sagen, dass die Kommissäre ihre Untersuchungen nicht bei Mesmer, der doch auch in Paris war, sondern bei Deslon, seinem Schüler vornahmen. Wir lassen die Appellation mehrerer Ärzte, z. B. Deslons, Varniers, usw., gegen das Verfahren der Kommissäre hier beiseite.

Schon die Separatberichte von Mitgliedern derselben Kommission, wie des wahrheitsliebenden Jussieu und anderer beweisen, mit welchen antipathischen

Vorurteilen und Bestrebungen man vorgegangen sei, worüber später Deleuze, Bertram und Gauthier die weitern kritischen Aufklärungen erteilt haben.

Zwei Generationen sind über Mesmers Entdeckung hinweggeschritten, man hat sie verneint, verhöhnt, verschwärzt, statt untersucht und ergründet; allein die lebendige Wahrheit schafft sich selbst ihren Platz. Seltener tront sie in den Gerichtshöfen der Weisen, als in dem Munde der Einfältigen: *Tandis que les savants disputent comment ils feront la chose, voici qu'un ignorant arrive et la fait.*

4. Die Geistlichkeit

Als Wächter der Religion und Sittlichkeit hat die Geistlichkeit natürlich auf alle Vorkommnisse und Begebenheiten des öffentlichen Lebens ihre Augen zu richten. Es ist daher nicht zu verwundern, dass sie auch die Ergebnisse des Magnetismus scharf beobachtet und nach ihrem Standpunkte beurteilt. Magisch und Magnetismus sind schon dem Wortlaut nach verwandt, noch mehr aber sind es ihre Wirkungen; hier wie dort geschehen dieselben gegen den ungewöhnlichen Lauf unsichtbar und nach unbekannten Gesetzen; sie tragen daher den Stempel des übernatürlichen Magischen an sich und dieses ward schon in der Bibel als Zauberei verboten.

Es hat nicht an enthusiastischen Lobrednern des Magnetismus gefehlt, welche seine Wirkungen den christlichen Wundern gleichstellten, und da manche Erscheinungen bei Krämpfen und somnambulen Zuständen, wie die Unempfindlichkeit gegen Feuer und Stich; die Visionen und das Weissagen bei verschlossenen Sinnen; die fertigen Antworten ungebildeter Personen in religiösen und wissenschaftlichen Fragen; das Gedankenerraten; der vorgebliche Umgang mit Geistern guter und schlechter Art; die Verdrehungen der Glieder und die unmenschlichen Kraftäußerungen mit den wechselnden Ohnmachten; die Schelmerei und zuweilen die fürchterlichen Konvulsionen und sogar das satanische Höhnen gegen das Heilige, offenbar etwas Zauberhaftes an sich haben, so werden diese Dinge ohnehin vor den geistlichen Gerichtshof gefordert. Für die Theologie ist die Naturkunde kein obligates Studium.

Alles wunderbar Seltsame wird daher herkömmlich meist für übernatürlich erklärt: jene dem normalen Verlauf widrigen Erscheinungen werden von der Geistlichkeit am wenigsten verneint, vielmehr oft als satanische Wirkungen beurteilt und mit den geistigen Waffen des Exorzismus und der Verdammung bekämpft, indem man entweder die natürliche Wirkung in das magisch Übernatürliche ausarten, oder das satanisch Übernatürliche in das Natürliche zurückwirken lässt.

Das in der Krankheit allein steckende Wunder wird nicht begriffen: *Desease was the secret of the whol mat'ter*, sagt ein englischer Geistlicher. Das Bemühen der Geistlichkeit geht nicht dahin, den Nutzen des Magnetismus, sondern die Fehler bei seinem Gebrauche auszuforschen;z nicht die Natur zu ergründen, sondern das Unverstandene als unnatürlich zu verfolgen.

Die Unwissenheit ist ein mächtiger Verbündeter des Aberglaubens; wenn man etwas nicht begreift, was gegen den gewöhnlichen Lauf geschieht, so wird die Schwierigkeit am leichtesten durch die Annahme gelöst, dass die Veranlassung jenseits der Grenzen der Natur liegt und dass unsichtbare Geister in der Natur herrschen. Neben Gott Vater spielt im Leben der Menschen der Teufel von jeher eine Hauptrolle: wer den Teufel nicht als ein Wesen von seiner gewissen Allwissenheit und Allmacht gelten lässt, gehört schon in das schwarze Buch der Ketzer. Die sibyllinischen Weissagungen waren ehemals nichts anderes al dämonische Eingebungen, ja der Teufel wirkte in den Höhlen der Erde wie in dem Dampfe der Luft, durch Winde und Wetter. Die Hexen des Mittelalters waren leibhaftig vom Teufel besessen, und er spielte durch diese armen Geschöpfe die seltsamsten Wunder. Krankheiten aller Art waren bekanntlich auch Werke des Teufels, oft sogar neu entdeckte Mittel wider dieselben, wie z. B. die China gegen das Fieber. Merkwürdig ist es aber, dass viele heilsame Erfindungen, die den Menschen zu gut kommen und jetzt sogar dem Volke durch Regierungsgewalt aufgedrungen werden, dem Teufel zugeschrieben wurden, wie z. B. das Einimpfen der Blattern. Ein Herr Matzey predigte nach Sandby zu London 1722: »Alle, welche das Blattergift beibringen, sind höllische Zauberer, und die Inokulation ist eine Erfindung des Satans.« Ein Rektor von Canterbury de la Faye erklärte in einer öffentlichen Predigt das Impfen der Blattern als ein Erzeugnis des Atheismus, und mahnte zur tugendhaften Ergebung in die göttliche Fügung.

So wird auch der Magnetismus nicht selten zur Kategorie der verbotenen Dinge gerechnet, und als ein für den Glauben und die Religion gefährlicher Gegenstand erklärt. In England hat ein Geistlicher noch unlängst von der Kanzel herab den Mesmerismus als eine Wirkung des Satans verdammt, und dass es in der römischen Kirche an Allarmisten gegen solche dem Herkommen widersprechende Neuerungen nicht fehlt, versteht sich von selbst. Das Volk ist belehrt, dass der Teufel ein Wesen von einer ungeheuren Macht und von einer Allwissenheit der Gegenwart und Zukunft sei, womit er den Menschen überall zum Bösen verleitet, indem er sowohl über ihn selbst Gewalt hat, als wie er die Naturerscheinungen willkürlich als täuschende Reizmittel vorspiegeln kann. Es liegt sehr nahe, dass die genannten magnetischen Zustände demnach einer solchen übernatürlichen Ursache zugemutet werden, und dass man darin die mit dem Übel der Krankheit verflochtenen Symptome einem leidhaften bösen Prinzip zuschreibt. Sonderbar aber klingt es, wenn man unsichtbare Wirkungen und krankhafte Störungen leiblicher Funktionen; wenn man Linderung oder Heilungen qualvoller Leiden; wenn man erhöhte psychische Zustände im Schlafe, wie das Gescheitsprechen eines Idioten in demselben, etc., lieber den bösen Teufeln als den guten Engeln zuschreibt; sonderbar, dass man das Verkehrte immer lieber einem fremden äußeren Einfluss als sich selber zur Last legt, und dass man die Heilungen und Wohltaten, die durch den Magnetismus dem siechen Geschlechte zu gut kommen, dem Teufel verdankt, dem man sonst solche Verdienste wie die Linderung der Pein, das Heilen der Krankheiten nicht zuschreibt.

Der Teufel pflegt sonst sein Handwerk nicht so offen zu treiben, ja die Theologen pflegen sonst das Prinzip auszustellen, dass der Teufel sich verbirgt, wo er entlarvt werden möchte. »*Odit lucem, et in umbra dormit.*«

Aber kläglich ist es, dass man offenbare Erfindungen der Fantasie für Wahrheiten des Verstandes ausnimmt und ihnen dadurch Geltung verschafft, dass sie vom bösen Feinde herrühren sollen. *Diabolus homini non praestat virtutem, sed homo diabolo* sagt der heilige Chrysostomus. Der Mensch erzeugt und pflegt das Schlechte und Gute in sich selber; aber das überkommene Vorurteil und der Aberglaube beherrschet einmal die Welt, und wenn jene übernatürlichen Ungetüme auch schon hundertmal widerlegt und aufgeklärt sind, die Hydra streckt immer wieder ihre unvertilgbaren Köpfe empor.

Die Wundersucht ist die schlimmste Krankheit aller Suchten; aber auch ihre Kur ist die schwerste, sie ist unheilbar, wenn es nicht gerade der Mesmerismus selber wäre, der uns den Schlüssel bringt; die berüchtigten Wunder der somnambulen Träume; der ekstatischen Offenbarungen. Der Besessenheit und des Hexentums; der religiösen Entzückung in dem Licht strömenden Scheine und Blut schwitzenden Wundmalen aufzuklären. Die Welt ist voll der Wunder und der Mensch ist das größte Wunder; die Wissenschaft ist noch lange nicht fertig in der Angabe und Aufklärung der Ursachen seltsamer Wirkungen, weil es nur sehr wenigen Ernst ist, die wahren Gründe zu erforschen, und weil gerade die Geistlichkeit die Wissenschaft als einen Feind des Glaubens anklagt; *les sciences rendent plus spirituelles les gens d'esprits et les sots plus sots* sagt la Bruyere; deshalb ist aber der Acker des wahren Glaubens so dünn besät, und das Unkraut des Aberglaubens so wuchernd; weil es keinen lebendigen wahren Glauben ohne Wissen gibt, und weil nur das rechte Wissen zu Gott hin, die Unwissenheit und der Aberglaube aber von Gott abführt auf das weite unsichere Feld des Irrtums und des Betrugs für falsche Propheten und wundersüchtige Heilige.

Die Geistlichkeit sucht ihren Beruf mehr in der Verteidigung der herkömmlichen Wunder und in der Erhaltung der sorglosen Unwissenheit, das Reich Christi zu stützen, als durch Aufklärung des Verstandes für die Begebenheiten des Lebens. Sie begreift nicht, dass sie damit nur den Zweifel nährt und den Kredit verliert; dass sie den Weg zum Irrtum und zur Täuschung und somit zum Unglauben und zu den entgegengesetzten Lehren und Spaltungen offen lässt, und dass sie in der eigenen Herde statt einer wahren gottergebenen Frömmigkeit eine kopfhängende Frömmelei und lieblose Scheinheiligkeit erzeugt; sie begreift nicht, dass sie die Entdeckung unleugbarer Wahrheiten, die sie endlich selbst zugeben muss, ihren Ungläubigen als Ketzer betitelten Gegnern überlässt, durch die in der Tat bereits die meisten Naturwunder ihre Aufklärung erhalten haben, was namentlich in Hinsicht auf jene für übernatürlich gehaltenen Schlafzustände mit Hilfe des Mesmerismus geschehen ist. Miss Martineau erzählt von sich selber: »dass sie, wenn sie eine fromme unwissende Katholikin wäre, der Überzeugung nicht entgangen sein würde, sie habe himmlische Visionen gehabt, jeden verherrlichten (*glorified*) Gegenstand vor ihren

Augen würde sie für eine Offenbarung und ihren Magnetiseur mit dem hellen Schein um seinen Kopf und das erleuchtete Profit für einen Heiligen oder Engel gehalten haben.« Der Mesmerismus hat das Wesen der Inspiration des alten Priestertums der Sibyllen; der entzückten Nonnen und Frauen; der magischen Träumer, usw., aufgeklärt, wie sie das Volkstum eines jeden Zeitalters nach den gangbaren Begriffen bezeichnet hat. Das Wissen kann wohl das Wunder, aber nicht die Bewunderung aufheben. Das Wissen, welches die Bewunderung raubt, ist ein schlechtes Wissen.

The truth is perilous never to the true,
Nor knowledge to the wise: but to the fool,
And to to false, error und truth a lik.

(Dem Wahren ist die Wahrheit nie gefährlich, wohl aber dem Dummen und dem Falschen ist die Wahrheit mit dem Irrtum zugleich gefährlich.) Bayly.

Obgleich der Mesmerismus eigentlich nur ein Gegenstand der Physiologie ist, weil erstens der Somnambulismus und die Ekstase nicht wesentlich zum Magnetismus gehören, und weil zweitens jene Zustände zur psychischen Anthropologie und nicht zur Theologie gehören; so hat doch auch die Geistlichkeit mit Recht ihr Wort dabei; denn die religiöse Stimmung findet sich auch bei dem magnetischen Schlafwachen, und die Ekstasen wurden allzeit und bei allen Konfessionen mit den damit verbundenen Visionen, Diskursen und Prophezeiungen im Zusammenhang mit dem Übernatürlichen angesehen. Das Predigen der Methodisten und Quäker, wie die mit ansteckenden Krämpfen verbundene Religionsschwärmerei in älterer und neuester Zeit, in Klöstern, Instituten und Kirchen wurde immer für eine höhere Eingebung (Inspiration) gehalten, gleichwie es bei der Pythia zu Delphi und in den Tempeln des Äskulaps und der Isis der Fall war. Der an sich anthropologisch identische Zustand ward aber nach den Zeitbegriffen verschieden beurteilt; ehemals sprachen Apollo und die Götter, jetzt der Heilige Geist durch den Mund der Auserwählten. Nun aber fehlte es nie an Zweifel, ob, und an abweichenden Behauptungen, dass die Entzückung eine Folge des göttlichen Einflusses oder ein Werk der Dämonen und des Satans sei. Der allgemeine Glaube schreibt die Möglichkeit einer gewissen Allmacht und Allwissenheit lieber einer überirdischen Art geistiger Wesen als der eigenen dem Menschen anerschaffenen Anlage zu.

Abgesehen aber auch von dem religiösen Gesichtspunkte und von der Wahrheit oder Falschheit des Mesmerismus, so hat derselbe jedoch teils schon wegen seiner Neuheit und Unbekanntschaft, teils des möglichen falschen Gebrauchs halber seine Kehrseite; noch mehr aber kann derselbe wegen seinem mächtigen Eingriff auf das geistige Leben der Patienten in der Hand eines unkundigen oder unmoralischen Magnetiseurs missbraucht werden und seine Gefahren mit sich fuhren. Diese Behauptung hört man nicht selten, und zwar von Leuten, die einerseits die Existenz des Mesmerismus leugnen, oder die anderseits in religiöser Hinsicht die Achseln zucken und sich darüber eben keinen Skrupel machen. Wäre derartigen Widersachern Ernst, so legten sie selbst Zeugnis ab von der großen Macht des

Mesmerismus; ob sie aber deshalb mit mehr Recht auf dessen Unterdrückung als auf dessen sorgfältige Untersuchung und Pflege antragen sollen? Der Missbrauch von Dingen, die wirklich sind und zu jedermanns Händen stehen, wird sicher nie durch Verbote aufgehoben, vielmehr aber durch lehrende Aufklärung beseitigt. Dies gilt insbesondere für den Magnetismus sowohl in physisch-praktischer als in psychisch-moralischer Hinsicht; dort werden die durch Vorwitz und Unwissenheit erregten Zufälle und möglichen Gefahren für die Gesundheit, die Experimente und schaulustigen Unterhaltungen; hier wird die Leichtgläubigkeit und die blinde Hingebung an Unberufene oder schlechte Magnetiseure zur Gefährdung der Sittlichkeit beseitigt, und dem Betrage das Tor verschlossen. Erziehung und Erfahrung sind die Grundsäulen für die Sicherheit und den Fortschritt der Gesundheit und Sittlichkeit des Menschengeschlechts. Ja der Magnetismus kann der Gesundheit wie der Sittlichkeit gefährlich werden, und gerade darin liegt der Beweis, dass er kein geringfügiger, sondern ein mächtiger Gegenstand ist, bei dem ein gehöriges Handhaben erforderlich ist; denn noch sind weder die Tiefe seines Wesens noch die Grenzen seiner Wirkungen bekannt genug. Kurz die Beschaffenheit des Mesmerismus ist von der Art, dass er wie alle Gaben des Schöpfers mit Vorsicht und Klugheit und nur zu wohltätigen Zwecken angewendet werden soll.

Wie wir den Donner und den Blitz des Himmels nicht so geradewegs, sondern erst durch die Mühe der Erkenntnis und Erfahrung zu meistern gelernt haben; wie das Feuer und Wasser, wie das Licht, das uns von den Gefahren der Finsternis befreit, durch Missbrauch und Unwissenheit zu verderblichen Elementen werden; wie jeder Arzt, jeder Stand zu sündigen Gelegenheit findet, wenn er will; wie jede Arznei zum Gift, jedes Werkzeug zum Schaden dienen kann; so kann der Mesmerismus durch Unkenntnis, durch Spiel, Versuch und Übermut; durch bösen Willen und schlechte Zwecke missbraucht werden. »Die Gewalt, verbunden mit der Ignoranz«, sagt Bell (*animal electricity*), »ist, gleich einer Pistole in den Händen eines Kindes. Das Böse ist« nach Franz von Sales, » nichts als der Missbrauch des Guten,« oder nach dem heiligen Thomas »ein Mangel des Guten.« Wir werden in der Folge dieses wichtige Kapitel nicht übergehen und auf die möglichen Gefahren in physischer und moralischer Hinsicht aufmerksam zu machen nicht versäumen. Hier sei vorläufig nur bemerkt, dass der Missbrauch einer Gewalt kein Beweis gegen seinen Gebrauch sei.

Der Magnetismus steht seit Mesmer durch Kunst und Erfahrung, durch Forschung und Erkenntnis in jeder Hinsicht bereits auf einer so sicheren Stufe, dass sich jedermann von Gespensterfurcht, von Vorurteil und Missgunst ledig, gehörigen Orts Rath holen kann, und wenn die Autorität der Regierungen demselben einmal die gehörige Stütze leihen würde, so wird man unfehlbar auch die Hilfe schneller und sicherer von daher als von der bisherigen — übelverstandenen — Medizin erlangen.

Brauche, missbrauch' es nicht, behalt' es für dich und die Wahrheit,
Die die Natur dich lehrt, und ein Freund der Natur sei dir heilig!

Gib das Heilige nicht den Hunden, den Schweinen nicht Perlen!
Rein ist alles dem Reinen und Wahrheit ist eins mit der Freiheit.
Lavater

Eben so wird die Verteidigung nicht geführt gegen die materiellen Böotier, gegen Gastronomen und Gewohnheitssklaven; gegen Duellsucht und Stichnaturen; gegen die Halsstarrigkeit des Vorurteils und die absichtliche Blindheit »Wer Augen hat der sehe, wer Ohren hat der höre!«

Der Glaube der Menschen beruht wohl seltener auf der Grundfeste der gewonnenen Überzeugung, als auf geschriebenen Gesetzen der Dogmatik, wodurch man ohne Anstrengung des logischen Denkens konsequent, ohne zu schwanken und ohne Herzensleid im Gewühle des Lebens fortwandelt. Wer hat denn auch immer Lust sich selbst in die Zweifel der Philosophen, in die Spitzfindigkeiten der Sophisten zu mischen und auf den schlüpfrigen Weg zu treten, auf dem einem mehr Bosheit und Laster als Tugend begegnet.«

Bei den Missverständnissen des Mesmerismus haben ängstliche Gemüter der katholischen Kirche sich an die oberste Behörde in Rom gewandt, als vor einigen Jahren derselbe sich allgemeiner zu verbreiten anfing, und als es sich nicht mehr bloß um die Wahrheit seiner Erscheinungen, sondern auch um das moralische Prinzip des Seelenheils zu handeln schien. Es wurde von Belgien und Piemont aus die Frage gestellt: ob die Ausübung des Mesmerismus erlaubt sei? Nun was hat der Papst geantwortet? Der Papst hat gar nicht geantwortet; weil bei solchen dogmatischen und moralischen Vorkommnissen die Entscheidungen nicht der Nachfolger Petri unmittelbar selbst, sondern die Majorität der geheimen theologischen Kongregation gibt, welches Tribunal indessen keineswegs unfehlbar ist. Allgemein hieß es nun, der Magnetismus sei von Rom aus verboten worden, was aber keineswegs der Fall war. Die Sache verhält sich also: Die Antwort der Generalkongregation war auf die unbestimmte Frage eine so Unbestimmte, dass man darin nur ein höchst vorsichtiges Dokument der Unparteilichkeit der obersten Kirchenbehörde erblickt, was ihr zu größerem Ruhme gereicht, als der einstigen Inquisition der Pariser Akademie der Wissenschaften und Medizin.

Die Erste, wie es scheint, an den Bischof von Mecheln geschickte Antwort lautete: »Die einfache Anwendung physischer Mittel, vorausgesetzt, dass dabei keine schlechte Absicht obwaltet, und dass der böse Geist mit seinem Einfluss dabei nicht angerufen wird, ist moralisch nicht verboten.« Es folgt hieraus, was schon im Katechismus steht: »der Mesmerismus ist erlaubt, wenn er zum Guten, und ist verboten, wenn er zum Bösen führt. In Rom hat es übrigens an Verklägern des Mesmerismus nicht gefehlt; denn der Bischof von Mecheln (*Journal des Débats 4. Mai 1826*) sprach: *des ténébreuses inventions ... des pretendus savants modernes, adeptes du matérialisme et corrupteure de la morale ... cette science funeste du Magnetisme animale.*

Jene Antwort wurde nun teils nicht allgemein bekannt, teils erschien sie nicht hinreichend das Gewissen zu beruhigen, es folgte eine wiederholte Bitte, um eine formelle Entscheidung, mit einer näheren beigefügten brandmarkenden Bezeichnung des Magnetismus (*qui tend à rendre mécréant, et à corrompre les moeurs*), wozu sich namentlich von einem jungen Geistlichen in der Schweiz das Geschrei »von magischen und satanischen Wirkungen« gesellte, was sich bei der mesmerischen Behandlung der Kranken in seiner Nachbarschaft zuträgt.

Dieser teilte seine Gefühle dem Bischofe von Lausanne und Genua mit, um zu erfahren, ob er seinen Beichtkindern die medizinische Anwendung des Magnetismus zu erlauben habe. Der Bischof, von all' den erzählten Wundern unterrichtet, befahl seinem Kanzler, Xav. Fontana, sich um Aufschluss nach Rom zu wenden. Außerdem wurde vom Bischof von Freiburg ein langes Sendschreiben vom 19. Mai 1841, in Bezug »dieser Zauberei,« wie es schloss, nach Rom geschickt, worin die Erscheinungen des Mesmerismus weitläufig aufgezählt, und der Zweifel ausgedrückt wurde, ob dieselben als einfach Natürliche angesehen werden können, da dieselben mit der so unbedeutenden Veranlassung so wenig übereinstimmen. — *An simpliciter naturales sint tales effectus, quorum occasionalis cause tam parum cum eis proportionata demonstratun.* — Und was erfolgte nun hierauf für eine Antwort? Ganz kurz: »dass auf eine solche Bezeichnung (prout in casu exponitur) der Magnetismus nicht erlaubt sei.«

Eine so behutsame und gemäßigte Antwort ist nach solchen Beschuldigungen wohl nicht erwartet worden, keine Schärfe der Sprache, kein beleidigender Tadel, keine Kuppelei zu schädlichem Vorurteil. Die einfache Entscheidung lauft darauf hinaus: »Wir kennen vom Mesmerismus nichts weiter, als was ihr uns darüber berichtet; wenn es sich aber so verhält, dass wirklich etwas übernatürlich Böses damit im Spiele ist, so ist er nicht erlaubt.«

Sacra poenitentiaria mature perpensis expositis respondendum censet prout respondet: usum magnetismi, prout in casu exponitur, non licere. Roma 1. Jul. 1841. — Das Verbot beruht also auf der angenommenen Bedingung, nicht auf der eigenen Überzeugung; denn zwischen den Zeilen steht die selbst verstandene Wendung: ist der Mesmerismus ein neu entdecktes Mittel von natürlicher Wirkung, so enthält sich das Tribunal von irgendeiner Meinung über dessen Gebrauch. — Diesem negativen Beweis, den jemand für erschlichen halten könnte, gesellt sich ein positiver bei, um den gehorsamen Katholiken sicher zu führen. Der Erzbischof von Reims beriet den römischen Stuhl mit der Übersendung einiger erläuternden Dokumente, ob man von diesem System, ohne Rücksicht auf übrigens möglichen Missbrauch des Mesmerismus, Gebrauch machen dürfe? Es kam hierauf kein offizielles Urteil an den Erzbischof zurück, aber der Kardinal Castracane antwortete in einem Briefe 1844: »dass die Hauptfrage noch nicht entschieden sei (»wenn sie je zu entscheiden sei«), dass aber eine Meinung nur für einige besondere Fälle abgegeben worden, und dass eine voreilige Entscheidung über einen solchen Gegenstand nur die Ehre des römischen Stuhls in Verlegenheit bringen könnte.« Der Erzbischof übergab diesen Brief in die Hände des Generalvikars seiner Diözese, dass der infrage stehende Gegenstand irgendwie zur Erledigung komme. Der Papst blieb also in diesem Falle völlig außerhalb dem Spiel und die Kongregation war zu weise einen Machtspruch gegen eine physikalische Frage zu erlassen, von welcher sie selbst keine Kenntnis hatte, und zugleich zu vorsichtig, das Studium einer Kunst durch eine Zensur zu verhindern, welches lediglich in der Absicht, die Leiden der Menschen zu lindern, unternommen wird. Alles Vorgefallene beruht also einfach darauf: gewisse Fragen wurden von jungen dienstfertigen Zeloten aufgeworfen, und eine unvollständige Darstellung nach Rom berichtet, worauf eine bedingte unvollständige Antwort erfolgte, die weder ein Gebot noch eine Entscheidung enthielt. Missbrauch ist natürlich hier wie in allen Dingen verboten, aber der rechte Gebrauch bleibt dem Gewissen der Individuen frei überlassen.

Die theoretischen Ansichten über die Wirkungsart des Mesmerismus werden immer verschiedene sein, ob aber die Theorie eine mehr materielle Naturphilosophische oder eine mehr geistige, wie der Spiritualismus der Schule Barbarins ist, das kann den Glauben nicht berühren, das sind Versuche sich eine wissenschaftliche Rechenschaft zu geben, wodurch man in jedem Falle nur aufgefordert wird zur Bewunderung und Dankbarkeit gegen die Weisheit und Güte Gottes für das schwache und kurzsichtige Menschengeschlecht. Und dazu ist der rechte Gebrauch des Mesmerismus ein Mittel wie kein anderes, die Vorsehung in Demut zu preisen und eine höhere unsichtbare Hand zur Förderung der Nächstenliebe anzuerkennen.

5. Die Ärzte

There remains one other class of vituperators, a most bitter and malignant class; I hope, for their own sake, a very smal class. Barth.

Es wäre eine große Verleumdung, wenn wir die ganze Geistlichkeit als Gegner des Mesmerismus anklagten, es gibt darunter in allen Konfessionen warme, wackere Verteidiger aus wahrer, erfahrungsmäßiger Überzeugung. Es wäre eine große Verleumdung, wenn wir die ganze ärztliche Körperschaft als Gegner des Mesmerismus anklagten, es gibt darunter und in fortwachsender Zahl warme Verehrer und tapfere Verteidiger aus erfahrungsmüßiger Überzeugung; es gibt aber darunter auch eine Klasse der bittersten Gegner von der boshaftesten Art. Der Leser wird schon von selbst von mir eine gewisse kollegialische Artigkeit erwarten, mit diesen Gegnern nicht zu scharf umzugehen und deswegen »keine Feindschaft nicht« auszuüben; er wird aber auch begreifen, dass man bei aller Furcht und Friedensliebe um so nötiger darauf einzugehen hat, weil man gerade auf das Urteil der Ärzte das größte Gewicht von der Beweiskraft für oder gegen den Streitpunkt zu legen pflegt. Wir müssen erst jedes Hindernis und allen Schmutz von dem Wege rein wegkehren, wenn wir in der Folge mit einem gewissen Gefühl der Sicherheit darauf fortwandeln und unser Gebäude auf feste Stützen stellen wollen. Wir müssen daher auch diese meist sehr eifrigen Gegner vernehmen und die Ursachen aussuchen, die ihren hartnäckigen Widerstand bedingen.

Man kann das *Jurare in verba magistri* den Ärzten eben nicht nachsagen, denn »die hohe Kraft ihrer Wissenschaft der ganzen Welt verborgen, wird geschenkt, wer auch nicht denkt, man hat sie ohne Sorgen.« Die Arzneiwissenschaft steht am wenigsten auf positivem Grunde, dadurch wird man bei unentschiedenen Dingen leicht zu einem gewissen Sprödem angereizt, und so ist gerade dieser Stand am wenigsten zum Fortschritt gesinnt und am meisten aus Zweifel gegen jede Wahrheit versessen, um überall zu opponieren, nicht eben weil etwas unvernünftig erscheint, sondern weil es ein Anderes oder etwas Neues ist. Jedes unausgemachte, unverstandene Neue erschreckt ohnehin das menschliche Gemüt und stoßt allemal gegen den Stolz an, der den Söhnen Äskulaps nie fehlt, und der immer selbst schon weise zu sein glaubt; denn eine neue Entdeckung bricht meist das Gehäuse einer fertigen Theorie und versetzt den Lehrer zurück auf die Bank der Schüler.

Man wehrt sich und sucht Waffen gegen den Eindringling, wie man sie findet; wo Vernunftgründe fehlen, sind der Spott und das Lächerlichmachen; der Name Scharlatan, Narr, usw. zur Hand, wenn man nicht gar das grobe Geschütz der Lüge und Verleumdung; von Täuschung und Betrug; von moralischen Gefahren zur Verfolgung aufführt. Der Sache selbst näher an den Leib zu gehen kostet Zeit und Mühe und ist vielleicht doch unfruchtbar, warum soll man nicht lieber ruhig die Kuh im Stalle melken, die uns mit Butter versorgt! Überdies, die Studien gehören in die Universitätsjahre, erhitzen den Kopf und locken auch keinen Hund aus dem Ofen. »Der Geist der Medizin ist leicht zu fassen, ihr studiert die großen und kleine Welt, um es am Ende gehn zu lassen.« Wer steht dafür, dass man nicht die Ehre und das eigene Interesse aufs Spiel setzt; dass nicht die Kollegen und das Publikum mit den Fingern auf einen hinweisen. Ja der Mesmerismus lässt die Kranken auch sterben, warum soll man das Ungewisse mit einem Andern vertauschen, dem Schaden folgt am Ende auch noch der Spott.

Wer will dem Kalkül eines solchen Rückhalts seine Zustimmung versagen? Liegt nicht darin viel Wahres, um die Frage des Mesmerismus beiseitezustellen? Es handelt sich hier ja um ein Risiko des Interesses und der Unabhängigkeit, und warum soll man die Hand in das Ungewisse hinaus strecken, die Schule verlassen und seinen Ruf aufs Spiel setzen? Man schließt lieber auch die Augen zu, um in Wahrheit sagen zu können, dass man nichts gesehen habe. So ist es nichts Seltenes, dass berühmte Praktiker nicht nur jede Selbstuntersuchung vermeiden, sondern auch jede Einladung, einer magnetischen Behandlung beizuwohnen, verschmähen, mit dem verächtlichen Protest, dass der Mesmerismus als eine Absurdität oder Betrug und Richtigkeit gar keiner Widerlegung und Untersuchung bedürfe, eine solche würde nur die Profession des ärztlichen Standes entehren. Dies ist nun allerdings ein dichter Panzer gegen den missliebigen Gast, aber auch gegen jede Erweiterung der an noch so unheilvollen ärztlichen Kunst, mit der nur ein unwissender und aufgeblasener Bombast sich rühmen kann. Die Ungewissheit des Mesmerismus, bei welchem in leichten Fällen die Natur selbst heile, und der in der zweifelten auch nicht helfe, wird als Hauptbeweis gegen ihn angeführt, nachdem solche Helden indessen nicht ungern den Mesmerismus als letzte Zuflucht gestatten, wenn alle Mittel der Apotheke bereits erschöpft sind.

Meist wird aber auch dann die magnetische Kur einem Bedienten oder Studenten übertragen, der vom Mesmerismus so viel, weiß als der unglückliche Patient und der verlegene Arzt, der, wenn er die Sache verstünde, gar nicht selbst eigenhändig bei einer ausgedehnten Praxis zu magnetisieren brauchte, sondern nur die Leitung und Überwachung der Kur durch unterrichtete Gehilfen zu führen hätte, wodurch junge brauchbare Glieder herangebildet und der Mesmerismus bald entweder als Haupt- oder Hilfsmittel seine rechte Stellung aus dem weiten Felde der Arzneikunde finden würde, welche nichts weniger als den Ruf der Sicherheit und uneigennützigen Ehrenhaftigkeit besitzt. Geld regiert die Welt.

Dass die Ärzte, gleich andern Sterblichen, von den Motiven der Gewinnsucht befreit sind, wird wohl niemand behaupten; Dr. Elliotson bemerkt nicht mit Unrecht (freilich zunächst gegen seine englischen Kollegen, welchen der Geistliche Sandby nachsagt, dass keine Profession so wenig ohne Bezahlung tue und so wenig Opfer von Zeit und Mühe ohne Aussicht auf Belohnung bringe): »Es gibt feindliche Gegner des Mesmerismus, aus Furcht, ihre Taschen möchten Schaden leiden, und zwar auch solche mit Reichtum und mit mehr Praxis, als sie durchführen können.«

Dass der Mesmerismus häufig — besonders in England und Frankreich — von Laien ausgeübt wird, ist ein anderer Umstand, weshalb die Ärzte es unter ihrer Würde halten, sich damit zu beteiligen, oder gar Lehre anzunehmen. »Was kann man lernen von Leuten, die keine Ärzte sind; ein Urteil auf dem Gebiete der Medizin steht nur dem Arzte zu«, als wenn nur der Doktorhut die Tarnkappe wäre, unter der die geheimsten Dinge dem Auge sichtbar werden; als wenn das Diplom allein die Triebfeder wäre, den Händen die magnetische Kraft zum Fernwirken zu erteilen.

Solche Ärzte überschätzen ihren auf einer so unsicheren, ja kläglichen Basis ruhenden Stand und machen sich lächerlich, ohne zu bedenken, dass sie selbst die Ursache einer solchen unfixierten Stellung des Mesmerismus sind, der allerdings nur in den Händen des Sachverständigen bleiben sollte, wenn damit eine anhaltende Kur bei chronischen Krankheiten durchgeführt werden soll, was eines Tags hoffentlich auch der Fall sein wird. Sandby antwortet auf jene unverschämte Anmaßung Folgendes: »Während ich die Menschen in den ihnen zugeteilten Funktionen verehre, kann ich gleichwohl ihnen nicht schmeicheln und die Natur der Lüge zeihen. Ein wahrer Vorzug bei ihren Verrichtungen gibt deswegen keinen Maßstab für die Bestimmung anderer. Wenn Menschen gar zu sehr auf ihre professionellen Fakultätsgewohnheiten horchen, so sind sie eher unfähig (*disabled*) als geschickt zu einer umfassenden Umsicht in gemischten Erfahrungssachen der menschlichen Erkenntnisse. Hier die Antwort dem medizinischen Skeptiker, der höhnisch unser Zeugnis verwirft, wir können ihm den Gefallen einmal nicht tun, die Natur Lügen zu strafen und zum Dienst seiner Meinungen unsere Überzeugung zum Opfer zu bringen.«

In Deutschland ist die praktische Ausübung bereits auch nur den Ärzten erlaubt, aber es gibt noch keine Abteilung in den Krankenhäusern, wo geeignete Kranke gebracht, ungescheut und ohne den ärztlichen Freund zu beleidigen, einer planmäßigen Kur unterzogen werden; es gibt keine Poliklinik für ambulante Kranke, denen bei leichteren Missstimmungen der Gesundheit meist mit einigen magnetischen Strichen geholfen wäre.

Selten sind übrigens die Ärzte im Herzen der Realität des Mesmerismus wahrhaft feindlich entgegen; aber die Gewohnheit, das Gedränge der Praxis, die eigene Unbekanntschaft mit der Sache, der noch häusig bestehende Verruf derselben, überwindet die Neigung zu einem Versuch, der immer Zeit und Mühe kostet und zu Verlegenheiten führen kann. Überdies lehrt Hippokrates: »die Kunst ist lang, das Leben kurz, die Gelegenheit flüchtig, die Erfahrung trüglich und das Urteil schwer.«

Lassen wir lieber den Patienten *lege artis* zugrunde gehen, dabei redet uns niemand etwas Übels nach. Eine solche Antwort hat man mir gegeben, als ich vorn Mesmerismus nur eine Linderung aber keine vollkommene Heilung versprechen konnte. Ist dies nicht ein neuer Beweis von der den Ärzten angeschuldigten Rüge, dass ihr Streben nicht so sehr aus nützliche Entdeckungen als auf das Festhalten der angelernten Methode gerichtet sei; dass sie den Schatz der Hilfsmittel nicht so sehr zur Heilung der Krankheiten, als zur Erfindung physikalischer Eigenschaften zu immer weiterführenden Fragen erforschen; dass sie aus jeden eingebildeten Fehler eines Gegners mit unverstellter Lust hinweisen, um das geringste Missgeschick auf die Fehlerhaftigkeit des Systems zu schieben; dass sie die wichtigsten oft erforderlichen Bedingungen für das Heil eines Kranken vernachlässigen und dann behaupten, solche Nebensachen wären von keiner Bedeutung; dass sie ihren Scharfsinn bei Erklärungen so gern überschätzen, den ein Kind zu widerlegen imstande ist; dass sie behaupten und immer wieder die Behauptung behaupten, wenn dieselbe auch wiederholt durch die Erfahrung als unwahr dasteht, dass sie die ihnen nicht auf flacher Hand liegenden Tatsachen als Lug und Trug erklären, und mit wässeriger Tinte wegwaschen und ihre Verteidiger mit redefertiger Zunge niedermachen wollen; dass sie die höheren Erscheinungen der Ekstase im magnetischen Schlafe unehrenhaft geradezu als Betrügerei abfertigen, womit sie aber vielmehr ihrer Stupidität und dem Mangel ihrer historischen Kenntnisse ein Denkmal setzen, als der Wissenschaft eine Stütze und ihrer Tapferkeit einen Lorbeer erringen. — Die Helden dieser Klasse, die sich als Wortführer in den Journalen breitmachen, wollen ihre Ignoranz durch den Stolz des Unglaubens als ein Licht ausstellen, an dessen Strahlen die friedfertige Heere sich erwärmen soll. Auf das Wort eines solchen äskulapischen Papstes hört die ganze gläubige ärztliche Familie und richtet sich folgsam nach der Unfehlbarkeit des verdammenden Ausspruchs. Wäre es ihnen Ernst um die Wahrheit der Sache und um das Heil der Kranken, warum verschmähen sie jeden Versuch, ihr auf den Grund zu kommen und die zweifelhafte Erkenntnis zur Gewissheit zu bringen?

Stattdessen ist es nur zu bekannt, dass die heftigsten Gegner keinen einzigen magnetischen Versuch gemacht, ja dass sie nicht einmal einer Behandlung zugesehen haben, und dass sie vom Mesmerismus gar nichts weiter wissen, als was sie gehört und von den mit ihnen übereinstimmenden Gegnern vernommen haben, aus deren Munde der gemeinschaftliche Klang der Abneigung, aber nie des Wunsches von der Beseitigung eines möglichen Irrtums ertönen »Man sollte glauben«, sagt Sandby, »dass bei dieser Art intellektueller Gegenstände der Gelehrte die letzte Person wäre, die sich von Einflüssen leiten lässt.

Man sollte vermuten, dass diejenigen, deren Kenntnisse aus Induktion und Versuchen beruhen, deren Entdeckungen allein dadurch fortschreiten, dass sie auch einsehen, wie sie noch weit vom Ende entfernt sind, und dass noch viel mehr zu lernen übrig bleibt; dass diese die Demütigsten und Sanftesten unter den Sterblichen wären, die zuletzt die Blitze ihrer Dogmen schleudern, als wären sie die allwissende Hohepriester der Natur und ihrer Geheimnisse. Wir können wohl im Gegenteil die selbstgenügsame Arroganz einiger der Theologen begreifen, aber bei den Naturgeheimnissen ist es ein sehr verschiedener Umstand, hier liegt eine weite unbegrenzte Ausdehnung vor uns; hier ist die tiefste Kenntnis noch erst der Anfang eines Schülers und alles, was durch die sorgfältigsten Forschungen entdeckt ist, ist noch erst das Auspicken der Schale aus dem Ozean der Wahrheit. Niemand ist mehr davon überzeugt als der Gelehrte selbst, aber auf dem Felde der Praxis haben es die meisten vergessen.

Die Erfahrung zeigt in unzähligen Beispielen, dass man die Opposition gegen Neuigkeiten in der Wissenschaft macht, nicht so sehr durch Intoleranz gegen die Entdeckung, als durch die bittere Verfolgung des Entdeckers und seiner Anhänger. »*Knowledge comes, but wisdom lingers*« (die Erkenntnis kommt, aber die Weisheit zögert).

Mag der ärztliche Skeptiker seinen Unglauben beschönigen durch Anschuldigung von falschen unbegründeten Erscheinungen und Heilungen, dass dieselben nur von Laien und von leichtgläubigen Schwachköpfen seiner eigenen Fakultät herrühren, wird er auch es im Ernst wagen, alle Schriften, die für diese Sache seit 70 Jahren erschienen sind, zu verdammen? Alle ihre Autoren, Gelehrte aus allen Fächern der berühmtesten Namen, Philosophen, Theologen und Ärzte als Lügner und Betrüger zu brandmarken?

Wird er die detaillierten übereinstimmenden Tatsachen in allen Ländern mit den auf wissenschaftlichen Gründen aus allgemeine Gesetze zurückgeführten Erklärungen für null und nichtig darzustellen imstande sein, bloß durch einen verachtenden Machtspruch, ohne sich in ein analytisches Examen einzulassen und den Gegenbeweis durch Tatsachen zu liefern? Wird er, wenn ihm auch die Theorien nicht gefallen, die Symptome, die man seinen unverbundenen Augen überall zeigen kann, als Täuschungen auslegen? Wird er das augenblickliche Stillen der Schmerzen, die Beschwichtigung der wütendsten Krämpfe, das Hervorrufen kritischer Prozesse, kurz die Heilung oder die Linderung der Krankheiten, worüber die

Patienten selbst offenes Zeugnis ablegen, wegdisputieren und sie als Falschmünzer der Verstellung und der betrügerischen Erfindung stempeln?

Will das laute Lachen, der verächtliche Spott, der abstoßende Trotz, der triumphierende Hohn, die schmähsüchtige Anklage von Unwissenheit und Leichtgläubigkeit kein recht hörbares Echo mehr hervorbringen; so kann man ja die Hauptsache zugeben, aber das Ganze des der neuen Entdeckung zugeschriebenen Fazits ist nichts weiter als eine Folge der Naturheilkraft, *vis medicatrix*, was lange vor Mesmer schon Hippokrates gelehrt habe; so heißt die letzte alles niederschlagende Einwendung.

Wir geben die Naturheilkraft gern zu und wollen darüber nicht weiter rechten, auch wir behaupten, dass dieselbe die abweichenden, abnormen Vorgänge im Lebensprozesse eigentlich immer selbst ausgleiche, wozu die äußern Einflüsse und die Ärzte nur behilflich oder hinderlich sind. Allein wundern dürfen wir uns doch mit Recht, dass diese *vis medicatrix*, woraus die Gegner sonst eben nicht gar viel halten, bei ihren Behandlungen fast immer auf jene hinderlichen Einflusses stoßt, und ihnen die Kur vereitelt, während sie beim Magnetismus nicht nur zuweilen, sondern Hunderttausende, ja unzählige Male in Deutschland, England, Frankreich, in Europa, Asien und Amerika mit den behilflichen Einflüssen zu erfolgreichen Kuren so oft zusammentrifft.

Jedenfalls steht daher die mystische Potenz eines wohltätigen Fatums aus der Seite des Mesmerismus; die Anhänger desselben werden daher fortfahren, mit Liebe und Fleiß sich an jene mystische Potenz zu halten und den nicht untersuchenden Skeptizismus unbeneidet den Privatkünsten ihrer Gegner zu überlassen.

Es wird sich zeigen, auf welcher Seite sich die Mehrzahl der Anhänger stellt, und ob die Antimesmeristen ihre noch *al zero* stehende Wissenschaft auf dem Wege ihrer Väter ausschließlich in Kurs und auf eine hohe Stufe der Vollkommenheit bringen werden; es wird sich zeigen, ob die Patienten viel danach fragen, was sie heilt, die mystische Potenz des Fatums oder die *lex artis*, wenn sie nur von ihren Leiden befreit werden; die Erfahrung, nicht Raisonnements, wird lehren, welcher Seite näher das *cito, tuto et jucundo* liegt. Ob die Hunderte von ihren Schmerzen Befreiten aus bloß melancholischer Täuschung oder dem Magnetiseur zu lieb und dem Antimesmeristen zum Trotz ihre Bekenntnisses ablegen und fernerhin sich als betrogene *dupes* oder als Betrüger betiteln lassen, das wird gleichfalls die Zukunft lehren, welche auch über das Was und Wie und Wofür uns weitere Ausschlüsse bringen wird.

Und so glauben wir nun unsere Absicht durch dieses Werk in Erfüllung zu bringen, dass wir zunächst die Einwürfe gegen den Mesmerismus entkräften, wie es hiemit getan sein soll; dann das Wunderbare seiner Erscheinungen, welche die Augen der populären Unwissenheit umnebeln, dadurch wegheben, dass wir sie der Reihe nach auszählen, wie sie nach Umständen einzutreten pflegen, und mit andern längst bekannten übereinstimmen, und dass wir endlich durch die Lehre den Mesmerismus als Heilmittel anzuwenden, eine einfache, allen zu Gebote stehende Naturkraft aufzeigen, welche die göttliche Weisheit zum Dienste ihrer Geschöpfe bestimmt hat, von deren Gebrauch nur das Vorurteil und die Unwissenheit ablenken kann. Doch auch darüber wird endlich die Wahrheit siegen.

V'ha chi crede, chi non crede, è chi non vuol credere al magnetismo; ma i fatti parlano chiara mente in suo favore: e nulla resiste alla eloquenza dei fatti. Guidi.

Zweites Hauptstück

Die Erscheinungen des Mesmerismus

Unter den Erscheinungen begreifen wir hier die sichtbaren Wirkungen, welche durch die mesmerischen Behandlung hervorgerufen werden, ohne dabei auf die allgemeine Frage über die ursächlichen Verhältnisse der Empfänglichkeit der verschiedenen Individuen und der immer und überall stattfindenden gegenseitigen Einflüsse weiter einzugehen. Erzeugt das Magnetisieren immer und überall sichtbare Erscheinungen bei Gesunden und Kranken, bei jedem Alter, Geschlecht und Temperament, oder nur bei besondern Krankheiten? Diese Fragen bedürfen vorerst einer kurzen Erledigung.

Die magnetische Einwirkung auf Andere hat nicht immer sichtbare Erscheinungen zur Folge, ohne dass deswegen behauptet werden kann, dass gar keine (unsichtbare) Wirkung stattfinde, gleichwie der Magnet selten sichtbare Wirkungen auf organische Wesen zeigt, dabei aber unfehlbar nicht ohne Wirkung ist. Gleiche Ursachen bringen nicht immer gleiche Erscheinungen hervor, was sogar im unorganischen Reiche der Fall ist, wo die träge Materie bei verschiedenen Umständen ungleiche Wirkungen erzeugt. Im organischen Reiche sind gleiche Versuche unter gleichen Umständen viel weniger möglich und die Erfolge unterliegen deshalb einer viel geringeren Gewissheit als bei den Operationen in dem chemischen Laboratorium.

Die träge Materie hat eine gesetzmäßige, bestimmte, innere, immer gleiche Wirkungskraft, und sie bringt immer die gleiche Erscheinung hervor, wenn sie auf andere Materien wirkt, die sich an Bestandteilen, Ausdehnung und Gewicht unter denselben äußern Umständen gleich sind. Das Organisch-lebendige hat der Quantität und Qualität nach nie eine gleiche innere Existenz, das Leben ist ein veränderlicher Prozess und hängt in seinen Erscheinungen von tausend äußern veränderlichen Bedingungen ab. Deswegen ist es so schwer, bestimmte Regeln für besondere Fälle aufzustellen und die Erscheinungen nach einem feststehenden Typus zu ordnen. Schon bei Kranken sind die Erscheinungen sehr ungleich, nach der Konstitution, dem Alter und Geschlecht und nach der Verschiedenheit der Übel; wie viel mehr wird daher die Einwirkung auf Gesunde eine unbestimmte und unsichtbare sein, wenn bei ihnen gar keine innere Störung der Lebensbewegungen stattfindet, was wohl sehr selten sein dürfte, welche durch die magnetische Einwirkung jedenfalls umgestimmt, verstärkt oder vermindert werden, und somit auch äußerlich mehr oder weniger in die Erscheinung treten. Dass aber der Magnetismus auf Gesunde, wie Deleuze behauptet, überhaupt gar nicht wirke, ist unrichtig. Townsend hat acht junge, starke Männer magnetisiert mit auffallender Wirkung; ich selbst sah ihn einen in Schlaf versetzen. Dasselbe tat Atkinson, und Sandby sagt: »Ich sah eine

Dame einen Herrn in voller Gesundheit —*full vigour of manhood*— in weniger als zehn Minuten in Schlaf versetzen.«

Nach dem Alter wirkt das Magnetisieren am schnellsten und auffallendsten auf die Kinder, und bei ihnen ist man imstande, durch den wohltätigen Einfluss den Ungläubigsten zu bekehren. Im Allgemeinen ist das weibliche Geschlecht empfänglicher als das männliche für magnetische Einwirkungen, um die innere Reaktion zu offenbaren, weil, abgesehen von der psychischen Reizbarkeit, die organische Fiber zarter, weicher, passiver dem männlichen Pol gegenübersteht. Aber auch bei Männern zeigen sich nicht weniger die magnetischen Erscheinungen und oft auch der Schlaf. Reichenbach hat auch unter den Gesunden die sogenannten *Sensitiven* in großer Zahl gefunden. Der Konstitution und dem Temperament nach gibt es mannigfache Verschiedenheiten: der reizbare Sanguiniker zeigt bald einen schnelleren Puls, usw., als der Phlegmatiker, und indem der verschlossene Melancholiker länger einer fremden Einwirkung widersteht, vermag der straffe Choleriker die viel leichter erregbare Wallung des Blutes und der Nerven nicht zu unterdrücken.

Bei den Krankheiten findet unter übrigens gleichen Umständen eine große Verschiedenheit der Erscheinungen statt, und es ist nach meinen eigenen, so wie Wolfarts, Deleuzes, Testes, Eliotsons, usw. Erfahrungen keineswegs der Fall, dass nur die sogenannten Nervenkrankheiten für den Magnetismus geeignet seien, die bestimmtesten Erscheinungen und heilsamen Wirkungen zu zeigen. Man spricht häufig nur von Krämpfen und hysterischen Weibern, die für den Magnetismus taugen; allerdings ein in die Augen springender Anfall erfolgt dabei meist schnell durch das Magnetisieren, aber desto langsamer eine wahre Kur. Die Erscheinungen sind auch bei einem und demselben Kranken oder Krankheitsfall nicht immer gleich, weder dem Eintritt, der Ausdehnung, noch dem Verlauf nach, obgleich sie, so bald sie einmal sich offenbaren, eine gewisse Ständigkeit behalten nach dem Maße der inneren Gleichheit oder Veränderung des Krankheitsprozesses. Die sympathischen Verhältnisse und der Rapport zwischen den Kranken und ihrem Magnetiseur bedingen aber große Verschiedenheiten bei dem Mesmerismus, was sich oft erst in der Zeit ausgleicht.

Was die Erscheinungen an sich betrifft, so haben sie außer etwa der Seltenheit wegen durchaus nichts Neues, als wie sie von jeher entweder von selbst in Krankheiten entstanden, oder durch andere Ursachen, insbesondere durch die Elektrizität und den Mineralmagnet erzeugt wurden. So wie aber auch ohne sichtbare Erscheinungen heilsame Wirkungen erfolgen können, wie es in seltenen Fällen vorkommt, indem anfangs das öftere Magnetisieren keine oder kaum bemerkbare Empfindungen hervorbringt; so sind die ungewöhnlichen Erscheinungen deshalb nicht gerade allemal ein Beweis von heilsamen Krisen der *vis medicatrix*.

Wer glaubt, dass keine Empfindung des Patienten auch keine Wirkung erfahre, der irrt sich; sehr, auffallende Wirkungen sind eben keine sehr günstige Zeichen einer baldigen Kur, ich ziehe für die magnetische Behandlung ein Subjekt vor, das nicht gerade unempfindlich gegen die Einwirkung ist, das aber nur eine leichte und vorübergehende Empfänglichkeit zeigt. Das Wunder erschreckt mich mehr als die Unempfindlichkeit, der magnetische Arzt muss von beiden sich nicht abschrecken lassen.

Pour bien magnétiser il faut s'attendre á tout, ne s'étonner de rien, et ne s'occuper des effets que l'on produit que pour mieux diriger laction magnétique. Deleuze

Man kann mit dem Mesmerismus die bekannten Wirkungen hervorbringen, und die Krankheit doch nicht heilen, ja vielleicht durch Ungeschicktheit und Unkenntnis verschlimmern, auch dann, wenn der Kranke nichts zu empfinden vermeint. Dass aber, wenn ein Kranker durch öfteres und anhaltendes Magnetisieren gar nichts empfindet, dasselbe ganz unwirksam sein soll, dies glaube ich durchaus nicht, wenn es auch hin und wieder Magnetiseure behaupten und deshalb die Kur aufgeben; hiegegen spricht meine Theorie und Erfahrung. Einmal und dreimal magnetisieren zeigt vielleicht keine Erscheinungen, wohl aber durch die Fortsetzung in 10 oder 20 Mal.

Irgendeine Veränderung der Stimmung und des Zustandes stellt sich indessen gewiss schon die ersten Male ein, sehr oft in einigen Minuten oder nach einigen Stunden. Die eigentümlichen Krankheitssymptome werden aber meistens schon durch die anfängliche Behandlung und oft im verstärkten Maße hervorgerufen.

Der Schlaf und das Hellsehen gehören nicht wesentlich zu den mesmerischen Erscheinungen. Der natürliche Schlaf stellt sich öfter ein, aber das eigentliche Schlafwachen und das höhere Hellsehen sind Seltenheiten, welche meist nicht einmal mit der absichtlichen Behandlung erzielt werden. Die Heilung geschieht in den allermeisten Fällen ohne Schlaf und Schlafwachen; das Letztere kann jedoch, wenn es von selbst sich einstellt und gut gepflegt wird, die Kur wesentlich fördern. Mit dem Schlafwachen und Hellsehen sind dann jene psychischen Erscheinungen verbunden, die besonders abgehandelt werden sollen.

Was die Empfänglichkeit für das Magnetisieren betrifft, verdient hier noch angeführt zu werden, dass sich durch dasselbe auch eigentümliche Erscheinungen bei Pflanzen und Tieren zeigen; bei ersteren wird der Vegetationsprozess wesentlich modifiziert und gehoben, bei letzteren zeigen sich meist auffallend heilsame Wirkungen, worüber in meinem Werke: »Der Magnetismus im Verhältnis zur Natur und Religion«, nachzusehen ist.

Um die Mannigfaltigkeit der Erscheinungen zu einer leichten Übersicht zu bringen, hat man dieselben verschiedentlich in Grade und Stufen eingeteilt, was zur Geschichte des Mesmerismus gehört und in meinem zitierten Werke angezeigt wurde. Ich habe sie dort in zwei Hauptklassen eingeteilt, in die mehr oder weniger immer vorkommenden physischen Erscheinungen, die sich als kritische Bewegungen einstellen, und zweitens in die seltener vorkommenden psychischen Erscheinungen, wo mit der aufgehobenen äußern Sinnlichkeit im Schlafe jene seltenen psychischen Äußerungen des Schlafwachens und Hellsehens vorkommen. Ich habe keinen Grund diese Einteilung zu verlassen und stelle daher die magnetischen Erscheinungen nach meinem früheren Werke in zwei Hauptabteilungen zusammen.

Physische Erscheinungen des Mesmerismus

1. Allgemeine physische Erscheinungen

Die physischen Erscheinungen, die sich durch die magnetische Behandlung einstellen, gleichviel ob dieselbe mit oder ohne Berührung — in Distanz — stattfindet, sind als kritische Naturaufregungen zu betrachten, sie treten bei den meisten Kranken früher oder später ein und sind daher allgemein mehr oder weniger konstant, oder sie sind bei verschiedenen Individuen verschieden und nur in einzelnen vorwaltend angeregten Organen. Die Erscheinungen sind hinsichtlich ihres Eintritts bei verschiedenen Patienten sehr verschieden; bei einigen zeigen sie sich in einigen Minuten, bei andern erst nach einer öfteren Wiederholung, bei einigen steigern sie sich fortwährend, bei andern bleiben sie sich von Anfang an gleich.

Die ersten allgemeinen fast bei allen magnetisch Behandelten vorkommenden, vorübergehend oder anhaltend wiederkehrenden, mit mehr oder weniger Veränderungen und mehr oder weniger wahrnehmbar sind folgende:

l) leise Gefühlsveränderungen, Wärmeempfindungen oder ein geringes Frösteln, eine Art Miss- oder Wohlbehagen.

2) Eine vermehrte Tätigkeit des Gefäß- und Nervensystems; der Puls wird voller, schneller, eine größere Wärme stellt sich allgemein oder örtlich nach der Art der Krankheit ein, zuweilen fühlen sie die Haut wie mit heißem Wasser übergossen; oft entsteht Schweiß in den Händen, auf der Stirne oder allgemein. Eine gewisse Heiterkeit stellt sich ein oder es entsteht das Gegenteil, der Puls wird klein, das Herz klopft, die Brust ist beklommen, Schwere in den Gliedern, eine Art Zucken oder Einschlafen der Muskelfibern, Übelbefinden und Schmerzen zeigen sich, vorzüglich in den Teilen, wo der Sitz der Krankheit ist.

3) Im besseren und häufigen Falle entsteht bei Fortgesetzten Behandlung mit der erhöhten Gefäß- und Nerventätigkeit eine größere Muskelkraft mit freierer Bewegung; das Atemholen wird gleichmäßig, mehr Appetit stellt sich ein mit einer bessern Verdauung und geregelten Ausscheidungen; Magenschmerzen lassen oft bald nach; Katarrhe und Rheumatismen lösen sich bei Kindern oft durch kurzes wiederholtes Händeauflegen, durch einen allgemeinen wohltätigen Schweiß. In Wassersüchten entstehen häufig Diarrhöen; vermehrter Urin gehört zu den gewöhnlicheren Krisen. Nicht selten tritt auch das Gegenteil ein, es entsteht ein Gefühl der Ermüdung, Schwere in den Gliedern, ein Zucken in denselben, was besonders bei Unterleibsstockungen eine sehr gewöhnliche Erscheinung ist und oft wochenlang anhält; Gähnen und Atmungsbeschwerden mit allerlei Unordnung in dem Unterleib, Fieberbewegungen, Wallungen des Blutes zu örtlichen Teilen; unterdrückte Absonderungen und Ausscheidungen; Krämpfe aller Art, besonders wie sie der Kranke

früher hatte. Krampfübel sind es vorzüglich, die sich oft schon das erste Mal einstellen. Meist erfolgen diese Erscheinungen schon während des Magnetisierens, oft erst nachher, dauern nie lange und lösen sich dann in einen behaglicheren Zustand auf, der kürzer oder länger dauert und nach der Akt der Krankheit und der Zweckmäßigkeit der fortgesetzten Behandlung, und nach den Umständen der äußern Verhältnisse in die Gesundheit und wohl nur in den schlimmsten Fällen in Verschlimmerung übergeht. — Eine richtige Bemerkung führt Teste mit Recht an, dass im Allgemeinen die Erscheinungen um so mehr hervortreten, je weniger das Subjekt an den Magnetismus gewöhnt war.

2. Besondere physische Erscheinungen

Zu den besondern physischen Erscheinungen rechne ich die folgenden, weil sie seltener und nur bei einzelnen Individuen oder bloß als kritische Bewegungen in einzelnen Organen vorkommen. Sie kommen jedoch mit den genannten Gemischt vor und gehen häufig in die psychischen Erscheinungen über, deren fast beständige Begleiter sie sind. Es sind in Rücksicht auf das sensible Leben folgende. Es findet eine große Reizbarkeit und Beweglichkeit gegen äußere Eindrücke statt, auch außer der Zeit der magnetischen Behandlung; es zeigt sich eine große Wandelbarkeit der Gefühle, Froh- oder Trübsinn; Launen, instinktartige Zu- und Abneigungen zu gewissen Speisen und Arzneien; Krampfbewegungen in den Gliedern oder in den Eingeweiden oder Schmerzen, überhaupt eine sehr ungleiche Nervenreizbarkeit, bei welcher nach oder statt der Aufregung Ohnmachten eintreten; es entstehen wohl auch allgemeine Krämpfe des ganzen Körpers, die Mesmer Krisen nannte, und die den Unkundigen sehr erschrecken. Zuweilen stellt sich ein Schlummer oder gar ein kurzer Schlaf ein, der, wenn er länger dauert, jedoch selten über eine Viertel- oder halbe Stunde, eine große Beruhigung hinterlässt.

Bei Nervenkranken entstehen ihre Zufälle meist schon das erste Mal in verstärktem Maße, verwandeln sich auf verschiedene Weise in mehrere Formen während der Behandlung und gehen wohl auch in andere Krankheitsformen über, sodass sie entweder dadurch ganz geheilt werden, wie die Brust- und Magenkrämpfe, der Gesichtsschmerz und vorzüglich die Gemütskrankheiten; zum Teil ist man nur imstande sie etwas zu mildern, wie die apoplektischen und Lähmungsfälle, und manche wie die Epilepsie werden wohl auch gar nicht geheilt, von denen jedoch deutsche, französische und englische Ärzte mehrere geheilt zu haben behaupten.

In Übereinstimmung mit dem Nervensystem steht die Herztätigkeit und das Blutleben, und zwar sind sowohl die Erscheinungen desselben, mehr noch als die des Nervenlebens, in die Sinne fallend, als wohl auch die Heilungen schneller erfolgen, mit regelmäßigen Krisen, als die Nervenkrankheiten, die man gewöhnlich allein für den Mesmerismus geeignet hält. Leichte Zirkulationsstörungen und passive Kongestionen zu einzelnen Organen regeln sich fast immer nach kurzen kritischen Aufregungen, wenigstens periodisch, sehr bald und bei anhaltender Behandlung auch dauernd.

Chronische Augenentzündungen, Halstuch, leichte Brustentzündungen, selbst Neigung zum Blutspeien, habe ich oft in Kürze gehoben. Mir sind später Fälle vorgekommen, wo sogar bedeutende Herzübel so wesentlich gebessert wurden, dass die früheren unerträglichen Beängstigungen, besonders des Nachts, gewichen sind, und dass die Patienten, besonders jüngere, weite Spaziergänge ohne Beschwerde machen konnten. So viel habe ich mich sicher überzeugt, dass es kein dem Mesmerismus ähnliches Mittel in der Welt gibt, hierin Linderung zu verschaffen. Auch von andern Organen, wie von der Leber und Milz, von der Gebärmutter, usw., werden die Kongestionen am sichersten abgeleitet, sodass Hämorrhoidal- und Menstrualkrankheiten nicht selten bald ganz geheilt werden. Die unterdrückte monatliche Reinigung in der Bleichsucht und bei Vollblütigkeit wird durch nichts leichter wieder hergestellt, als durchs Magnetisieren, so wie oft die so stürmischen Zufälle der stauen zur Zeit des gänzlichen Ausbleibens am sichersten damit beschwichtiget werden. In passiven Blutflüssen ist es nicht minder vorteilhaft, wie beim Blutbrechen und Speien, und bei dem zu starken Monatsfluss.

In Rücksicht auf das pflanzliche System der Absonderungen und Ausscheidungen zeigt sich eine große Mannigfaltigkeit der Erscheinungen. Nach Wolfart, Deleuze und Andern, denen ich vollkommen beistimme, ist der Magnetismus bei diesem System tiefer eingreifend und meist mit besserem Erfolg gekrönt, als in den Nervenkrankheiten. Dies beweisen die noch in vorherrschend vegetativem Zustande lebenden Kinder, welche, je jünger sie sind, die Heilkraft des Magnetismus auf das auffallendste zeigen. Man zählt zur Sphäre der Vegetationskrankheiten, die Hautkrankheiten, die Drüsen und Skrofelkrankheiten, die Gicht und Schwindsucht, Geschwülste und Geschwüre, welche mit den gewöhnlichen Mitteln sehr schwer und wohl gar nicht geheilt werden, durch den Magnetismus hingegen sehr oft auf wunderbare Weise gehoben werden. Zu den Unterleibskrankheiten gehören die so lästigen Magenbeschwerden, die Blähungen, die Wurmkrankheiten, die Wassersucht, der Stein und die hysterischen Mutterbeschwerden, die nach bereits unzähligen fremden und eigenen Erfahrungen zum Teil ganz geheilt oder doch wesentlich gebessert worden sind. Eine Versetzung des Übels auf eine andere Stelle hin ist immer ein gutes Zeichen der Wirksamkeit, aber dadurch entstehen oft heftige Schmerzen und damit Krämpfe, die als magnetische Krisen zu betrachten sind und so lange dauern, bis das Übel ganz gehoben ist.

Nach der genannten Verschiedenheit jener drei physiologischen Einteilungen sind auch die kritischen Erscheinungen verschieden; aber es bilden sich Krisen wie durch Arzneien ohne jenen somnambulen Schlaf, den man noch immer, besonders in England für sehr wesentlich hält; der natürliche Schlaf tritt jedoch häufig ein, während welchem ganz vorzüglich der Heilungsprozess vor sich geht. Eine merkwürdige Erscheinung ist, dass sich länger ausbildende chronische Krankheiten meist in derselben Art, wie sie entstanden, wieder rückgängig dieselben Symptome zeigen, wenigstens vorübergehend, und zwar in derselben Form, wie sie vor langen Jahren sich gebildet haben; es kommen oft wieder scheinbar lange verschwundene, aber mit der Hauptkrankheit zusammenhängende Übel, bis sie dann bei der Rückkehr zur Gesundheit ganz verschwinden. Die häufigsten Krisen durch den Magnetismus hervorgerufen, sind Krämpfe und fieberhafte Zustände, auch häufig wiederkehrende Entzündungen, die aber eben so rasch verschwinden, als sie kommen; dann die gewöhnlichen Aussonderungen durch die Körperöffnungen, insbesondere durch Schweiße bei Gichtkranken, usw. Bei Epilepsien stellen sich starke Speichelflüsse ein, Diarrhöen bei Wassersüchten; Hautausschläge und Geschwüre sind gar nicht seltene kritische Ausscheidungen.

Der Schlaf endlich, den man meistens erzeugt, von sehr verschiedener Dauer, ist die allerbeste Krise, und er wird durch kein anderes Mittel so wohltätig erzeugt, als durch den Magnetismus. Insbesondere ist der bei Irren erzeugte Schlaf, die bekanntlich oft sehr lange gar nicht schlafen, ein gutes Zeichen der möglichen Wiederkehr der Gesundheit, wie ich es selbst wiederholt beobachtet habe.

Der Schlaf ist entweder sehr leicht, sodass ihn das geringste Geräusch erweckt, oder er ist sehr tief, dass er kaum zu erwecken ist. Meist ist es anfangs nur eine Art Schlummer, indem sie die Augen nicht öffnen können, aber dabei sehr gut hören, und erst tiefer einschlafen, wenn man sie ganz allein lässt. Auch das Bewegungsvermögen verlieren sie mit dem Zufallen der Augenlieder, was man oft schon das erste Mal in wenigen Minuten erzeugen kann, wenn man den Blick auf die Augen der Patienten fixiert. James Braid hat hierüber in einem Werke eine neue Theorie gelehrt, den Schlaf zu erzeugen, (*Neurypnology, or the rationale of nervous sleep consideret in relation with animal magnetisme*, London 1843). Das Prinzip des Verfassers besteht darin, dass er durch ein anhaltendes Fixieren der Augen des Patienten mit seinem Blick das Nervenzentrum der Augen lähmt (*paralyzing nervous centres in the eyes and their appendages*) und dabei auf folgende Art verfährt.

Er nimmt einen glänzenden Gegenstand, gewöhnlich seine Lanzettbüchse zwischen den Daumen und die zwei ersten Finger der linken Hand, hält sie ungefähr 8 bis 15 Zoll von den Augen in solcher Stellung über der Stirne, als es nötig ist, das größtmögliche Aufwärtsstrecken der Augen hervorzubringen, wobei man den Patienten ermahnt, seinen Blick beständig auf den Gegenstand festzuhalten, und auch über nichts anderes zu denken. Es zeigen sich dann folgende Erscheinungen: die Papillen ziehen sich zuerst zusammen und bald darauf erweitern sie sich wieder bis zu einer bedeutenden Ausdehnung und nehmen eine wallende Bewegung an, wenn der Zeige- und Mittelfinger der rechten Hand etwas ausgestreckt von dem Gegenstand gegen die Augen gerichtet werden, worauf wahrscheinlich sich die Augenlieder unwillkürlich mit einer zitternden Bewegung schließen. Ist dies nicht der Fall und man berührt die Augenlieder, so fordert man den Patienten auf, aufs neue zu beginnen und sagt ihm, er möge die Augenlieder schließen, wenn die Finger gegen dieselben geführt werden, aber die Augenäpfel soll er ganz in derselben Richtung festhalten. Gewöhnlich schließen sich dann die Augenlieder. Wenn man dann nach 10 bis 15 Sekunden die Arme und Beine leise erhebt, so wird man dieselben steif finden, und der Patient hält sie in der nämlichen aufgerichteten Stellung, wenn er stark angeregt war. Ist dies nicht der Fall, dann befehle man dem Kranken, dass er seine Glieder in der ausgestreckten Stellung halte, und so wird der Puls sehr bald schneller gehen und die Glieder werden nach und nach ganz steif und unwillkürlich fest. Nun wird man bald sehen, dass alle Sinnesorgane, das Gesicht ausgenommen, mit der Muskelbewegung und gewissen Geisteseigenschaften zuerst außerordentlich erhöht sind, wie es z. B. mit dem Opium, dem Wein und Branntwein geschieht; nach einiger Zeit aber folgt aus diese Exaltation der Funktionen ein Zustand der Erschlaffung, der viel größer als der Betäubungsschlaf ist. Von diesem Zustande des stärksten Tiefschlafes und der Steifheit der Muskeln kann man den Kranken augenblicklich auf den entgegengesetzten der größten Beweglichkeit und ausgeregten Sinnestätigkeit zurückbringen, wenn man ihn anbläst, und zwar an jenen Organen, die man in Bewegung setzen will, oder an jenen Muskeln, die man biegsam machen will. Somit werden die Sinne wieder ihre natürliche Beschaffenheit erhalten.

Das Anblasen ist gleich, ob es mit dem Munde, mit einem Blasebalge oder mit starker Bewegung der Hände geschieht. Die Hastigkeit dieser Umänderung ist so außerordentlich, dass man es sehen muss, bevor man es glaubt. Der Verfasser behauptet nun durch dieses Verfahren beinahe jedes Mal ohne Ausnahme, den Schlaf künstlich zu erzeugen, während welchem der Patient in einer Art Somnambulismus auf der Stelle von dem gewöhnlichen Übel sich frei oder viel besser fühlt, und die Beschaffenheit desselben und meist auch die Art der Heilung selbst angibt. Er behauptet, dass diese Entdeckung der künstlichen Schlaf- und Krampferzeugung die tierische Ökonomie so errege, dass jedes Mal eine heilsame Wirkung erfolge, wodurch man allein die Krankheiten heilen könne, und dass er seitdem damit die wunderbarsten Kuren mache. So habe er die Blind- und Taubheit, Rheumatismus, Krämpfe und Lähmungen, Kopfweh, Nervenschmerzen, Rückgrats-Krümmungen, Kontrakturen, Epilepsie, Hautkrankheiten, Gicht- und Magenbeschwerden, usw., geheilt und auch Operationen bei völliger Gefühllosigkeit gemacht. Er behauptet, dass das Wahre des animalischen Magnetismus nur in seiner Kunst bestehe und daher von jenem völlig getrennt werden müsse, da seine Methode ein ganz einfaches schnelles und sicheres Mittel sei, das Nervensystem in eine neue Bedingung zu versetzen, wodurch auf eine vorzügliche Weise Störungen beseitigt werden, ohne es übrigens als Universalmittel anzurühmen.

Er hält die mesmerische Behandlungsart für überflüssig und das Wesentliche, deren Nützlichkeit nur in dem künstlich erzeugten Schlafzustande und alles weitere für überflüssig. Da ich dem Begriffe des Mesmerismus eine weitere Ausdehnung zuschreibe und bei der Behandlung der Krankheiten den Schlaf nicht wesentlich fordere, sondern nur als eine Zufällige, wenn auch heilsame Erscheinung ansehe; da ich diese erzwungene Krampferzeugung weder für allgemein ratsam, noch für allemal nützlich erkläre, so möge es bei dieser geschichtlichen Anzeige sein Bewenden haben, ohne damit auch sagen zu wollen, dass die eigentümliche Methode gerade verwerflich gar keine Rücksicht verdiene, die übrigens immerhin nur eine besondere Modifikation des Magnetismus ist.

Psychische Erscheinungen

Die psychischen Erscheinungen, welche sich bei einigen Individuen durch die magnetische Behandlung einstellen, sind allemal Begleiter des künstlich erzeugten Schlafes, welcher durch die gewöhnliche Behandlung meist von selbst entsteht, oder durch absichtliche Verfahrungsarten hervorgerufen wird. Man hat diese Schlafzustände auf eine mehrfache Weise einzuteilen versucht, wir wollen sie hier wieder anführen, wie sie am häufigsten in ihrer Entwickelung beobachtet werden, ohne nach einem Prinzip zu verfahren, weil die Erscheinungen keinem solchen folgen und nur nach der mehr oder weniger entwickelten Stufe der inneren Sinnestätigkeit im magnetischen Schlafe betrachtet werden können. Da die Entwickelung des inneren Sinnes in- und extensiv bald in niederem oder höherem Grade sich zeigt, so müssen wir auch alle Zwischenstufen der Erscheinungen von den instinktartigen Gefühlen bis zu jenen Ferngesichten auf unbestimmte Grenzen und von der Mitteilung der Gedanken durch die Sprache bis zu dem Gedankenerraten angeben.

Wir werden auch hier wieder zwei Unterabteilungen machen, und zwar:

1) Dic häufiger vorkommenden allgemeinen niederen Seelenäußerungen, gleichsam nur ein teilweises Vorherrschen des inneren Sinnes, das Schlafwachen, das Wachen aus dem Grunde des Schlafes.

2) Die seltener vorkommenden höheren, mehr besondern Seelenäußerungen, mit bestimmtem Vorherrschen des inneren Sinnes.

3) Das Wachschlafen oder Hellsehen, das Schlafen der äußern Sinne auf dem Grunde des ganz wachen inneren Sinnes. Es lassen sich übrigens keine bestimmte Grenzen dieser Abteilung abstecken, da sie dem Wesen nach beide eins, wechselweise ineinander übergehen und ost höhere Lichtfunken aus dem niederen Aufsteigen, und ein Niedersinken aus dem Höheren aus niederen Stufen vielfach stattfindet.

Das Schlafwachen

Man hat von jeher ohne besondere Unterscheidung jene Zustände, die wir unter Schlafwachen verstehen, Somnambulismus, Ekstase, Traumleben, Hellsehen (*Clairvoyence*) genannt, was jedoch keineswegs gleichbedeutend ist, weil sie in Hinsicht der Entbindung der Psyche nach der Dauer und der Richtung des inneren Schlaflebens sehr verschieden sind. Wir wollen zuerst den Schlaf und dann das Wachen in diesen merkwürdigen Zuständen betrachten.

Der durch das Magnetisieren hervorgebrachte Schlaf unterscheidet sich mannigfach von dem gewöhnlichen Schlaf, nicht nur, dass eine Art Wachen bei verschlossenen äußeren Sinnen stattfindet, sondern der Schlaf selbst hat seine Eigentümlichkeit, die zu kennen von Wichtigkeit ist.

Durch das Magnetisieren auf die gewöhnliche Weise, nicht wie es Herr Braid lehrt, entsteht oft nach kürzerer oder längerer Zeit eine Müdigkeit und Schwere der Glieder und damit eine Schläfrigkeit der Sinne, jedoch häufig ohne Schlaf. In den meisten Fällen, wenn das Magnetisieren nicht sehr lange dauert, entsteht von allem dem gar nichts, wohl aber nachher oder in der Nacht daraus tritt ein früherer oder besserer Schlaf ein. Manchmal schlafen Kranke gleich anfangs ohne Vorzeichen schon nach einigen Strichen ein, jedoch so, dass sie die Augenlieder nicht aufmachen können und nur in eine Art Halbschlaf versinken, der nach und nach in tieferen Schlaf und zuweilen in einen traumähnlichen Zustand übergeht; dabei zeigen sich oft leichte krampfhafte Zuckungen im Gesichte oder in den Armen und Füßen, der Schlaf dauert selten lange, und nach dem Erwachen findet gar keine Erinnerung eines Traumes oder dessen, was vorgefallen ist, statt. Eigentümlich ist dieses magnetische Einschlafen dadurch, dass die Augenlieder vor dem Schließen ein leichtes Zittern zeigen, auch fließen oft ein Paar Tränen aus den Augen, und wenn man sie aufheben will, sind sie meist fest verschlossen. Eine eigentümliche Empfindlichkeit haben die Patienten in der Herzgrube, oft schon durch das Vorhalten der Hand oder der Finger, ein Druck oder ein Ameisen kriechender Schmerz ist die Folge einer Berührung.

Ein Gähnen und Recken der Glieder, Seufzen findet gewöhnlich nur nach einem anhaltenden Magnetisieren statt. Beim Aufheben der Augenlieder ist die Augenpupille nach oben gekehrt, dass man nur das Weiße sieht, die Pupille ist sehr weit und gegen das Licht unempfindlich, dabei ändert sich die Physiognomie des Gesichts auffallend, ein gewisser Ernst überzieht dasselbe; aber mit dem Ausdruck der Ruhe und der Harmonie drückt sich seltener die Heiterkeit und Freude als eine Art von Staunen aus. Zuerst sinkt immer das Auge zu, das Gehör bleibt länger wach und der Geruch wahrscheinlich am längsten. An der Zunge sieht und hört man krampfhafte Bewegungen, ein Schnalzen, Schlucken, Verschluckens mit Schlundkrämpfen, ein sicheres Zeichen des magnetischen Einschlafens, was man nicht durch Verstellung tun kann, und was nach meiner Beobachtung meist dem Sprechen im höheren Hellsehen vorgeht. Die oben von Braid angeführten Erscheinungen der tetanischen Gliedersteifheit findet sich nicht bei diesem magnetischen Einschlafen und auch die andern somnambulen Äußerungen äußerst selten.

Wenn nun der Patient eingeschlafen zu sein scheint, so ist oft eine leise Berührung desselben hinreichend ihn schnell zu erwecken, oder er öffnet die Augen und doch schläft er zuweilen fort. Spricht man zu ihm, so antwortet er weder durch Zeichen noch durch die Stimme, zuweilen aber nickt er mit dem Kopfe und in seltenen Fällen spricht er, wodurch er sein Schlafwachen anzeigt, das heißt, sein Geist erwacht innerlich bei der völligen Abkehr der Sinne von der Außenwelt, mit Ausnahme etwa seines Magnetiseurs. Seine Seele scheint zunächst abhängig von den inneren Vorgängen der Lebensfunktionen und von den zunächst auftretenden Sinnesbildern des Gedächtnisses, das in außerordentlicher Stärke und über Dinge erwacht, besonders über Krankheitsursachen, woran er im Wachen gar nicht denkt. Der Schlafzustand ist ein völlig ungewöhnlicher, er ist weder mit der äußeren noch mit der inneren Welt in einer rechten, sondern in einer völlig einseitigen Beziehung, wie der Nachtwandler — *somnambulus*, von dem sich jedoch das magnetische

Schlafwachen wesentlich unterscheidet. Bei der wiederholten Behandlung tritt der Schlaf wieder unter ähnlichen Umständen, meist etwas früher ein, dauert etwas länger, doch in diesem niederen Zustande selten über eine Stunde; dem Patienten ist behaglich, es verbreitet sich über den ganzen Körper eine gleichmäßige Wärme, oft ein dunstiger Schweiß, und beim Erwachen fühlt er sich behaglich und gestärkt.

Das innere Erwachen ist in dem magnetischen Schlafe gleich anfangs selten von irgendeiner Deutlichkeit, meist vielmehr nur ein traumartiger Zustand. Die Schlafredner sprechen von Lichterscheinungen, von Funken und Leuchten vor den Augen; manchmal sehen sie die Hände und Finger des Magnetiseurs leuchtend, und oft genau so bezeichnet, wie sie Reichenbach (die Dynamide in ihrer Beziehung zur Lebenskraft. Braunschweig 1849) von seinen Versuchen der sensitiven Personen beschreibt, und wie sie die Magnete, Kristalle und andere Körper leuchten sehen. Meistens beziehen sich die Äußerungen nur auf ihre leiblichen inneren Zustände von Körperteilen, von Schmerzgefühlen und ihren Ursachen, was schon in diesem niederen Grade des Schlafwachens auffallend und von dem Traume und Nachtwandeln ein wesentlicher Unterschied ist. Drängt man mit Fragen, was sehr ungeschickt ist, so bekommt man unbestimmte Antworten, sie sprechen wohl auch von symbolischen Bildern und fremdartigen Erscheinungen. Nebenumstände außer sich selbst beachten sie gewöhnlich nicht, obgleich einzelne Sinne, besonders das Gehör, zuweilen sehr scharf sind, dass Geräusche aus der Ferne vernommen, den Schlaf leicht stören. Das innere Erwachen geben sie aber meistens nur durch Deutungen und Gebärden kund; das Sprechen in Worten ist viel seltener, oft unmöglich, sodass sie es durch die Behandlung gleichsam erst wegen der häufigen Schlundkrämpfe einüben müssen.

Die Sprache selbst erleidet in Ton und Wortfügung eine mannigfache Veränderung, sie sprechen leise, oft kaum hörbar, aber beim helleren Erwachen des inneren Sinnes reiner, melodischer, richtiger als in der täglichen Umgangssprache, zuweilen alles in Reimen. Schon in dem niederen Grade des Schlafwachens zeigen sonst ganz ungebildete Personen, sobald sie zum Sprechen kommen, erhöhte Seelenkräfte, die im Hellsehen oft wahrhaft an das Wunderbare grenzen, dass der Verstand und das Gemüt solcher Personen wie durch eine höhere Macht geliehen scheinen, und so recht einen Beweis von der tiefen Anlage der allgemein menschlichen Geistesfähigkeit abgeben.

Mit der schwierigen Sprachäußerung findet in diesem ersten niedersten Zustande auch keine Muskelbewegung statt, die erst mit dem helleren Erwachen der inneren Sinnestätigkeit der freieren Willkür gehorcht, wo sich dann die dem natürlichen Somnambulismus ähnlichen Erscheinungen des Sprechens, Gehens und Handelns darbieten und nach dem Erwachen keine Erinnerung des Vorgefallenen bleibt.

Eine Eigentümlichkeit der Schlafwachen ist auch die, dass sie von ihrem neuen Zustande kein Bewusstsein haben und mehrere nicht glauben, dass sie schlafen, was eben ihres inneren Wachens wegen nicht zu bewundern ist. Zuweilen findet eine Isolierung statt, dass die Schlafenden von allen äußern Umständen nichts gewahr werden als ihren Magnetiseur, sie vernehmen kein Geräusch neben sich, keine Stimme der Anwesenden, die sie vor dem Einschlafen neben sich sahen; so werden auch die andern Sinne, der Nase, Zunge und Haut, nicht selten ganz unempfindlich, dass der Tabak kein Niesen, die stärksten Reize und Arzneien (Teste ließ eine junge Dame im Schlafe zwei sehr große Pfeifen Tabak rauchen) auf der Zunge und Haut keinen Reiz hervorbringen; ja nicht nur die Haut, auch die unterliegenden Muskeln werden unempfindlich, dass man sie stechen, schneiden und brennen kann, wie denn deshalb mehrere chirurgische Operationen in England und Frankreich und von Dr. Esdaile in Indien während des magnetischen Schlafes ausgeführt wurden. Diese völlige Isolation ist indessen selten; man kann also mehr den Zufall bei solchen magnetisch Schlafenden zu chirurgischen Operationen benutzen, als dass man imstande ist, absichtlich sogleich den Schlaf und die Unempfindlichkeit zu erzeugen.

Eine teilweise Unempfindlichkeit findet indessen häufiger statt. In diesen letzten Erscheinungen gleicht das niedere magnetische Schlafwachen dem Nachtwandeln (Somnambulismus) in mehrfacher Hinsicht, unterscheidet sich aber von demselben wesentlich durch Folgendes, was beim höheren Hellsehen insbesondere noch mehr der Fall ist.

Der Traum, das Nachtwandeln und das Schlafwachen mit seinen verschiedenen Stufen sind psychische Lebensäußerungen während des Schlafes. In dem gewöhnlichen Traume findet nur ungeregeltes Sinnesspiel im Schlafe statt, während die willkürlichen Bewegungsorgane ruhen; beim Nachtwandler ist der Sinn nach einer bestimmten Richtung wach und die Bewegungsglieder folgen dem Willen; im Schlafwachen ist die innere Sinnestätigkeit, wenn auch einseitig, mehr geregelt und die Glieder gehorchen dem Willen zu mehrfacher Zweckbewegung; im Hellsehen ist der innere Sinn so wach, dass er das äußere Sinnesleben des gewöhnlichen Wachens bei weitem übertrifft. Der Hellseher weiß bei geschlossenen äußeren Sinnen recht gut, was um ihn her vorgeht, aber er weiß auch noch von sich und andern sonst verborgenen Dingen. Im Traume ist das innere Leben fast bloß körperlich ohne alle Beziehung auf das Äußere, die Sinnesgegenstände wechseln in wilder Flucht; im Nachtwandeln beginnt im Schlafe eine äußere aber einseitige, halb bewusste Zweckbeziehung mit einem fixen Vorstellungsbild; im Schlafwachen werden die bestimmten Beziehungen des Individuums mit der Außenwelt auf eine ungewohnte Weise zu einem mehr oder weniger deutlichen Bewusstsein gebracht.

Der Wille vermag im Traume nichts, beim Nachtwandler treibt er maschinenmäßig die Bewegungsglieder nach einer einzigen Richtung wird er darin gestört oder aufgehalten, so lässt er ohne weitere Umwege ganz nach und erwacht oder legt sich auf seine Stelle zum Weiterschlafen; im Schlafwachen erlangt der Wille einen mehrseitig bewussten Spielraum, der im Hellsehen sich kaum von dem wachen Zustande zu unterscheiden scheint. Bei allen ist die innere Bewegungsursache ein instinktiver Trieb des individuellen Lebens; aber er ist ephemer im Traume ohne

Gedankenbegleitung; beim Nachtwandler sind die Gedanken aus einen Punkt gerichtet, die im Schlafwachen beweglicher werden, bis sie im Hellsehen gleichsam im Lichte ausgehen, wo dann auch die Harmonie in der Bewegungstätigkeit hergestellt wird, mit der Außenwelt in Verbindung treten. Im Schlafe ruht die Seele und der Leib, im Traume regt sich die Seele nur sehr unbestimmt bei der Ruhe des Körpers; beim Nachtwandler erblickt die Seele nur einen äußern Gegenstand in einer bestimmten Richtung, dem sie mit völligem Beiseitelassen aller Nebenumstände ausschließlich zusteuert; beim Schlafwachen entstehen schon Kombinationen der Seele in ihrem inneren Organismus und mit den Einflüssen der Außenwelt, welche klarer und deutlich erst im Hellsehen werden. Der Nachtwandler, scheinbar gesund erwacht zu bestimmten Zeiten nur des Nachts, der Schlafwache wird durch die Krankheitsursachen und vom Magnetismus in die Krise gebracht bei Tag und bei Nacht, diese entsteht und vergeht mit der Krankheit, während dort eine unbestimmte Disposition bleibt; der Nachtwandler hat nur eine gleichsam, automatische Gliederbewegung, der Schlafwache auch eine reflektierende Sprache, entweder nach dem Wechsel innerer Bilder oder der äußeren Umstände.

Ist dort die körperliche Harmonie größer, so ist es hier mehr jene der Seele; dort geschieht alles mehr nach einer inneren Naturnotwendigkeit, hier beginnt schon ein Zwischenspiel der Geistesfreiheit. Alle diese Arten sind also Zustände zum Teil des Schlafes und Wachens und nähern sich nur mehr oder weniger der Freiheit zum Gebrauch des Wortes und der körperlichen Bewegung, was unter Umständen durch eine Art Übergang des einen Zustands in den anderen manchsache Verwandlungen zeigt. Es gibt Träume, die in das Nachtwandeln und Schlafwachen, ja in gewissen Richtungen bis zum Hellsehen übergehen. Manche Gelehrte und Dichter haben des Nachts im Traume ihre schönsten Arbeiten gemacht, aber der Geist der Hellseher fällt auch leicht aus die Stufen des Schlafwachens und des Traumes herab.

Schon hieraus ist eine bedeutende Verschiedenheit des Nachtwandelns und des Schlafwachens ersichtlich, sodass das Wort Somnambulismus für das Schlafwachen sehr unpassend ist; es wird der Unterschied aber noch deutlicher, wenn wir das magnetische Schlafwachen insbesondere von den unnatürlichen oder pathologischen Zuständen noch unterscheiden, indem es auch ein natürliches oder von selbst entstehendes Schlafwachen gibt, welches in Krankheiten manchmal entsteht, hier sind die ursachlichen und Richtungsverhältnisse vorzüglich ins Auge zu fassen. Ausnahmszustände sind beide Arten, das natürliche und magnetische Schlafwachen, beide entstehen aus inneren Ursachen des bildenden Lebens, aus dem gehemmten Organisationstrieb der Lebenskraft bei vorhandener Störung der Bewegungen, vorzüglich des Nervensystems. Man findet diese somnambulen Erscheinungen daher in den Entwickelungsperioden und in Krankheiten des Nervensystems, wo die eigentliche *vis medicatrix* der versteckte Poet ist.

Psychische Ursachen, die stark auf das Gemüt wirken, sind nicht selten Veranlassung zu Funktionsstörungen und dadurch zu somnambulen Erscheinungen.

Beim künstlich magnetischen Schlafwachen sind solche innere Störungen auch da, sie werden aber erst durch die magnetische Einwirkung zu kritischen Bewegungen aufgeregt, bekommen aber schon dadurch eine bestimmte Richtung, dass der Instinkt auf dem Krankheitsobjekt gewissermaßen stehen bleibt, und den Heilungsprozess meist ausschließlich zum Ziel nimmt, wenn ihn nicht die Ungeschicklichkeit davon ablenkt, während bei dem natürlich pathologischen Schlafwachen meist eine wilde Jagd ohne Ordnung und Ziel der ungewöhnlichen Seelenäußerungen stattfindet. Der magnetische Arzt kann den zum Schlafwachen Geneigten zu seinem Heil erziehen und harmonisch ausbilden, und wenn er auch nicht in den höheren Zustand des Hellsehens gebracht wird, um sich die Kur selbst zu verordnen, so ist auch der niedere Zustand eine Art Krise und der Arzt kann aus den instinktiven Andeutungen, die während des Wachens immer unbemerkt bleiben, meistens so viel abnehmen, um die Naturheilkraft gehörig zu unterstützen und die Gesundheit herbeizuführen. Das niedere Schlafwachen ist nichts weniger als ein regelloses lächerliches Fantasiespiel, wenn man dabei nur das Lesen und Zählen gelernt hat, dasselbe seinem Werte nach zu schätzen; die Prognose und die Heilmittel werden den umsichtigen aufmerksamen Beobachter allermeisten in diesem niederen Zustande an die Hand gegeben, die er mit dem Raisonnement seines ganzen Schulkram nicht zustande bringt, weil die ganze Lebenskraft gleichsam aus einen Punkt hinarbeitet, was der Schlafwache, wenn er es nicht mit Worten sagt, durch Schmerzen, d. h., örtliche Krämpfe, Entzündungen, usw., kenntlich macht, was bei dem pathologischen Somnambulismus alles mehr mit einem regel- und zwecklosen Symptomenwechsel verlauft. Aus begreiflichen Gründen ist das Schlafwachen bei Gesunden nicht zu bewirken und findet sich in Krankheiten selten oder nur vorübergehend vom Fieberdelirium an bis zu den chronischen Krämpfen der Sinnesorgane und des Gehirns, weil die disponierenden Ursachen gar nicht oder nur in geringem Maße vorhanden sind, und weil die kritische Heilkraft mehr allgemein, als auf besondere Organe gerichtet wirkt, wohin sie der magnetische Arzt willkürlich leiten kann, weshalb dann auch die Beziehungen des Kranken zur Außenwelt in ein geregelteres Verhältnis gebracht werden können, was bei dem natürlichen Somnambulismus nicht der Fall ist.

Das Gedächtnis ist in allen Arten des Schlafwachens außerordentlich stark, aber die Reflexion und der bestimmende Wille schweifen angeordnet beim natürlichen ab, werden aber im magnetischen Schlafe auf ein bestimmtes Ziel oder auf mehrfache Seiten gerichtet. Der Magnetiseur ist die Stütze, der Erzieher und Nährvater seines Pfleglings, gleichsam wie die Amme des Kindes für das Gedeihen und das Wachstum der Gesundheit.

Die geistigen Eigenschaften werden zweckmäßig von dem äußeren Willen des Magnetiseurs geleitet; der Nachtwandler tappt wie der Blinde, dem Seile nach durch eine unbewusste hinterher treibende Ursache, ohne alles Abschweifen von einem ihn unbewusst anziehenden Ziele, der natürliche Schlafwache schweift, in ungebundenem Gedankenlauf umher. Hieraus wird schon der Rapport begreiflich und die

Sympathie zwischen dem Arzt und dem Schlafwachen und zuweilen sogar der wunderbare Gedankenübergang. So viel Ähnlichkeit ferner der natürliche und künstliche Somnambulismus haben, so zeichnet sich der Letztere insbesondere dadurch aus, dass er bestimmte vom Arzte eingeleitete Zeiten befolgt, sowohl der täglichen Periode als der Dauer nach, wo dann in der Zwischenzeit der Patient wie nach einer vollbrachten Krise sich wohl befindet.

Von dem niederen magnetischen Schlafwachen sind weiter noch folgende Erscheinungen anzuführen. Indem die äußeren Sinne sich fester schließen und der innere gleichsam kollektive Gemeinsinn mit der Erinnerung oft längst vergessener Umstände stärker erwacht, scheinen die äußeren Einflüsse des Sehens und Hörens, Riechens und Schmeckens durch das allgemeine Hautgefühl empfunden zu werden; sie nehmen nicht mit den Augen und Ohren, usw., wahr, sondern wie Weinholds Kranke bemerkt, sie sehe, wie man im Traume sieht, und Heinekens Kranke drückt sich noch deutlicher aus: »sie könne mit den Augen zwar nicht sehen, bemerke aber alles, was ihr in den Weg kommt, besonders helfe ihr das sehr scharfe Gefühl.« Manche strecken die Hand und Finger aus, Dinge zu unterscheiden; nicht bloß tastbare Stoffe und Farben, sondern sie tasten in Distanz damit gleichsam wie die Schnecken, indem sie das Sehorgan entfernten Gegenständen entgegen halten. Blinde sehen so oder bezeichnen genau entfernte Objekte oder Vorgänge, die Blinde Miß-Avoi in Liverpool hielt die Fingerspitzen an die Fensterscheiben oder streckte ihre Hände zum Fenster hinaus und bezeichnete die Personen auf der Straße.

Die Visionen spielen eine große Rolle; Tiere, Menschen und Engel erscheinen mit guten oder schlechten Eigenschaften, als Beschützer und Ratgeber oder als drohende Schreckengestalten. Einzelne Sinne erhalten oft eine sehr große Schärfe, z. B. der Geruch und Geschmacks die Patienten riechen z. B. an den Kleidern des Arztes Stoffe, in deren Nähe er gewesen; sie unterscheiden Dinge durch den Geschmack genau, was sonst kein Mensch kann, insbesondere kosten sie das magnetisierte Wasser aus andern Flüssigkeiten heraus. Es beschränken sich indessen die Wahrnehmungen noch mehr auf die gewöhnliche, natürliche Lebenssphäre und auf ihre nächste Umgebung, vorzüglich jedoch auf ihren Krankheitszustand, womit mancherlei Ahnungen bedeutsam unterlaufen. Sym- und Antipathien zu gewissen Personen äußern sich, die bei unvorsichtiger Annäherung und Berührung allerlei, oft gefährliche Paroxysmen veranlassen solche Antipathien erstrecken sich oft auf Personen in entfernten Zimmern.

Auch gegen physische Einflüsse, besonders elektrische und gegen Metalle zeigen sie eine sehr starke aber abweichende Reizbarkeit. Gewisse Tiere, Katzen und Hunde, sind ihnen sehr zuwider. Früher oder später entwickelt sich das Wahrnehmungs- und Anschauungsvermögen zu größerer Deutlichkeit, sodass ihnen früher wie im Nebel und Dämmerung scheinende Gegenstände deutlicher, und sie teils über sich selbst, teils über äußere mit ihnen in Zusammenhang stehende Dinge klarer werden und insbesondere für das nötige Heilverfahren bestimmtere Angaben machen. Das sogenannte Sinnenversetzen auf ungewöhnliche Stellen, dass sie mit der Stirne, Nasenspitze, mit den Fingern, der Herzgrube, usw., sehen, hören, riechen und schmecken, ist so auffallend selten, dass es jedermann ausfällt; allein die speziellen Eigentümlichkeiten der Sinnesempfindungen weichen viel öfter vom Normal ab, als man darauf achtet, und das Sinnenversetzen ist gewiss viel häufiger als es der Arzt beobachtet. Diese Versetzungen aus das Gangliensystem (sympathisches Nervensystem) durch Gifte in Krankheiten sind alte bekannte Dinge. Diese Fälle sind zu häufig in allen Ländern beobachtet, als dass sie durch Widerspruch für unmöglich gemacht werden könnten; auch erhellet die rationelle Begründung derselben schon zum Teil aus dem obigen, worüber das Theoretische so wie die historische Zusammenstellung weiter nachzusehen in meinem genannten Werke. Mit diesem deutlicheren Erwachen des inneren Sinnes wird der Natur-Instinkt immer schärfer, die Krankheitsursachen, das Heilverfahren und die Lebensweise werden jetzt und besonders die Zeitbestimmung mit großer Genauigkeit angegeben, oft bis an Minuten, auf Tage, Wochen, Monate und Jahre voraus, was, nach meinen und Anderer höchst interessanten Beobachtungen auf das Pünktlichste eintrifft.

Alle diese genannten psychischen Äußerungen sind in diesem niederen Zustande noch unbeständig und beschränkt nach der Zeitdauer, Klarheit und Ausdehnung, und werden durch äußere Störungen und kritische Bewegungen leicht umgestimmt. Nach den Krankheitsverschiedenheiten ist ihre Dauer und Ausgang verschieden, sie hören mit der Wiederkehr der Gesundheit ans, oder gehen in das hellere Wachen über.

Das Wachschlafen oder Hellsehen

Im Hellsehen findet man die genannten Erscheinungen des Schlafwachens, als die Isolierung, die Art des Einschlafens, die Sinnenempfindungen, die Reizbarkeit und den Rapport, usw., auf eine weniger beständige, aber im Einzelnen oft viel stärkere Weise, wogegen die geistigen Eigenschaften in erhöhtem Maße hervortreten; die Erscheinungen sind aber von einer unendlichen Verschiedenheit, sodass hier nur die Summe der Beobachtungen im Allgemeinen angegeben werden kann, wodurch zu unserem Zwecke ein Vorteil gewonnen wird, die möglichen Fälle zu kennen. Das Hellsehen selbst ist von einer ungleichen Vollkommenheit, sodass einige Autoren verschiedene Stufen angenommen haben. Der Übergang des Wachens und Schlafens ist nicht mehr so bestimmt abgeschnitten und die Erinnerung bleibt öfter ganz deutlich zurück. Obgleich im Hellsehen die Augen nicht immer geschlossen sind, so ist es doch der innere Sinn, der sieht, nicht mit den äußeren Augen, sondern oft mit der Herzgrube oder mit einer andern Stelle, *tout le système des nerfs devient oeil et oreille.* Deleuze.

Oft ist der Kranke nur hell in Gegenwart und im Rapporte des Arztes, oft aber auch ohne ihn; gegen fremde Einflüsse ist die Empfindlichkeit ungleich, aber die moralisch-religiöse Antipathie und Sympathie ist außerordentlich erhöht, nicht nur bei fremden unbekannten Personen, sondern auch bei Verwandten des Hauses, so wie der Wille und die leiseste Verstimmung des Arztes empfunden wird; insbesondere werden an den Magnetismus ungläubige Personen auf der Stelle erkannt. Schlechte Menschen und Verbrecher haben, wenn sie auch dem Patienten ganz unbekannt waren, die stärkste Antipathie und Konvulsionen bei Hellsehern hervorgebracht. Religiöse Kontemplationen und Herzensergießungen zeigen beinahe alle magnetisch Hellsehend.

Dieses geistige und moralische Einschauen ist, wenn auch selten, eine der interessantesten, aber am heftigsten bestrittenen und nicht begriffenen menschlichen Eigenschaften.

Der Gedanke kann sich unabhängig von den gewöhnlichen übereinkunftsmäßigen Hilfsmitteln durch die feine Materie und durch die stete Fortgesetztheit des Mittelstoffs aus alle Fernen hin mitteilen und fortpflanzten, sagt Mesmer; es scheint selbst, dass der Gedanke gleich einem Bilde oder Gemälde (*Daguerrotyp*) sich im Raume in den verschiedenen Organisationen, welche dazu geeignet sind, fixieren könne; gerade so wie sich im Gehirn durch dasjenige, was wir Gedächtnis oder Einbildungskraft nennen, der Gedanke bildet und bleibend wird, so kann derselbe auch in andern Substanzen wiederholt und reflektiert werden, wie die Formen im Spiegel.

Man wird durch die unausgesetzte Untersuchung des inneren Sinnes einsehen, dass der Mensch durch dieses Vermögen mit der ganzen Natur in Berührung oder Wechselwirkung steht, dass nur die Wirkungen desselben unterbrochen und durch die von den äußern Sinnen herkommenden Erregungen unmerkbar gemacht werden können, wie die stärker wirkende nähere Sonne uns während des Tages des Anblickes der fernen Sternenwelt beraubt.

Das Hellsehen erstreckt sich nicht mehr bloß auf die eigene Leibes- und Gesundheitsbeschaffenheit, sondern auf Dinge der Zukunft und Vergangenheit und auf Begebenheiten aus weiter Ferne, die den Kranken oft eben nichts angehen; die Zeit und der Raum ist dem hellen Auge wie aufgehoben und alles Gegenwart, aber doch immer sehr abgebrochen und nach der Beschaffenheit der Individuen sehr verschieden.

Sie sind in gewissen Dingen sehr hell, in andern ganz dunkel. Das Innere des Körpers sehen sie zuweilen an sich selber, wie bei andern genau und geben den Sitz der Krankheiten und die Heilmittel dafür sehr bestimmt an. Um diese Dinge alle zu glauben und wozu der Mensch fähig ist, dazu muss man freilich selbst Zeuge sein. Wie aber Dinge erklärt werden können, welche empfunden werden, die noch gar nicht existieren, das ist freilich eine der stärksten Glaubensproben und eine der schwierigsten Ausgaben. Schon Mesmer versuchte diese Möglichkeit verständlich zu machen. »Man stelle einen Menschen auf eine Anhöhe«, sagt er, »von welcher herab er einen Fluss samt einem Nachen gewahr wird, der dem Strome folgt; er überblickt zu gleicher Zeit den Raum, den der Nachen schon durchlaufen hat und den er noch durchlaufen soll. Nun ist der Mensch mittelst des inneren Sinnes mit der ganzen Natur in Berührung und so imstande, die Verkettung der Ursachen und Wirkungen zu empfinden. Die Vergangenheit kennen, heißt also nichts weiter als die Ursachen in den Wirkungen, die Zukunft aber voraussehen, die Wirkungen in den Ursachen empfinden, welche Entfernung auch immer zwischen der ersten Ursache und letzten Wirkung anzunehmen ist. Alles was da gewesen, hat seine Züge nachgelassen und was sein wird, ist schon in der Gesamtheit mit den Ursachen bestimmt, welche es verwirklichen sollen. Im Universum ist alles gegenwärtig und Vergangenheit und Zukunft sind nur verschiedene Beziehungen der Teile unter sich.« (Die weitere Erklärung, warum dieses im Schlafe eher möglich als im Wachen, so wie die weitere Theorie dieser so rätselhaften Erscheinungen in meinem genannten Werke.)

Als eine interessante Merkwürdigkeit wollen wir ferner anführen, dass im magnetischen Schlafe halbblödsinnige Menschen, so wie ganz irrsinnige wie umgewandelt sehr verständig sprechen und die Umstehenden sowohl rücksichtlich ihres Zustandes als anderer Dinge in Erstaunen setzen. Dr. Choron (bei Gauthier, und bibliothèque du magn. animal. T. I. 148, usw.) erzählt: »Ich habe zu Landau eine 30 Jahre alte Demoiselle magnetisiert, die von Geburt an schwachsinnig war — *imbecille de naissance*; — sie gehörte einer reichen ausgezeichneten Familie an, welche nichts versäumte ihren Verstand zu bilden, aber alles ohne den geringsten Erfolg. Von dem Augenblick an, als ich sie in Krise — in Somnambulismus — versetzt hatte, ließ ich sie über Dinge sprechen, worüber man wollte, sie verlegte sich angelegentlich darauf, sie war nicht mehr dasselbe Wesen, niemand würde sie für *imbecille* gehalten haben. Ihre Eltern hielten es für ein Wunder und weinten vor Freude mit dem Ausspruch: o wäre sie doch allzeit somnambul.«

Ich habe eine 3½ Jahr lang im Irrenhause gewesene Person gesehen, welche durch das Elektrisieren das erste Mal schlafwach geworden, sogleich die Ursache ihrer Krankheit und das Heilverfahren angab, wodurch sie nach zwei Monaten geheilt entlassen wurde. Ich selbst habe die auffallendsten Wirkungen bei Irren erfahren, und halte den Magnetismus für ein Hauptmittel, ja das alle Methoden bei weitem übertreffende bei Seelenkrankheiten.

Nebst dem verstärkten Gedächtnis der Klarheit der Empfindungen und der Gedankenmitteilung; dann außer der pünktlichen Schätzung der Zeit, der erhöhten Fantasie, der verstärkten moralischen und religiösen Stimmung, haben wir noch weitere Entwickelungszustände des Verstandes über metaphysische und praktische Gegenstände anzuführen, wodurch das magnetische Hellsehen als außerordentliche Eigenschaft sich auszeichnet.

Das Wort Hellsehen ist eine ganz neue, durch den Mesmerismus eingeführte Bezeichnung; man Versteht darunter nicht eine Erleuchtung durch das äußere Licht, sondern eine Erhellung des inneren schlafwachen Sinnes. Die magnetisch Schlafenden sagen: es ist hell, ich bin ganz hell, das Helle sagt es mir, worunter sie nicht etwas Äußeres, sondern ihr eigenes Innere verstehen, es ist nicht eben eine optische Erscheinung gemeint, sondern der Geist überhaupt, Da nun alles Objektive, wozu auch die eigenen Gefühle und die Fantasiebilder gehören, in der Form der Anschauung — Erleuchtung — zum Bewusstsein gebracht wird, welches nichts anderes ist, als das unterscheidende Empfinden oder das geistige Gewahrwerden des Objektiven im Subjektiven, so fallen die speziellen Empfindungen der besonderen Sinne in dem Hauptsinne des Gesichts, als Vorstellungen des Lichtes zusammen, was eigentlich der wahrnehmende Geist — Verstand — selber ist.

Dieses magnetische Helle — Hellsehen, als erhöhter Geisteszustand des Wahrnehmens, Sehens, Hörens, Riechens usw. — ist eine sehr treffende Selbstbezeichnung des Innern, die aber gegen den gewöhnlichen Begriff und Sprachgebrauch sehr widersinnig erscheint, weshalb die konservativen Wächter des Heils und der Wissenschaft die Bezeichnung und das Bezeichnete verwerfen, sie stehen hinter dem so hohen Berge ihres Vorurteils, dass sie das Licht der Hellseher nicht erreicht, weil sie gewohnt sind, nur die Kadaver zu studieren. — Diese Geisteserleuchtung ist es, welche gewissermaßen ihr Licht aus die Außenwelt und auf ihr eigenes Innere wirft, und wodurch jene überraschenden und meist auch eintreffenden Anschauungen so viel Wunderbares haben. Das Sehen entfernter Gegenstände und auch der Begebenheiten, manchmal in tausenden von Meilen; das Sehen von verborgenen Dingen, von in Kellern und an geheimen Orten vergrabenen Leichen, die man nach der Angabe solcher Hellseher entdeckte; das Sehen des Stunden- und Minutenzeigers auf entfernten Turmuhren; das Lesen verschlossener Briefe in einer geschlossenen Büchse (Gauthier), die oft noch nicht in das Haus gebracht sind; die Angabe von Pflanzen aus dem Felde, der Arznei auf der bestimmten Stelle und in der Büchse in der Apotheke; das Spielen mit Karten bei verbundenen Augen, so wie das Lesen des Inhalts im verschlossenen Buche, usw.; das Sehen des jungen Geistlichen, der nach der Autorität des Bischofs von Bordeaux im Idiosomnambulismus mit verbundenen Augen schrieb und las, wenn man ihm auch einen dicken Körper zwischen hielt; das Sehen der Farben der Somnambule bei Sandby, die sie mit der größten Genauigkeit bei Tag oder Nacht angab, ob man ihr solche in Tuch, Seide, Musselin, Wachs, Glas, usw., darbot, und zwar an irgendeinem Körperteil wie an der Hand.

Sie konnte nicht nur mit der größten Geläufigkeit lesen, Geschriebenes wie Gedrucktes, Musik, usw., indem sie nur mit den Fingern darüber fuhr, ob es hell oder dunkel im Zimmer; sie gab auch verlegte Sachen an: alles dies sind solche durch die Erfahrung wie früher schon in Krankheiten bekannte, bestätigte Erscheinungen des Hellsehens. Wie hierin nicht das äußere Licht als Träger, so ist es bei dem Gehör, Geruch nicht die Luft und beim Geschmack nicht die Flüssigkeit, welche die Feinheit und Seltsamkeit der Empfindungen vermitteln, oder in das Gedächtnis zurückrufen. Auch über wissenschaftliche Gegenstände sprechen sich Hellseher gar nicht selten mit wunderbaren Eröffnungen aus, auch solche, die gar keine höhere Bildung genossen. Eines der merkwürdigen führt Sandby von dem jungen-amerikanischen Knaben Jackson Davis an, der zufällig bei einer mesmerischen Vorlesung gegenwärtig war; man wählte ihn aus, um ihn zur Probe in magnetischen Schlaf zu versetzen, was aber nicht gelang. Einige Zeit darauf machte ein Kamerad einige Striche bei ihm und Davis verfiel bald in Schlaf, wurde somnambul, *clairvoyant* and *introvisionist*; er sah die inneren Teile so gut, dass er beständig in Krankheiten konsultiert wurde, und offenbarte auch in der Philosophie mehrere schöne Einsichten, dass die Gelehrten um ihn herum sich versammelten. Er hielt so Reden über Religion, Astronomie, Kosmologie, Geologie, kurz in allen das Universum umfassenden Dingen: *nihil erat quod non tetigat*; seine Ideensprache und philosophische Einsicht war außerordentlich, obgleich er im Wachen ganz unwissend — *ignorant and illiterat* — und ungebildet war, und gar keine wissenschaftliche Kenntnisse hatte; er ging nur kurze Zeit in die Schule und war ein Schuhmacherlehrling.

Hier ist weder Betrug noch Mirakel, aber ein mesmerisches Wunder. Wenn Hellseher sich in metaphysischen und religiösen Anschauungen ergehen, so sind diese sehr erhebend; wenn sie in mathematischen Berechnungen in die höheren — uns ganz unbekannten — Formen des Naturlebens eingehen, so sind diese oft sehr lehrreich, aber vielleicht nur selten für praktische Anwendung geeignet. Wenn sie uns aber die Ursachen der Krankheiten und des inneren Vorganges bei denselben; wenn sie ihre Entwickelung und den Ausgang mit der genauesten Zeitbestimmung voraussagen; wenn sie einem seine moralische Lebensweise, seine Gedanken enthüllen; wenn sie uns die Mittel und die Methode des Gebrauchs bezeichnen; wenn sie uns solche auch für andere oft entfernte Kranke angeben, was alles oft ganz neu, oft ganz bizarr in sehr großen oder sehr kleinen, dem Arzte ganz unbekannten Dosen geschieht (z. B. 10 Gran Opium auf einmal, ein eiskaltes Bad für eine Frau in ihren Regeln, ein Aderlass von 2 Pfund Blut bei einem ganz schwachen Krampfkranken, usw.), wenn sie dabei die übrige Lebensweise der Diät des Leibes und Geistes, des Umgangs, usw. genau angeben, so hat dies eine praktische Seite des Nutzens, die übrigens nicht begreiflicher als das Frühere, den Einen wenigstens stutzig, den Andern aber folgsam und gläubig macht.

Eine große Merkwürdigkeit ist die Sprachfertigkeit der Hellseher, nicht bloß in der gewohnten Muttersprache, sondern auch in fremden ungewohnten Sprachen. Mit der Erweiterung und Deutlichkeit der Anschauungen ordnet sich auch die Sprache in der Bestimmtheit des Ausdruckes und der passenden Bezeichnung. Die Sprache wird oft nicht nur eine bilderreiche poetische Vergleichung und in Reimen, sie wird auch oft eine philosophische Rede, sodass also recht die äußere Sprache ein Spiegel des inneren Geistes wird. Hierin liegt unstreitig der Beweis von der Veredlung und höheren Steigerung des Seelenzustandes der Schlafredner, was die Widersacher eine Absurdität heißen. Die Sprache ist mit melodischem Ausdruck bestimmter als im Wachen, oft scharf und gebieterisch mit Hintansetzung der gewöhnlichen Förmlichkeit, der Vornehme wird wie der gemeine Mann mit Du angeredet.

Ungebildete Personen machen hierbei keine Ausnahme, obgleich sie die grammatikalische Reinheit der Gebildeten nicht haben. Von Dr. Chorons schwachsinnigem Mädchen habe ich schon oben ein Beispiel angeführt; solche sind eine Menge bekannt, so unter andern die Sprachangabe eines blödsinnigen Mädchens bei Brandis und eines jungen Knaben bei Kieser, usw.

In meinem größeren Werke ist eine Kritik über das Sprechen der Hellseher in fremden Sprachen enthalten, was teils als Lüge und teils als Wunder einer übernatürlichen Inspiration angesehen wird; die verwandten Zustände der Inspirierten, des Zungenredens, der Besessenen, der epidemischen Konvulsionen in verschiedenen Ländern, die Fieberkrisen des Wahnsinns gehören hieher, die alle mehr zufällig, gesetzlos vorübergehend, so keinem bestimmten Typus folgen, wie das Reden der magnetischen Hellseher, welche sich in förmliche Gespräche über verschiedene Gegenstände einlassen, wenn gleich ihr Heiles nicht gleichmäßig über alles, sondern mehr nach einer bestimmten Richtung sich erstreckt. Diese Sprachfertigkeit zeigt sich bei beiden Geschlechtern und in jedem Alter; Greise und Kinder von 4 bis 5 Jahren, bei den *Trembleurs des Cevennes* bekamen nach Bruguiers Bericht (*Théatre sacré des Cevennes*) Kinder von 3 bis 4 Jahren die Anfälle und waren fähig sich im Französischen auszudrücken, obgleich sie nur das Patois ihrer Gegend zu sprechen gewohnt waren. Sogar einige Blödsinnige (*quelques imbecilles même reconnus pour tels de tout temps*) gerieten in Ekstase und wurden fähig wie die andern im Französischen zu predigen und zitierten genau — (*fort à propos si on croit les témoins*) — Stellen aus der heiligen Schrift. Ähnliches ist von den Besessenen bekannt.

Kinder von 5 Jahren wurden öfter als magnetisch hell angeführt, die ihre Krisen, andere ihren Tod bestimmt voraussagten. Ich habe ein Kind von 3 Jahren in Schlaf gebracht, worin es auf die Fragen antwortete und das R deutlich aussprach, was es im Wachen nicht konnte. Ein anderes Kind von zwei Jahren, was noch gar nicht sprechen konnte, bekam beim Zahnen eine Gehirnentzündung, die ich durch eine sehr sorgfältige magnetische Behandlung zu einem glücklichen Ausgang brachte; das Kind schlief — besonders in der letzten Zeit — leicht ein und leitete mir dann die Hand zum Auflegen oder Abstreichen von dem Kopfe und gab das Zeichen zum Aufhören, wo es dann immer ganz allein im Zimmer stundenlang nicht gestört sein wollte, niemand durfte sich ihm nähern, selbst ich nicht, es kehrte sich um und gab mit der Hand das Zeichen zum Fortgehen. Eine gewisse Fertigkeit in fremden Sprachen zeigt namentlich auch das magnetische Hellsehen beim Gebote in der religiösen, sehr oft vorkommenden Ekstase. Als eine dahin gehörige Merkwürdigkeit verdient hier angeführt zu werden, dass die Erhebung des religiösen Gemüts bei Allen eine sehr innige und oft ergreifende ist, dass aber dabei auch die konfessionelle Verschiedenheit sich meist — aber nicht immer — kenntlich macht. So erzählt Montgeron (*Idée de l'état des convulsionnaires*), »dass die Intelligenz und Gemütsstimmung auf einen sehr hohen Grad gesteigert wurden; man sah sogar junge, sonst sehr furchtsame Mädchen, deren geistiger Fond sonst Unwissenheit, Stumpfsinn — *Stupidité* — von Jugend auf war, im konvulsivischen Anfall sehr richtig, mit Feuer, Eleganz und Erhabenheit von der Verdorbenheit der Menschen und von der Notwendigkeit der Erlösung sprechen, um welche man Gott unaufhörlich bitten müsse, usw.«

Die jungen Mädchen sprachen aber dann, setzt Bertram — *Magnetisme en France* — hinzu, über von ihrer Kirche beglaubigte Gegenstände und nach den ihnen gelehrten Ideen, wie die Besessenen von dem Teufel und von der Macht der Kirche gegen dieselben sprachen; wie die *Trembleurs* von der Wahrheit der protestantischen Religion und der Ketzerei des Papsttums, und endlich wie die jetzigen Schlafredner von der Macht des tierischen Magnetismus sprechen, wo man denn auch ganz einfach junge Mädchen — *des simples jeunes filles sans éducation* — Vorschriften in diesem Fache erteilen steht. Überaus helle Schlafredner übergehen die konfessionellen Dogmen ganz in ihren religiösen Anschauungen; so sprach eine jüdische Hellseherin, wie nur der wahre Nachfolger Christi spricht, und evangelische unterscheiden sich nicht von katholischen wahrhaften Gottesverehrern.

Dieses Reden in sogenannten fremden Sprachen wurde von jeher als ein Wunder ausgegeben, und diese neue Eigenschaft von einer Partei als eine göttliche, von der andern als eine dämonische Inspiration angesehen, nach noch andern wird es als ein bloß geistiges Übertragen vom Magnetiseur auf den Schlafenden angesehen. Dass dies nicht der Fall ist, geht schon aus dem Vorigen hervor und ist um so gewisser, da der Magnetiseur oft solche Sprachen der Hellseher selbst nicht spricht. Über das paulinische Zungenreden habe ich in dem Werke über den Magnetismus die Auslegung gegeben, und über das wahre Sachverhältnis der fremden Sprachen folgt hier ein Auszug aus demselben.

Sowohl ich als andere der erfahrensten Ärzte haben einige Male ziemlich geläufig, andere Male nur in einzelnen Worten oder Sätzen in verschiedenen fremden Sprachen reden, aber kein einziges Mal eine ganz fremde Sprache gehört, von der die Schlafredner wenigstens in ihrer Jugend gar keine Kenntnis gehabt hätten. Es ist also nur ein helles, im Lichte des Geistes aufblühendes Gedächtnis längst entschwundener Eindrücke.

Bei mehreren waren es nur einzelne Worte oder Verse und Sprüche aus Dichtern, usw., aber keine fortgeführte Sprache, wo es sich ergab, dass sie in der Jugend wenigstens etwas davon erlernt oder gehört hatten, wohin wohl auch das Lateinischreden ungebildeter Personen und meistens der Hexen gehört. Bertrand führt mehrere Fälle von solchen Ekstatischen an; so ein 13 jähriges Mädchen, das lateinisch sprach; eine Kreolin, die im magnetischen Schlafe nur ihre kreolische Muttersprache redete, die sie in Frankreich lange vergessen hatte. Sprechen sie in einer vollends jedermann unverständlichen Sprache, wer will dann angeben, dass es eine Ursprache, usw. sei, und nicht vielmehr eine Neue, selbst erfundene, die der Schlafredner dann auch allein versteht, wie z. B. Kerners Seherin von Prevorst.

Die mannigfachen Visionen der Schlafredner von Genien, Verstorbenen, von anmutigen Gegenden, Farben und Tönen, und von symbolischen Bildern können wir hier übergehen, aber wir dürfen das angegebene Leuchten gewisser Gegenstände, wie der Bäume, der Blumen, Metalle und Edelsteine, usw., der Menschen und besonders des Kopfes, der Hände und Finger, insbesondere des Magnetiseurs nicht ganz übergehen. Ein solches Leuchten findet wirklich statt und wird bei empfindlichen Sinnesorganen — bei sensitiven Personen — auch im nicht magnetischen Zustande häufig beobachten.

In seltenen Fällen findet bei magnetisch Schlafenden, wie auch in Fiebern, das Gefühl einer doppelten Persönlichkeit statt, wo der Schlafende entweder sich selbst in eine andere Person verwandelt glaubt oder sich als eine zweite Person betrachtet und von sich wie von einem Fremden in einem veränderten Dialekte spricht. Bei Krämpfen, in denen der von Gmelins Kranken sogenannte Narrenparoxysmus nichts seltenes ist, kommt diese Erscheinung vorübergehend nicht selten vor. Die Gräfin Morawska hatte einige Tage lang die merkwürdige Erscheinung, dass sie sich im Schlafe als Gräfin M. und als eine Kreatur ansah, die nur Gott und mir angehört, und in dieser Doppelseitigkeit ein Zwiegespräch hielt; das Hellsehen war aber dabei ganz fort und sie war wie in einer Art Verrücktheit, wie denn das Doppeltsehen bei Verrückten keine Seltenheit ist. Eine Art Doppeltsehen ist auch, dass die Hellseher entfernten Personen durch fixierten Willen erscheinen, die deren leibhafte Person vor sich zu sehen meinen. Solche Beobachtungen sind mehrfach gemacht worden und unter andern in Kiesers Archiv in mehreren Heften angeführt. Derartige Zustände sind im magnetischen Schlafe vorübergehende Erscheinungen und als Verwandlungen der sogenannten Ekstase zu betrachten, unter welcher man dieselben zu rechnen pflegt. Es ist aber die magnetische Ekstase, wenn man darunter die höchsten Erscheinungen des Hellsehens begreift, nicht eigentlich eine Verzückung — Entrückung — aus der sinnlichen Welt, sodass der Seher nur Visionen von fremden Einflüssen hat.

Der magnetische Hellseher lebt allerdings mehr ein inneres subjektives Leben, ist aber deshalb der äußern Welt nicht entrückt, er hat vielmehr ein freieres Schauen, und das willkürliche Vermögen durch ein schaffendes Handeln selbstbestimmend zurückzuwirken. Im höheren Hellsehen ist die Beschaffenheit des Krankseins gleichsam aufgehoben; denn nicht nur genießt die Seele ihre Freiheit in einem viel volleren Maße als im Wachen, sondern auch der Körper ist darin wie von den beschränkenden Banden gelöst; der Sinn empfindet keinen Schmerz mehr, und die Muskelkraft hat ihre Elastizität und Bewegungskraft erlangt. Das höhere ideelle Vernunftleben leuchtet als angestammtes — göttliches — Gut, und es scheint die irdische Finsternis und Schwere wie abgestreift. Sind diese der Erde nicht heimlichen — weshalb man sie unheimlich bezeichnet — höhen Grad auch nur vorübergehend, so sind sie doch die wahren und unbestechlichen Zeugen von der menschlichen Anlage zu einer höheren weiter führenden Bestimmung, wozu der Magnetismus offenbar den Schlüssel darbot wie kein anderes Ding, und wohl auch als Mittel dient den Weg zu bahnen, wenn er einmal erst nach seinem ganzen Umfange gewürdigt wird. — *Tanta profunditas est in homine ut lateat plerumque hominem in quo est.*

In der höchsten magnetischen Ekstase einer so aufgeschlossenen Sinnestätigkeit, die aus dem Schlafe ins Wachen und aus dem Wachen wieder in Schlaf übergeht, und so eine gewisse feste Dauer erlangt, werden meistens auch die äußern Sinne nicht geschlossen. Die Hellseher behalten die Augen ganz offen und hören jedermann auch ohne Vermittelung des Magnetiseurs. Wie das Schauen ein weit umfassendes und klares, so ist im Gemüt eine freudige Stimmung in Wonnegefühlen und rein sittlichen Trieben. Die Hellseher behaupten in einem hellen Lichte die Dinge zu sehen, das nicht blendet, aber weder von außen zuströme, noch von irgendeinem inneren Teile herkommt. Es kommen ihnen nicht nur eigene Angelegenheiten und solche der Verwandtschaft aus der Vergangenheit und Zukunft zur Anschauung, sondern auch Dinge aus ferner Zeit und fernem Raume, aus der Vergangenheit und Zukunft über fremde Personen und Begebenheiten.

Dass sich damit auch Übersinnliches einmischt, ist begreiflich, worüber keine Kontrolle zu führen. Die stille ruhige Klarheit der Seele teilt sich auch dem Leibe mit; die inneren antagonistischen Kämpfe lassen nach, wie die gespannte Faser, die natürlichen Funktionen der Eingeweide geschehen ohne Hemmung und der ganze Leib wird auf eine wunderbare Weise dem Geiste ein dienstbares Glied. Damit sind die natürlichen Bedürfnisse schweigsam geworden und ohne Drang, sodass Nahrung und Ausleerungen oft sehr lange entbehrt werden, ohne den Leib zu erschöpfen.

Auch das Atmen ist geringe und langsam, wie es beim angestrengten Denken der Fall ist. Das Herz ist so ruhig, dass oft kaum der Puls zu zählen, und doch ist keine Ohnmacht, kein gehemmter Kreislauf Schuld daran. Der Ausdruck des Gesichts in Farbe und Mienen zeigt Frieden und Freude, Leben und Kraft, ja die Schwäche und Unfolgsamkeit des Leibes in den wachen und niederen Zuständen verwandeln sich jetzt in Stärke und Gewandtheit. Solche ekstatische Hellseher möchten wohl ungestört und ohne in das sinnliche Leben zurückgezogen in ihren Betrachtungen verharren, in denen sie Tag und Nacht nicht mehr unterscheiden; denn ihr Geschäft hängt nicht von der Kraft der Sonne und des Mondes, den ermüdenden Mächten des Tages und der Nacht ab. Aber sie werden auch nicht ungehalten durch die Ansprache, ja sie lieben den lebendigen Verkehr und Gedankentausch Die Sym- und Antipathien verschwinden nicht, werden aber schweigsamer und rücksichtsvoller im Allgemeinen, alle unreine Glut des Gemüts scheint wie verloschen, jeder Schein irgendeiner Unsittlichkeit in der Umgebung würde hingegen die milde Wärme zum verzehrenden Feuer anblasen; so hat man Strafpredigten rücksichtlos gegen Personen erlebt, die ihr Stand und Ansehen eben so wenig, wie die umhüllende Maske schützen konnte.

Aus Vorstehendem erhellt die irrige Behauptung, dass das Schlafwachen und Hellsehen eine ganz passive Abhängigkeit und ein leidender Zustand sei. Meist, ja gewöhnlich hat der Hellseher einen sehr bestimmten Eigenwillen, mit dem er befiehlt und oft über die Umgebung und den Magnetiseur selbst Gewalt ausübt; schon in dem niederen Zustande des Schlafwachens, besonders bei Krampfkranken, macht sich der Eigensinn nicht selten in hohem Grade geltend, die Patienten tyrannisieren sogar gern, sodass der Arzt wohl auf sein Hut zu sein nötig hat, um die Leitung nicht aus den Händen zu verlieren, indem er wachsam immer das rechte Maß halten und auch bei dem entgegengesetzten Fall des Insichversinkens den Impuls geben soll, um den passiven Willen zu stärken und der Welt zuzukehren. Diese Zustände der größten Höhe und Tiefe, in der der Mensch weder lacht noch weint, weil er die irdischen Extreme der Lust und des Schmerzes in die lichte Heiterkeit des Himmels verwandelt; diese Gelassenheit und Stärke des hellen Geistes, welche immer den Stempel der Sicherheit, Selbstaufopferung und Tugend an sich trägt, ist freilich eine seltene Erscheinung nach der geschilderten Intension in diesem Lande der Arbeit und Schule.

Wie der Tag und Nacht, das Licht und Dunkel, so schwanken in Ebbe und Flut die höchsten Glanzpunkte des Geistes mit den niederen Graden, oder sie sind das Wetterleuchten einer Allmähligen leiblichen Auslösung. Obgleich diese ungewöhnlichen Erhebungen in der kranken Natur geschehen, so ist es doch immer ein erhöhter Geisteszustand; obgleich sie vorübergehend das Göttliche nur wie das Licht im Wetterleuchten zeigen; so offenbaren sie doch mehr die Entbindung des zum Himmel schwebenden Geistes, als die Entweichung des göttlichen Antheils im Menschen und die Erniedrigung unter das Tier, wie in dem Tun der Wahnsinnigen, der Dummköpfe und Betrunkenen, womit sie die Widersacher vergleichen.

Vergnügen und Schmerz ist dort in eine höhere Sphäre des Selbstbewusstseins überdestilliert, hier als *Caput mortuum* in trüber Mischung zu Boden gesunken.

Die Dauer und der Ausgang ist nach den Individuen verschieden; Stunden, Tage, Wochen und Monate lang, mit jeweiliger Unterbrechung nach den Krisen der Krankheit tritt das Hellsehen auf und verschwindet mit der Krankheit ganz; jedoch gibt es Fälle, wo es teils von selbst noch länger dauert, teils durch die Behandlung leicht wieder erzeugt wird. Es geht entweder zunächst in das niedere Schlafwachen oder unvermerkt in das Wachen über, tritt aber in nachfolgenden Krankheiten oft von selbst wieder auf.

Die Zeit der Übergänge, des Wiederkommens und Aufhörens geben die Kranken meist selbst mit der größten Genauigkeit bis auf Stunden und Minuten an. Über den Unterschied des magnetischen Hellsehens und der prophetischen Begeisterung in meinem Werke über Magnetismus; über die Frage, ob das Hellsehen zur Gesundheit oder Krankheit zu rechnen, ein Weiteres ebendaselbst.

Somit glaube ich nun die wenig bekannten Eigentümlichkeiten des höheren Hellsehens kenntlich gemacht zu haben, die summarisch in folgenden Punkten zusammengefasst werden können:

1) bestimmte freie Selbstständigkeit in Wort und Handlung, freier Gebrauch der Sinne und der Glieder, oft geöffnete Augen und Erinnerung im Wachen.

2) Erhöhte Würde des Gedankengangs in Sprache; Haltung und dramatischer Bewegung. Blick, Miene und Gesichtszüge veredelt, dass man sie nur mehr am Anzug erkennt.

3) Vergessen des gemeinen Laufs des gewöhnlichen Werktaglebens und neue An- und Einsichten in das höhere göttliche Berufsleben und die Menschenbestimmung; das Übernatürliche erscheint überwältigend im schwachen natürlichen Leibe. Die Erde ist gleichsam entschwunden, und der Geist scheint im Äther zu schwingen.

4) Die natürliche Schwere und der Schlaf ist wie abgestreift, sie fühlen sich leicht wie licht im beständigen Wachen, man will sie sogar schwebend gesehen haben. — Doch die Erde ist kein Wohnplatz für höhere Geister.

Mesmerisme in its noblest and most exalted phas can alon come in to throw lisht on the mystery. J. Sandby

Der Mesmerismus in seiner edelsten Offenbarung kann nur allein Licht in die Geheimnisse des Lebens bringen; — darum bedarf er der rechten Pflege, um die möglichen Irrwege zu vermeiden und die zum Schlafwachen und Hellsehen hinneigenden Personen in ihren Anschauungen zu erziehen, und den rechten Nutzen für die Individuen, für die Gesellschaft und für die höheren Geheimnisse des Lebens zu erzielen. Denn das Schlafwachen an sich und sich selbst überlassen ist 1) ein krankhafter, ungeordneter und wechselnder Zustand; 2) das Hellsehen ist wie die Ekstase nur in gewissen Richtungen und mit einer unbestimmten Zuverlässigkeit des Urteils genau nach der Dauer und Wiederkehr veränderlich, wie es der physische Prozess des Körpers und die äußern Einflüsse bedingen; 3) von der Führung und Erziehung hängt der Erfolg des Hellsehens ab, dessen Entwickelungsstufe sowohl als die Ordnung, die Regelmäßigkeit und die Dauer, wie der Irrtum oder das Heil.

Die Schattenseiten und das Schädliche, was möglicherweise beim Mesmerismus entstehen kann, gehen nicht aus dem Wesen desselben hervor; sich selbst überlassen spricht und handelt ein jeder nach seiner inneren Beschaffenheit, die rechte Richtung muss der Führer geben, auch der Somnambule kann sich vervollkommnen, wie verwirren; »*quis sit spiritus qui loquitur, ipsa suggestio declarabit,semper emin spiritus carnalis mollia, spiritus mundi vana. spiritus malitiae amara loquitur.*« Der gute Geist wirket nur Gutes, aber der schlechte wird von dem guten zum Guten bekehrt; darum pfleget den Acker; damit er gute Früchte bringet. Wir werden in der Folge dieses wichtige Kapitel besonders berücksichtigen.

Vom Nutzen des mesmerischen Wachschlafens

Verhält sich die Sache so wir gezeigt (und wer will ihr in Wahrheit widersprechen?), so wird das Ausfallende oder das bisher für Chimäre Gehaltene des Hellsehens, als eine anerschaffene Naturgabe und als unleugbare Wahrheit erkannt, über viele Dinge Licht verbreiten, welche noch die Finsternis bescheint, und es wird als eine heilende Macht bei einer großen Anzahl von Krankheiten angerufen werden, worüber die ärztliche Kunst gar nichts vermag.

Es wird die Zeit kommen, wo man statt durch die äußern Sinne bloß im Wachen, direkt durch den inneren Sinn im Schlafe in seltenen Fällen mit den Menschen sich unterhalten, kann, und zwar um so gewisser, weil der innere Sinn ganz und ungeteilt die Formen der Sinnorgane enthält. »Das ganze Nervensystem«, sagt Mesmer, »wird Auge und Ohr, ich kann mit Grund die Hoffnung nähren, dass alle schiefen Auslegungen, welche bisher über diese Erscheinungen gemacht worden sind, und in welchen der Aberglaube und Fanatismus, bis daher seine Nahrung gefunden hat, ihre Aufklärung erhalten werden. Die Menschheit wird es meiner Theorie verdanken, dass diejenigen, welche durch schwere Krankheiten oder einen andern plötzlichen Zufall in den Zustand eines anhaltenden Somnambulismus kommen, nicht mehr für unheilbar gehalten und aus der menschlichen Gesellschaft verstoßen werden.« — Man wird in noch größere Verwunderung gesetzt, diejenigen Fakultäten, welche die intellektuellen genannt werden, aus einer solchen Stufe zu sehen, dass sie die Ausgebildetsten im gewöhnlichen Zustande nicht erreichen.

Mesmer gibt zugleich den erklärenden Grund an, warum sich jetzt durch den Magnetismus der Somnambulismus häufiger und vollkommener zeigt. »Die Ursache ist, weil der Magnetismus eine tonische Bewegung bestimmt, von welcher alle Teile des Körpers durchdrungen, seine Nerven belebt werden, und das Spiel aller Triebfedern der Maschine in stets neu erfrischte Bewegung gesetzt wird. Diese ist es, welche die Krisen erweckt, die zur Heilung aller Krankheiten unumgänglich notwendig sind; diese Krisen haben sehr oft an dem Schlafe Teil und so wie die Tätigkeit, wodurch sie hervorgebracht werden, sich bestrebt, in allen Organen dieselbe Harmonie zu erschaffen, so musste sie auch die Sensationen vervollkommnen. Die Fähigkeiten des Menschen offenbaren sich durch die Wirkungen des Magnetismus, gleich wie die Eigenschaften anderer Körper durch den gesteigerten Wärmegrad, den die Chemie anwendet, sich entwickeln.«

Wir wollen jetzt aus den Nutzen und die Vorteile einen Blick werfen, welche durch das magnetische Hellsehen erzielt werden können: *le toutes les decouvertes, qui ont fixé l'attention depuis l'antiquité la plus reculés, celle du somnambulisme est certainement la plus propra à nous éclairer sur la natura et les facultés de l'homme*. Deleuzeu

Wenn der magnetische Schlaf schon an sich eine heilsame Krise ist, so wird er es dadurch nur um so Viel mehr, dass er den Instinkt und die geistigen Eigenschaften des Schläfers erhöht und ganz vorzüglich zur Angabe der Heilmethode der eignen Krankheit geschickt macht; der praktische Gesichtspunkt ist es, welcher uns zunächst interessiert für das irdische Leben, ohne das Geistig-Moralische der Gesellschaft, ohne die göttliche Würde und das Unsterbliche der menschlichen Seele weiter hier in Betrachtung zu ziehen, womit sich die Weisen aller Zeitalter beschäftigt haben. Wenn wir in der Physiologie der Krankheit neue Aufschlüsse erhalten, und die Mittel und Wege kennenlernen, wodurch zunächst allerdings mehr individuelle Vorteile für die Gesundheit hervorgehen, aber durch eine allgemeinere Anordnung und Benutzung dieser Vorteile nicht nur die heilbaren oder unheilbaren Krankheiten, sondern eine allgemein bessere soziale Lebensordnung herbeigeführt werden kann; so wird hiedurch nicht nur direkt der unschätzbare Nutzen für die Gesundheit und Lebenserhaltung gewonnen, sondern indirekt offenbar auch die Unwissenheit und ihr Bruder, der Aberglaube, beseitigt.

Man hat die Frage aufgeworfen, ob es nicht besser gewesen wäre, gleich wie es Mesmer anfangs beabsichtigt zu haben scheint, das Wunder des magnetischen

Hellsehens gar nicht öffentlich bekannt zu geben, weil es nur einen unzeitigen Enthusiasmus erzeugen und die Beobachter zu einer Geheimniskrämerei oder zu einer verwegenen Wissbegierde verlocken möchte, welche mehr Gefahren der Irrtümer, als des Nutzens zur Folge haben würde, wie es denn auch geschehen ist und noch geschieht (besonders in Frankreich), dass der Magnetismus angewendet wird, nicht um Krankheiten zu heilen, sondern um den Somnambulismus zu erzeugen und damit ein Schauspiel der Orakel auszuführen. Allein durch die praktische Anwendung und den erweiterten Gebrauch würde ein Geheimhalten des Schlafwachens, wenn es auch seltener zum Vorschein käme, nicht möglich sein, und gerade umgekehrt wird der Missbrauch durch den rechten und offenen Gebrauch beseitigt werden, weil dadurch allein die richtigen Grenzen, um die Gefahren zu vermeiden, gekennzeichnet werden. Es wird nämlich sich bald zeigen, dass das wahre, helle Licht nicht willkürlich erzwungen, sondern nur mit Vorsicht geleitet werden kann, wenn die Anlage des inneren Erwachens da ist; dass es ferner entweder zu Betrug oder Gefahr des Behandelten selber ausschlagt, wenn man durch eine gewalttätige Einwirkung eine gezwungene Veränderung in den Funktionen des Nervensystems, als ein Spiel der Organe herbeiführen will.

Nicht bloß in wissenschaftlicher Hinsicht soll eine solche unwürdige Komödie verbannt sein — wie denn in Deutschland eine solche auch nie aufgeführt worden ist; sondern schon in dieser Hinsicht ist es eine Angelegenheit der Staatspolizei, über die Ausübung des Magnetismus die Oberaufsicht zu führen und eigentlich dieselbe auch nur befähigten Individuen zu überlassen, wie denn in Deutschland die mesmerische Praxis nur den Ärzten erlaubt ist. Die Illusion, die Übertreibung und Wundersucht; der Missbrauch und die Gefahren für die Gesundheit und Moral werden wie in allen Dingen, so auch hier eben so wenig durch die ungezügelte Freiheit, als durch das verdammende Verbot beseitigt; die Wahrheit bricht sich endlich immer selber die Bahn, und ihr werdet sie weder im leichten lustigen Spiele erhaschen, noch mit derber Faust unterdrücken. Man sage nicht: das Schlafwachen ist das Erzeugnis einer spielenden Fantasie, womit man so beliebig sich eine Unterhaltung verschaffen kann; man glaube aber auch nicht, dass dasselbe außer aller menschlichen Naturbestimmung liege, und nur schädliche Gewohnheiten herbeiführe.

Wenn man bei unheilbaren Krankheiten mit den gewöhnlichen Heilmethoden nicht einmal imstande ist, eine zeitweilige Linderung zu verschaffen, so wird das Schlafwachen gewiss ein erwünschter Zustand sein, worin der Patient sich selbst eine solche verordnen. Schon zu diesem Zwecke wird der Arzt versuchen, den Kranken in den Schlaf zu bringen, der an sich schon so heilsam ist; er wird sehen, ob er im Schlafe erwacht und ob er zu raten weiß. Oft gelingt aber noch weit mehr, man hat nicht wenig Beispiele, wo für unheilbar gehaltene Krankheiten durch das Hellsehen ganz geheilt worden sind. Nicht nur für sich selbst, sondern auch für Andere gaben Hellseher oft Rath und vieler Leiden sind dadurch teils gelindert, teils geheilt worden. In dieser Hinsicht sollte man glauben, wäre es gleichsam das erste

Gebot, was Einige auch dafürhalten, jedes Mal darauf hinzuwirken, um das Schlafwachen zu erzeugen. Wir werden uns über diesen Gegenstand in der Folge ausführlicher erklären und hier nur bemerken, dass man durch Zwang niemals etwas wahrhaft Heilsames erzeugt, und dass man damit in diesem Falle insbesondere den Patienten, als Mittel und nicht als Zweck behandelt, oft gefährdet.

Der Nutzen des Hellsehens wird nicht so gering zu schätzen sein, wenn es die Mittel kennen lehrt, heilbare Krankheiten zu heben und die unheilbaren zu lindern; wenn es über Vorteile und Irrtümer Aufschlüsse gibt; wenn es durch Diät und Lebensweise auf den rechten Weg zurückzukehren ermahnt.

Wie das Magnetisieren die gereizten Nerven beschwichtigt, die Schmerzen stillt und einen erquickenden Schlaf verschafft, so erzeuget es in einigen Fällen eine völlige Unempfindlichkeit entweder einzelner Teile oder des ganzen Körpers. Dadurch ist man zur Ausführung chirurgischer Operationen während des Schlafes veranlasst worden, welche teils in kleineren Handgriffen, wie die Pflege der Wunden, fremde Körper wegnehmen, Pflaster ab- oder auflegen, usw., was während des Wachens heftiger Schmerzen halber unterbleibt, teils aber in kühnen Unternehmungen bestehen, welche entweder die Kranken an sich selber, oder der Wundarzt ausführen. Man hat Beispiele, dass die Reizbarkeit des Gehirns, der Augen, usw., so außerordentlich groß war, dass das geringste Geräusch in der Ferne, ein dünner Lichtstrahl Konvulsionen und Ohnmachten erzeugten; in Schlaf gebracht, suchten die Patienten gleichsam selbst den Tumult, sich daran einzuüben, oder blickten in die Sonne um die Augen zu heilen. So erzählt Koreff (*lettre d'un Médecin étranger à M. Deleuze, in dessen Instruction practique*): »Ich habe einige Fälle der empfindlichsten Reizbarkeit wechseln gesehen, welche unsere Ideen über diese Funktion ganz in Verwirrung (*en déroute*) gebracht haben. Eine mit einer Gehirnentzündung befallene Person bekam eine solche Reizbarkeit, dass man nicht ihre Haare berühren, noch viel weniger die Augen dem schwächsten Lichte aussetzen durfte, und das geringste Geräusch war hinreichend, sie in Ohnmacht oder in tetanische Krämpfe zu versetzen. Man sah sie dann während des Somnambulismus aufstehen, die Haare kämmen und auseinander legen, die infolge von angesetzten Blutegeln verklebt waren; sie hielt einige Minuten lang die Augen gegen die Sonne fixiert, machte sich selbst ihr Bett, was sie vorher wegen heftiger Schmerzen Andere nicht konnte machen lassen; sie setzte sich im Hemde und mit einer einzigen Bettdecke bekleidet, einem Orkan in der Mitte der Nordsee aus, legte sich dann wieder nieder, erwachte und hatte wieder die nämliche Empfindlichkeit wie früher und konnte gar nicht begreifen, wie man während ihres Schlafes so verschiedene Einrichtungen machen konnte. Ihrer Verordnung zufolge ließ ich sie eine Seereife machen, und in diesem Zustande überwand sie die Seekrankheit, welche ihr einen Monat früher die Gehirnentzündung, an der sie noch litt, verursachte. Ich führte sie — beständig im Schlafe — über 24 Lieues weit über schlechte Wege mit der größten Geschwindigkeit, sie, die in ihrer Gesundheit die Bewegung des Wagens ohne die heftigsten Schmerzen und sogar ohne Ohnmachten nicht ertragen konnte.«

Ich habe in meinem Werke über Magnetismus, usw., erzählt, dass ich eine Hellseherin eine andere Kranke während ihres Schlafes, durch die erschreckendste Manipulation behandeln und auch heilen sah, und dass ich selbst dieselbe Person, nachdem sie schon einige Zeit ganz gesund gewesen war, aber auf einer Reise durch einen Fall vom Wagen sich den Schenkelkopf luxiert hatte, durch die ersten magnetischen Striche in Hellsehen versetzte (in ihrer früheren Krankheit hatte sie ein anderer Arzt behandelt). In diesem Hellsehen richtete sie sich selbst den Schenkelkopf ein, übte sich, an meinem Arm gestützt, durch die sonderbarsten Bewegungen und Verschlingungen täglich einige Zeit, und wurde von mir bald darauf 24 Meilen weit im magnetischen Schlafe zu Wagen nach Hause gebracht; außerhalb desselben hatte sie besonders anfangs so heftige Schmerzen, dass sie nicht die Decke auf dem Bein aufliegend ertragen konnte. Durch ihre eigene Verordnung ward sie in einigen Wochen ganz wieder hergestellt. Diesen Fall führt auch Koreff bei der Erzählung seiner eigenen Beobachtung an.

Magnetische Hellseher verordnen nicht nur die Kur für andere, sondern sie führen sie auch zuweilen selber aus, indem sie durch die geschickteste Manipulation mit einer bewundernswürdigen Fertigkeit auf den Sitz der Krankheit hinarbeiten, wenn sie im Wachen von einer magnetischen Behandlung auch nicht das Geringste verstehen.

Es kommt vor, dass Hellseher an sich selbst und an andern mit Instrumenten operieren. Zu größeren Operationen geben sie die Behandlungsart und die Zeit an; doch diese Dinge gehören des Weiteren halber in die Geschichte des Somnambulismus, sie sind bei Bertrand, Gauthier, usw., angeführt. Hier haben wir nur anzuzeigen, dass das Hellsehen einen medizinischen Nutzen insbesondere durch die zuweilen eintretende Unempfindlichkeit der Sinnesnerven herbeiführt, wodurch chirurgische Operationen ausgeführt wurden, ohne die geringsten Schmerzen der Patienten und ohne die damit verbundenen Gefahren, die sonst darauf zu folgen pflegen, und die mit dem neulich erfundenen Schwefeläther, dem Chloroform, usw., keineswegs völlig beseitigt werden, welche gar nicht selten sogar den Tod herbeiführen.

Diese Unempfindlichkeit kann man freilich nicht immer beliebig durch das Magnetisieren, wie durch Chloroform herbeiführen, weil nicht jedermann in Schlaf gebracht wird, und weil nicht jeder Schlaf die Unempfindlichkeit mit sich, bringt; aber bei Vielen gelingt es und bei noch mehreren wird es gelingen, wenn die magnetische Praxis allgemeiner und vollkommener verbreitet sein wird; immer aber sind Operationen in den günstigen und geeigneten Fällen vorzunehmen und ohne Gefahr auszuführen, wie denn bisher kein Fall eines unglücklichen Ausgangs bekannt ist, obgleich solche Operationen nicht nur des Zahnausziehens, sondern der schwersten Art, wie Amputationen, Abnahme von ungeheuren Geschwülsten, Ausschneiden von Krebsgeschwüren, usw., vorgenommen wurden.

Diese Operationen sind bereits in England und Frankreich, in Amerika und von Dr. Esdaile in Indien (der allein 96 ausführte), in großer Anzahl gemacht worden; über 300 solcher authentischer Tatsachen, mit kompetenten und glaubwürdigen Zeugen bestätiget liegen vor, sagt Sandby (der den größten Teil der beglaubigten speziell nach seinen eigenen Untersuchungen seit 1841 angibt). Die Chirurgen nehmen aber nach bekannter Weise keine Notiz davon, oder man lässt sich herab, die Bemerkung zu machen: die Patienten waren 300 Betrüger, die ihren mesmerischen Patronen zu Gefallen die Unempfindlichkeit vorgeben; oder es waren 300 Fälle einer besondern Konstitution, in welcher ein Naturspiel waltet, dass nur geringe Schmerzen empfunden werden; oder unsere Vorstellung eines schmerzlosen Zustandes ist ein kindischer Nonsens, der den natürlichen Verstand und den Gesetzen der Physiologie widerspricht; oder endlich war es eine melancholische Täuschung, wodurch 300 Gauner nicht allein standen, sondern für mehr als für 300 Narren Platz machen.

Dass dreihundert mit schweren Leiden niedergedrückte Patienten ihren Patronen zu lieb, die sie gewöhnlich ohnehin noch teuer bezahlen müssen, auf ihre eigene Leibes- und Lebensgefahr eine völlige Schmerzlosigkeit simulieren, um zu betrügen, ohne eigentlich zu wissen, wem und wozu, überlassen wir gerne dem Glauben der Widersacher.

Wir stimmen bei, dass ein geheimes Naturspiel der Konstitution waltet, glauben aber hingegen an den kindlichen Nonsens der Gegner, welcher in den Gesetzen der Natur — die sie mit jenen ihrer Physiologie verwechseln — einen Widerspruch findet, wovon er nicht einmal das ABC kennt. Die melancholische Täuschung sich von einem fixen Wahn nicht los machen zu können, möchte wohl eher auf den starken Mut von dreitausend Ungläubigen passen, als auf die Verschmitztheit von 300 Betrügern, die allerdings auf die sogenannten Gesetze der Physiologie nicht viel geben wollen.

Den Grund, warum die Chirurgie schon seit 20 Jahren sich des Somnambulismus nicht bedient hat, gibt Gauthier mit folgenden Worten an: »Es kommt davon her, dass die Routine einerseits jede Art einer neuen Lehre verwirft, und anderseits, dass die wundervollen Arbeiten der Chirurgie einiger berühmten Operateurs eine so hohe Meinung von ihrer Kunst beibringen, dass sie gar nicht begreifen, wie man nur auf einen Rath der Somnambulen Rücksicht nehmen könne. Wenn sie von der einen Seite wegen ihres Stolzes und ihrer Grausamkeit strafbar sind, so ist es billig anzuerkennen, dass ihr Eigensinn (*entêtement*) nur von ihrer Ignoranz herkommt, was die Gewissheit gibt, dass nach ihnen die Kunst der Chirurgie den fleckenlosesten Ruhm der Modernen ausmachen wird.«

Kann das Schlafwachen nicht auch schaden? Allerdings. Das Schlafwachen als Sache oder als Mittel betrachtet hat wie jedes Ding zwei Seiten; es gibt gar nichts in der Welt, was nicht hie und da schadet oder misst, diesem nutzt und jenem schadet, oder was im Verlauf der Zeit und des Prozesses nicht hier zu einem guten und dort zu einem schlechten Ende ausläuft. Als Mittel kann das Heiligste missbraucht werden, das Beste falsch gebraucht zum Verderben, und das Gift recht gebraucht zum Heil und zur Gesundheit führen. Ist der Somnambulismus sich selbst überlassen, so verlauft er je nach den Bedingungen der inneren Lebenskraft und der äußern Gelegenheitsursachen. Ist das Schlafwachen durch den Mesmerismus herbeigeführt, so kann es die Umgebung in die größte Verlegenheit bringen, wenn nur ein probierender Scherz oder die unwissende Neugierde es erzeugt hat; es kann schädlich werden, wenn es von dem Magnetiseur vernachlässigt oder falsch geleitet wird; es kann zum Verderben des Kranken und der Beteiligten ausschlagen, wenn es absichtlich von schlechten Menschen missbraucht wird.

Das Schlafwachen als Sache ist eine Erscheinung an sich weder gut noch schlecht, wie das Feuer und Wasser im Gewitter, es kann wie jenes in der Vegetation eine wohltätige Entwickelung oder eine zerstörende Wirkung verursachen.

Das Schlafwachen kann wie bei jenem seine Glanz-, bei diesem eine Schattenseite zeigen, weil der Mensch auch in diesem seltsamen Zustande Mensch in seiner eigenen Natur bleibt und nicht Engel wird; weil die Disharmonie des Körpers immer der Seele einen trüben Schatten bereitet, den die erleuchtenden Strahlen des Geistes nicht zu vertreiben vermögen. Die behagliche Stimmung wechselt nach der Freiheit des Kreislaufes des Blutes oder der Hemmung des Krampfes wie Licht und Schatten, und der Kranke kann im Schlafe mit dem klarsten Bewusstsein heute einen Streich spielen und morgen die edelste Handlung vollbringen. Das Schlafwachen kann als Mittel gut geleitet dem Kranken, dem Arzte und der Gesellschaft sehr nützlich sein; es kann durch Missbrauch allen Dreien zum Verderben dienen, wie das Wort der Zunge und die Bewegung der Hand Wohl oder Wehe bereitet; wie die China das Fieber heilt oder dasselbe auch verursacht. Gold und Silber, Stahl und Eisen sind vortreffliche, des Menschen Sinn und Tun erfreuende, aber auch höchst verderbliche Dinge. Die Sonne scheint über Gute und Böse, lockt hier Leben, Bewegung und Gedeihen empor und versengt dort das Pflanzen- und Tierleben. Das Heiligste wird bis zum Himmel erhoben und bis zur Fratze verzerrt; der Papst sitzt auf St. Peters Stuhl und Götzendiener erfüllen um ihn herum das Erdenrund. Was ist Religion? Man weiß es eigentlich nicht recht, sie lebt im Munde Vieler, deren Herz nichts davon weiß, und doch ist sie es, die uns zum Himmel oder zur Hölle führt!

So viel von den Erscheinungen und dem Somnambulismus als Erscheinung, die mit dem Mesmerismus nicht einerlei ist, über dessen Schaden und Nutzen im praktischen Teile zunächst gehandelt werden soll.

Drittes Hauptstück
Die mesmerische Praxis

Wichtigkeit des Gegenstandes

Das Hauptverdienst Mesmers liegt unstreitig darin, dass er die planmäßige Anwendung gewisser Bewegungen der Hände zur Heilung der Krankheiten lehrte, wie es vorher gar nie gekannt war. Seine in den Grundzügen vorgetragene Lehre der Methode hat sich praktisch so bewährt, dass sie über alle Widersprüche siegreich dasteht und im Wesentlichen bis auf den heutigen Tag keine Verbesserung erfahren hat, wenn auch seine umfassende Theorie, auf welche er sie stützte, die wissenschaftliche Anerkennung nicht ganz gefunden hat.

Über die Wahrheit des Mesmerismus als einer Tatsache haben die vorigen Kapitel gehandelt; über den Wert dieser Wahrheit und über den Nutzen und die Gefahren desselben überhaupt, soll nun zunächst noch besonders gehandelt werden, worauf die Antwort auf die wichtigen Fragen, ob, wann und wie der Mesmerismus insbesondere anzuwenden sei, folgen wird. Alle diese Fragen müssen vorerst gründlich beantwortet sein, wenn wir über die vorzunehmenden Handlungen und ihre Folgen Rechenschaft geben sollen — *vere scire et per causas scire. Baco*

1. Über den Wert des Mesmerismus

Über den Wert des Mesmerismus gibt es jetzt offenbar mehr Zweifel und falsche Ansichten, als über die Tatsachen desselben; man gibt die Existenz zu, erkennt aber seine Bedeutung nicht.

Ob der Mesmerismus überhaupt eine allgemeine Anwendung verdiene und als Heilmittel eine vorragende Stelle einzunehmen geeignet sei, und ob derselbe nicht vielmehr, etwa ganz seltene Fälle ausgenommen, ignoriert oder gar wegen damit verbundenen moralischen Umständen ganz zu beseitigen sei, darüber sind die Alten noch lange nicht geschlossen. Was Magnetismus?!

Die Medizin ist seit Hippokrates über 2000 Jahre alt geworden ohne Magnetismus; die bewährtesten Ärzte wollen nichts von ihm wissen und kommen ohne Magnetismus recht gut durch die Welt, welcher die Totengräber eben so wenig überflüssig macht.

Es mag sein, dass durch den Magnetismus mancher Kranke Linderung und sogar Heilung erfährt, dies geschieht aber durch hundert andere Mittel und durch ein Dutzend sich verdrängende neue Methoden ebenso gut; zudem ist der Magnetismus etwas so Unbekanntes, dass man nicht recht weiß, ob und wie ein jeder die Kraft zu magnetisieren besitzt. Nun, wer Lust hat, der versuche es, wie man in verzweifelten Fällen das Opium und den Arsenik, das Feuer und das Eisen versucht.

Von einer andern Seite hat man nicht die Gesundheit des Leibes, sondern das Heil der Seelen im Auge und besorgt, der Magnetismus bringe Gefahr der Moral, die man damit zu schützen meint, wenn man ihn als Gelegenheitsursache verbietet.

Der Magnetismus als Heilmittel, als welches er einzig und allein gebraucht werden soll, hat wie alle Mittel allerdings einen relativen Wert; er kann nutzen und schaden, je nachdem er in der Hand des Kundigen nach Indikationen oder von Unkundigen auf Gefahr des Zufalls, je nachdem er zum Heilzweck der Kranken oder zu bloßem Vorwitz neugieriger Versuche und sträflicher Absichten angewendet wird. Über die Neuheit und Unbekanntschaft des Magnetismus haben wir schon oben verhandelt; darüber, ob ein Arzt dieses oder ein anderes Mittel in Gebrauch zieht, muss allerdings volle Freiheit herrschen, die wir aber auch in voller Gültigkeit für den Magnetismus in Anspruch nehmen.

Der Magnetismus soll die übrigen Heilmittel nicht ausschließen, diese aber noch weniger den Magnetismus, denn er ist imstande, in der Mehrzahl der Krankheiten größtenteils die materiellen Heilmittel zu ersetzen, oder nur selten als Unterstützungsmittel und zu vorübergehenden Zwecken einige davon in Gebrauch zu ziehen. Der Magnetismus lindert Schmerzen und beschwichtigt Krämpfe usw., wie kein anderes Mittel, oft in der Zeit als der Doktor sonst seinen Patienten den Puls greift und das Rezept verschreibt. Er belebt Ohnmachten und Schwächen wie durch Zauber, hebt leichte Entzündungen, zerteilt Geschwülste, veranlasst Schweiß und andere kritische Bewegungen ohne alle andere Mittel und wie gar kein anderes Mittel.

Der Magnetismus ist ganz besonders noch dadurch ein Hauptmittel von der größten Wichtigkeit, weil er ohne das Nervensystem reizende und schwächende Folgen sehr häufig den Kranken in Schlaf versetzt, welcher bei allen Krankheiten das größte Heilmittel ist, wo eine übermäßige Aufregung und Unruhe herrschet und wo zwischen den organischen Systemen die Harmonie gestört ist. Bei Fiebern, bei Schmerzen aller Art, bei Krämpfen und Gemütskrankheiten ist der Schlaf ein Hauptmittel Krisen einzuleiten und Besserungen herbeizuführen; aber nie geschieht dies so auffallend, wie durch den magnetisch erzeugten Schlaf, abgesehen von dem Schlafwachen und Hellsehen. Durch den Magnetismus sind alle Arten von Krankheiten und sehr oft die Verzweifeltsten, für unheilbar erklärten, geheilt worden, er heilt aber nicht alle Kranke. Keine einzige der bekannten Heilmethoden ist imstande, sich mit dem Magnetismus zu messen, sowohl in Rücksicht der Allgemeinheit von Krankheiten, als in der Schnelligkeit des Erfolges; jeder praktische Magnetiseur wird bereit sein, den Beweis in der Probe zu liefern, und er wird sicher nicht zuschanden werden. Der Grund, warum der Magnetismus bisher nicht allgemeiner bekannt ist und in Anwendung gebracht, wurde bereits ausführlich erörtert, und wenn er zuweilen von dem berühmten Praktiker, wie das Opium und der Arsenik, usw., in verzweifelten Fällen verschrieben, oder wohl gar höchst eigenhändig in Gebrauch gezogen wird, und dann keinen besseren Erfolg bringt als das Feuer und Eisen, usw., — nun dann, überlassen wir die Auslegung dem Leser.

Wir glauben nicht, dass der Magnetismus die ausschließliche Heilmethode sein und werden soll, noch weniger wollen wir eine allgemeine Anwendung desselben, und muten es nicht im geringsten einem jeden Arzte zu, dass er immer und überall magnetisiere. Wir wollen aber die Wichtigkeit und Bedeutung des Magnetismus oben anstellen und verlangen, dass jeder praktische Arzt Notiz davon nehme, und wünschen zum Heil der Menschen, dass die Staatsregierungen Vorsorge treffen, den ärztlichen Unterricht mit der Lehre des Magnetismus zu vervollständigen, damit das Unbekannte desselben bekannter werde; damit ein jeder Tiro seine Kräfte zu versuchen mehr Gelegenheit findet und das ihm anvertraute Pfund gehörig zu gebrauchen lernt, was ohnehin bei den wenigsten der Fall ist, so wie die wenigsten die eigene innewohnende Kraft zu benutzen verstehen, noch von einer allgemein wirkenden Naturkraft einen Begriff haben.

Durch den Magnetismus soll der durch Jahrhunderte erworbene Arzneischatz nicht überflüssig gemacht werden, die materiellen Mittel sollen aber einfacher, weniger und seltener gebraucht werden; dagegen soll durch eine mehr psychische Methode die Selbstkraft des Kranken geweckt, unterstützt und gehoben werden; der Magnetismus soll mehr auf dem Grundsatz von innen als von außen zu wirken beruhen, und dadurch in der Therapie die oberste Stelle einnehmen und somit seine wahrhaft universelle Bedeutung bekommen, die Krankheiten des Leibes und der Seele zu heilen.

Die Allgemeinheit der magnetischen Wirkungskräfte erhellen insbesondere durch die Anwendung desselben auf das Pflanzen- und Tierleben, worüber ich in dem Buche über Magnetismus ausführlichere Beispiele angeführt habe und seitdem anderweitig vielfache Beobachtungen und Versuche bekannt gemacht wurden (Gauthier, usw.).

Was weiter die andere Seite betrifft, von der aus die Furcht für die Moral Bedenken und Einsprache erhebt, so sind doch wohl nur die Geschlechtsbeziehungen gemeint, indem etwa ein Mann und eine Frau durch das Magnetisieren in ein intimeres Verhältnis gebracht werden können, dass somit die Möglichkeit geboten wird, Sünden zu begehen. Gelegenheit macht Diebe, und so muss man alle Gelegenheiten wegräumen, damit man nicht Schaden erleide, das heißt doch wohl nichts anders, als das Bad oder gar das Kind mit dem Bade ausschütten, durch welches es gereinigt werden soll, damit es nicht ersäufe.

Mit der Moral steht es schon schlecht, wenn sie nur durch den Mangel der Gelegenheitsursachen aufrechterhalten werden soll, und wenn nicht vielmehr, die eingepflanzten Pflichtgefühle und das Selbstbewusstsein der eigenen Würde und der gegenseitigen höheren Rücksichten der einander schuldigen Hilfe und Versagung die Scheidewand bilden. Es ist nicht recht einzusehen, wie die Verhältnisse des Arztes zu seinen Kranken durch den Magnetismus so ganz andere werden, können, oder wie er seine Würde und Stellung dadurch in der Gesellschaft so ganz vergessen kann, dass mehr Gefahr zu fürchten ist, als wenn er sonst den Damen seine ärztlichen Visiten macht, bei denen man vielleicht nicht selten zu viel Nachsicht übt.

Magnetische Kuren chronischer Krankheiten sollen aber im Allgemeinen nur vom Staate bestätigten Ärzten und ihrer Verantwortlichkeit überlassen werden. Schon dadurch wird mit dem Magnetismus wahrscheinlich weit weniger Missbrauch geschehen zum öffentlichen Sittenverderbnis, als es mit der Bibel und durch Diener der Religion geschieht. Man zäumet das Pferd nicht beim Schwanze auf, damit verhütet man seine wilden Sprünge nicht, sondern beim Kopf, damit lernt es folgsam nach der Schnur im Kreise seine dienstwillige Brauchbarkeit.

Will die *theologia sacro-sancta* hier auch mit sprechen, dann soll sie voraus durch eine gründliche Erziehung von Kopf und Herz den werdenden Menschen der Jugend tüchtig und eisenfest machen gegen den Satan der Versuchung, und nicht hintennach den vermeinten Schatz durch Versperren der Türen verwahren wollen; der Dieb steigt durch die Fenster ein und die bösen Geister schweben in der Luft; sie spotten der Kurzsichtigkeit und der falschen Maßregeln, die beinahe lächerlich erscheinen, wenn das Heil der Christenheit durch ein paar mögliche Missgriffe eines Magnetiseurs gefährdet sein soll. Ist der Magnetismus als eine zu wenig gekannt Neuigkeit gefährlicher, weil man schädlichen Missbrauch damit machen kann, als andere alt bekannte Dinge bei allen Ständen? Sind die Obrigkeit, die Rechtspflege, die Geistlichkeit deshalb gefährliche Einrichtungen, weil einzelne Personen und wahrlich nicht seltener als beim Magnetismus, durch unwürdiges und unmoralisches Betragen ihren Stand entehren und unter dem Schilde des Rechts und der Religion große Ärgernisse geben? Möge man die Sache von Personen unterscheiden, jene ist an sich, eine Gabe Gottes, immer gut, die Personen aber laufen gut und schlecht durcheinander; das *Decorum* und der Skandal sind allein die Werke ihrer Tugenden, welche aus ihrem eingepflanzten Inneren hervorgehen und nicht aus der Sache.

Ich bin übrigens keineswegs gesonnen, dem Magnetismus für immer und überall eine Schutzrede zu halten, und noch viel weniger jeden Magnetiseur zu verteidigen; ich will der Wahrheit Zeugnis geben, so weit ich sie kenne; auch der Magnetismus hat seine Schattenseiten und kann wie in praktischer, so auch in moralischer Hinsicht Ursache zu Gefahren werden, vor denen zu warnen es eben so Pflicht ist, als wie von der andern Seite seinen Nutzen hervorzuheben. Wie diese Anleitung in praktischer Hinsicht dem Arzte den Weg weisen soll, die möglichen Abwege und Irrtümer zu vermeiden, so soll sie den Laien vor den möglichen Gefahren warnen, die in moralischer Hinsicht wohl zu überlegen sind, und auf welche der Leser jedenfalls zu seiner eigenen Beurteilung aufmerksam gemacht werden soll. Das innige sympathische Verhältnis zwischen dem Magnetiseur und dem Kranken und die passive Abhängigkeit dieses von jenem, welche durch die magnetische Behandlung gewöhnlich mehr oder weniger, und insbesondere zwischen beiden Geschlechtern entsteht, ist ein Hauptumstand und aller Berücksichtigung wert.

Gegner des Magnetismus haben dieses Verhältnis geradezu ein sündliches genannt, weil dem Patienten der freie Wille unter dem Einfluss des ihn beherrschenden Magnetiseurs geraubt wird. Jeder unparteiische erfahrene Magnetiseur wird nicht in Abrede stellen, dass diese Abhängigkeit eine Wahrheit ist, bei der aber ebenso sehr auf der einen Seite die Übertreibung wie auf der andern die Geringschätzung das Wort führet. Eine Art freundliche Anziehung zwischen dem Arzt und den Patienten ist schon beim ersten Entgegenkommen notwendig; denn eine antipathische Abstoßung, Gegenstreben der Ansichten und Gefühle lassen kein günstiges Verhältnis zu, der Patient wählt sich daher auch gewöhnlich einen Arzt, den er leiden mag.

Beim Magnetismus wäre dieses instinktive Gefühl gewiss noch viel mehr zu berücksichtigen. Die Art der magnetischen Behandlung führt es schon mit sich, dass der anfangs nicht immer gehörige Rapport nach und nach hergestellt wird, und dass das sympathische Verhältnis ein innigeres wird, als es außerdem gewesen ist, und als es wohl auch sonst zwischen dem Arzt und Kranken zu sein pflegt. Der wohltuende Arzt, der dem Kranken mit Rath und Tat beisteht, der ihm seine Leiden lindert, und sich notwendig um seine ganze Existenz bekümmert und für dieselbe Vorsorge trifft in fast allen Angelegenheiten des Lebens, die bei einer längeren Kur kaum zu umgehen sind, die Hinfälligkeit des Patienten, die er gerade bei dieser Behandlung so recht gewahr wird, und die plötzliche Kräftigung, die ihm sein Magnetiseur oft durch seine bloße Anwesenheit verschafft; die Teilnahme, die jeder Magnetiseur seinem, mit vollem Vertrauen ihm folgenden Patienten durch seine Freundlichkeit im Worte, durch die Ausdauer in der Mühe, durch die Aufopferung der Zeit, schenkt, sind Gründe genug, die ein innigeres Verhältnis herbeiführen und den Kranken in eine gewisse physische (was von der moralischen verschieden ist) Abhängigkeit zu seinem Arzt stellen. Fast möchte ich da, wo dieses Verhältnis auch nur in einem oder dem andern Punkte getrübt ist, keine günstige Prognose für das Gelingen der Kur stellen.

Dass nun dieses sympathische Verhältnis zwischen den beiden Geschlechtern sich oft noch inniger knüpft, liegt in den Gesetzen der Natur, und hier liegt auch der Stein des Anstoßes, der dem Einen zum Fall und dem Andern zur Aushilfe dienen kann. Die entgegengesetzten Geschlechter ziehen sich an durch ein Naturgesetz, durch Sitte und durch das geistige Bedürfnis, welches nach dem Plane des Schöpfers für die Bestimmung des Menschen, der ein Ebenbild Gottes zur geistigen Vollkommenheit reifen soll, das überwiegende über die beiden andern Gewichte herrschen soll; die bloße Natur folgt ihren Trieben und sucht die Gelegenheit sie zu befriedigen.

Die Sitte führt Gewohnheiten herbei, die nach Zeit und Ort in sehr verschiedenen Gebräuchen auch in Hinsicht des Geschlechtslebens hier mehr die Naturtriebe, und dort das geistige Gebot walten lassen, sodass hier etwas keinen Anstoß findet, was dort als Sünde gilt. So wird im Orient über Dinge gelacht, worüber man im Occident weint. Sarah legte ihrem Abraham selbst die Hagar bei und der weise Salomon hatte eine ganze Schaar Weiber, während man ihm bei uns kaum eine vergönnen würde.

In zivilisierten Ländern hat die Religion das geistige Bedürfnis der höheren Bestimmung ins Auge gefasst und so Gebote eingeführt, die man moralisch nennt, d. h., höhere Sittengesetze, nach denen das gesellige Leben des Menschen und die Naturbedürfnisse geregelt werden sollen. Es kommt nun darauf an, ob bei den mesmerischen Verhältnissen eine bloß natürliche Neigung die Geschlechter anzieht, wobei auf was immer für eine Sitte wenig Rücksicht genommen wird, oder ob ein geistiges Bedürfnis nach moralischen Gründen die Handlung begleitet. Man hat Beispiele, dass leider das erste öfter der Fall war, und dass der Magnetismus auf eine unwürdige Weise das Mittel wurde, den Frieden und das Glück des Patienten und seiner Angehörigen zu stören, wodurch eine schnellfüßige *Fama* durch ihren Umlauf sich vergrößerte und Ärgernis verbreitete durch Hintansetzung des höheren, dem Geiste eingepflanzten ideellen Gesichtspunktes der Wahrheit, Schönheit und Güte. Dieser Umstand ist jedenfalls nicht gar zu gering zu schätzen und erscheint wichtig genug, dass bei den geeigneten Fällen der Anwendung des Magnetismus die Wahl des Magnetiseurs nicht gleichgültig ist.

Auf der andern Seite wird man jedoch auch einsehen, dass solche Vergehen, wie in allen Dingen des geselligen Lebens, nur einzelne Fälle und Ausnahmen sind, die das Allgemeine und die Regel nicht aufheben, und daher auch den Nutzen für das Gute bei weitem nicht aufwiegen, um den Mesmerismus deshalb zu verdummen. Wegen eines oder zehn Aussätzigen wird die Übrigen in der Freiheit des Verkehrs niemand stören wollen. Wessen Vernunft nicht stark genug ist, die niedrigen Sinnlichkeitsreize zu unterdrücken, der ist zu bedauern aber sind Maßregeln, die, um mögliche Übel zu vermeiden, die allgemeine Freiheit des Willens lähmen und den Gebrauch der Naturkräfte verbieten, das Gute zu wirken. Ich bin nicht gesonnen, zugunsten schwacher und verdorbener Menschen eine Verteidigung zu führen, die den Mesmerismus nur zum Vorteil ihrer Verdorbenheit ausbeuten wollen, gegen solche niedrige Lüsternheit erbärmlicher Glücksritter will ich meine Leser gewarnt haben; aber eben so wenig soll mich die kindische Furcht, durch den Magnetismus der Immoralität neue Wege zu öffnen, abhalten, denselben gegen alle Vorurteile und Beschimpfungen zum Wohl der leidenden Menschheit durchzuführen und ihm allgemeine Anerkennung zu verschaffen; dies ist aber nur möglich, wenn man den Gegenstand ganz von seiner guten und schlechten Seite kennenlernt, durch Aufdeckung der wirklichen Vorteile wie des Missbrauchs; denn gerade bei den besten und nützlichsten Dingen ist ihr Gebrauch an Bedingungen geknüpft, deren Umgehung Gefahren mit sich führt.

Es ist eine arge Übertreibung, wenn man dem Magnetiseur über den Kranken ein solches positives Übergewicht andichtet; dass dieser in ein so negatives Verhältnis zu ihm trete, um den freien Willen einzubüßen. Gewöhnlich kommen bei dem Magnetisieren nur die physischen Erscheinungen vor, und dies sind die aller häufigsten Fälle, da ist kein anderes Verhältnis der Abhängigkeit, als wie es zwischen Arzt und Patienten ohnehin ist. Erfolgt aber der magnetische Schlaf ohne oder mit den psychischen Erscheinungen des Schlafwachens oder Hellsehens, so wird das

Abhängigkeitsverhältnis bemerkbarer, gewöhnlich jedoch nicht auffallender, als wie es in solchen Fällen die Natur der Sache mit sich bringt und das Heil des Kranken erfordert. Der freie Wille ist aber nichts weniger als aufgehoben, im Gegenteil, wie schon oben angedeutet wurde, derselbe tritt nicht selten herrschsüchtig und gebieterisch auf, und in moralischer und religiöser Hinsicht offenbart sich eine Stimmung, wenn man sie der freien Entwickelung überlässt, die, jeder Spur von Unlauterkeit fern, die tägliche Übung ihres Bewusstseins im wachen Zustande bei weitem überragt. Entwickeln sich die höheren Zustände des Hellsehens, und wird dasselbe nicht gestört und absichtlich auf Abwege geleitet, so wird nie und nirgends etwas Ungeziemendes und Unmoralisches zum Vorschein kommen; der freie Wille des Subjekts wird mächtiger als je, nicht selten kehrt sich das Verhältnis jetzt um, der Magnetiseur wird mehr das negative Werkzeug zur Ausführung der positiven Offenbarungen.

Was bedeuten also die Einwurfe von der Abhängigkeit des Kranken? Bei ruhiger Überlegung und Kenntnis der Sache hat es keine andere Bedeutung, als wie auch sonst das Verhältnis zum Arzte ist. Ein gewisses positives Übergewicht über den passiven Kranken muss jeder Arzt haben, wenn es zum Vorteil desselben führen soll; der rechte Magnetiseur tut nichts, als was jeder praktische Arzt tut, er handelt und verordnet auf eine Art gebieterisch, und der Patient unterwirft sich folgsam seinem Willen, inniger und anhänglicher vielleicht der magnetisierte Patient aus — angezeigten — Gründen.

Wenn der praktische Arzt dem Kranken Brechwurzel und Opium verschreibt, oder wenn er ihm Schwefeläther und Chloroform zum Riechen darreicht, wie steht es da mit der Abhängigkeit, und heben sie nicht den freien Willen auf? Geschieht hiemit nie Missbrauch?

Sind darüber keine Skandale bekannt geworden, und ist nicht manches Menschenleben damit zugrunde gegangen?

Jeder hat seinen freien Willen, sich magnetisieren zu lassen oder nicht; wer will ihn hier zwingen? Unterwirft er sich einer magnetischen Kur und kennt er den Arzt und die möglichen Erfolge, so ergibt er seinen freien Willen gerade dem Ungefähr des Erfolgs, wie bei dem gerufenen Arzt und der verschluckten Arznei. Wer sieht sich nicht vor, wem er sein Vertrauen schenken soll, und welche Erfolge der Ruhm eines Praktikers meldet?

Wenn durch das Magnetisieren Schlaf eintritt, so geschieht dies durch Opium, usw., auch; die Abhängigkeit im Schlafwachen ist sehr relativ, aber in psychischer Hinsicht in keinem Fall so völlig gleich null, dass man wie mit einem Unbewussten umgehen kann; das Bewusstsein eines Nebenmenschen kann aber nur der Bösewicht in seltenen Fällen so zum Schweigen bringen, dass er dabei seine unmoralischen Absichten auszuführen vermag. Die Unempfindlichkeit des ganzen Körpers ist beim Magnetisieren selten hervorzubringen, mit dem Chloroform immer, dort ist aber das psychische Bewusstsein nicht notwendig damit aufgehoben, hier immer.

Die Einwürfe, dass Personen durch den Magnetismus ohne Wissen und Zustimmung in Schlaf versetzt werden können, dürften sich wohl auf das Minimum von Seltenheit zurückführen lassen, mir ist kein beglaubter Fall bekannt; soll es aber der Fall sein, so ist es sicher nur da möglich, wo ein inniger Rapport bereits besteht. Der Magnetiseur wäre indessen sehr glücklich, wenn er seine Kranken öfter gegen die widrigen Einflüsse seiner Umgebung unempfindlich und unbewusst machen könnte, die Vorteile dürften damit größer werden, als die von Unbefugten und Unwürdigen hervorgezauberten Nachteile.

Immer gehört einige Mühe und Zeit dazu, jemand in Schlaf und in solche Abhängigkeit zu versetzen, um davon einen solchen Missbrauch zu machen; niemals aber wird es in solcher Weise gelingen, wie man durch das Chloroform bewusstlos machen kann. Überdies ist kaum ein Grund zu denken, dass jemand aus schlechter Absicht eine solches Unternehmung versucht, da er auf mancherlei andere Weise und schneller oder mit narkotischen Mitteln seinen Zweck erreicht. Fürchtet man die Anknüpfung missliebiger Bekanntschaften, nun dagegen hat die Vorsicht geeignete Mittel zu treffen. Eine völlig überflüssige Furcht ist es aber, zu glauben, dass jeder böswillige Mensch nur zum Magnetismus zu greifen brauchte, um einem andern zu schaden.

Eine absolute Abhängigkeit des Magnetisierten vom Magnetiseur gehört sicher zu den aller seltensten Fällen; aber ein innigeres Verhältnis zwischen zwei Personen, und namentlich zwischen den Geschlechtern, stellt sich unstreitig her. Manche Kranke fühlen eine unwiderstehliche Macht, dem Magnetiseur zu folgen und ihn in ihrer Nähe zu haben; Entfernungen vom Wohnorte auf Tage, ja sogar nur auf Stunden, sind ihnen oft unerträglich, sodass der Arzt sich keine leichte Last auf seine Schultern geladen hat. Durch festen Willen in Schlaf versetzen, gewisse Bewegungen und Handlungen vorzunehmen, wie oben erzählt wurde; die Gedanken und Anschauungen des Schlafenden auf bestimmte Gegenstände lenken, und dabei den Geist zu einer sehr bedeutenden Anstrengung zwingen, um gewisse Fragen zu beantworten, das kann der Magnetiseur bei Personen, die leicht ins Schlafwachen verfallen. Dass damit auch die Gefühlsseite des Gemüts eine Abhängigkeit erleidet, geschieht oft, aber nach eigenen Beobachtungen keineswegs immer. Dass Schlafwache, wenn auch selten, ihre Gedanken ganz nach der Grundansicht ihres Magnetiseurs richten, und sogar dessen sinnliche Empfindungen übernehmen, sodass hier eine Hellsehende nach der Methode ihres Arztes homöopathische, dort allopathische, usw., Vorschriften macht; dass sie sehen, hören, schmecken und riechen, nur was ihr Magnetiseur mit seinen Sinnen probiert, sind Erfahrungssache.

Ebenso hat die Erfahrung Fälle gezeigt, wo die Hellseher nicht nur die Gefühlsstimmungen des Magnetiseurs, was der gewöhnliche Fall ist, sehr genau gewahr werden, sondern dass sie auch seine verborgenen Triebe, Wünsche und Gedanken erraten, die sie auch gegen den Willen desselben offenbaren und dabei wohl auch Ermahnungen oder auch Strafpredigten erlassen, was übrigens aus der

Geschichte der Ekstase auch anderweitig bekannt ist; dass aber Somnambule ihrem Arzte ganz und gar in Gedanken und Gefühlen in jeder Rücksicht folgen, in Trieben und Verlangen, wie in Ansichten und Handlungen so völlig mit seiner Persönlichkeit verschmolzen seien, dass sie auch das moralische Gut und Böse nicht mehr unterscheiden, möchte wohl zu den aller seltensten Fällen zu zählen sein, aber man hat solche veröffentlicht, und man muss die Möglichkeit zugeben. Dass der Magnetiseur zuweilen nach Belieben diesen oder jenen Teil des Körpers, ein Glied oder Sinnorgan steif machen — in Starrkrampf oder auch wieder in Lähmung — versetzen kann; dass er die Somnambule nach seiner Intention zu den verschiedenartigsten Bewegungen des Leibes und sogar der Gemütsstimmungen veranlassen, und zu prophetischen Wahrsagen und theatralischen Künsten zwingen kann, sind Erfahrungssachen.

Mehr oder weniger sind diese dem Menschen anerschaffene Fähigkeiten von jeher bekannt gewesen, aber unbekannt war früher die Möglichkeit, dass ein Mensch bei Andern beliebig nach seiner Laune oder Caprice diese Fähigkeiten, wenn auch nur unter ganz besondern Umständen, umzuwandeln und so zu steigern imstande ist. Solche Vorstellungen und theatralische Schauspiele werden in Frankreich um Geld, in England zur Unterhaltung aus Eitelkeit aufgeführt, und ich habe mich sehr verwundert, wie Elliotson, Asburner, usw., ihre Kranken vor einer neugierigen, echt englisch ungezogenen Aristokratenkonversation *pêle-mêle* zur Schau stellen, den Mesmerismus durch erzwungene Grimassen und ihre phrenologischen Künste zur Karikatur herabwürdigen konnten. Das mesmerische Exerzitium der Engländer operiert vorzüglich auf die Phänomene, des Schlafes, aber die höheren Zustände des Hellsehens sind dort äußerst selten.

Man begreift, zu welch abenteuerlichen Szenen und Vorkommnissen, Gerüchten und Übertreibungen solche mögliche, wenn auch höchst seltene Tatsachen führen können, die zwar nur vorübergehend und während der kurzen Dauer der sogenannten Sitzungen zu geschehen pflegen. Wenn von diesen Raritätenzuständen die Wirkungen auch nicht in das wache Leben übergehen, so ist ein dumpfer Nachhall gleichwohl nicht ganz ausgeschlossen; die passive Abhängigkeit von dem Magnetiseur, wenigstens rücksichtlich seiner Nähe und Entfernung, und eine große Reizbarkeit dauert fort; die zauberhaften Bande lösen sich mit dem Aufhören des Schlafes nicht ganz und dies ist ein sehr wichtiger Umstand für die Gegner des Magnetismus sowohl, als für die Anhänger desselben, welche ihrerseits nur die glänzende Seite, wie jene nur die Schattenseiten hervorheben.

Wenn bei einem so hochwichtigen Gegenstand ein so unendlicher Vorteil für das allgemeine Heil der Gesundheit, durch den rechten Gebrauch herbeigeführt, aber von der andern Seite auch schlechten Menschen, wenn auch nur in der geringsten Zahl, *à la jouissanoe usurpée* dienen kann, so ist es Pflicht, ebenso durch unparteiischen Bericht die nackte und volle Wahrheit zu sagen, als die Staatspolizei angelegentlich darauf aufmerksam zu machen, den Mesmerismus nicht gleichgültig gehen zu lassen, ihn aber nicht des möglichen Missbrauchs halber und wegen moralischer Gefahren zu verbieten, sondern die praktische Anwendung desselben als eine Staatssaugelegenheit in die rechten Hände zu geben, und durch freie Forschung die Vervollkommnung in allgemein sanktionierten öffentlichen Lehranstalten zu fördern. An wen anders, als an den ärztlichen Stand soll diese Angelegenheit gewiesen werden, dessen Gegenstände des Studiums die Natur und die Anthropologie und der praktischen Wirksamkeit die Gesundheitspflege sind. Neben diesen notwendigen Bedingungen, die den Arzt vorzüglich zur Ausübung des Magnetismus berechtigen, besitzt vielleicht keine Klasse mehr die erforderlichen Eigenschaften des Charakters, welche im Allgemeinen mehr auf bürgerliche Ehre und Rechtschaffenheit, auf moralisches Betragen und wohl auch auf Uneigennützigkeit achten muss.

Ausnahmen gibt es wie überall, aber es darf gesagt werden, weniger als in allen übrigen Ständen. Nach diesen allgemeinen Betrachtungen über den Wert des Magnetismus können wir nun auf die besondern Vorbedingungen der mesmerischen Praxis übergehen, auf welche der Arzt zu besondern Rücksichten aufmerksam gemacht werden soll.

2. Vorbedingungen zur mesmerischen Praxis

Im Vorhergehenden ist gezeigt worden, dass der Magnetismus gar mancherlei anstößige Seiten hat, und viele Rücksichten erfordert, wenn er in Krankheiten als ein wahres Heilmittel angewendet werden soll.

Zur Anwendung des Magnetismus bedarf der Arzt mehr Klugheit und Überlegung, als bei jeder andern Heilmethode, und selbst die Art des Gebrauchs für die individuellen Fälle ist verwickelter und setzt mehr Kenntnis und Umsicht voraus, als alle übrigen Heilmittel. Es ist eine sehr falsche Behauptung von Lobrednern, dass der Magnetismus, wenn er nicht helfe, doch nicht schade. Im Allgemeinen haben wir das Gegenteil schon kennengelernt, und im besondern soll auf die möglichen üblen Folgen aufmerksam gemacht werden. Das einzige, was für die mesmerische Praxis vielleicht mit Deleuze als allgemein vorteilhaft gesagt werden kann, ist, dass die Schädlichkeit des Magnetismus bald bemerkt wird und nicht nachhalt, wenn man von dessen Gebrauch absieht. Allein man kann sich auch hierbei ohne gehörige Erfahrungskenntnis sehr irren, weil in vielen Fällen anfangs durchs Magnetisieren das Übel aufgeregt wird, z. B. in Krämpfen, usw., die meistens sogleich zum Ausbruch kommen; das Aufhören hinterlässt hier eine größere Schwäche und Reizbarkeit, und das Übel ist wirklich schlimmer geworden, wie es *exempla odiosa* praktischer Ärzte gezeigt haben.

Die mögliche Schädlichkeit muss der magnetische Arzt schon vorauswissen, und dann den Magnetismus in dem betreffenden Falle gar nicht in Anwendung bringen. Um aber auch den Schaden zu vermeiden, der durch ein längeres Magnetisieren infolge äußerer Nebenumstände eintreten kann, muss der Arzt auch die Bedingungen kennen, unter welchen er überhaupt eine Kur zu einem gedeihlichen Erfolge unternehmen kann. Dass er die Behandlungsarten der verschiedenen Zustände: zu beruhigen, zu stärken, zum Ableiten oder zum Konzentrieren von Tätigkeitsrichtungen usw,. kennen müsse, um nicht mehr zu schaden als zu nützen, versteht sich von selbst. Die richtige Behandlung des Schlafwachens und Hellsehens setzt nun aber eine ganz besondere Kenntnis, Umsicht und Aufopferungsgabe voraus, wenn es zum Heil des Kranken ausschlagen soll.

Die Bedingungen, dass der Mesmerismus ohne alle Gefahr zum Heil gedeihe, sind allgemeine und besondere, den Arzt, den Kranken und die Nebenumstände betreffende Rücksichten. Die allgemeine Bedingung zur Ausübung einer magnetischen Kur ist:

1) die Anerkennung des Magnetismus vom Staate, als eine allgemeine Angelegenheit der öffentlichen Gesundheitspolizei und

2) die Garantie und Vorsorge desselben, dass der Magnetismus nur geprüften und vom Staate anerkannten, mit der Arzneiwissenschaft überhaupt, und mit dem Magnetismus insbesondere vertrauten Männern überlassen werde. Der Magnetismus muss daher ein Gegenstand des öffentlichen medizinischen Unterrichts werden, denn der gewöhnliche Praktiker, der mit den Erscheinungen und der Behandlungsweise des Magnetismus nicht vertraut ist und nur aus Kuriosität hin und wieder eine Probe macht, kann ebenso schädlich wirken, als der völlig unkundige Laie.

Die Gabe der Kraft besitzt mehr oder weniger jedermann, und in leichtern Fällen des Unwohlseins kann sie auch jedermann anwenden; allein in schweren und lange dauernden Krankheiten soll auch die magnetische Kur nur den Ärzten anvertraut werden oder Männern von erprobter Rechtlichkeit und Kenntnis der Sache, immer aber unter Aufsicht und Verantwortlichkeit eines Arztes; weil Fälle vorkommen können, die vor das gerichtliche Forum gebracht werden, wo der Laie in große Verlegenheiten geraten kann. Wenn gleich jedermann die magnetische Kraft besitzt, so wissen sie doch die wenigsten zu benutzen, und wenn gleich jedermann, Familienväter, Geistliche, Mütter, usw., für plötzliche Fälle und in einfachen Krankheiten darüber Bescheid wissen sollten, um einen Hausgebrauch davon zu machen: so kann der Magnetismus als eine Wissenschaft und Gegenstand der Physiologie und Psychologie doch nur Gegenstand der in der Theorie gebildeten und in der Praxis der sehr verschiedenen Zufälligkeiten geübten Männern anvertraut werden.

Was nun den Arzt betrifft, so gibt es mehrere Rücksichten, die zu einer gedeihlichen Kur nicht außer Acht zu lassen sind. Dahin gehört:

1) die Kenntnis der Sache; denn wie soll ein Arzt die Anwendung oder Heilung einer zweckmäßigen Kur unternehmen, wenn er das Wie der Methode selbst nicht kennt; wie soll er die kritischen Bewegungen leiten; wie das Schlafwachen behandeln, wie die vielen Missgriffe und Abwege vermeiden, wenn er gar keinen Unterricht erhalten hat? Unter solchen Umständen geschieht es nicht selten, dass die Praktiker entweder selbst oder durch Studenten und andere Proben machen, aber die Kur eben so unvorsichtig plötzlich wieder abbrechen, wie sie solche ohne Indikati-

onen angefangen haben und den Kranken wirklich in eine weit schlimmere Lage versetzen, und die Schuld dann auf die Nutzlosigkeit oder Schädlichkeit des Magnetismus schieben.

2) Außer der Kenntnis, Lust und Liebe der Sache soll der Arzt auch physisch gesund sein, Kränklichkeit und Unpässlichkeit sind nicht geeignet zu einer wohltätigen magnetischen Kur, abgesehen davon, dass der Arzt nicht aufgelegt sein kann, anstrengende Manipulationen vorzunehmen, so kann er, statt zu helfen, schaden und es gibt Erfahrungen, dass schwächliche Magnetiseurs die Krankheitssymptome ihrer Patienten überkommen haben. Die Kraft der magnetischen Einwirkung ist im Allgemeinen individuell ungleich, wird aber wie jede Kraft durch Übung verstärkt, teils durch das geistige Bewusstsein der schaffenden Selbstkraft, teils durch die mit der Übung erworbene Fertigkeit und Beweglichkeit der Glieder. Die physische Stärke des Körpers ist übrigens gar kein Beweis der Vorzüglichkeit der magnetischen Kraft, und mit Unrecht behauptet Elliotson: »Je stärker und gesunder eine Person ist, desto größer ist bei übrigens gleichen Umständen die mesmerische Kraft.«

Die mesmerische Stärke hängt von Eigentümlichkeiten der Individuen ab, und die Wohltätigkeit der Wirkung steht durchaus nicht in gleichem Verhältnisse zur Stärke der Kraft; denn schwächlich scheinende Personen, Frauen, ja Kinder wirken in bestimmten Fällen weit wohltätiger als starke Männer, und Deleuze will, dass Frauen nur von Frauen magnetisiert werden sollen, womit ich durchaus nicht übereinstimme; im Gegenteil, es muss im Allgemeinen als Regel gelten, dass die Geschlechter gegenseitig wohltätiger aufeinander wirken. Zur Stillung der Schmerzen und bei Entzündungen ist die Hand kleiner Kinder wohltätiger als der Erwachsenen, wie ich mich oft überzeugt habe. »Kinder von sieben Jahren magnetisieren sehr gut, wenn sie es gesehen haben«, sagt Deleuze, und ich habe ein Kind von drei Jahren es bewundernswürdig nachmachen gesehen.

Es gibt Beispiele, dass Personen ohne besondere Zeichen der Leibesstärke eine sehr große Kraft besitzen, auf andere einzuwirken, Gicht und rheumatische Schmerzen, usw., zu vertreiben, besonders sind es solche, die viel Elektrizität an sich haben. Es ist auch gar nicht unwahrscheinlich, dass verschiedene Personen auf verschiedene Krankheiten ungleich einwirken, und dass die Empfänglichkeit der Kranken für verschiedene Individuen auch verschieden ist, wie Gauthier und der Zotst von Elliotson erinnern, und wie Hensler überhaupt das Gelingen einer glücklichen magnetischen Kur von der Harmonie der Sympathien zwischen Arzt und Patienten abhängig machen will, was unstreitig eine Übertreibung ist.

Nach ihm gelingt die Kur nur bei gleichem sympathischen Magnetismus des Kranken und des Arztes und wird vereitelt bei Ungleichem. Diese vermeintliche Entdeckung ist mehr eine Vision, als eine Erfahrungstatsache; in diesem Falle würden die magnetischen Kuren eine Seltenheit sein, und zwar um so mehr, da Hensler die Verschiedenheiten sogar in mehrere Arten, eine feurige, wässrige, usw., einteilt.

Die Verschiedenheit und Fremdartigkeit der gegenseitigen Stimmungen mag häufiger und größer sein, als man es zu glauben gewohnt ist; allein der Rapport stellt sich meistens sehr bald überallher, wenigstens immer insoweit, dass sich die antipathischen Missklänge ausgleichen und kritische Bewegungen erfolgen, wobei indessen in Folge der Kur nicht notwendig die Sympathie fortwährend steigt, sondern sogar durch unberechenbare Umstände sinkt, wie ich selbst solche Fälle erlebt habe.

3) Drei Bedingungen setzte Deleuze zur günstigen Wirkung für den Arzt voraus. *La volonté, la confiance en ses forces et la bienveillanca ou le désir de faire du bien.* Der Wille ist notwendig zu handeln und die Kraft zu leiten, ebenso der Glaube an die eigene Kraft und das Vertrauen an das Gelingen der Kur; wer nicht von dem Wunsche beseelt ist zu helfen und wohl zu tun, der bleibe weg von dem geheimnisvollen Gegenstand, der ihn sicher in die Irre führt. Dass hier die moralischen Eigenschaften mit infrage kommen, versteht sich von selbst, wozu Geduld, Ruhe, Beständigkeit und Ausdauer, Gleichmut, Uneigennützigkeit von Deleuze, usw., anempfohlen werden.

Diese Tugenden sind bei den Patienten nicht vorauszusetzen; ja die wohltätigsten Wirkungen erfolgen, wenn dieselben auch keinen starken Glauben haben, nur widerstreben dürfen sie nicht« allerdings wird das vertrauungvolle Entgegenkommen die Kur beschleunigen.

4) Da die Eigenschaft durch die innewohnende Kraft auf Andere wohltätig einzuwirken, um die Gesundheit und das Leben des Nebenmenschen zu erhalten, eine der köstlichsten Gaben Gottes ist, so muss das einzige Ziel der Arbeit das Wohl und die Gesundheit des Kranken sein; die Triebfedern dürfen nicht Neugierde, Unterhaltungssucht, eitle ostensive Prahlerei oder die Hoffnung, Ungläubige zu belehren sein, die hochwichtige Sache zu entwürdigen. Der Arzt wird sich dadurch sicher keinen Ruhm erwerben und die Kur sich selber beeinträchtigen. Er hat auf gar nichts anderes zu sehen, als die eigene Heilkraft des Patienten anzuregen und Krisen zu erwecken und zu unterstützen, alle Hindernisse und schädlichen Einflüsse zu beseitigen, welche die Krisen stören und dem heilsamen Fortgang entgegentreten können.

Neben diesen individuellen inneren Bedingungen des mesmerischen Arztes hat derselbe auf folgende äußere Bedingungen zu sehen:

1) Man unternehme keine magnetische Kur, wo kein rechtes Vertrauen da ist, und wo nicht mit dem Kranken die ganze Familienverwandtschaft einverstanden ist, und wo die Nebenumstände störende Einflüsse und Hindernisse erwarten lassen; der beste Fortgang der Kur ist schon oft durch solche Einwirkungen gestört und erfolglos gemacht worden. Wo der Kranke nicht lange genug einer längeren mesmerischen Kur sich unterziehen kann, und wo die gehörige Ruhe und Unterstützung mangelt, da wird die Kur eine verfehlte sein.

2) Der Arzt unternehme keine Kur, wenn er nicht auch die gehörige Zeit dafür verwenden kann, weil chronische Krankheiten, wie Krämpfe, das Schlafwachen, usw., zuweilen eine lange Anwesenheit des Arztes beim Kranken notwendig ma-

chen. Ebenso übernehme er keine schwierige Kur, wenn er sie nicht zu Ende zu führen vermag. Auch das Übergeben und öftere Wechseln an andere, dem Kranken meistens nicht angenehme Personen als Stellvertreter vermeide man so viel nur immer möglich, und wo es nötig wird, so übergehe man den Kranken der Aufsicht eines rechtlichen, wohlmeinenden und mit der Sache vertrauten Stellvertreters.

Bei vorübergehenden Zuständen, z. B. bei Ohnmachten, Krämpfen, bei Fieberdelirien, usw., ist es eine andere Sache, hier ist der Magnetismus nur zeitweiliges Hilfsmittel und jeder Arzt kann damit überhaupt auch andersartig und ohne Bewusstsein des Kranken, was vorgeht, bei jeder andern Methode wesentliche Vorteile gewinnen. Überhaupt wird der kenntnisreiche Arzt unterscheiden, welche Krankheitsfälle er für die magnetische Behandlung geeignet findet; denn nicht alle Krankheiten ohne Unterschied sind gleichartig geeignet, so wie auch materielle Mittel oft zu Hilfe zu nehmen sind, woraus gleichfalls die Notwendigkeit erhellet, dass die Ausübung des Magnetismus nur den Ärzten überlassen bleiben soll.

3) Der Arzt sorge für eine ruhige Stelle den Kranken zu magnetisieren, fern von Lärm und Geräusch und vermeide jede unnötige Störung von unberufenen, ab- und zugehenden Personen und halte alle Neugierigen und Schaulustigen ferne, nicht eben deshalb, weil eine Isolierung des Patienten absolut notwendig ist, sondern weil diese fremden Gesichter jedes Mal sehr störend wirken, und den ruhigen Entwickelungsgang der Krisen hemmen.

Meist kommen dazu auch die feineren Antipathien, welche die Natur, der Zweifel oder gar moralische Einwirkung in Anschlag bringen, die viel gewichtiger sind, als man gewöhnlich glaubt. Ausnahmen sollen nur stattfinden, wenn verwandte, dem Kranken angenehme Personen, Studenten des Unterrichts halber immer oder anhaltend gegenwärtig sein sollen. Eine gänzliche Isolierung ist ohnehin nicht ratsam, weil der Kranke sich leicht zu sehr von der Außenwelt abschließt und gegen jeden Reiz empfindlicher wird; deshalb ist es ratsam, dass

4) der magnetische Arzt nie ohne Gegenwart eines oder mehrerer Zeugen eine magnetische Behandlung geheim tuend anfange, wo Familienrücksichten notwendig sind, und nie unternehme er eine Kur beim weiblichen Geschlecht ohne Beisein eines Dritten; dadurch sichert er sich gegen jeden Verdacht und vielleicht auch gegen die inneren Versuchungen des schwachen Fleisches, welche, wie wir oben sahen, jenes sympathische Wechselverhältnis und jene zu innige Abhängigkeit der Kranken möglicherweise herbeiführen könnten.

5) Da demgemäß der Magnetismus weder bei allen Kranken, noch bei allen Krankheiten anzuwenden ist, sondern nur mit sehr bestimmten Bedingungen und Indikationen; so wird der magnetische Arzt dann auch den Magnetismus mit vollem Vertrauen allein wirken lassen, ohne aus Arzneimittel gleichzeitig Bedacht zu nehmen; weil im Allgemeinen damit sich durchkreuzende Wirkungen entstehen und die *vis medicatrix* des Kranken gestört wird. Er wird aber die Arzneimittel deshalb nicht entbehren und sie zur Unterstützung, Mäßigung oder Hemmung der kritischen Bewegungen häufig in Gebrauch zu ziehen Gelegenheit haben. Der Arzneischatz

wird durch den Magnetismus nicht vermindert, sondern in spezifischer Hinsicht vermehrt werden.

In diesen hier angezogenen Bedingungen scheint mir alles zu liegen, was zum Bereich des Arztes gehört, seine übrigen dazu nötigen Eigenschaften mit eingeschlossen, um eine magnetische Kur glücklich durchzuführen, ohne den physischen und moralischen Charakter weiter zu zeichnen, wie ihn andere wünschenswert voraussetzen. So zeichnet z. B. Deleuze den besten Magnetiseur also: »Der beste Magnetiseur ist jener, der ein gutes Temperament und zugleich einen festen und ruhigen Charakter besitzt; der die Anlage zu lebhaften Passionen — *la germe des passions vives* — hat, ohne sich unterjochen zu lassen; einen festen Willen ohne Enthusiasmus, Tätigkeit mit Geduld vereinigt; der seine Aufmerksamkeit zu konzentrieren vermag, ohne sich anzustrengen, und der beim Magnetisieren einzig und allein sich mit seinem Gegenstand beschäftigt.«

Französische Ärzte haben es nicht überflüssig gefunden, insbesondere auch die moralischen Eigenschaften aufzuzählen, auf welche die Kranken bei der Wahl ihres Magnetiseurs zu achten haben, was in Frankreich insbesondere und wohl auch anderwärts nicht überflüssig scheint. So führt Gauthier eine Reihe solcher erforderlicher Rücksichten auf den moralischen Charakter an, die ein Magnetiseur besitzen soll.

Vor allen ist es unerlässlich, dass ein Magnetiseur ein ehrbares und ordentliches Leben — *vie sage* — führe. Es ist bei ihm nicht wie bei dem gewöhnlichen Arzt; bei diesem fragt man wenig darnach, ob er einen Exzess gemacht, was er sonst für ein Geschäft treibt, es genügt, wenn er den Kranken besucht, überlegt und seine Kenntnisse anbringt. Allein der Magnetiseur, der dem Kranken seine eigenen Eindrücke mitteilt, muss alles tun, um in einem ruhigen Zustand zu erscheinen. Nüchternheit in allen Umständen, Mut ohne enthusiastische Aufregung, Aufmerksamkeit ohne Neugierde, ruhige Kaltblütigkeit mit warmer Teilnahme und Wohlwollen, Willensstärke ohne Halsstarrigkeit sind, nebst der Kenntnis und dem Vertrauen auf seine eigene Sache, die erforderlichen Eigenschaften eines Magnetiseurs, dem sich die Patienten zur Leitung der Krisen mit Resignation anvertrauen können.

Die Bedingungen von der Seite des Kranken zum Gelingen der magnetischen Kur bedarf es wohl nicht weitläufig anzugeben, da dieselben sich von selbst ergeben, wenn ihm Ernst ist, von einem Übel befreit zu werden und er nicht an sich selbst eine Probe machen will. Vertrauen, Ergebung, Folgsamkeit und allseitiges Entgegenkommen gegen seinen Arzt, wodurch das Heilsame befördert und das Schädliche abgeleitet wird, wird jeder ohne Ermahnung als seine eigenen Pflichten erkennen.

Schwerlich dürften die vorgenannten Bedingungen allseitig von Andern zu erfüllen sein, als von dem ärztlichen Stande, wobei indessen nicht eine absolute Ausschließung aller andern Stände gemeint sein kann. In Frankreich und England ist der Magnetismus großenteils in den Händen von Laien aller Stände, und die berühmtesten Kuren haben eben nirgends gerade die Ärzte gemacht.

Wissbegierde und Menschenliebe haben wie der Zufall und die Not so manchen veranlasst, sein eigener Lehrmeister zu werden, oder durch eigene Erfahrungen Anderer eine Heilart in die Hand zu nehmen, durch welche die überraschendsten Erfolge erlangt wurden. Zu dem hat es immer Personen gegeben, die mit besondern Eigenschaften ausgerüstet, eine große Gewalt besaßen, auf andere heilsam einzuwirken. Wir wollen daher auch Ausnahmen gerne zugeben, und gebildeten, mit der Sache vertrauten Männern in gewissen Fällen das Magnetisieren gestatten; sie können unendlich viel Gutes tun, besonders würde der geistliche Stand dazu die häufigste Gelegenheit finden, Schmerzen zu lindern und Kranke auch leiblich neben dem geistlichen Trost mit seiner gesegneten Hand zu stützen und zu erheben, und somit seine ehrwürdige Stellung nur noch schätzbarer zu machen, wie dies in England häufig geschieht, wo sogar Bischöfe durch die aller merkwürdigsten Kuren sich ausgezeichnet haben. Eine weitere Bekanntschaft mit der magnetischen Behandlung ist sogar wünschenswert, um bei plötzlichen vorkommenden Ereignissen hilfreiche Hand zu bieten; um in diätetischer Hinsicht gleichsam einen Familien-Magnetismus einzuführen und so manchmal ein Übel im Entstehen abzuschneiden. Dazu ist eben keine allseitige Kenntnis nötig, welche aber nebst andern der genannten Eigenschaften von jedermann zu fordern ist, wenn er eine magnetische Kur führen will. Denn wenn viele sich auch der Kraft bewusst sind, so soll die fertige Kunst sie auch zu leiten verstehen. *Power united with ignorance is like a loaded pislol in the hands of a child.* (Kraft verbunden mit Unwissenheit ist gleich einer Pistole in der Hand eines Kindes.)

Sehr leicht entsteht vom Gebrauche auch Missbrauch, wenigstens so viel, um die allgemeine Sache des Magnetismus eher zu verderben, als ihr Eingang zu verschaffen, und obgleich der Missbrauch einer Kraft kein Beweis gegen dessen Gebrauch ist, so soll man doch damit nie leichtsinnig verfahren.

And because Mesmerisme is not a fit game for foolish girls to play with, this is no reason why it should be preeminently hazardous, when adopted seriously as a remadial art. Sandby

Von der mesmerischen Behandlung überhaupt

Was heißt Magnetisieren? Magnetisieren heißt nach Mesmers eigenen Worten: »Gleichwie es möglich ist die Bewegung, welche wir im Magnet erblicken, auch in dem Eisen, sei es durch Mitteilung oder durch andere Verfahrungsarten, hervorzurufen, so ist es ebenso gut möglich in dem menschlichen Körper einen Ton der Bewegung von einer Reihe des feinsten Flutstoffes aufzuregen und darin einzusetzen, welcher Erscheinungen jenen des Magnetismus ähnlich, hervorruft. Das in einem Körper wirksame Grundwesen ist ein unsichtbares Feuer, das keinem der gewöhnlichen Sinne fühlbar wird. Dieses Feuer kann in einem Individuum hervorgerufen und entflammt werden, indem man die Einwirkungsmittel des Naturmagnetismus bis zu dem Grad vereinigt und konzentriert, dass dieses Feuer dadurch hervorgebracht werden kann. Dieses Grundwesen ist keineswegs eine Substanz —

kein Stoff, sondern eine Bewegung gleich dem Ton in der Luft, gleich dem Lichte im Äther in einer gewissen Reihe der Gesamtflut modifiziert. Jedoch ist auch diese Flut nicht die des gewöhnlichen Feuers, des Lichts, der Elektrizität oder des Magnetismus, sondern von einer Ordnung, die alle Feinheit und Beweglichkeit übertrifft; sie ist wahrscheinlich mit jener, welche die Nervensubstanz durchdringt, verwandt.«

Es handelt sich nur darum, dieses magnetische Feuer, diesen Ton der Bewegung hervorzurufen, zu leiten und zu unterhalten, dabei alles zu entfernen, was störend dazwischen treten kann. Zunächst sollen die Fragen, wann, wo und wie soll magnetisiert werden, beantwortet werden.

Allgemeine Regeln der mesmerischen Praxis

1. Die Zeit

Hat der Arzt eine magnetische Kur zu unternehmen beschlossen, wo es nicht bloß eine vorübergehende Behandlung krankhafter Symptome ist, und kann er die oben genannten Bedingungen voraussetzen, da bedarf es keiner Vorbereitung und eine jede Zeit ist da im Allgemeinen gleichgültig; das Bedürfnis oder die Not diktiert dieselbe. Was die Tageszeit und die Dauer betrifft, so werden diese von den Umständen und den Individuen bestimmt. Die Tageszeit ist bei verschiedenen Krankheiten keineswegs gleichgültig: es gibt Fälle, wo der Morgen, andere, wo der Mittag oder der Abend besser ist, oder gar die Nacht, wie bei Gemütskranken.

Eine periodische bestimmte Zeit ist aber immer rätlich, wenn nicht besondere Erscheinungen, schwere und Zwischenfälle eine Abänderung oder eine öftere Wiederholung erfordern. Die Morgens und Vormittagsstunden sind in den meisten Fällen, wo Belebung angezeigt ist, die passenderen, die Abendstunden in solchen Fällen, wo es auf Beruhigung und Schlaf ankommt; die Mittagszeit, wenn die Sonne hoch steht, ist am besten, wenn es möglich ist, bei Lähmungen und Schwächezuständen, hingegen am wenigsten passend bei Krämpfen und Fieberaufregungen.

Die Dauer des Magnetisierens ist kein gleichgültiger Umstand, das zu lange ist aber schädlicher als das zu kurze, und ich bin überzeugt, man hat bisher allermeist mit dem ersten gefehlt. Man hat in früherer Zeit eine Stunde oder wenigstens eine halbe Stunde lang magnetisiert; viel hilft viel, wars der falsche Glaube. Man ging nämlich immer von der falschen Ansicht aus, das Magnetisieren müsse Schlaf erzeugen, und arbeitete so lange, bis wenigstens Schläfrigkeit oder Ermüdung erfolgte. Die Franzosen und auch die Engländer magnetisieren jetzt noch, um wo möglich Schlaf und Somnambulismus zu erzeugen, und wenn es ihnen das erste Mal nicht gleich gelingt, so verdoppeln sie die Kraft der Einwirkung und oft auch der Zeit. Teste sagt: *Il est assez rare que dés la premiere séance on parvient it produire le sommeil magnétique.mais ce n'est point une raison pour décider que le sujet est incapable d'entrer on somnambulisme, recommencez le lendemain, puis la surlendemain. puis huit jours de suits et gardez vous en tout occasion de vous laisser décourager par un ou deux insuccés. Chacune des séances doit être de vingt minutes au moins.*

Deleuze sagt: *Les premiéres séances du magnétisme doivent être d'environ une heure, lorsque aucune raison de les prolonger ou de les abreger.* Eine Stunde schreibt er das erste Mal vor, um den gehörigen Rapport herzustellen, später ist ihm eine halbe bis dreiviertel Stunden genug. Jede Sitzung soll, nach Teste, aber wenigstens zwanzig Minuten dauern. Die Engländer stimmen hiermit im Allgemeinen dieser Zeitbestimmung überein.

Eine allgemeine Regel lässt sich über die Zeit gar nicht geben, und ganz falsch ist die Annahme, dass man Ermüdung oder Schlaf hervorbringen müsse, wovon indessen die meisten Praktiker jetzt abgekommen sind. Eine Stunde oder auch nur eine halbe Stunde lang magnetisieren ist anfangs nach meinen Erfahrungen immer zu viel, ob der Patient etwas davon fühlt oder nicht, abgesehen auch davon, dass ich den Schlaf gar nicht beachte und nicht darauf ausgehe, gerade Schläfrigkeit zu erzeugen. Es gibt Kranke, besonders Nervenkranke und Krämpfige, die mit ein paar Strichen eine große Bewegung und nicht selten heftige Anfälle bekommen; in solchen Fällen sind wenige Minuten hinreichend, und über eine Viertelstunde magnetisiere ich nie, die zu starke Aufregung ist sicher schädlicher, als die zu Geringe in einer kürzeren Zeit; auch der Magnetismus muss verdaut werden, und die Überladung ist hier ebenso schädlich als wie jene des Magens.

Wer da voraussetzt, dass der Magnetismus erst wirke, wenn der Patient eine bedeutende Wirkung davon verspürt, der hat von der magnetischen Kraft keinen Begriff. Jener Ton der Bewegung oder das unsichtbare Feuer des feinsten Flutstoffes in dem Körper wird sehr bald aufgeregt und entflammt, und lässt keineswegs, wenn man zu magnetisieren aufhört, sogleich nach, ja diese Flamme kann anfangs eher zu stark als zu schwach angeregt werden, und das Gefühl einer starken Ermüdung ist schon zu viel. Wo krampfhafte Bewegungen eintreten, da soll man zu magnetisieren sogleich aufhören, bis sie vorübergehen und dann will die Natur Ruhe. Die physischen Erscheinungen stellen sich aller meist während oder nach dem Magnetisieren ein, und wenn man auch nur einige Minuten oder eine Viertelstunde lang magnetisiert, der Schlaf ist unwesentlich und soll nie erzwungen werden, wenn er auch nach dem zweiten- und zehnten Mal nicht erfolgt. So erzählt selbst Elliotson, der sonst mit seinen Landsleuten wacker auf dem Schlaf reitet, dass er eine Patientin vier Monate lang täglich eine halbe Stunde lang magnetisiert habe, bevor er sie in Schlaf bringen konnte, um sie eine oder zwei Minuten darin zu erhalten; später wurde sie außerordentlich dazu geneigt — *extremly susceptible* (Zoist vol. II. p. 197), und Sandby sagt: »Ich kenne einige Beispiele ähnlicher Art und habe selbst starke örtliche Schmerzen gehoben ohne alle Schläfrigkeit. Der erfahrene Mesmerist wird daher nicht verzagen bei dem so scheinbaren Mangel des Erfolgs, beim Ausbleiben des Schlafs, *at an apparent failure from the absence of shleep.*

Dieselben Bemerkungen machen auch andere Engländer, wie der Kapitän Valiant, Barth, Thompson, Asburner und ebenso Franzosen und Deutsche. Das Minimum von zwanzig Minuten in allen Sitzungen lässt sich nach dem Gesagten schätzen; ich kann dies nicht als Regel gelten lassen, denn nachdem der Kranke schon eine Zeit lang magnetisiert worden ist, so braucht es dann meistens nur eine ganz kurze Zeit, bis er seine Aufregungen empfindet; ich habe die Gewohnheit, nach kurzem Magnetisieren beim Kranken etwas zu bleiben. Hingegen bei Unruhe und Krämpfen trifft es sich, dass zwanzig Minuten zu wenig sind für eine Sitzung, da muss der Arzt ein Opfer bringen und oft lange bleiben; mir ist es begegnet, zwei bis drei Stunden abzuwarten; verlässt man den Kranken ohne ihn vorher in Ruhe gebracht zu haben, so kommt er sich selbst überlassen gewöhnlich gar nicht dazu; man hält die Kur auf, und hinterlegt sich nur ein Stück Arbeit auf die folgenden Tage. Eine Verschiedenheit der Einwirkung hängt wohl auch von der Kraft des Magnetismus ab, eine starke Kraft wirkt in zehn Minuten mehr, als eine schwache in der Stunde. Ich glaube auch, dass das lange und anstrengende Magnetisieren von Seite des Arztes dem Kranken nichts hilft und ihm selber schadet. Eine lebendige Frische soll seine Glieder durchschwingen, wenn er den mesmerischen Lebenston der Bewegung im Kranken anwenden und in sympathische Harmonic bringen will.

Es kommt wohl daher, dass Magnetiseure über Ermüdung und sogar Erschöpfung sprechen, die sie nach anhaltenden und anstrengenden Operationen erfuhren; denn nicht jeder hat genug physische Kraft, wie es andere gibt, welche mehr aushalten und das Holzhacken während eines ganzen Tages ertragen. Es gibt wenige Menschen die viel Kraft übrig haben, ebenso wenig als ermüdete, aber mehr die zu wenig haben; solche sind nicht geeignet, wohltätig auf andere zu wirken. Sehr richtig macht G. Barth die Bemerkung: „dass junge Personen vor Vollendung ihrer völligen Entwicklung den Magnetismus nicht praktisch ausüben sollen“, *nor shoud any one when he feels tired or exhausted and has no strength to spare at the time.*

Öftere Unterbrechungen soll man aber so viel möglich vermeiden, wenn nicht im Laufe der Kur zeitweilig ein tägliches Aussetzen oder auf länger rätlich wird. Was die Länge der Zeit für eine ganze Kur betrifft, um die man gewöhnlich gefragt wird, so wird sich niemand auf eine bestimmte Zeitbestimmung einlassen; die Art der Krankheiten, die Verschiedenheit der individuellen Konstitutionen, das Alter, die vorhergegangenen Behandlungsarten, usw., können nur entfernt auf ein Zeitmaß schließen lassen. Nie ist aber ratsam das Zuvielversprechen, und auf die Zeitbestimmung soll man sich gar nicht einlassen, und den Kranken lieber seinem Willen und Schicksal überlassen, wenn er nicht auch in dieser Hinsicht resigniert.

Ich wurde 1820 zu einer Dame nach Ems gerufen, die bleichsüchtig an Wasser- und Schwindsucht litt und das Zimmer nicht mehr verlassen konnte. Monate lang musste ihr der Urin durch den Katheter abgezogen werden, und man konnte an ihr die ganze Pathologie studieren. Sie wurde von ihren Freunden beredet, den Magnetismus zu gebrauchen, den sie nicht kannte und eben auch kein rechtes Vertrauen darauf hatte. Endlich entschloss sie sich und kam im Oktober nach Bonn,

Ich magnetisiert sie Monate lang ohne allen besondern Erfolg, bis im April 1821 der Urin von selbst zu fließen anfing; dann entstanden sehr starke Schweiße und sodann stellten fortwährend Entzündungen und Krämpfe abwechselnd, oft in der heftigsten Art sich ein. Die Dame hielt zwei Jahre lang aus, wurde dann soweit hergestellt, dass sie weite Reisen machen, ihren Haushalt besorgen, ihren Freunden Gesellschaften geben, usw., konnte. Hätte sie nach ein paar Wochen oder Monaten den Magnetismus aufgegeben, sie wäre gewiss lange schon gestorben, sie lebt aber noch 1851. Wer vom Magnetismus immer gerade eine sehr schnelle Besserung oder Heilung erwartet, der dürfte sich oft sehr irren, ja nicht selten wird anfangs das Übel schlimmer.

Schnelle Erfolge gibt es oft, besonders in akuten Krankheiten, bei Schmerzen, bei bloßen Funktionsstörungen ohne organische Veränderung der Texturgewebe im Zirkulationssystem des Blutes und der Nerven. Aber bei chronisch eingewurzelten, zur zweiten Natur gewordenen Gewohnheitsübeln bedarf es der Zeit und Geduld; wer diese nicht hat, der fange lieber nicht an; der Magnetismus wirkt bei ihm kein Wunder, er verlängert ihm vielleicht das Leben mit seiner Qual, die er mit der Kaltwasserkur und anderweitig wahrscheinlich schneller los wird. Auch der Engländer Barth sagt, dass die Besserung oft Wochen und Monate lang ausbleibe; *a disadvantageons circumstance connecte with the Mesmerisme treatement of desease is, that frequently weeks and somtimes months will elapse before the patient experiences any decided improuvement in the particular effects or symptoms of his desease. This does not discourage the experienced Mesmeriser. but it does the inexperienced patient.*

Dieser Nachsatz, dass der erfahrene Magnetiseur den Mut deshalb nicht, wohl aber der unerfahrene Patient, verliere, ist eine Wahrheit, die ich unterschreiben muss.

Es kommt ferner beim Magnetismus vor, dass die Wirkungen auffallende Besserungen hervorbringen: aber dann bleibt es stehen, und scheint wohl gar Rückschritte zu machen, die Symptome kommen immer wieder, oft stärker als zuvor zurück.

Der gewöhnliche Praktiker hat hier einen großen Vorzug über den Magnetiseur, jener entlässt den Kranken, sobald die Symptome schweigen, als scheinbar geheilt, denn seine Kur ist meistens nur eine Symptomenkur; der Magnetismus greift hingegen die verborgenen Grundursachen der Krankheit an, und die Wirkungen dauern oder kommen so lange wieder, bis jene gehoben sind.

Die medizinische Methode verspricht oft mehr als sie leistet, die Symptome schweigen und der Patient ist zufrieden; die Unbequemlichkeit der Störung schweigt, kommt wohl zuweilen wieder, aber kürzer und leichter, das Mittel wird wiederholt verstärkt, gewechselt, bis der Zweifel über die wirkliche Heilung einen neuen Sturm und den Tod mit sich bringt. Derselbe Barth gibt hierüber ein vortreffliches Beispiel: »Wenn eine bloße Funktionsstörung die Wirkung von irgendeiner Ursache ist, da kann das gebrauchte Mittel helfen: es ist die Peitsche, welche das Pferd über den Hügel hinauftreibt, und es vollbringt die letzte Meile seiner Tagereise; allein niemals gibt die Peitsche dem Pferde eine wahre Kraft, du kannst mit der Peitsche dein Pferd nicht füttern und erhalten, und wenn der Hügel sehr steil und der Stall sehr fern ist, so wirst du es mit der Peitsche nicht zu Ende führen, es wird arbeiten so lange es kann, dann fällt es zusammen und es erreicht den Stall gar nicht mehr.«

Die Wirkung des Magnetismus ist davon ganz verschieden, wenn der Patient dem auf das allgemeine wirkenden Magnetismus sich hingibt, da geht dessen Wirkung aus den Grund der Krankheitsursachen, um die Harmonie und das Gleichgewicht wieder herzustellen in den Teilen der gestörten Funktionen; die Symptome kommen deshalb bei der mesmerischen Kur meist anfangs stärker und kommen periodisch wieder, so lange nicht die Ursachen entfernt sind; die mesmerische Kraft gestattet der Ursache keine wahre Ruhe, bis sie durch die Tätigkeitsbestrebungen der Natur — *vis medicatrix* — entfernt sind.

Die mesmerische Kur ist eine Radikalkur, allein sie bringt nicht allezeit den unmittelbaren Beweis ihres heilsamen Wirkens, da sie auf den Ursprung der Krankheit zurückgeht, und nicht bloß aus gewisse Wirkungen — Symptome — der verborgenen Krankheit. Deshalb bildet sich bei magnetischen Kuren häufig in chronischen Krankheiten ein ordentlicher Rückbildungsprozess, sodass Krankheitserscheinungen rückwärts hintereinander sich einstellen, wie sie oft in früherer Zeit im Bildungsprozesse vorwärts erschienen sind. Desshalb wird der Mesmerismus auch von dem geschicktesten Magnetiseur angewendet, wochen- und monatelang kritische Erregungen in Zufällen von Fieber, Krämpfen und Entzündungen, aber keine wirkliche Heilungen hervorbringen, bis endlich, wenn den Patienten die Geduld nicht verließ, mit der gehobenen Ursache die Wirkungen aufhören und die Krankheit geheilt ist.

2. Örtliche Rücksichten

Es gibt örtliche Rücksichten für die günstigen Wirkungen des Magnetismus, die nicht genug beachtet werden. Gewöhnlich wird der Magnetismus nur in den Häusern angewendet, es kann aber auch anderweitig geschehen: im Freien, an einem Baume, im Walde, am Wasser eines Sees, Teiches oder Baches; in dieser oder jener Richtung nach der Himmelsgegend, was keineswegs ganz gleichgültig ist und für die Praxis wohl der Erwähnung wert ist.

Die Kranken im Bette wird natürlich niemand ins Freie tragen, aber auch die Stellung des Bettes ist nicht gleichgültig und ebenso wenig die Richtung nach der Himmelsgegend. Das Zimmer soll eine ruhige Lage haben, dem Geräusch ferne und nicht zu hell sein; das Bett soll in der magnetischen Achsenrichtung stehen, und ebenso soll der Arzt den Kranken in der Nordsüdrichtung magnetisieren, im Allgemeinen mit dem Gesichte nach Süden gerichtet; jedoch gibt es hierin Ausnahmen.

In der ersten Zeit wurde in Frankreich im Freien magnetisiert. Der Marquis von Puysegur versammelte seine Kranken auf seinem Gute zu Busancy bei Soissons um einen Ulmbaum und erhielt die merkwürdigsten Resultate. In dem Briefe an seinen Bruder vom 17. Mai 1784 schreibt er: „Ich fahre fort den glücklichsten Gebrauch zu machen von dem glücklichen Vermögen — *heureux pouvoir*, welches ich von Mesmer besitze, und ich segne ihn täglich; denn ich bin nützlich; ich erreichte viele heilsame Wirkungen aus alle Kranken in meiner Gegend. Sie strömen um meinen Baum zusammen, es waren heute davon mehr als hundertunddreißig. Es ist eine ewige Prozession aus dem Lande, und ich bringe dort täglich zwei Stunden zu. Mein Baum ist das allerbeste Baquet — *le meilleur possible* — und er hat kein Blatt, das nicht Gesundheit ausströmt, jeder Kranke erfährt da mehr oder weniger heilsame Wirkungen, ich bedaure nur, dass ich nicht die ganze Welt damit berühren kann." (*Bertrand, du magnétisme animal en France*.)

Überall hatten die magnetischen Gesellschaften zu Bordeaur, zu Lyon und Straßburg, meist in der Stadt und den Ortschaften, ihre Kranken um einen Baum versammelt, an dem sie mit Schnüren gebunden ihre Krisen hatten.

Mesmer hat schon zu Wien an einem Teiche magnetisiert, und das Wasser, namentlich das bewegte Wasser, wie ein Bach, ein Fluss und das Meer, haben eine sehr starke Wirkung auf die Kranken, die der Arzt, wo er Gelegenheit hat, mannigfach benutzen kann, wie mehrfache Erfahrungen zeigten, indem die Patienten mit dem Wasser in Verbindung gesetzt wurden mittelst Schnüren, Stricken oder Metalldrähten; ganz besonders aber geben Somnambule darüber Zeugnis.

So erzählt Koreff in dem Briefe an Deleuze: *Avant de terminer la lisle des éléments excitateurs de cette force, il faut que je fasse encore mention de celui qui m'a paru excercer la plus d'action sur les somnambules. C'est la mer. Ce fut pour moi le spectacle le plus étrange et le plus inattendu, lorsque je vis pour la première fois le contact de la mer produire cet effet sur une personne très disposée au somnambulisme. L'action était immédiate, et ni la préoccupation d'un fait jusque alors ignoré de la somnambule, ni la volonté d'un magnétiseur, qui l'ignorait aussi, n'avait pu exercer la moindre influence sur la production de ce phénomène. Le somnambulisme se développait instantement.*

La personne, qui ne savait pas nager dans son état de veille, se soutenait parfaitement dans l'eau; elle y exécutait les mouvements les plus hardis et s'y trouvait comme dans son élément naturel, et était tellement transporté de joie, qu'il fallut, d'après sa propre recommandation, qu'une autre personne, présente à cette singulière scène, la retient par la force de sa volonté, pour qu'elle ne s'éloignait pas trop des bordes de la mer, de crainte qu'un accident imprévu ne la réveillât, et ne la fit périr faut de savoir ce phénomène, que je n'ai vu que quatre ibis, à l'examen de tous ceux qui s'occupent de la force magnétique; et je les prie des ne pas perdre de vue l'influence remarquable que la mer exerce sur l'organisation humaine, influence qui a tant de rapport avec celle du magnétisme, influence qu'on ne saurait expliquer par les éléments chimiques qui constituent l'eau de la mer, influence enfin, que de grands observateurs ont été obligés d'attribuer à une force vitale inhérent à l'océan et que ni les physiciens ni les chymistes ne sauraient jamais rendre prisonnière dans leurs appareils.

Die elektrischen Wirkungen des Meeres, welche hier den Somnambulismus so wunderbar erzeugten, sind bekannt genug, und es verdiente diese Stelle hier ganz hergesetzt, zu werden. Ich reiste einst mit einer Dame, welche einer schweren Krankheit halber magnetisiert und hellsehend geworden war, durch einen Kiefernwald, in dem die Bäume eben in der Blüte standen; sie schlief von selbst darin ein, und war ganz entzückt über die heilsamen Harzausströmungen. Es sollen sich Schwindsüchtige, Gichtpatienten, usw., viel im Walde aufhalten, und jene sollen in Matten in die Höhe zwischen die Bäume aufgehängt werden, besonders im Monat Juni, wo die Blütenentwicklung am kräftigsten ist. Ein Wald und große Bäume in der Nähe einer magnetischen Anstalt waren gleichfalls höchst wichtige und wünschenswert Unterstützungsmittel.

Die elektrischen Wirkungen der Bäume, ihre anziehende oder ableitende Kraft des Blitzes haben schon die Alten gekannt; so flüchten sich die Amerikaner beim Gewitter unter eine Buche, weil der Donner nie darin einschlägt. Andere erzeugen Schlaf und Somnambulismus, wie der Lorbeer, der Holunderbaum, auch der Nussbaum soll ähnliche Wirkungen haben; Obstbäume hat man in Gärten an den Häusern, an die sich die Kranken mit dem Rücken stellen, oder durch Schnüre mit ihnen verbunden werden; Pomeranzenbäume kann man ins Zimmer stellen; die Bäume ersetzen das Baquet und wären wohl in den meisten Fällen demselben vorzuziehen. Ich habe die Wichtigkeit der Stellung des Bettes und die Richtung des Patienten nach der magnetischen Meridianlinie schon in meinen früheren Schriften hervorgehoben; man hat darüber natürlich, wie über alles das neue wundersame Zeug gelacht.

Jetzt sind bereits schon eigene Schriften darüber zur Verteidigung dieses Gegenstandes erschienen, und mehrere Versuche und Beobachtungen haben diese Wahrheit sogar bei nicht schlafenden und nicht magnetisierten — sogenannten sensiblen Personen — über allen Zweifel erhoben. Es ist aber dieser Gegenstand so einleuchtend und für jedermann, der die physikalischen und physiologischen Gesetze nur etwas kennt, dass es überflüssig wäre, hierüber mehreres anzuführen. In Bezug auf Mesmerismus jedoch folgendes.

In einem Manuskripte eines berühmten Arztes und erfahrenen Magnetiseurs über die magnetische, physiologisch sich begründende Heilmethode von Prof. Lippich, heißt es: »Die beste Stellung des Bettes ist in der Regel die im magnetischen Meridian, mit dem Kopfe nach Norden. Kopfschmerzen und Fieberfantasien werden in dieser Lage milder. Bei steigend magnetischem Zustande kann der Kopf gegen Morgen, bei sinkendem gegen Abend gekehrt sein. Doch kann die Lage, wenn es Hellsehende verlangen, verschieden abwechseln.« Von den hierüber gefragten Somnambulen gibt es nicht eine, welche nicht die Wichtigkeit der Stellung nach den Weltgegenden behauptet, und gerade diese Stellung bei verschiedenen Krankheiten sehr wesentlich, aber nicht gleichartig angibt. So sagt die wegen ihres außerordentlichen Hellsehens berühmte Auguste Kachler oft. (Mitteilungen aus dem magnetischen Schlafleben der Somnambule A. R. in Dresden 1843): sie dürfe nicht in der Richtung nach Ost-West magnetisiert werden, mit den Füßen nach Osten werde der Zustand gesteigert, und umgekehrt, mit den Füßen nach Westen, wird er schneller beseitigt, sie würde damit auf Lebenszeit krank, die Krämpfe gar nie verlieren. Wenn Frau Hauf, Kerners Seherin von Prevorst, mit den Füßen gegen Westen lag, hatte sie ihre Menses immerwährend, gegen Süden gerichtet aber regelmäßig. Blieben sie aus, so durfte sie sich nur gegen Westen legen, damit sie dieselben erhielt. »Gehirnsomnamdule (die Kachler teilt nämlich alle Somnambule in Hirn- und Herzsomnambule, worüber später) müssen mit den Füßen nach Mitternacht liegen, damit durch die Sonne der Zustand nicht erhöht werde; einen minder bedeutenden Grad soll man zu erhöhen suchen, man lege daher den Kranken nach West und die Füße nach Ost. Am geringsten und gleichmäßigsten ist die Wirkung von Nord-Süd, wenn die Sonne quer übergeht. Wenn Wahnsinnige magnetisiert werden, müssen die Füße nach Ost gerichtet sein, nicht magnetisiert ist bei ihnen die Stellung wie bei allen.«

Die Kachler war gegen elektrische Einwirkungen so empfindlich, dass sie die Magnetnadel in der Entfernung spürte und sie wirkte auf dieselbe mit den Fingern, ja durch den bloßen Blick und Willen. »Sie richtete ihren Blick in der Entfernung einer halben Elle auf die Nordspitze, die Nadel drehte sich nach wenigen Sekunden nach Westen um vier Grade von ihrem vorigen Standpunkte, so bald sie den Kopf und Blick abwandte, kehrte die Nadel auf den vorigen Punkt zurück, dreimal wiederholt gaben dieselben Resultate.«

Dieselbe Kachler spricht auch von der Wirkung des Wassers und namentlich von der Eigentümlichkeit der Veränderung der Schwere durch das Magnetisieren, wodurch in den Elektrizitätsverhältnissen bedeutende Veränderungen geschehen. »Somnambule«, sagt sie, »gehen im Wasser nicht unter (Korefskranke) das habe ich in der Elbe an mir auch bemerkt. Das macht der Magnetismus, die magnetische Kraft wird gleichsam von der elektrischen gehoben. Die Elektrizität des Wassers stößt den Magnetismus in die Höhe; wenn mich jemand in das Wasser drückte, so könnte ich längere Zeit unten bleiben als andere, ich kann das Atmen ersparen, weil sich die magnetische Kraft durch die Elektrizität nach dem Kopf zieht.«

Die Seherin von Prevorst stieß es immer aus dem Wasser heraus, so oft man sie im magnetischen Zustande in das Bad bringen wollte; alle ihre Glieder, auch Brust und Unterleib gerieten in ein unwillkürliches Hüpfen. »Der Mond«, sagt Auguste Kachler, »zieht die Nachtwandler wie das Wasser an (diese nehmen übrigens die Gesetze der Schwere sehr genau in Obacht), ihre Schwere ist geringer und du kannst sie auf ein Glas stellen und es wird nicht zerbrechen, als Folge der Anziehung des Mondes, der sie elektrisch anzieht, und der Magnetismus erhöht den geistigen Zustand.«

Ob Mondsüchtige auf der Waage leichter sind? Antwortete sie: »Dies hängt von Umständen ab, wenn es möglich wäre, den Nachtwandler zu wiegen, so würde man finden, dass er nichts wiegt.«

3. Andere der Behandlung vorgehende Rücksichten

Der magnetische Arzt soll sich eine bestimmte Methode angewöhnen, nach welcher er im Allgemeinen seine Kranken wenigstens anfangs behandelt, obgleich es nicht wesentlich ist, gerade diese oder jene Verfahrungsart vorzuziehen. Mit einer gewissen Sicherheit in sich selbst muss man ohne Verlegenheit an die Sache gehen, die Folge der Wirkungen wird dann das Weitere zeigen, wie die Behandlung modifiziert werden soll. Aufmerksamkeit und ruhige Beobachtung hat man nicht nur auf den Kranken zu richten, sondern auch auf sich selbst, um sich durch keine Objekte zu zerstreuen und sein Gefühl zur Erforschung des Krankheitssitzes zu schärfen, denn damit kann man dasselbe außerordentlich ausbilden und durch gewisse Empfindungen genau die Krankheitsquellen ermitteln. Freilich sind dies individuelle sensitive Eigenschaften, die nicht jeder hat und nicht in gleichem Maße ausbilden kann; aber vervollkommnen kann sich darin jedermann.

»Von allen Sinnen«, sagt Mesmer, »ist das Gefühl, der Tastsinn derjenige, durch den man die Erscheinungen am meisten erforscht, aber bisher hat man darüber die geringste Kenntnis.« Eines der merkwürdigsten Beispiele war Herr v. Bruno, ein Schüler Mesmers und Kammerherr des Grafen Artois, Bruder des Königs Ludwig XVI. Er selbst spricht darüber in den *Principes et procédés du Magnetisme par Lausen.* welches die hinterlassenen Manuskripte Brunos enthält, auch bei Gauthier S. 235:

Si la nature a doué celui qui magnétise de quelque délicatesse dans la sensibilité de ses nerfs, il ressentira extérieurement une grande partie des mouvements irréguliers, qui ont lieu dans la personne magnétisée. Ces sensations seront pour lui. des indications sures du travail que la nature, aide de son action, opére dans le malade.

Indem er weiter von der Verschiedenheit dieser Gefühlsforschungsgabe spricht, fährt er fort und sagt, dass er durch Aufmerksamkeit auf eine ungewöhnliche Art diese Gabe in sich ausgebildet habe. Er hielt die Hände in ein bis zwei Zoll Entfernung vom Magen des Kranken und gab dann auf die Empfindungen Acht, die er in seinen Händen empfand. Man empfindet ein Blasen, *soufle qui de l'estomac se projette sur vos mains*; das vom Magen auf die Hände Hinüberströmen ist keineswegs einem Lufzug zu vergleichen, aber es gibt ein Gefühl, womit man die feinsten körperlichen Ausflüsse empfindet.

»Meine Hände brennen infolge dieses Ausströmens, und vorher spüre ich eine Schwere bis in den Arm hinauf und man hat achtzugeben, dass die Hand nicht fällt, die verschiedenartig angezogen und bewegt wird.«

Bruno hat die Sensationen zu einem ordentlichen Explorationsstudium zusammen geordnet, was wir seiner Weitläufigkeit wegen übergehen müssen, in jenen Schriften aber nachzusehen ist. Hier will ich nur hinzusehen, dass Bruno sein Gefühl so sein ausbildete, dass er nach seiner Versicherung alle Arten von Krankheiten und ihre Veränderungen damit ausmittelte.

Bäume, Büsche und magnetisiert Bouteillen geben solche Strömungen, die er unterschied; Stockungen und Schmerzen in den Eingeweiden des Kranken empfand er jedes Mal; indessen gelang es ihm nicht immer das erste Mal, und bei einzelnen Personen erst nach einer längeren Zeit, sogar nach zwei und drei Monaten. Höchst interessant sind seine Beobachtungen über die Zeichen der Unterleibskrankheiten und ihre Ursachen, z. B. die Leberkrankheiten in ihren Wirkungen auf die Brust junger Leute und auf die Regeln des Frauengeschlechts: „*c'est dans ces occasions que l'on connait la grande utilité des entrainements, qui nous decouvrent la source inconnue d'un mal apparent.*"

Mit einer solchen Bestimmtheit des Verfahrens und Aufmerksamkeit des Gefühls auf den Gegenstand der Krankheit erlangt man in sich selbst eine Art Instinkt auf diesen oder jenen Teil zu wirken und das Verfahren zu modifizieren, ohne sich gerade getraue Rechenschaft darüber geben zu können. Der Kranke kommt dabei dem Magnetiseur oft mit seinen eigenen Empfindungen entgegen, indem Schmerzen oder Bewegungen sich einstellen, die ihm ungewöhnlich sind. Der Magnetiseur soll daher anfangs nicht seine ganze Kraft anwenden, sondern nach und nach erst und stufenweise, um der Natur Zeit zu lassen auf die Einwirkung zu reagieren, er sei aber gesammelt und unzerstreut einzig mit dem Gegenstand beschäftigt, aber nicht in der Absicht außerordentliche Wirkungen hervorzubringen, sondern um zu heilen.

Wenn wir hiebei ebenso wenig mit Mesmer das Physische, oder mit Puysegur das Geistige als vorwaltendes Wirkungsprinzip annehmen wollen, aber noch weniger das Ganze einen rein physischgalvanischen Akt erklären, wie Robiano alle Phänomene des Magnetismus in seiner Nevrurgie „*purement et simplement à l'électricité galvanique, visible, tangible, ponderable, tels que le carbone, l'air et l'eau, des metaux*" zuschreibt, usw., der zwischen dem trägen Stoff und der lebendigen Einwirkung gar keinen Unterschied zulässt, so halten wir doch dafür, dass nur der gesammelte und willenskräftige Mensch im Stande ist, die rechten und oft die in die weite Ferne reichenden Wirkungen hervorzubringen und den dazu nötigen Rapport zu erhalten.

Ich stimme nicht damit ein, dass man immer in einer gravitätischen Stellung dem Kranken gegenüber seine Manipulationen beginne, sondern nachdem man sich mit ihm über den Gegenstand und das gegenwärtige Befinden besprochen hat, fange man damit an, dass man sich dem Kranken im Gespräche nähert, eine Hand anfasst und haltet oder dieselbe auf den Magen legt, während man die Umgebung entfernt, bis etwa auf eine Person als Zeugen und für Ruhe sorgt. Ist man so mit dem Kranken über das Allgemeine übereingekommen, über die Zeit und den Ort des Magnetisierens und den gegenwärtigen Zweck der Zusammenkunft so ermahne man den Patienten zur völligen Ergebung und Gleichmütigkeit, ohne Zerstreuung und Furcht über das, was da vorgeht.

Zu einer wohltätigen und nachhaltigen Wirkung ist die beiderseits anfängliche Ruhe wesentlich und das langsame Fortschreiten des Arztes ohne die zauberartigen

Manifestationen und ohne zu ermüden, eine zu wenig beachtete Bedingung. Ob der Kranke das erste Mal etwas fühlt oder nicht, oder gar, ob er schläfrig wird oder nicht, wenn man eine Viertel- oder höchstens eine halbe Stunde bei ihm gewesen ist, das hat gar keine Bedeutung. Gewisse physische Erscheinungen, Hitze, Fieber oder leichte Krampfbewegungen, schmerzhafte Empfindungen überlasse man sich selbst und harre nicht aus bis zu deren Verschwinden, der Kranke gewöhnt sich dadurch zu wenig selbstständig zu werden, und den Arzt zu viel in Anspruch zu nehmen, man vermeidet zu strenge Isolierung und den zu innigen Rapport. Bei der anempfohlenen Ruhe, die der Patient allemal nach dem Magnetisieren eine halbe Stunde lang mit Entfernung der Fremden beobachten soll, vergehen jene Reaktionssymptome, und der Patient befindet sich dann gewöhnlich erleichtert.

Mit dem Beginnen der magnetischen Kur entsage man dem Gebrauch der Arzneien und lasse auch die magnetischen Hilfsmittel der sogenannten Leiter des Magnetismus fort und namentlich jene Reize der Elektrizität, was indessen alles im Laufe der Kur notwendig werden kann. Jene fremden Einwirkungen stören die stille und sanftere Wirkung des Magnetismus, oder heben sie ganz auf. Ebenso wenig hat man für Isolierung des Kranken zu sorgen, welche es eigentlich gar nicht gibt; Seide, Harze, usw., hat man zum Teil als solche Isolatoren auch beim Magnetismus angesehen, sie sind es aber nur einigermaßen zu bestimmten Zwecken, Metalle und Glaser zu isolieren und magnetisiertes Wasser darin, welche durch unmittelbare fremde Berührung eine elektrische Umstimmung erleiden.

Die Bekleidung der Patienten macht in der Regel keinen Unterschied in Bezug auf die Einwirkung, wohl aber in Hinsicht der Schwere, der Wärmeleitung und der Freiheit der Bewegungen. Seide hindert den Magnetismus nicht, modifiziert indessen oft die Wirkung bedeutend, besonders bei Krämpfen und bei großer Empfindlichkeit; Baumwolle ist in der Regel der beste Stoff. Zu schwere Kleider und Decken taugen nicht, sie drücken und hindern die Ausströmungen der Kranken und halten zu warm. Kälte ist aber beim Magnetisieren hinderlich und ebenso beengende Kleider. Da das Magnetisieren ohne Berührung in die Ferne wirkt, so ist die Entblößung unnötig; es gibt aber Fälle, wo örtliche Berührungen mit der Hand besser wirken und nötig werden können. So ist das Entblößen z. B. bei der Rose, bei Geschwüren besser und bei örtlichen Entzündungen ist das unmittelbare Hinwegwischen mit der leise berührenden Hand, das Anblasen, das Bespritzen mit Wasser nötig und besser. Übrigens sei der Kranke mit einem leichten Überwurf oder Nachtkleid und im Bette wie gewöhnlich bedeckt; so wie es sich von selbst Versteht, dass sich der Arzt seiner Kleider halb ganz ungeniert muss, bewegen können, ohne sich in einen magischen Anzug zu werfen, wie es wohl hin und wieder geschehen ist.

Der gut beobachtende Engländer Barth sagt über diesen Gegenstand, dass er die Art der Bekleidung gar nicht so unwesentlich halte, »seine meisten Kranken fühlen den Einfluss seiner Hand wie einen kühlen Wind, vorzüglich an den von Kleidern entblößten Stellen, im Gesichte, am Halse, an der Hand; es bedarf mehrerer Striche, bis sie es durch die Kleider hindurch fühlen, und wo die Bekleidung sehr dick und schwer (bulky) ist, wie bei Frauen, da muss man sehr viele Striche machen, bis sie es fühlen. Mir scheint es, dass die Kleider gleichsam erst gesättigt werden müssen, bevor der Patient den Effekt empfindet; Komfort und Anstand soll das Gesetz sein, „*patients shoud be clad as far as comfort and decency require*."

Da nun beim Magnetisieren ebenso wohl als mit dem Gebrauch anderer Arzneien immer die Natur selber heilt, so besteht die Kur darin, die Krankheitsursachen zu entfernen und ferne zu halten, so weit es möglich ist; die Natur in ihren Krisen zu unterstützen, teils durch Anregung zu Tätigkelten und Unterstützung schwacher Kräfte, teils durch Einhalten der zu stürmischen Bewegungen; hierin besteht die Kunst des Magnetisierens, wozu die eintretenden und zwischen laufenden Umstände mehr als eine beschreibende Lehre das Wie diktieren.

Durch nichts in der Welt, durch keine Methoden und Mittel können aber die Indikationen so allseitig in Erfüllung und zu so sicherem Erfolg geführt werden, als durch die magnetische Behandlung, welche die Kunst der Erfahrung leitet, wobei allerdings der übrige Arzneischatz als Förderungs- und Hilfsmittel nicht ganz ausgeschlossen ist. Die Hand kann positiv oder negativ einwirken, die schwache Kraft erheben und die stürmische mäßigen; sie kann aber durch äußere Mittel auch die erregende Kraft erhöhen und beschränken, und in den unendlichen Verwandlungsprozessen der Krankheiten die Wirkungen modifizieren. Das ist die Aufgabe der großen, der heilsamsten, aber auch der schwierigsten Kunst des Mesmerismus.

Der magnetische Arzt wird sich ein Tagebuch halten, um darin den Stand der Krankheit, die Art seiner Behandlung und die Erscheinungen in dem Fortgange zu bezeichnen; dies ist nicht nur für die individuelle Kur, sondern auch für die Erfahrungswissenschaft notwendig. Eine Hauptregel behalte man aber stets in der Erinnerung: der magnetische Arzt sei der Freund des Kranken, und wie die Stellung in seinem Amte über diesen, so sei seine Haltung würdevoll fest, aber ohne Druck, elastisch herablassend zu halten und nachzugehen.

4. Von der Haltung des magnetischen Arztes

Es möchte überflüssig erscheinen, noch ein Weiteres von der persönlichen Haltung des Magnetiseurs zu sagen; der Gegenstand ist aber von einer solchen Vielseitigkeit und von so großem Interesse, dass wir uns dabei schon etwas länger aufhalten können. Der Führer auf diesem schlüpfrigen Wege kann seinen Nachfolgern nur nützen, wenn er sie auf ihre eigenen Erfordernisse, die sie mit sich bringen sollen, ebenso aufmerksam macht, wie auf die äußern ihm begegnenden Gegen- und Widerstände. Gleichwie schon der gewöhnliche praktische Arzt einen über die übrigen Menschen vorragenden Charakter haben soll: so ist dem magnetischen Arzte eine würdevolle Haltung und weise Umsicht nur noch viel nötiger. Was Hippokrates vor 2000 Jahren über die ärztliche Würde geschrieben hat, dies mag jetzt noch für den Magnetiseur insbesondere die volle Geltung behalten. »Eine ruhige Gelassenheit und Freundlichkeit ist eine Haupteigenschaft des Arztes, ein raues Benehmen ist schon dem Gesunden zurückstoßend und wie viel mehr erst dem Kranken. Der Arzt sehe sich darin wohl vor, dass er vor Ungebildeten nicht in viel Geschwätz sich einlasse, sondern dass er nur das Notwendige sage. Der gute Arzt vermeidet alles, was nicht zur unmittelbaren Heilung der Krankheit gehört, er will nichts Unnützes und Fantastisches. Überlege, bevor du zu deinem Kranken gehst, was du bei dem Kranken zu tun hast, er will nämlich Erleichterung, aber nicht vernünfteln. Rede daher wenig, verwirre dich und die andern nicht, nähere dich behutsam dem Kranken und lasse deine Antworten die Ruhe und nicht die Aufregung deines Inneren verraten, dass man merke, du seiest imstande nach den Umständen zu handeln. Es ist wesentlich, dass die Kranken dich ohne Furcht und heiter erblicken. Bemühe dich, sie von ihren Liebhabereien abzuwenden, indem du zur rechten Zeit einen gewissen Ernst mit Geduld und Sanftmut mischest; tröste sie ohne sie gerade den gegenwärtigen Zustand genau wissen zu lassen und über die Folgen zu sprechen; denn es ist vorgekommen, dass durch diese Vorsicht die Ärzte selbst von dem Momente an die Krankheit verschlimmerten.

Die Arzneikunde bekennt demütig, dass sie alles von Gott erhalten und sie bezieht alles auf Gott, denn ihre Macht besitzt sie, nicht in sich selbst. Wenn die Ärzte in vielen Dingen glücklich sind, in wie vielen andern Dingen werden sie hingegen nicht von den Dingen beherrscht? Daher soll die Medizin alle ihre Macht auf die göttliche Quelle zurückführen; der Weg, den sie bisher mit Weisheit gefolgt ist, wurde ihr von den Göttern angezeigt, ihr Werk ist es, dies sollten die Ärzte erkennen; jene aber, die es nicht bedenken, müssen es doch zugeben, wenn sie sehen, dass das, was in unserm Körper vorgeht, nicht von ihrer Kunst herrührt, wie sich die Krankheiten verwandeln und versetzen, und wie sie durch chirurgische Hilfe und andere Mittel, oder durch bloße Diät geheilt werden. Es besteht daher ein höheres Prinzip, dem sie ihre Kenntnisse und alles zu verdanken haben.«

Diese Worte des Hippokrates sollen in Gold gefasst, zur unauslöschlichen Erinnerung über der Tür eines jeden magnetischen Arztes stehen. Wenn der gewöhnliche Arzt überall eher sich mit jedermann auch über die Krankheit seiner Patienten unterhalten kann, so ist dies bei dem magnetischen Arzt keineswegs der Fall; die außerordentliche Behandlungsart sowohl, als die Erscheinungen sind von der Art, dass er die meisten Menschen mit seiner Erklärung nur noch verwirrter macht; zu belehren ist er sie in einem Unterhaltungsgespräche nicht imstande, und sich selbst bringt er wie den Kranken nur in Verwirrung; denn meist sind sie wohl ihm selbst unerklärlich; daher wird er durch solche versuchte Auseinandersetzung sich eher unversöhnliche Feinde, als wohlgeneigte Freunde erwerben. Man sei also kurz und sage lieber mit Cicero: »die Ursache kenne ich nicht, aber ich sehe es, und dies ist mir genug.«

Der Magnetismus möge allerdings mit Hipokrates als ein religiöser, ein heiliger Akt angesehen werden, denn es ist mehr als menschliches Werk, es ist jedenfalls etwas Magisches. Man ziehe sich daher zurück, wie von dem Geräusch, so von der eitlen Geschwätzigkeit der Tageswelt in das innere Heiligtum der gottergebenen, *odi profanum vulgus et arceo*. Bedarfst du eine weitere Hilfe, draußen suchest du sie bei diesem Geschäfte umsonst. Glaubst du nicht an Gott und fehlt es dir an der rechten Menschenliebe, dann gib dein Geschäft auf, wenn du es vermessen angefangen hast, du führest es sicher zu keinem guten Ende und gerätst selber in das Verderben. Die heutige Welt des Materialismus findet diese Sprache albern und schwärmerisch, sie ist daher für den Magnetismus kein günstiger Boden, sie ist aber seiner auch nicht wert, weil das höhere in ihm waltende göttliche Prinzip verkennt und nicht gesucht, sondern verleugnet wird, ihre Weisheit ist Menschenweisheit, welche die Werke und ihre Erscheinungen nicht dem Göttlichen mit Hippokrates, sondern alles dem Zufall oder sich selbst zuschreibt, und dabei doch völlig vergisst, dass alle Menschenweisheit Torheit, und alle ihr Werk ein nichtig Ding ist, das dem Winde gleich vergeht, ohne zu wissen, woher er bläst und wo in er fährt.

Eine gewisse ruhige Verschwiegenheit bedarf der magnetische Arzt vor seinem Kranken, wie vor der Außenwelt, denn es treten meist ganz unvorgesehene Ereignisse ein, er gibt sich sonst nur selbst eine Blöße, und verursacht Zweifel und Verwirrung für die andern; er kann sich auch leicht Verantwortlichkeiten zuziehen, an denen es ihm ohnehin nicht fehlen wird, wenn er die Sache so leichtfertig und nicht als eine Heilige erkennt. So wenn er Kranke in Verzweiflungsfällen ohne Reserve übernimmt, welche man bisher dem Magnetismus zuzuwenden gewohnt ist, nicht deswegen, weil man von seinen heilsamen Wirkungen etwas erwartet, sondern weil man selbst keinen Ausweg mehr kennt, und so sich den Kranken auf eine gute Manier vom Halse zu schaffen beabsichtigt, wobei man wohl noch auf den Nebenprofit spekuliert, dass man den Magnetismus, wenn er nicht hilft, als eine Chimäre ausposaunen kann. Geht der Magnetiseur mit der hippokratischen Vorsicht zu Werke, so wird er den Magnetismus und sich selbst empfehlen; er wird beweisen, dass jener eine ungeahnte Wichtigkeit besitzt, und dass er kein Scharlatan ist, ohne dass er dessen vortreffliche Tugenden gerühmt und sich über andere erhoben hat. — Statt des Versprechens der unfehlbaren Hilfe mache man lieber auf die Wahrscheinlichkeit der eintretenden unangenehmen Zwischenfälle aufmerksam, die mit der magnetischen Praxis verbunden sind, und dass die Heilung einer chronischen Krankheit für nicht so nahe gehalten werden möge; man mache sogar aufmerksam auf die Notwendigkeit einer eigenen Mitwirkung durch Innehalten der Zeit, durch Geduld in Krisen, durch Ergebung bei Verschlimmerungen. Ergibt sich der Kranke diesen Vorstellungen nicht mit völligem Verzicht auf Ansprüche und zugemutete Erwartungen, so kehre dich ab und schüttle den Staub von deinen Füßen.

Außerdem, dass nach Puysegur der Magnetismus eine Art priesterlicher Gottesdienst sein soll, und dass der Magnetiseur bei Übernahme einer Kur einen religiösen Akt beginnt, wozu ihn nur die lauterste Absicht leiten soll, hat der magnetische Arzt noch ganz besonders den moralischen Gesichtspunkt weit mehr als der gewöhnliche Arzt vor Augen zu halten, weil er gewissermaßen eine größere Verantwortlichkeit sich aufladet; weil er schärfer beobachtet wird und weil er, wie wir oben sahen, gewissen Gefahren ausgesetzt, auch leichter fehlen und schaden kann.

In körperlicher Hinsicht muss ein guter Magnetiseur sich angewöhnen vor allem Nüchternheit, aber hinlängliche Ernährung des Körpers, öfters baden und große Reinheit des Körpers und der Hände und bei starker Anstrengung öfter ein Glas alten Rheinwein. In geistiger Hinsicht bedarf er vier Hauptstützen, auf denen sein Werk immer einen guten Ausgang nimmt; diese Stützen sind die vier göttlichen Pfeiler: die Wahrheit und Güte, die Schönheit und Gerechtigkeit.

Endlich kann ich in einer Andeutung zur mesmerischen Praxis einen Gegenstand nicht ganz mit Stillschweigen übergehen, weil er damit zusammenhängt, doch immer auch zur Sprache zu kommen pflegt, und gleichfalls auf noch unbeantworteten Fragen beruht. Ein jeder Dienst ist seines Lohnes wert, und warum soll man dabei ein schüchternes Schweigen beobachten, da wie die Sache des Magnetismus jetzt steht, oft Verlegenheiten auf beiden Seiten bestehen, wie viel nämlich für eine magnetische Kur Honorar zu zahlen oder zu fordern ist. Der magnetische Arzt wird wie jeder Praktiker einen Unterschied machen zwischen jemand der bezahlen kann, und dem der nicht imstande ist, außer seiner Existenzbedürfnisse für seine Gesundheit Extraauslagen zu machen. Die erste Rücksicht muss die Kur der Krankheit, die zweite kann das Geld, die Belohnung sein. Wer die zwei Hilfszeitwörter umkehrt, der ist kein guter magnetischer Arzt, er wird weder viele glückliche Kuren machen, noch sich Reichtümer sammeln. Allein der Magnetiseur kann nicht von der Luft allein leben, und wenn er einem besondern Stande und Geschäfte sein Leben widmet, oder doch einen großen Teil seiner Tagesarbeit dafür verwendet, so hat er auch Anspruch auf ein entsprechendes Honorar. Zeit ist Geld! Nur wer Zeit und Geld übrig hat, der mag umsonst kurieren, wenn er Lust hat; wer aber umsonst von jemand Zeitaufwand fordert, der kann mit gleichem Rechte Geld fordern, wofür sich der Reiche bedankt, der arme Arzt aber es sich leider oft muss gefallen lassen. *Dans l'étal de société toute peine mérite salaire, il serait impossible à l'homme qui a sacrfié une partie de sa vie aux études magnétiques de donner ses soins et ses connaissances sans rien recevoir enéchange*. Gauthier.

Gar keine Rücksichten aus diesen Gegenstand hat nur derjenige zu nehmen, der aus Liebe zur Wissenschaft oder aus Vergnügen Gutes zu tun, den Magnetismus ausübt und dabei eigene Mittel besitzt; von dem ärztlichen Stande, für den ich hier spreche, gibt es aber wahrscheinlich sehr wenige von dieser Kategorie, obgleich vielleicht kein Stand im Staate mehr auf unentgeltliche Mühewaltung beansprucht ist und auch mehr Uneigennützigkeit zu üben pflegt, als der ärztliche. Man pflegt ohnehin die Wiederherstellung der Gesundheit nicht mehr sehr hoch anzuschlagen; meist wird die Bezahlung des Arztes als etwas sehr Unnötiges oder Hinauszuschiebendes angesehen, und beim Magnetismus insbesondere, der noch keine allgemeine Sanktion genießt, ist von einer entsprechenden Vergütung, was man Honorar zu nennen pflegt, noch weniger die Rede.

Bei ehrenwerten Ausnahmen wird die Mühe des magnetischen Arztes allgemein nicht besonders hoch angeschlagen, und es dürfte geraten sein, die beiderseitige Verlegenheit: des Einen, wie viel er etwa zu zahlen, und des Andern, wie viel er zu fordern habe, durch eine vorausgehende Übereinkunft zu heben. In Frankreich und England, wo überhaupt alles nur ein Geldgeschäft ist, und wo meistens Laien mesmerische Kuren ausüben, ist dies allgemein üblich, und der Magnetiseur bekommt nach Gauthier, *habituelement dix francs par séance d'une demi-heure à trois quarts d'heures*, und an einer andern Stelle sagt er: *Mesmer prenant par mois dix louis. soit deux cent quarants livres, qui valaient bien le double d'aujourd'hui.*

Also ist das monatliche Salair 5 Louisd'or für eine magnetische Behandlung in Frankreich, so wie es in England ungefähr ebenso, nur meist etwas höher genommen wird. In früherer Zeit ist man in den französischen magnetischen Gesellschaften übereingekommen, den Magnetismus ganz umsonst auszuüben, allein schon Puysegur und später Deleuze machten darauf aufmerksam, dass ein magnetischer Arzt belohnt werden soll. Jeder magnetische Arzt wird unvermögliche Patienten schon seiner Erfahrungen halber mit Vergnügen umsonst behandeln, wo er eine solche Kur für geraten erachtet. Seine Stimmung wird indessen bei der Voraussicht auf die Vergütung oder mit der Furcht einer Geringschätzung seiner Behandlung nicht gleichgültig sein. Da es nun so manchem einmal versuchshalber einfällt, sich magnetisieren zu lassen, und ein anderer beliebig wieder die Kur ausgibt, weil er nicht nach Wunsch und schnell genug gesund wird, so wird ein solcher die Mühe seines Magnetiseurs nicht sehr hoch anschlagen, und das Honorar, wenn es nicht ganz ausbleibt, wird im besten Fall ein Beweis der Geringschätzung der Kur und des Magnetiseurs, was gar kein seltener Fall ist, sein. In dem aller seltensten Falle wird man aber bedenken, dass eine magnetische Behandlung mit einer gewöhnlichen ärztlichen Visite nicht zu vergleichen ist; dass der Magnetiseur für seine persönliche innigere Hingebung, Zeitverlust und manches andere Opfer jedenfalls mehr in Anspruch nehmen darf, indem er bisweilen weniger Patienten gleichzeitig in die Kur nehmen kann, so lange nicht magnetische Anstalten bestehen, wie es in Frankreich und besonders in England jetzt sehr häufig der Fall ist, und was auch zu recht gedeihlichen Kuren geschehen muss, weil in der Privatpraxis weder allemal die gehörige Einrichtung, noch die Zeit des Arztes dazu hinreichend sein kann.

Ist es also einem Patienten Ernst, eine wirkliche magnetische Kur zu gebrauchen, so muss es auch für ihn nur angenehm sein, auf den ärztlichen Beistand mit Sicherheit rechnen zu können, wenn er dafür die entsprechende Vergütung voraus bestimmt, und der Arzt wird sicher seinerseits den Eifer für das Gelingen der Kur verdoppeln. Die Zeit der Generosität ist aber in Hinsicht auf den ärztlichen Stand in unserer Zeit dahin, wovon übrigens die Schuld derselbe selbst trägt.

Es ist nicht uninteressant, über diesen Gegenstand ältere Urteile zu vernehmen, die als Beispiele auf das Vorige angewendet werden können. Schon Hippokrates sagt in dieser Hinsicht: »Es gibt einen wichtigen Gegenstand, aus welchen ich die Aufmerksamkeit des Arztes lenken will, und der eine ganz besondere Erwägung verdient. Wenn du anfangs den Preis deiner Belohnung von dem Patienten festsetzt (was ein Hauptgegenstand bei jeder Behandlung ist), so wird der

Kranke sogleich versichert auf deine Besuche rechnen, dass du ihn nicht zu verlassen beabsichtigst. Wenn du aber in dieser Hinsicht nichts bestimmst, so kann er fürchten, dass du ihn vernachlässigst, und dass du die Sorge nicht verwendest, welche die Umstände erfordern möchten.« Man soll daher über die Festsetzung des Lohnes Sorge tragen (*de mercede igitur constituenda curam opportet habere*). Eine solche Vorsorge halten wir nicht unnütz für die Beruhigung des Kranken, besonders in akuten Krankheiten, *precepta Hipp.*

Gauthier führt in seinem Werke einige geschichtliche Beispiele an. In der Bibel heißt es (Levit. Kap. 14) die Aussätzigen sollen zu ihrer Reinigung vor den Altar gestellt werden mit zwei Lämmern, einem Schafe, mit einer Maß Öl und drei Maß feinem Mehl, und setzt die schmälernde Bedingung hinzu: »ist der Aussätzige ein Armer und kann er das Gesetzliche nicht aufbringen, so bringe er ein Lamm, ein Zehntel Mehl und eine Maß Öl und zwei Turteltauben.« Hier waren also nicht einmal die Armen frei.

Christus sagte zu dem geheilten Aussätzigen: gehe und zeige dich dem Priester und bringe ihm das von Moses bestimmte Geschenk. Matth. 7, 4. Das Altertum hatte namhafte Belohnungen für die ärztliche Hilfe, welche sich nach dem Stande der Personen richteten. Herodot und Pausanias erwähnen öfter in ihren Schriften die ungeheuren Geschenke, welche Könige und reiche Privatleute nach Delfos und anderwärts hinschickten, zum Danke für die angezeigten Heilmittel in ihren Krankheiten. Nach Pausanias warf man Goldstücke und Silber in eine Quelle, welche beim Tempel des Amphiaraos war. In Persien, Ägypten und Griechenland bezahlten die Reichen ungeheure Summen für ihre Heilungen. Der persische General Naaman, der den Aussatz hatte, ging nicht zum Tempel, als mit 10 Talent Silber, gleich 6000 Thaler in Gold und mit 10 reichen Kleidern. Jerobeam, dessen Sohn krank lag, sagte zu seiner Frau: nimm 10 Brote, einen Kuchen, ein Gefäß voll Honig, und mache dich auf den Silo zum Prophet Ahias, dass er dir sage, was mit unserem Kinde geschehen soll.

Von der mesmerischen Behandlung insbesondere

In dieser Überschrift liegt der eigentümliche Begriff dieser Heilmethode. Behandeln, mit der Hand heilen, tut der gewöhnliche Arzt gar nicht, der Magnetiseur behandelt den Kranken nach einer neuen von Friedrich Anton Mesmer gelehrten Methode wirklich mit seinen Händen und schließt gewöhnlich die übrigen Arzneien dabei aus. »Die tonische Bewegung«, sagt Mesmer, »die in allen beseelten und unbeseelten Körpern enthalten ist, lässt sich sozusagen entflammen; einmal in einer Organisation erregt, erhält sie sich darin, die Mitteilung wird durchaus nicht auf Unkosten des ursprünglichen, erregenden Brennpunktes bewirkt, die Lebenskraft ist auch die Heilkraft eines jeden Individuums.«

Eine geschwächte oder alterierte Lebenskraft wird als Selbsteilkraft entflammt und zwar aus eine dreifache Art:

1) geistig-psychisch,

2) physisch durch physisch-chemische Stoffeinwirkungen und

3) magnetisch-dynamisch.

Die mesmerische Heilart besteht im Allgemeinen weder aus einer geistigen noch materiellen Einwirkung durch Arzneien, ohne sie übrigens ganz auszuschließen, sondern lediglich auf einer dynamischen Einwirkung mittelst der Hände, durch welche die tonische Bewegung in dem Kranken erregt, entflammt wird, dass seine eigene Lebenskraft auch die Heilkraft werde. Das Heilen lässt sich nun nach Mesmer auf zwei zu erfüllende Heilgebote zurückführen:

1) die Hindernisse (Krankheitsursachen) zu vermeiden oder zu heben;

2) die Verrichtung (Funktion) der Natur durch eine fortgesetzte, gehörig schattierte, sanfte und harmonische Anwendung der magnetischen Ströme zu vermehren.

Die magnetischen Ströme werden von der Lebenskraft des Erregenden, Magnetisierenden durch dessen Hände auf den Kranken übertragen und somit dessen eigene Lebenskraft erregt. Darin besteht die mesmerische Theorie seiner Heilmethode. Was das Heben der Hindernisse betrifft, so geschieht dies nach den Regeln der allgemeinen Therapie; das zweite Heilgebot nach Mesmers Grundsätzen der Behandlung besteht in der Mitteilung, oder besser, in der Erregung des magnetischen Agens; in der Fortpflanzung und Erhaltung und in der Verstärkung oder je nötigen Modifikation desselben. Denn es fragt sich nämlich, ob in der Mitteilung des magnetischen Agens ein wirkliches Strömen zur Hervorbringung der tonischen Bewegung von den Händen des Magnetiseurs auf den Kranken stattfindet oder ob es ein bloß dynamisch-polares Erregen der Lebenskraft sei, was wir unerörtert und dahin gestellt lassen können; ich habe meine Meinung darüber in dem Werke „Der Magnetismus im Verhältnis zur Natur und Religion“ ausgesprochen.

Wie dem auch sei, so wie die Erregung der tonischen Bewegung nichts stoffiges (wenn es nicht so fein wie Licht und Äther angenommen wird) mitteilt, dass die eigene Lebenskraft des Kranken zur Heilkraft werde: so wird jene Bewegung der Heilkraft auch nicht auf Unkosten des Erregenden, also des Magnetiseurs durch einen Stoffverlust bewirkt. Ein Licht, welches das andere anzündet, verliert nichts, weder an seiner Kraft, noch an Stoff, es entflammt die tonische Bewegung des brennbaren Gegenstandes, der zu leuchten und eine innere chemische Entwicklung anfängt. Der Magnetiseur verliert daher weder einen Stoff, noch kann er seine Kraft verlieren, wenn er nicht krank oder durch Ungeschicklichkeit in der Behandlung mit Ermüdungen, usw., selbst Schuld davon ist.

Tommasi behauptet: der Magnetiseur verliere an seiner eigenen Kraft und bedürfe der Erholung. *Sente in se un vouto indefinibile, come si mancasse un quid necessario alla sua esistenza, proba un senso di oppresiona al petto, un bisogno di riposo e di ristoro per ricuperare le proprie forze.*

Man sieht offenbar, Herr Tommasi wird durch das Magnetisieren angegriffen, was so individuell und selten vorkommt, aber durchaus nicht zur Regel gehört; keineswegs folgt aber daraus, dass damit ein wirklicher Stoffverlust verbunden ist.

Die mesmerische Behandlung ist von einfacher Art, direkt unmittelbar durch die Hand des Magnetiseurs, oder zweitens indirekt durch Stellvertreter und magnetisiert Zwischenkörper. Dem ganz Unkundigen kann die direkte Behandlung ganz zauberhaft vorkommen, und Mesmer selbst sagt (s. Mémoires sur la découverte): *Mes procédés, s'ils n'étaient pas raisonnés, paraitraient commen des grimaces aussi absurdes que ridicules, auxquelles il serait en effet impossible d'ajouter foi.*

Bei der direkten Behandlung ist das Psychisch-Geistige des bewussten Willens wohl nicht so ganz auszuschließen, dass man von einer absolut physischen Wirkung sprechen könnte, wogegen namentlich die Erscheinungen des Hellsehens zeugen, sowie man noch weniger die absolut geistige Wirkung kann gelten lassen. Ich halte dafür, dass Mesmer und Puysegur sich verständigen müssen; ersterer setzte das Gewicht seiner Behandlung auf die Wahl des richtigen Verfahrens und auf ein physisches Agens; letzterer hatte zum Wahlspruch: *Croyez et veuillez*; der Geist allein soll den Kranken instand setzen, sich selbst zu heilen. Ebenso ist die indirekte Art der magnetischen Zwischenmittel nicht ganz zu entehren.

C'est mal à propos, qu'on se livre à une seule manière d'agir à l'exclusion des autres; il faut se servir de tous las moyens, des toutes les ressources qu'offre le magnétisme. pour producer le plus de bien possible aux malades dont vous avez entrepris la guérison. Bruno.

Magnetisieren heißt also aus den Kranken einwirken, um dessen eigene Lebenskraft durch Zu- und Ableitung der Nerventätigkeit und somit durch gleichmäßige Verteilung derselben zu wecken und dadurch die Ausgleichung der gestörten Harmonie herbeizuführen mit oder, ohne Ausscheidung krankhafter Stoffe. »Magnetisieren ist, dieses Feuer durch eine Art von Erguss oder Entladung dieser Bewegung erregen und mitteilen. Dieser Guss bewirkt sich durch unmittelbare Berührung oder durch die Richtung der Hände oder der Pole des Individuums, welches dieses Feuer besitzt, oder auch durch die Absicht und den Gedanken.« Mesmer.

Die Hände wirken wie der Magnet ausstrahlend in die Entfernung, was sichtbar nachzuweisen ist; sie wirken polarisch anziehend oder abstoßend, usw.; die Händekraft ist aber eine organisch höher gesteigerte Nervenkraft, die um so verwandter auf die Nerventätigkeit des Kranken einwirkt, und direkt unmittelbar ohne Arzneien wohltätiger erregt als auf jede andere Art. Man kann mit der Hand so die Nerventätigkeit zuleiten, wo sie mangelt und ableiten, wo sie konzentriert ist, und dem gemäß verteilen, dass die eigene *vis medicatrix* des Kranken, die Krankheit, die gestörte Harmonie ausgleicht. Als Hilfs- und Nebenmittel können indirekt Arzneien und magnetisiert Zwischenkörper dienen, welche jedoch nur nach bestimmten Indikationen zeitweilig als Unterstützungsmittel in Gebrauch gezogen werden sollen. Dass durch die magnetische Einwirkung — Behandlung — eine gewisse

Gleichstimmung — Rapport herbeigeführt, und durch die Dauer inniger, verwandter wird, ist leicht einzusehen, und ebenso dann auch, dass ein Stellvertreter, der den Magnetiseur ersetzen soll, nie so wohltätig, wie dieser wirken wird, und noch weniger werden die Zwischenkörper, wenn sie auch mit der eigenen Kraft des Magnetiseurs geladen — magnetisiert — werden, auf die Dauer ihn ersetzen. Leblose Stoffe können nämlich auf eine Zeit lang durch lebendigen tierischen Einfluss magnetisiert werden, d. h., ihre eigene Kraft kann durch die organische Kraft erhöht werden, die sie aber nach einiger Zeit ohne Auffrischung verlieren; sie können zur Heilung nur insofern verwendet werden, als die geistige Leitung damit verbunden ist, oder dass sie in Abwesenheit des Arztes auf die Nerventätigkeit des Kranken erregend einwirken.

Es wird uns nach dem Obigen die Einsicht über den Vorgang beim Magnetisieren erleichtert, wenn wir aus die elektromagnetischen Wirkungen Rücksicht nehmen. Wir brauchen aber kein Ausströmen und Mitteilen des eigenen Flutstoffes, wie es Mesmer nennt, oder des Nerven- oder Magnetstoffes anzunehmen, sondern nur eine Anregung, Entwickelung und Leitung des in Andern enthaltenen magnetischen Lebensmagnetismus oder Lebenskraft durch die Handlung — Behandlung des Magnetiseurs.

Was dem Gefühle nach der Richtung der magnetischen Nerventätigkeit entlang nach außen strömt, ist nicht ein Stoff oder Saft, vielleicht auch nicht ein unwägbarer Stoff, sondern nichts weiter als eine Bewegung mit elektromagnetischen Eigenschaften in der belebten Flüssigkeit des Blutdunstes und der Nervenbläschen. Es würden sich damit auch die wohltätige Einwirkung und Stärkung junger Personen auf alte Leute und die nachtheilige dieser aus Kinder, sowie die Erscheinungen der Sympathie und Antipathie, usw., als aus elektrisch-magnetischen Eigenschaften beruhend, erklären lassen.

Schon ohnehin wirkt jeder Mensch bewusst und unbewusst durch, seine elektromagnetische Atmosphäre auf jeden andern Menschen ein; dies ist aber kein eigentlich magnetisierendes Einwirken in unserem Sinne; denn durch die gegenseitige Annäherung von Menschen, oder auch Tieren, wird nur eine gewisse Umstimmung ihrer Empfindungen, Gefühle oder Gedanken hervorgebracht, nicht aber wird dadurch die eigene Lebenskraft bleibend so angeregt, dass sie imstande wäre, eine innere Disharmonie auszugleichen. Dies kann nur durch bewussten Willen und durch ein längeres Magnetisieren geschehen, wodurch eine nachhaltige und wohltätige Wirkung herbeigeführt wird, und dies um so mehr, wenn der Einwirkende die magnetischen Eigenschaften vorwaltend schon in seiner Natur besitzt, oder dass er sie durch Übung und Kenntnis planmäßig zu gebrauchen versteht.

Professor Lippich gibt die Zeichen eines kräftigen Magnetiseurs so an: »Die Stärke eines Magnetenden richtet sich vorzüglich nach der Stärke seiner Willenskraft, welcher gewöhnlich eine derbere oder gedrängtere Entwicklung der Muskeln, des Herzens, der Lungen und eine kräftigere Herz- und Atembewegung entspricht. Dabei ist der Blick lebhaft, leuchtend, ja stechend.

Der Grad dieser Stärke wird von schlafwachen Personen durch das bloße Handanfassen bestimmt, und von dem Zuschauer nach der Entfernung gemessen, in welcher die Glieder und der Kopf und selbst der Rumpf der Schlafwachen der genäherten und sich allmählich entfernenden Hand des Magnetenden folgen. Doch ist hierzu ein hoher Grad von Übereinstimmung nötig.«

Die Eigenschaften eines guten Magnetiseurs beschreibt weiter derselbe also: »Nicht der stärkste, sondern der wohltätigste Magnetiseur ist der beste. Es ist aber dies derjenige, der bei einer gesunden Körperbeschaffenheit und hellem Geiste einen ruhigen, festen, unerschrockenen Charakter und die Fähigkeit besitzt, seine Aufmerksamkeit ohne Anstrengung zu sammeln, den Gegenstand zu durchschauen und seine Leidenschaften zu beherrschen.

Ein solcher wird beim magnetischen Einwirken alles, auch das Anstrengende, geräuschlos, sicher, einförmig und ohne viele Gebärden vollbringen, und sich durch nichts von der geistigen Beschäftigung abwendig machen lassen. Ein zerstreuter, furchtsamer, zweifelnder, neugieriger Mensch taugt zum Magnetiseur am wenigsten, vorzüglich wenn seine Verwendung einen andern Zweck hat, als die Herstellung des Kranken. Übrigens wird er so geartet nicht lange magnetisch wirksam sein und gar bald zuschanden werden. Magnetische Kraft im Überfluss ist weniger bei Frauen zu finden, als bei Männern.

Ist sie bei Frauen vorhanden, so wirkt sie bei sinkender Körpertätigkeit alsbald erhöhend auf die geistige Tätigkeit, während sich bei Männern die geistige Tätigkeit mehr der körperlichen Seite zuwendet und dann den Willen erhält.«

Was den Rapport zwischen dem Magnetiseur und Kranken betrifft, tu ihrer Übereinstimmung und Wechselwirkung nämlich, so ist eine solche Übereinstimmung — der gegenseitigen Atmosphäre — nicht nötig, gut aber, wenn es der Fall ist. Denn man kann bei Kindern, bei Schlafenden, Betäubten und auch auf Tiere magnetisch einwirken, dass sehr bald sichtbare und wohltätige Erscheinungen erfolgen. Durch öfteres Zusammentreten und gegenseitige Annäherung gleicht sich das Antipathische oder die Ungleichheit aus, wozu das geistige Benehmen des Arztes wesentlich beiträgt.

Die Fantasie bedingt ebenso wenig die Wirkungen, wie man von kenntnislosen Schwätzern so oft, hört, als erregter Geschlechtstrieb; im Gegenteil, diese Mächte sind heilsamen Wirkungen hinderlich.

Denn wie könnten so Menschen auf Tiere, Männer auf Männer und Kinder wirken. Es gibt indessen unstreitig einen natürlichen Rapport gleichartiger Stimmungen zwischen in Annäherung kommenden Individuen und ebenso ungleichartige Stimmungen, die ihren Grund in den verschiedenen Modalitäten des Herz- und Nervenlebens haben, was aber beim Magnetismus kein solches Hindernis sein kann, dass es der an Verstand und Gemüt gesunde Arzt nicht bald auszugleichen imstande wäre, sodass er vielleicht mit einiger Rücksicht ungesäumt zur Behandlung fortschreiten kann.

Die magnetische Einwirkung

Die magnetische Entwirkung auf andere ist eine Kunst, und die richtige Einwirkung zur Heilung und Linderung der Krankheiten ist eine große Kunst. Daher kommt es, dass das Verfahren ein sehr verschiedenes ist bei verschiedenen magnetisch einwirkenden Personen. Das Verfahren richtet sich bei der Einwirkung nach der Art der Krankheit und nach der hervorgebrachten Wirkung; dann kann es auch von der Persönlichkeit des Einwirkenden, von seiner besondern Macht und Gewohnheit, so oder anders zu wirken, abhangen. Das Verfahren ist also ein verschiedenes nach Personen und Umständen; es gibt daher keine ganz bestimmte Vorschrift, die immer und überall Geltung hätte; wir müssen aber die verschiedenen Arten kennenlernen, und dabei die Bedingungen erwägen, wann diese oder jene Verfahrungsart angewendet zu werden pflegt.

Die Arten der Einwirkung sind folgende:

1) die Annäherung zum Kranken,

2) der Blick,

3) das Wort,

4) der Hauch und

5) die Berührung mit der Hand; in Ausnahmefällen und wo schon der Rapport inniger hergestellt ist, ist die entfernte Einwirkung durch den Willen schon hinreichend, oder man wirkt durch Zwischenkörper.

Oft ist schon die bloße persönliche Gegenwart des Magnetiseurs ein kräftiges Einwirken, wie die Anwesenheit des Arztes gewöhnlich allein schon den Kranken beruhigt, und wahrscheinlich eine bessere Wirkung hinterlässt, als das Verschreiben von Mixturen, Umschlägen, Salben und Klistieren zu wiederholtem Gebrauch bei Tag und bei Nacht. Ein ruhiges Verhalten bei der Annäherung zum Kranken ist anfangs bei reizbaren Personen und in schweren Krankheiten gewiss die heilsamste Einwirkung; dass man dabei nicht ganz stumm bleibt, versteht sich von selbst, ebenso aber auch dass man jedes ungehörige Geschwätz vermeidet.

Verstärkt wird ein solches Einwirken der bloßen Gegenwart durch den ruhigen ernsten Blick, der indessen weder anhaltend noch stechend sein soll. Die hellsehende Kachler bewegte die Magnetnadel nicht nur durch das Entgegenhalten der Finger, sondern auch durch den Blick. Sie richtete ihren Blick etwa in der Entfernung einer halben Elle auf die Nordspitze, die Nadel drehte sich nach wenigen Sekunden nach Westen um vier Grade; sobald sie den Kopf zurückgezogen und den Blick abwandte, kehrte die Nadel auf den vorigen Standpunkt zurück. Dreimal wiederholt gab dieselben Resultate. Ein absichtliches und anhaltendes Fixieren des Kranken mit Blicken ist eine der stärksten Einwirkungen zur Aufhebung des Gleichklangs — *le centration* — des Nervensystems, wodurch nicht nur Beunruhigung, sondern Ohnmachten und gar leicht Starrkrämpfe entstehen, besonders wenn man den Blick des Kranken fixiert, wie wir oben in der neuen Heilmethode des

Engländers Braid mit seiner Lanzet-Büchse gesehen haben, die er so rühmt, und die sicher nicht ohne Wirkung ist, wenn wir es gleich lieber mit dem von ihm beseitigten Mesmerismus halten. Es ist bekannt, dass mehrere Tiere, wie die Schlangen u. a., durch den Blick andere Tiere lähmen, dass sie ihnen zur Beute werden.

Schon Mesmer hielt den Blick für eine sehr kräftige Einwirkung, weil damit sein Flutstoff unmittelbar auf das Gehirn überströmt; Puysegur und Deleuze stimmen mit ihm überein.

Die Franzosen und Engländer versetzen die Patienten vorzüglich durch den Blick in Schlaf, indem sie den Kranken lange stark anblicken und fixieren. Teste erzählt, dass er einen dreißigjährigen Mann, stärker als er selbst, durch den bloßen Blick in Schlaf versetzt habe, *quoiqu'il reussirat fort rarement sur les sujets qu'on magnétiserait pour la premiére fois*.

Derselbe magnetisiert seine Somnambulen gewöhnlich nicht anders, wenn es aufs Hellsehen ankommt, weil er bemerkt habe, dass sie auf diese Art am hellsten werden.

Wie wichtig der Blick bei gewissen Krankheiten und selbst bei nervösen Personen ist, ist bekannt genug; die wenigsten ertragen den steten Blick, der feste Blick eines geschlossenen Geistes überwältigt, und schwache Seelen, Trauer oder das Gewissen des inneren Mangels der ideellen Vollkommenheit weichen überall dem Blick eines Andern aus. Der Blick in das entzündete Auge eines Anderen verursacht Stechen und Entzündung im eigenen Auge. Im Leben Petrarka's wird erzählt, dass seine Laura einstmals heftig an den Augen gelitten habe. Bei seinen Besuchen fixierte er einstmals seine Augen auf jene der Geliebten, auf einmal schoss ein unsichtbarer Pfeil aus ihrem rechten Auge und traf das feine, das sich entzündete und schwächte. Aber wie ward er vor Freude entzückt, als er sie bei seiner Rückkehr vollkommen geheilt antraf. (Bibliot. du Magnet Tom. VII. p. 188.)

Das Wort belebt die Gegenwart und begleitet den Blick. Ein den Umständen angemessenes Gespräch wirkt geistig und vermag den Kranken auszurichten oder niederzuwerfen. Das *savoir faire* des, Arztes ist eine große Kunst — ob man sie auch lernen kann? — und besteht unstreitig mehr in den genannten drei Punkten, wer es recht versteht, als in der körperlichen Behandlung und in dem Rezeptverschreiben.

Durch ein Gespräch mit dem Kranken wirkt man auf die Essenz des Lebens, auf den Geist, der wissentlich, aber auch unbewusst auf den Leib zurückwirkt und dessen Bewegungen modifiziert, beschleunigt oder innehält, kräftigt oder schwächt. Körperliche Bewegungen können durch die Rede erregt, verstärkt oder angehalten, belebt, ermuntert, besänftigt und herabgestimmt werden nach den Indikationen, welche der Arzt im Griff hat — möchte ich sagen — wie er seinen Patienten durchschaut. Kein anderes Mittel hat der Magnetiseur aber vollends zur Erziehung und Behandlung der Schlafwachen, und es ist nie ratsam und nicht wohl getan, wenn er die Hellseher allein reden lässt. Von der Macht des Gesanges im Schlafwachen in der Folge.

Der Hauch und das Anblasen ist eines der wirksamsten Mittel, um Schmerzen zu lindern, Entzündungen und Geschwülste zu zerteilen. Das Anhauchen der Augen befördert den Schlaf, wie ihn das Anblasen aufhebt. Auch bei sehr heftigen Krämpfen ist das Anhauchen des Genickes, der Stirne oft allein das Mittel sie zu lösen; der Starrkrampf einzelner Teile weicht oft augenblicklich dem Anblasen, was nach Robiano auch mit einem Blasebalg und sogar mit dem Wind einer Feder gelingt, wobei indessen das Wirksame die Elektrizität ist, welche die Federn im hohen Grade besitzen, was man wohl auch von dem feuchten Hauch sagen darf; auch der Krampf ist eine durch elektrische Anhäufung gehemmte Bewegung.

Ist nicht das Leben selbst ein Hauch? Gott blies dem toten Erdenklos den lebendigen Odem in die Nase. Das Neubeleben bei Ohnmachten bewirkt kein Mittel wie das Anhauchen der Herzgrube, ebenso bei Magenschmerzen, bei der Migräne, bei Ohrenschmerz, bei dem Starrkrampf, auf das Genick. Herr von Bruno hat die Kunst des Anhauchens in ein ordentliches System gebracht. *J'use le souffle d'un procédé dilatant, calmant et fortifiant; c'est le souffle chaud sur la partie irritée et où les douleurs sont très vives. Je me sers du souffle toujours avec succès.*

Wenn der Kopf sehr heiß ist und man hat ihn durch das Magnetisieren überladen«, sagt Deleuze, »so blase ich ihn von fern kalt an.« Das Anblasen ist vortrefflich bei rosenartigen Entzündungen auf den bloßen kranken Teil.

Das Anhauchen ist das kräftigste Mittel, das Wasser und andere Stoffe zu magnetisieren. Das Berühren mit der Hand ist die gewöhnlichste Art des Magnetisierens, aber, wie gezeigt, nicht die einzige. Die eigentlichen wahren Organe des Willens sind die Hände, sie sind die Mittel und Träger der Kraft, welche durch den geistigen Impuls physisch wirkt; die Handlung ist eine von dem Geiste bestimmte und durch die Hände ausgeführte Tat. Die Hände geben die Richtung der von dem Willen bestimmten Kraft zu einer Zwecktätigkeit. In den Händen und Handlungen liegen die ausgesprochenen Charaktere physiognomisch der möglichen Wirkungstätigkeiten und des ausgesprochenen Willens, wie im Leibe die Sichtbarkeit der Seele. Bruno erzählt: »Ich hatte einst zwei Somnambule, eine davon sagte mir auf eine vorgelegte Frage über die eigentümliche Bewegung beim Magnetismus: Monsieur, *on magnétise avec son caractère, car le caractère d'un homme est selon son mouvement.* Die Hände sind also die unmittelbaren natürlichen Leiter physischer Kräfte zu höheren geistigen Zwecken, dieselben nach bestimmten Richtungen wirken zu lassen, sie zu fixieren oder aufzuheben; daher wird das Magnetisieren mit der Hand, die Manipulation, auch eine auf Erfahrung gegründete Kunst zum gehörigen Verfahren beim magnetischen Einwirken, zu wissen, wie anzuregen — die tonische Bewegung zu entflammen, — ab- und zuzuleiten, zu verstärken oder zu vermindern.

Es gibt zu diesen Rücksichten eine unendliche Modifikation in der Verschiedenheit des Gebrauchs der Hände, die noch nichts weniger als bekannt genug ist. So ist es keineswegs einerlei, ob man mit der ganzen Hand, mit einem oder mehreren Fingern, mit der hohlen, der stachen Hand oder mit dem Rücken derselben, mit der geschlossenen Hand oder mit den auseinander gespreizten Fingern, ob man mit dem inneren oder äußern Rand derselben magnetisiert. Es ist nicht gleichgültig, ob man die Hände auflegt und Teile des Kranken unmittelbar berührt, oder ob man sie in verschiedenem Maße entfernt hält und damit darüber wegstreicht, und zwar in diesen oder jenen Richtungen.

Die Berührung mit den Händen zum Zwecke heilsamer oder schädlicher Wirkungen und namentlich auch zur Heilung von Krankheiten, hat man schon in den ältesten Zeiten gekannt, wie ich in meinem geschichtlichen Werke weitläufig gezeigt habe. Die Berührung, welche im Mittelalter Marwel, Gräterik, Gaßner, van Helmont, usw., anwandten und lehrten, glich der mesmerischen insoweit, dass man die Hände auflegte und Teile damit strich; Zwischenkörper wurden häufig auch gebraucht, die eine den Händen ähnliche Wirkung hatten, und namentlich lehrte Paracelsus den Gebrauch des Magnets, wie es seit ihm kaum wieder, indem Maße bekannt worden ist; er hatte sehr starke Magnete, stillte Krämpfe und konnte damit Blutflüsse hemmen und erzeugen. Aber die genannte Vielseitigkeit und die Methode Mesmers hatte man vor ihm nicht gekannt; die ältere Art scheint immer die unmittelbare Berührung gewesen zu sein; so heilte auch Christus, wo nicht unmittelbar geistig durch das Wort, durch die mittelbare Berührung mit der Hand.

Die Franzosen, namentlich Gauthier, unterscheiden zwischen Kontakt (unmittelbare Berührung) und *Attouchement* (*attactus*). Naheberührung. Der Kontakt ist ihm das Betasten, die Vereinigung zweier Körper in der Berührung; das *Attouchement* ist ein *attingere* in der Entfernung, ein Berühren in Distanz, gleichsam durch einen unsichtbaren Körper. Das Wort berühren scheint diese Bedeutung auch mehr auszudrücken, als das grobe Betasteu, *contactus*, welches beim Magnetisieren gar nicht nötig ist und nur in gewissen Fällen, wo man auf Teile mehr elektrisch einwirken will, gebraucht wird, um örtliche Bewegungen und Zirkulationsströmungen herbeizuführen. Dass die Kontaktberührung beim Magnetisieren nicht notwendig seh, lehrte schon Mesmer (Aphorismes). »Die Berührung in der Entfernung ist viel stärker«, sagt er, »weil ein Strom (*un courant*) zwischen der Hand oder dem Konduktor und den Kranken stattfindet; sie bringt eine stärkere Wirkung hervor, als wenn man die Hand unmittelbar auflegt. Ich habe gefunden, dass, obgleich eine allgemeine Wechselwirkung unter allen Körpern stattfindet, es gleichwohl gewisse, verschiedene, besondere Verfahrungsarten gibt, diesen Einfluss zu modifizieren.« Die Behandlung geschieht ferner entweder mit einer oder mit beiden Händen, mit einem oder mit mehreren verschiedenen Fingern, welchen letzteren besonders die sogenannte neue Schule nach den Angaben der Somnambule Kachler oder die Schüler des Grafen Szapari eine sehr große Wichtigkeit beilegen, die wir näher kennenlernen werden.

Es ist es übrigens die Hand nicht allein, sondern auch der Kopf und die Füße oder der ganze Körper, mit dem magnetisiert werden kann, denn die Kraft ist in allen Teilen, aber nicht gleichmäßig; die Hände kann aber kein anderer Teil ersetzen. Das Magnetisieren mit dem Kopf wird wohl selten geschehen, es ist aber unstreitig sehr kräftig. Ich sah eine Somnambule den Kopf auf den Kopf einer andern halten, und heftige Krämpfe heben. Bestimmte Anzeigen, den Kopf an Körperteile des Kranken zu halten, wird es schwerlich geben, eben so, um mit den Füßen zu magnetisiren; dass sie aber sehr kräftig wirken, ist nicht zu bezweifeln.

König Pyrrhus heilte die Kranken mit seiner großen Zehe. Das Magnetisieren mit dem ganzen Körper, sagt Gauthier, ist sehr mächtig, aber lässt keine Unterscheidung zu, und die Kunst kann keinen Gebrauch davon machen; nur ein geheimer Instinkt kann es leiten. Es gibt indessen Beispiele von einer wirksamen Eigenschaft des ganzen Körpers zur Heilung von Krankheiten. Das Beilegen junger Mädchen, die den altersschwachen David wieder belebten, ist bekannt, so wie das Beispiel des Hermippus, der durch *puellarum anhelitu* über hundert Jahre alt geworden ist, sodass den Nachkommen angeraten wurde, es eben so zu machen. Gichtpatienten legen zu großer Erleichterung Hunde und Katzen zu sich in das Bett, und Plinius erzählt von Menschen, deren ganzer Körper medizinische Kräfte besaß.

Das Beleben toter oder tot geglaubter Körper durch das sich Darauflegen der Länge nach, ist aus der Bibel bekannt vom Propheten Elisa, usw., und anderwärts in vielen Beispielen. Ein sehr interessantes dieser Art erzählt Puysegur von der Fürstin Ligne, welche ihr an den Blattern erkranktes Kind zufällig verlassen musste; dieselben traten zurück und sie fand bei ihrer Rückkehr die Leute um das für tot gehaltene Kind weinend; sie belebte dasselbe dadurch wieder, dass sie sich mit den Kleidern auf dasselbe warf und so unbeweglich eine halbe Stunde lang in einer Art Ekstase liegen blieb, worauf es durch einen Schrei wieder ein Lebenszeichen gab, zu sich kam und gesund wurde. Puysegur macht als Beispiel hier auf die elektromagnetische Wirkung der durch Instinkt geleiteten Tiere aufmerksam, wo die Eltern mit so großer Liebe ihre Jungen pflegen, wie die weiblichen Vögel beim Brüten. Kranke Tiere werden nicht selten von andern gepflegt, ja man hat mit Recht behauptet, sagt Teste, dass Tiere schwächere magnetisieren, *je considère cette hypothèse comme une verité de fait*.

Mehrere Beispiele sind ferner bekannt, wo Männer ihre schon für tot gehaltenen Frauen dadurch wieder belebten, dass sie sich mit ihrem ganzen Körper auf sie warfen und durch ihre Lebenswärme wieder erweckten; so erzählt Foissac (Rapports sur le Magnet. animal) von Herrn Desprez, »dessen Frau bei einer Niederkunft so erschöpft wurde, dass alle Mittel umsonst waren, ihre Kräfte zu erhalten. Seine Umgebung und *Confréres* hielten sie bereits für tot und wollten Herrn Desprez mit Gewalt entfernen; allein er widerstand und verlangte bei ihr allein zu sein. Als sich die Andern entfernt hatten, schloss er die Tür zu, entkleidete sich und legte sich zu seiner Frau, nahm sie in seine Arme und suchte sie durch seine Wärme wieder zu beleben. Nach ungefähr 20 Minuten tat sie einen Seufzer, *elle pousse un profond soupir*, öffnete die Augen, erkannte ihn und bekam die Sprache. Einige Tage später wurde sie wieder gesund.«

Ich habe in meinem Werke (er Geist des Menschen in der Natur oder die Psychologie in Übereinstimmung mit der Naturkunde) ausführlich die hohe Bedeutung der Hände und ihren großen Vorzug vor den Füßen in physiologischer und psychologischer Hinsicht hervorgehoben und empfehle dem Magnetiseur das Weitere darüber dort nachzusehen.

Die Macht des Willens auf Andere und in die Ferne ist von alters her zu schädlichen und heilsamen Wirkungen bekannt gewesen, wodurch vorzüglich die magische Kunst in Ruf und Verruf gekommen ist. Häufiger wurden jedoch die schädlichen Wirkungen bekannt, wozu die *fama crescens eundo* das meiste beigetragen hat, und die Unbegreiflichkeit des Fernwirkens trug dazu bei, dasselbe dem Teufel zuzuschreiben, eben so auch die guten Wirkungen nicht dem Menschen, sondern einer hinter ihm versteckten Ursache — Geistern, Engeln oder Gott selbst. Der böse Blick war schon den Ägyptern und Griechen bekannt; *nescio quis teneros oculus mihi fascinat agnos*, fingt Virgil, und die alten Weiber konnten durch ihren giftigen Blick nicht nur Kinder töten, das Vieh im Stall verderben, die Milch versäuern und in der Atmosphäre Wetter machen zu Blitz und Hagel; sogar der heilige Thomas schreibt solchen bösen Blick ihnen zu: *ut in vetulis saepe contingit.*

Von der schädlichen Wirkung des *Maleficium* durch den Willen war das ganze Altertum und vorzüglich das Mittelalter, so wie fast alle wilden Völker überzeugt. Die schwarze Kunst machte Epoche in den Gesetzbüchern vieler Völker; Moses, Plato (von den Gesetzen) und die zwölf Tafeln der Römer setzen die Todesstrafe auf die schädliche Anwendung der schwarzen Kunst. Die Zeit der Hexenprozesse, welche ich in meinem Buche (der Magnetismus, usw.) ausführlich abhandelte, hat uns darüber die merkwürdigsten Geschichten hinterlassen, und etwas ähnliches spukt noch überall hin und wieder in den Köpfen.

Auffallend ist es aber, dass man von den guten unmittelbaren Wirkungen des Willens so wenig aufgezeichnet findet, und wo es der Fall ist, da wird es gleich wieder über den Menschen hinaus in das Reich der Wunder geschoben; die Kraft, die in den Propheten, in den Aposteln und Heiligen wirkte, wurde Gott und nicht der Wirksamkeit des eigenen Geistes zugeschrieben, der Mensch soll nur das leitende fügsame Werkzeug sein, durch das Gott seine Allmacht offenbaret. Die Macht der Kraftwirkung, die der Mensch in seinem Geiste besitzt, weiß er nicht zu gebrauchen, und wo er sie fühlt und erfährt, traut er sie sich selbst nicht zu, weil er zu tief herabgefallen ist von seiner ihm anerschaffenen Höhe und weil er keine Ahnung hat von der eigenen Anlage, die ein göttliches Prinzip enthält, vermöge dessen er selbstständig imstande ist, die Naturkräfte zu beherrschen und in die Ferne des Raumes und der Zeit zu wirken. *Ab animo tuo quidquid agitur, id agitur a te*, sagt Cicero; freilich, setzt er hinzu, ist etwas Göttliches in uns, das wir uns bemühen sollen, zu erkennen, ohne welches wir uns selbst nicht erkennen. (Tuscul. 1. 22.)

Was nun das Magnetisieren durch den Willen betrifft, so ist hier die nächste Wirkung durch die Hände und dann die unmittelbare Fernwirkung auf die Kranken zu unterscheiden, mit denen gewöhnlich ein starker Rapport besteht, worüber so viele Beispiele von jeher vorhanden sind, dass ein Zweifel darüber gerade so viel ist, als der Zweifel über alle historische Wahrheit, die jemand nicht direkt selbst mit seinen Sinnen erfährt. Ist der magnetische Rapport hergestellt, so kann durch den bloßen Willen auf Kranke gewirkt werden, und es gibt Magnetiseure, die starken Gebrauch davon machen; die Engländer zeichnen sich damit besonders aus. »Einige wollen«, sagt Barth, »dass ihre Kranken schlafen und erst zu einer bestimmten Stunde ausmachen, dass sie gewisse Gewohnheiten ablegen; sie lähmen ihre Glieder durch bloßes Wollen, oder erregen einzelne Hirnorgane und besondere Bewegungen. Andere haben nicht so viel Willenskraft, magnetisieren aber besser mit der Hand.«

Es können hier zwei Fälle eintreten, entweder der Kranke weiß, dass er jetzt magnetisiert wird, oder er weiß durchaus nichts, was man mit ihm vornimmt. Derjenige, der es weiß, kann man sagen, in demselben geht schon ein von sich selbst eingeleiteter Prozess aus Ideenassoziation vor; der es aber nicht weiß, wird es heißen, der wird auch nichts empfinden. Dieses Empfinden ist es aber, das durch eine Menge unleugbarer Beispiele erwiesen ist, die wir hier nicht anführen können, die aber in magnetischen Schriften in großer Menge enthalten sind. Unter andern erzählt Teste eine Erfahrung, die im Hotel Dieu zu Paris von Dupotet, vor einer Versammlung mehrerer Gelehrten 1826 gemacht wurde, welche unstreitig nachwies, dass der Wille eines Individuums stillschweigend und ohne Bewegung der Hände, *sans gestes*. auf ein anderes wirkte, welches durchaus nichts wusste, was für eine Rolle man es spielen ließ. Solche Beispiele wird jeder erfahrene Magnetiseur selbst kennen, und wir haben hier nicht um das Vehikel, um das Mittel zu fragen, wie der Wille übertragen wirkt, ob es das mesmerische magnetische Fluidum, usw. oder ob es der unmittelbar selbst wirkende Geist ist, genug, die Fernwirkung ist eine Tatsache.

Kann man durch Mauern und Wände in andere Zimmer hinüber wirken, dann braucht die große Entfernung nicht mehr anstößiger zu sein als die kleine. Diese Fernwirkungen sind nach den bisherigen Erfahrungen jedoch meist bei Schlafwachen und Hellsehenden beobachtet worden, jedoch nicht ausschließlich. Das *mens agitat molem* ist übrigens nicht unerklärlicher als der Gedankenübergang auf den Kranken, der Geist bewegt den in seine Sphäre gezogenen Leib eines Andern, und das ist dann erst der gemeinschaftliche Körper, et magno se corpore misset.

Interrogeons la natura à la bonne heute, mais ne la questionnons pas; attendons, pour le faire, que deja elle se montre disposée à nous repondre. Robiano.

So viel ist aber gewiss, dass die Einwirkung und die Anwendung, von welcher Art es immer seh, notwendig von dem Willen abhängt; denn dieser gibt die Grundbestimmung der Richtung, der Kraft und wohl auch — wenigstens halb bewusst — des Zweckes, der damit erreicht werden soll.

L'umana volonta questa potenza che ha dominato tale rivoluzioni, deve essere ormai una forza piu attiva di cui possiamo disporre! Guidi.

Allein die eigentümliche Naturbeschaffenheit einer jeden besondern Einwirkungsart kann der Wille nicht verändern; (*ne saurait denaturer l'action*) er kamt die einwirkende (sozusagen losgelassene) Kraft auch nicht mehr innehalten; sie wirkt gleich der mechanischen Kraft, als eine lebendige Kraft, als solche ist sie aber keine tote, sondern eine durch Geist und Materie gemischte Kraft; es ist eine direkt oder indirekt wirkende Zauberkraft, die Gutes oder Böses wirkt, je nach der Absicht und dem Endzweck des dabei wirkenden Willens.

Das indirekte Magnetisieren durch Leiter oder Zwischenkörper geschieht entweder, um die eigene Kraft des Einwirkenden zu verstärken, oder dieselbe zu ersetzen; sie ist aber nie der lebendigen Kraft gleich zu setzen. Man gebraucht die Zwischenkörper, magnetisiert oder unmagnetisiert, einfach oder zusammengesetzt — Baquette, entweder allgemeine Wirkungen herbeizuführen oder zu bestimmten, besondern Zwecken, örtlich zu reizen oder Reize abzuleiten. Als Hilfsmittel zu magnetischer Einwirkung kann man organische oder unorganische Körper benutzen, ja sogar die allgemeinen Naturelemente, welche die kräftigsten und kaum je zu entbehren sind.

Ich nenne davon nur das Wasser und das Licht; wie mächtig sind dann nicht die Wärme, die Elektrizität und der Magnet. Von Tieren, von den Bäumen und Pflanzen haben wir schon Erwähnung getan, von den unorganischen Körpern werden die Metalle, Erden und Salze und die leuchtenden Edelsteine als äußerst wirksame Zwischenkörper gebraucht. Durch alle diese Dinge wird die Kraft des Magnetiseurs geleitet, übertragen, verstärkt und fortgepflanzt, sodass die ihnen eigens innewohnende Kraft durch die Hand desselben modifiziert und der lebendigen Naturkraft gleichartiger und heilsamer gemacht wird, wie es am deutlichsten das magnetisiert Wasser beweist.

Diese Wahrheit der Erfahrung hat schon Mesmer ausgesprochen. »Der Ton der Bewegung kann allen beseelten und unbeseelten Körpern mitgeteilt werden, den Tieren, den Pflanzen, den Steinen, dem Sand, dem Wasser und andern flüssigen und festen Substanzen, aus alle Entfernungen und Größen hin, selbst der Sonne und dem Monde, usw. Puysegur, d'Eslon, Bruno, Deleuze, Wolfart, usw., bestätigen diese Wahrheit, und sie wird eine in der Natur gegründete unumstößliche Wahrheit bleiben. In Frankreich und England macht man jetzt nur einen geringen Gebrauch davon und die sich so nennende Szaparische neue Schule verwirft alle diese Hilfsmittel und damit alle magnetische Lehre vor ihr, — das neue Licht geht erst mit ihr auf; wir wollen sehen, ob es erleuchtet und wärmt?

Es braucht kaum erinnert zu werden, dass alle anorganischen Hilfsmittel ihre eigene Wirkungskraft haben, und dass sie zum Teil dem menschlichen Einwirken ähnliche Erscheinungen hervorrufen, weshalb sie hin und wieder jemand ohne alles weitere (menschliche) Magnetisieren allein anwendet, und zwar Apparate sowohl als einzelne Körper, wie den Magnet, die Edelsteine, usw., was wir in der Folge weiter sehen werden.

Der Hauptgrundsatz Mesmers lautet: »Von allen Körpern in der Natur wirkt auf den Menschen am wirksamsten der Mensch selbst, ihn kann kein beseelter noch unbeseelter Körper ersetzen«, und ein zweiter Grundsatz lautet: »Ersetzt kann der Magnetiseur durch einen andern werden, wenn er durch seine Vermittlung den Rapport zwischen ihm und dem Kranken herstellt.«

Es versteht sich, dass hier von einer Stellvertretung die Rede ist, welche den behandelnden Magnetiseur ersetzen soll, wenn dieser durch notwendige Abwesenheit einen Kranken selbst nicht behandeln kann. Da ein solcher Zwischenrapport meistens nicht gut ganz hergestellt werden kann, so wird dieser auch nicht ganz zu ersetzen sein; den nächsten besten zu wählen, ist aber völlig unrätlich.

Man soll daher mit Stellvertretungen durch andere Personen sehr sparsam sein, und wo der Kranke nicht selbst eine Wahl trifft, oft lieber bloß magnetische Leiter zu Zwischenkörpern mit der gehörigen Anweisung vorrätig zurücklassen. »Die Zwischenkörper, von denen man Gebrauch macht, nachdem sie magnetisiert wurden, haben ebenso wesentliche als mächtige und heilsame Wirkungen, die sich auf alle Krankheiten erstrecken.

Erstens behalten und unterhalten sie die ihnen vom Magnetiseur mitgeteilte Bewegung, was ein wesentlicher Punkt ist; denn ein Kranker soll nicht oft seinen Magnetiseur wechseln und von einer Hand in die andere übergehen. Sie beruhigen Schmerzen mit einer erstaunlichen Schnelligkeit und oft so gut und noch besser als die Hand selbst; sie unterstützen die Krisen, um den Somnambulismus herbeizuführen, und dienen auch noch die Nervenzufälle zu beschwichtigen, und isolieren diejenigen, die davon Gebrauch machen, von den antimagnetischen Dingen und von jeder schädlichen Einwirkung.

Einige Körper verlieren aber bald die magnetisch mitgeteilte Kraft, andere behalten sie sehr lange, andere ferner verlieren sie, gleich den mit Riechstoffen geschwängerten Körpern gar niemals, selbst durchs Kochen nicht.« Gauthier.

Man hat auch von antimagnetischen Körpern gesprochen, unter welchen man solche versteht, die den magnetisch Behandelten zuwider sind, oder die sogar den Magnetismus aufheben. Mesmer selbst sagt hierüber (Aphorism. prop. 18.): »Ich habe gesagt, dass nicht alle beseelten Körper zur Aufnahme des Magnetismus gleichmäßig geschickt sind; es gibt sogar einige, jedoch sehr selten, die eine entgegengesetzte Eigenschaft haben, dass ihre Gegenwart allein alle magnetischen Wirkungen in andern Körpern aufhebt.«

Es gibt nicht selten höchst auffallende Antipathien bei magnetisierten Somnambulen, wo dieselben die Gegenwart gewisser Personen, bekannt oder unbekannt, schlechterdings nicht vertragen, von denen einige durch das versuchte in Rapportbringen des Arztes gehoben oder gemildert werden, andere aber gar nicht aufzuheben, sind.

Von Tieren ist die Katze den meisten Schlafwachen zuwider, und verursacht schon in der Entfernung Unruhe und Nervenzufälle; viele vertragen auch die Hunde, besonders Langhaarige nicht, nach Bruno; andern sind gewisse Vögel zuwider, wie der Kanarienvogel, so wie es auch bei den anorganischen Körpern eine große, jedoch mehr individuelle Verschiedenheit gibt, dass manche den Zink, das Kupfer, den Stahl, usw., nicht vertragen, die andern hingegen angenehm sind. Die Seide ist eben kein antimagnetischer Stoff, jedoch scheint sie die meiste Isolierungskraft zu haben und vielen ist schon das Rauschen derselben zuwider. Gewisse Farben, schwarz, rot, violet sind vielen zuwider. Unter den Bäumen ist der Feigenbaum, der Lorbeer nach Roullier, der Sumak nach Deleuze schädlich.

Ein Beispiel von Bruno über Antipathie möge hier schließlich angeführt werden. Es gibt Somnambule, die durch den Geruch Hunde und Menschen in weiter Ferne unterscheiden, und unter Menschen nicht nur die materielle, sondern auch die geistige Verschiedenheit angeben. »Ich hatte zwei Somnambule«, sagt Bruno, »von denen die eine eine wahrhaft wunderbare Empfindlichkeit hatte. Wenn ihr jemand die Hand auf den Magen legte, so erkannte sie ihn aus der ihm eigenen Bewegung in derselben. Sie trieb ihre Empfindlichkeit so weit, dass sie den Rapport mehrerer Personen unter sich unterschied, den der eine mit dem andern hatte, ob es Verwandte unter sich waren, oder Freunde oder bloße Gewohnheitsbesucher.«

Die mesmerische Behandlung im Allgemeinen

Das Verfahren mit den Händen, nach den genannten Verschiedenheiten zu magnetisieren, richtet sich nach den Anzeigen, was bezweckt wird: ob man allgemein oder örtlich wirken, ob man auf den ganzen Körper ohne Rücksicht auf die Verschiedenheit der Krankheiten oder ob man mit Rücksicht auf besondere Krankheiten, auf bestimmte Körperteile und Organe wirken will. Ferner ist das Verfahren verschieden: ob man kräftig anregend — positiv, oder besänftigend, ableitend — negativ, einwirken soll. Will man also eine magnetische Kur beginnen, so muss man vor allem über die Art der Krankheit im Reinen sein.

Bei der gegenseitigen Ruhe und Besonnenheit des Arztes muss der Hauptplan im voraus entworfen sein, den man nach der Beseitigung aller störenden Personen und Umstände und bei der möglichsten Bequemlichkeit des Kranken durchzuführen gedenkt, wobei das Ausweisen von Tieren, das Ablegen von Seide, Metallen, vorzüglich Eisen, Federn zu verstehen ist. Bei einer lange dauernden chronischen Krankheit und bei einem allgemeinen Ergriffensein, wie beim Fieber, wird man allgemein auf den ganzen Körper einwirken, um das Lebensfeuer und den Ton der Bewegung der *vis medicatrix* anzuregen; bei einer örtlichen Entzündung oder bei Schmerz wird man örtlich wirken. Wo man ein spezifisches Übel bestimmter Körperteile, wie Geschwülste Geschwüre, Drüsenverhärtungen der Eingeweide, Augen- und Ohrenkrankheiten vor sich hat, da wird man mit einer allgemeinen Einwirkung die örtliche vereinigen. Man wirkt positiv, wo eine allgemeine Schwäche und Erlahmung oder wo ein Stillstand und Mangel der Bewegung und der Lebenswärme vorhanden ist, und man wirkt negativ, wo Erhitzung und Aufregung, Entzündung und Krampf zu behandeln sind; bei der positiven Einwirkung lässt der Magnetiseur das Kraftfluidum überströmen, bei der negativen nimmt er es von dem Kranken fort.

Ist die Bekanntschaft mit dem Kranken ganz neu und kennt derselbe das magnetische Verfahren gar nicht, so ist es ratsam, mit der magnetischen Behandlung ohne irgendein Aufsehen auf sich zu locken, langsam vorzuschreiten, und lieber erst den Rapport herzustellen durch die Annäherung, durch das Wort, durch das Halten der Hände, durch Auflegen einer oder beider Hände auf die Achseln und durch ein langsames Herabfahren mit denselben bis an die Handwurzeln; durch Trinken des magnetischen Wassers.

Nach Angabe einer Somnambule soll man den Rapport zwischen einem Kranken, der Widerwillen äußert, und dem behandelnden Arzte dadurch herstellen, dass:

1) magnetische Striche gemacht werden mit den zusammengestellten fünf Fingern von dem Oberarm herab aus der Achselhöhle und der inneren Seite der Arme bis zu den Fingerspitzen, welchen die des Einwirkenden eine Weile entgegengestellt bleiben müssen; dazu wird

2) die mehr geistige Wechselwirkung bewirkt durch das Begegnen der Blicke, durch ein teilnehmendes Gespräch und überhaupt durch ein freundliches Benehmen. Auch ist es gut, wenn man die magnetische Tätigkeit des Kranken erhöht, dadurch, dass man den Daumen oder die zusammengehaltenen fünf Fingerspitzen oder den Mittelsinger in die Milzgegend versetzt und dort etwas anhält. Man verstärkt seinen eigenen Mittelfinger, wenn man mit der entgegengesetzten Hand vom Ellbogen am Vorderarm herab gegen alle Finger einzeln streicht, und den gestrichenen Finger einbiegt, den Mittelfinger aber freilässt und bis zum mittleren Fingergliede streicht, dann denselben mit dem Daumen und dem Mittelfinger der entgegengesetzten Hand am untern Fingergliede anfasst und die übrigen, Finger dieser Hand ebenfalls einzieht. Auch kann der Hilfeleistende seine magnetische Kraft ansammeln durch Einwickeln der geschlossenen Hände in Seide, durch seidene Strümpfe und Handschuhe, durch Schließen der Augen, durch Einschlagen der Finger zur Faust.

Seine magnetische Gesamtkraft kann der Heilwirkende verstärken, wenn er seine Stirne von der Nasenwurzel bis zur Scheitelhöhe dreimal oder mehrere Male aufwärts streicht, dann die Hand liegen lässt und den kranken Gegenstand ruhig überdenkt; dadurch wird auch das richtige Wollen gesteigert und die Lösung folgender Fragen erleichtert: woher kommt die gegenwärtige Störung, wohin soll die magnetische Tätigkeit des Kranken geleitet werden, und wie soll die Störung ausgeglichen werden.« Lippich.

Beim Anfang einer jeden magnetischen Behandlung gelte die allgemeine Regel, dass man so gelind als möglich einwirkt und auch nicht zu lange in derselben Art des Behandelns fortfahre, indem oft eine unerwartete Rückwirkung entsteht, welche den Kranken und die Umgebung unnötig erschreckt und so die Wirkung überhaupt stört. Es ist deshalb gut, dass man auf die etwa möglichen ersten Wirkungen im voraus aufmerksam macht, was dem erfahrenen Magnetiseur nicht schwer sein wird. Eine zweite Regel ist die, dass der Kranke nach jeder magnetischen Behandlung wenigstens eine halbe Stunde lang sich ruhig verhalte und wo möglich ganz allein bleibe. Auf die Stellung des Kranken nach der Richtung des magnetischen Meridians habe ich schon oben aufmerksam gemacht.

Um nun das richtige Verfahren der Behandlung einzuschlagen, ist die Erkenntnis der Krankheit und des gegenwärtigen Zustandes des Kranken unerlässlich; ohne dies wird es nur ein unsicheres Tasten, Streichen und Manipulieren sein, wobei indessen bei dieser Methode, wenn nur einige Bekanntschaft mit dem Gegenstand stattfindet, weniger Schaden angerichtet wird als bei allen andern Heilmethoden.

Die Erkenntnis der Krankheiten lehrt aber die Pathologie und wird hier vorausgesetzt, so wie die Bekanntschaft mit den allgemeinen Regeln der Therapie, mit denen ausgerüstet der magnetisierende Arzt immer die Hauptfragen: was, wo, woher und wie? im Bewusstsein behalten muss.

Das Wesenhafte des Krankheitsgegenstandes nämlich ist das Was; wo ist der Hauptsitz? von welchen Ursachen kommt sie her und wie ist die Behandlung vorzunehmen? Das was ist die Krankheit? Und wo ist ihr Hauptsitz? Ist wohl allermeisten in der Medizin der dunkle Fleck, der schwierige Punkt, den das Auge nicht sieht und das Tasten nicht, greift, und woher das so häufige Fehlschlagen aller Heilversuche kommt. Die Ursachen sind meist leichter auszumitteln und liegen oft auf offener Hand; das, Wie des Verfahrens ist, für alle Heilarten für den Kundigen dann nicht schwer, wenn er die drei andern Fragen richtig ausgemittelt hat.

Die zwei schweren ersten Punkte des Was und Wo werden sehr oft erst durch die magnetische Behandlung deutlich erkannt, denn durch dieselbe stellt sich erst der wesentliche Charakter der Krankheiten mit ihren Merkmalen heraus, und es wird der Sitz der Krankheit erst durch das Hervortreten die eigentümlichen Erscheinungen verraten, ob dieselbe mehr im Nerven- oder im Zirkulationssystem ihre Wurzeln hat, oder ob sie im vegetativen Leben der Haut und des Drüsensystems, in den Se- und Exkretionsorganen begründet ist.

Wo die Hauptstörung und Stoffanhäufung vorhanden ist, da äußern sich die Haupterscheinungen der rückwirkenden magnetisch angeregten Lebenskraft, und zwar oft durch stürmische Zufälle. Die allgemein Behandlung führt so zur örtlichen und zum Wechsel beider. Ist die Störung im Nervensystem begründet, so wird die veränderliche Stimmung mit dem zarten Körperbau bei leichter Erregbarkeit bald leise fühlbare Muskelzuckungen, Krampfbewegungen mit mancherlei Abwechselungen Verraten, das örtlich Besondere wird durch Wiederbelebung nach und nach immer durch eine kurze bloß allgemeine Behandlung sich deutlicher herausstellen.

Bei trägen, dickleibigen Personen, die weniger durch die Kraft der Sinnes- und Muskeltätigkeit als durch phlegmatische Aufschwellung sich auszeichnen, fordern die allgemeinen und örtlichen Vegetationskrankheiten eine mehr allgemeinere Position und anhaltende Behandlung Entzündungen, Blutwallungen, Stockungen in dem Gefäßsystemefordern im Gegenteil eine mehr negative, mehr örtliche und kürzer dauernde, aber öfter wiederholte Behandlung; doch gehört das Weitere dieser Fragen mehr in die Lehre der besondern Behandlung.

1. Das allgemeine Verfahren

Die allgemeine Behandlung geschieht nur mit der ausgestreckten flachen Hand oder mit den Fingern, und diese sind entweder aneinander geschlossen oder auseinander gestreckt. Magnetisiert wird entweder durch Auflegen (Imposition) oder durch ein Fernhalten der Hand vom Kranken (*application en distance*); das Auflegen oder Fernhalten der Hand am Kranken oder an einem Teil desselben dauert länger oder kürzer und ebenso die Bewegung durch Herabfahren von der Stelle (Streichen, Striche, *passes*), die mit Kreisbewegungen oder mit Reiben (selten) gewechselt werden. Das lange schon vor Mesmer bekannte Auflegen der Hand geschieht bei der allgemeinen Behandlung zuerst fast allgemein auf den Kopf.

Man legt die flache Hand sanft auf den Kopf des Kranken und lässt sie einige Sekunden, eine halbe Minute ruhen, hebt sie wieder auf, und fährt langsam mit dem nicht steif ausgestreckten Arm und mit den eben nicht so steifgehaltenen, sondern etwas eingebogenen und auseinander gestellten Fingern vom Scheitel des Kopfes, ohne zu berühren, in der Entfernung von einigen Zollen vor das Gesicht herab bis zur Herzgrube, hält hier eine ganze oder halbe Minute ruhig an, mit oder ohne Berührung mit den Fingern, und geht dann wieder langsam abwärts bis über die Füße hinaus, immer ohne Berührung zieht dann die Hand in einem abgewandten Bogen wieder hinauf, und wiederholt etwa dreimal das Nämliche. Dies war die gewöhnliche Behandlung Mesmers im Allgemeinen und ist auch die meinige.

Wir wollen jetzt die weitere Methode des Verfahrens kennenlernen, und indem ich zuerst meine eigene mir angewöhnte angebe, will ich zugleich die Methoden anderer anführen, um es dem eigenen Urteile der Leser zu überlassen, bei der Verschiedenheit der vorkommenden Fälle nach Gutdünken Gebrauch zu machen; denn es gibt kein fixes ganz bestimmtes Gesetz, gerade so zu verfahren.

Man stellt oder setzt sich ganz ungezwungen, ich möchte sagen mit einer Art leichten Fertigkeit — nicht Leichtfertigkeit — vor den — vorbereiteten — Patienten, so nahe ohne ihn zu belästigen, ihn jedoch erreichen zu können. Ich fasse dann eine oder beide Hände und halte sie eine Zeit lang ganz ruhig, blicke aber den Kranken an, und lasse ihn, wenn er nicht unruhig oder mit der Sache ganz unbekannt ist, meine Augen fixieren. Stärker und schneller wirkt, das Auflegen der einen Hand auf den Kopf und das Halten einer Hand des Patienten mit der andern Hand. Bei einer großen Unruhe oder bei Nervenzufällen ist das Eine und Andere nicht ratsam, in solchem Falle ist die ruhige Annäherung und das sanfte Auflegen der Hand auf die Herzgrube das Beste, solange bis die Ruhe sich einstellt. Nach diesem oder zuweilen gleich anfangs magnetisiere ich mit beiden Händen auf die oben angegebene allgemeine Art vom Kopfe herab, und wiederhole dann die Striche ebenso seitwärts vom Kopfe herab über die Ohren auf die Achseln, wo die Hände eine ganze oder halbe Minute aufliegen, dann wieder aufgehoben langsam den Arm entlang über die Hände herabgeführt werden bis zu den Fingerspitzen, die berührt eine Zeit lang aneinander gehalten werden, und wiederhole dies wieder, mit nach seitwärts im Bogen zurückgebrachten Händen, dreimal.

Die Striche können dann mehrere Male wiederholt werden, und zwar mit Abwechselung des Berührens, mit Handauflegen und Streichen unmittelbar über den Körper hinab oder ohne Berührung, wobei inzwischen das Halten der Hände oder der einen Hand und das Auflegen der andern auf die Herzgrube am rätlichsten scheint, teils den Rapport herzustellen, teils den Ton der Bewegung der *vis medicatrix* des Kranken mit gelassener Ruhe anzuregen. Länger als eine Viertelstunde oder höchstens eine halbe, bringe ich damit in einer Sitzung nicht zu, ich mache dann einige ableitende, vom Kopfe nach den Füßen und den Händen führende Striche in einiger Entfernung und verlasse den Patienten mit dem Befehle, dass er ganz ruhig eine halbe Stunde lang, ohne etwas zu unternehmen und sich stören zu lassen, sich zurückziehe. Zu bemerken ist, dass die Striche nie aufwärts gemacht werden dürfen, und dass nach den abwärts vom Kopfe zu den Gliedern gemachten Strichen die Hand immer seitwärts im Bogen zurückgeführt werden muss, weil das Zurückfahren auf demselben Wege die Wirkung, wie beim Streichen des Magnets, wieder aufhebt, und jedenfalls disharmonische Bewegungen hervorbringt.

Dies ist die ganz allgemeine Behandlung, wo keine örtlichen Symptome vorhanden sind, und wo während der Behandlung keine Schmerzen oder Zufälle sich zeigen. Ist dieses aber der Fall, so wird die Hand in der Entfernung eines oder zwei Zoll von der empfindlichen Stelle ausgestreckt ein paar Minuten lang, auch wohl länger, gehalten, wobei der Kranke meist eine starke Wärme und vermehrten Schmerz empfindet, bis derselbe sich versetzt, z. B. Auf die Glieder hinweg, oder meist ganz verschwindet.

Sobald der Kranke durch das allgemeine Magnetisieren irgendwo innerlich eine Empfindung spürt, lege ich die Hand dort leise auf und lasse sie ruhen mit abwechselnder Erhebung etwa einen Zoll hoch und suche gleichsam prüfend den innerlich versteckten Herd des Übels, was meistens bald gelingt. Dieses Fühlen ist nach den ersten allgemeinen Strichen immer ratsam, indem man vom Kopf abwärts langsam über die Brust und den Unterleib untersuchend herabfühlt. Man spürt nämlich in der flachen Hand eine Art Kälte oder Wärme und gewahrt eine leise Bewegung unter der ausgelegten Hand an den Stellen der kranken inneren Teile, die sich durch Anhalten oft vermehrt. Diese Ausforschung — Explorationsmethode — ist nicht gut zu beschreiben, sie ist individuell, die Einer mehr als der Andere hat, man muss es selbst probieren und sich durch Erfahrung angewöhnen.

Mesmer sagt hierüber: »Man empfindet durch Erfahrung eine Art materiellen Ausströmens, dessen Feinheit alle Körper durchdringt ohne Kraftabnahme.« Bruno hatte sich sein Gefühl durch Erforschung der Krankheiten in langer Erfahrung so fein ausgebildet, dass er in seiner Explorationsmethode eine wahre Kunstfertigkeit besaß, die Krankheiten auszumitteln; er selbst sagt:

»Je regards les sensations, qu'on èprouve sur les mains. Celles qui sont internes et qui affectent les principaux viscères, les cours do sang, las nerfs et d'autres parties moins importantes, les entrainements et les effets qui en resultent. comme la bass sur laquelle repose la pratiqua du mugnétisme.

»Durch diese Gefühle«, sagt er weiter, »wirst du mit Sicherheit und Erfolg heilen, ja ich behaupte noch mehr, ohne Furcht der Lügen gestraft zu werden, dass jemand sich nicht rühmen kann, gut zu magnetisieren ohne Kenntnis und Gebrauch dieser Sensationen. Diese Exploration muss die Basis aller magnetischen Behandlungen sein; es ist nichts als ein aufmerksames Beobachten und ein Suchen des Krankheitssitzes und ihrer verschiedenen Verzweigung.« Bruno gibt an, dass man vom Kopf bis zu den Füßen auf die feinen Bewegungen acht haben solle; der Kranke gibt zuweilen den Sitz des Schmerzes und seine Ursache selbst an, aber öfter ist es das Gefühl und der daraus gezogene Schluss, der den Sitz und die Ursache der Krankheit angibt, die in den allermeisten Fällen, wie schon Mesmer sagte, auf der entgegengesetzten Seite des Schmerzes ist, besonders in Lähmungen und Rheumatismen. »Man empfindet nichts gleich anfangs«, fährt er fort, »aber durch Übung fühlte ich an den Fingerspitzen ein Kitzeln, das bald bestimmter wurde; bald darauf wurde meine Hand angezogen, zurückgestoßen und sogar auf andere Personen übertragen.

Ich erhielt durch Gewohnheit die Leichtigkeit den Bewegungen nachzugeben, und ihnen zu folgen. In dieser Hinsicht bediene ich mich viel der Empfindlichkeit — *Sensation* — meiner Somnambulen, ich hatte einmal sechs solcher, die meine Meister und Führer wurden, ihnen verdanke ich den größten Teil von dem, was ich vom Magnetismus verstehe, und ich bekenne, dass ich ohne ihr Licht nicht vermocht hätte, mich zurechtzufinden.«

Diese Stellen sind zu merkwürdig, sie hier nicht anzuführen, allein es wäre zu weitläufig, seine ausführliche Lehre der Sensationen bei den verschiedenen Krankheiten abzuschreiben, ich muss den Leser auf die oben angezeigten Werke von Gauthier und Lausann deshalb verweisen; nur so viel muss ich als eine einzige und höchst wichtige Lehre zur Nachahmung für den Leser noch anführen, was Bruno von den Mitteln zu seiner Exploration weiter beschreibt, in der Voraussetzung, dass vielen Lesern jene französischen Schriften unzugänglich sein möchten.

»Wenn ich eine Krankheit erforsche, so enthalte ich mich jeder Frage über die Krankheit, damit ich durch vorgefasste Meinungen nicht irrewerde. Fragen stelle ich erst nach der Exploration, damit ich vergleichen kann. Ich fasse den Kranken an seinen Daumen, sammle mich und richte mein Gebet zu Gott. Nach dem Gebet setze ich mich mit dem Kranken in Rapport und verfahre dann nach der Anzeige. Ich befühle dann nicht nur alle Teile des Körpers mit den sich korrespondierenden Händen, sondern ich achte mit großer Aufmerksamkeit auf die Gefühle; schon das erstere Verfahren bringt mir Licht. Nach hergestelltem Rapport bringe ich meine Daumen drei Fingerbreit über den Schwertknorpel der Herzgrube und halte sie über das Sonnengeflecht, das unmittelbar hinter dem Magen liegt; dabei überlege ich in meinen Gedanken und helfe mir mit meiner Einbildung — *imagination* — die mir diese Teile vorstellt. Während so meine Daumen auf diese Teile aufgelegt sind, halte ich beide Hände auf beiden Seiten, die eine über die Leber und die andere über die Milz ungefähr fünf Minuten lang ausgestreckt. Während dieser Zeit durchlaufe ich mit meinen Gedanken diese Teile und halte sie an jedem etwas an. Ich trage diese Tätigkeit geteilt zwischen der Partie des Kranken und der korrespondierenden meines eigenen Körpers, und bei dieser zweiten Operation entwickeln sich meine inneren Sensationen, werden deutlich des bestehenden Rapports. Nach fünf Minuten entferne ich meine beiden Hände einen Zoll weit, richte die Aufmerksamkeit auf den Magen ohne irgendeine Bewegung und gebe dann auf die Gefühle meiner Hände acht.«

Eine merkwürdige Stelle ist weiter folgende: »Wenn ich mich mit einer in Krise begriffenen Person in Rapport setzen will, ohne die Tätigkeit, die in ihr vorgeht, zu stören, so übertrage ich meine Kraftwirkung nicht auf sie, ich teile ihr meinen Ton der Bewegung nicht mit, ich empfange vielmehr ihre Aktion und überlasse mich ihrem Ton, ich bleibe passiv statt aktiv. Ich wirke da zuerst auf die Person überhaupt, und durch meinen Willen empfange ich die Tätigkeit der in Krise befindlichen Person.

Ich setze mich dann mit ihr in innigen Rapport, indem ich beim Kopf anfange, in Gedanken ihre Eingeweide durchlaufe, die in der Krise befindliche Aktion wirkt auf mich zurück, und da mein Wille passiv ist, dass ich ein bloßes Mitgefühl habe, so folgt diese Aktion dem einfachen Gesetze der Tätigkeit eines Körpers auf den andern, die Eindrücke des Kranken modifizieren meine Bewegungen nach den Ihrigen und setzen mich beiläufig aus ihren Standpunkt — *a son ton.*

Man sieht, dass wenn ich auf ihn wirken will, so kann ich es in dieser Lage tun, ohne ihn viel zu beunruhigen, wenn ich schonend nach und nach meine Tätigkeit auf ihn richte. Bei diesem klugen Vorgehen herrschet endlich meine Tätigkeit vor und ich kann ihm meinen Ton mitteilen, ohne zu beunruhigen. Dieser Versuch gelang mir fast jedes Mal.«

Die Empfindungen der Hände beschreibt Bruno also: »Die Sensationen sind verschieden nach dem Zustand der magnetisierten Personen, sie alle zu charakterisieren ist schwierig, aber den größten Teil will ich anzeigen. Man empfindet z. B. dass der Wind oder Strom — *souffle* — heiß ist, der sich auf die Hand wirft mit verschiedenen Nuancen — Schattierungen —, die man erst durch Gewohnheit unterscheidet; er ist größer oder geringer, trocken oder feucht. Ich bin gewohnt, die Hände anzufeuchten, ohne abzutrocknen, und so trocknet sie oft die Hitze, ich tue es um die Empfindlichkeit zu behalten, die durch das Austrocknen abnimmt. Die trockne Hitze zeigt eine Spannung der Fibern und eine gestörte Zirkulation. Zuweilen ist die Wärme feucht und angenehm, was freie Zirkulation der Säfte anzeigt, und auch Ausleerungen; oft ist sie ganz lau. Ein andermal fühlt man Kälte in verschiedenen Schattierungen, was fast immer Stockungen und Verstopfungen andeutet; Atonie und Krämpfe oder ein leises Kitzeln an den Fingerspitzen zeigt Gallenüberfluss und scharfes Blut wie ein Stechen längs der Finger bis zur hohlen Hand.

Andere Empfindungen sind ein Einschlafen bis zu den Fingern hinaus, oft bis zur Hand und den Arm entlang, was große Zirkulationsstörungen bedeutet. Auch ein nervöses Zittern spürt man oder ein Ameisenkriechen bei Nervenzufällen. Bei nervöser Erschlaffung ermüdet die Hand und eine Art Schwäche befällt die Finger. Fühlt man eine Art Wallung — *fluctuation* — in der Hand und den Fingern, so zeigt es unordentliche Blutbewegung des Kranken. Ein Erstarren der Finger zeigt Schleim im Magen oder in der Brust.«

Von der Naturbeschaffenheit dieser Strömungen bemerkt Bruno, dass es feine Ausflüsse sehen aus allen Körpern des organischen und anorganischen Reichs, verschieden beim Menschen insbesondere nach der Körperbeschaffenheit und selbst nach den angewandten Mitteln. So erzeugt magnetisiertes Wasser, *Liqueure*, besonders warm gemacht, verstärktes Strömen.

»Wenn ich dem Kranken gegenüber bin, empfinde ich die Reaktion jener Tätigkeit — *Trail* — in dem entgegengesetzten Teil, sodass ein Leberschmerz des Kranken sich bei mir in der Milzgegend zeigt, und umgekehrt, einen Schmerz in der Milzgegend empfinde ich in der Leber, so die Schläfe, Augen, Ohren. Ist der ganze Kopf angegriffen, so empfindet es der meine; der Magen entspricht dem Magen. Ist der Kranke von mir entfernt, so lassen die Schmerzen sich in den gleichen Teilen empfinden. Aus diesen Beobachtungen schließe ich, dass gleiche Teile der Individuen aufeinander eine Wechselwirkung haben; indem sie dieselben Funktionen haben, haben sie analoge Stimmungen, daher rührt diese besondere Schwerewirkung der Anziehung gleicher Teile unter sich. Diese Eigenschaft ist übrigens viel allgemeiner als man glaubt und nicht bloß bei gewissen Krankheiten; der Mangel der Beobachtung und Übung ist schuld der Nichtempfindung. So habe ich es bei Personen empfunden, ohne mit ihnen in einem besondern Rapport zu stehen.«

Über die Effekte gibt er noch einige Regeln insbesondere an, die noch angeführt zu werden verdienen. »Die Wirkungen dieser Ausströmungen sind eben nicht ein Wind, ein Blasen, sondern eine Art Streichen der Luft. Meine Hände erhitzen sich infolge dieser Ströme; vor diesem Effekt fühlt man eine Schwere, der man leicht nachgehen mus, alle Kraft von der Hand ziehe man gleichsam nach dem Arm und behalte nur so viel zurück, um die Hand nicht fallen zu lassen. Es gibt so verschiedene Arten der Versetzung; zuweilen werden die Hände gegen den Magen angezogen und sie wollen sich anlegen darauf, ein andermal werden sie abwechselnd abgestoßen und angezogen, oder nehmen wohl eine Zirkelbewegung an. Gewöhnlich sind diese Ströme nur leise und sanft, oft aber auch stark mit lebhafter Bewegung. Fühlst du etwa starke Ströme gegen den Kopf, dass sie dort Unruhe und starke Wirkungen machen, so gib etwas nach, aber widersetze dich ihrer Schnelligkeit. Vom Kopf führe sie hinab an die Seiten und die Brust, führe sie weiter seitwärts über die Kniee hinab bis zu den Füßen, kehre öfter zurück, bis die Ruhe des Kopfes wieder gekommen. Man kann diese Wirkungen auch mildern durch das Hinabfahren über die Schultern bis zu den Fingerspitzen. Diese Effekte sind fast immer Folgen des zum Kopf strömenden Blutes.

Ist es das Blut, so kann man es auch rückwärts ableiten längs dem Rücken bis zu den Lenden; diese Methode ist vortrefflich in hitzigen Fiebern. — Mit Sicherheit wirket der Magnetiseur aber nur mithilfe dieser Sensationen, bei welchen man sich in beiden Händen keine Verschiedenheit der Empfindungen angewöhnen soll, nur die Bequemlichkeit soll sie leiten. Durch diese Gefühle habe ich gefunden, dass Leberstockungen Ursachen der meisten Brustkrankheiten und der Zurückhaltung der Regeln sind, besonders bei jungen Personen; hier werden die Gefühle bei einer oft kaum möglichen Erkenntnis ein herrliches Mittel. Außerdem hat die Leber den größten Einfluss auf den Magen, auf die Brust, auf den Kopf.

Die Geschlechtsteile haben einen bezeichnenden Rapport mit der Brust, dem Hals und Kopf. Verminderter Blutfluss strömt nach der Brust, erzeugt dort Entzündung, usw., und oft schwere Krankheiten, deren Vernachlässigung den Tod bringt. Dauert das Übel periodisch länger, so kommt auch der Kopf in Mitleiden; in allen diesen Fällen muss man auf das Blut wirken, und versuchen, die Ströme vom Kopf hinabzuleiten — *à grands courans* — bis zu den Knien, auf die man leise einwirket, indem man ein Zeit lang die hohle Hand auflegt.«

»Der Kopf hat die zahlreichsten Beziehungen zu den organischen Teilen; die vorzüglichsten sind jene zum Unterleib, zum Magen, zur Leber, Milz, den Geschlechtsteilen, den Ganglien. Nach dem Kopf hat der Magen die meisten Beziehungen, daher ich auf diesen Teil anfangs immer mein vorzüglichstes Augenmerk richte, besonders ist es hier das Zwerchfell, das eine Rolle spielt.

Die Milz ist sehr reizbar und hat einen sehr großen Rapport mit dem Nervensystem. Seine Anschwellung wirkt auf das Colon, den Magen, das Zwerchfell und auf die Knie, auf das linke Bein und Fuß. Im Kopfe bezieht sie sich auf die Schläfen und Augen sie verlangt ein mäßiges Einwirken, in dieser Hinsicht haben mich meine Gefühle einiges gelehrt.«

Das folgende scheint mir weniger allgemein wichtig, wovon wir jetzt abbrechen müssen, indem wir in der Folge noch öfter auf Brunos lehrreiche Beobachtungen zurückkommen werden. Der Leser ist durch diese etwas weitläufigere Darstellung der Ausforschung des Krankheitszustandes aufmerksam gemacht, nicht nur anfangs mit großer Ruhe vorzugehen, sondern auf die besondere Eigentümlichkeit der Krankheit selbst achtzuhaben, die selten vor der Behandlung recht erkannt wird, meistens aber während der Behandlung sich deutlich herausstellt, ein überaus wichtiger Vorzug der magnetischen Heilart vor allen andern; denn nur, wer die Krankheit gut erkennt, wird gut heilen, *qui bene cognoscit, bene medebitur.*

Hat sich die Krankheit bei dieser forschenden Aufmerksamkeit, wobei man auch den Kranken um seine Empfindungen zuweilen (aber nicht oft) fragt, so kommt dann nach Gestalt der Erscheinungen eine örtliche Behandlung mit der allgemeinen in das Verfahren. Da der Unterleib in den allermeisten chronischen Krankheiten eine Hauptrolle spielt, und bei diesen das Rückenmark beinahe immer beteiligt ist, so pflege ich nach den ersten allgemeinen Strichen, gleichviel, ob ich durch das Gefühl bereits schon eine Sicherheit erlangt habe oder nicht mich auf die Seite des Kranken zu stellen, sodass ich die eine Hand auf den Hinterkopf, die andere auf die Stirne lege und eine halbe oder ganze Minute sanft aufliegen lasse.

Dann fahre ich langsam ohne Berührung vor- und rückwärts über die Brust und den Rücken herab und halte die Hände einander gegenüber auf dem Magen und Rücken eine Zeit lang an, mit abwärtsgekehrten Fingern, und führe endlich die Striche von da über den Bauch und das Kreuz über die Beine hinab der Erde zu. Dasselbe wird dreimal wiederholt, so zwar, dass ich das zweite Mal die Hände ohne Berührung des Kopfes, des Magens und Rückens hinab leite.

Legt man dann noch die Hände fühlend auf den Magen und Rücken, etwa nur eine Minute lang, so spürt man aller meist eine eigentümliche Bewegung in der Magengegend und im Unterleib, die man durch das Auflegen der Hände aus Leber und Milz und Unterleib weiter ausforschen kann, womit indessen zugleich magnetisch eingewirkt wird. Stellen sich irgend örtliche Schmerzen oder Kennzeichen ein, so hält man die hohle Hand darüber, macht langsam Kreisbewegungen und führt die Striche, immer in Distanz dem Laufe der Nerven und Hauptstämme der Gefäße nach, nach unten und den Extremitäten zu. So bei Beängstigung der Brust und bei Herzklopfen leitet man die Bewegungen hinaus nach der Achselhöhle über die Arme und Hände hinweg, und zugleich von der Herzgrube seitlich ausbiegend über die Schenkel und Füße hinweg.

Bei Magenschmerzen oder wo sich ein örtlicher Sitz der Krankheit herausstellt, da hält man die hohle Hand mit den etwas eingebogenen Fingern eine Zeit lang, einen oder ein paar Zoll weit von der Stelle, gerade darüber und führt die Hand dann, wie gesagt, recht langsam weiter ab. Ich mache auch mit dem äußeren Rand der Hand über die örtliche Stelle weg Schnellstriche, sodass ich die Hand nur kreuz darüber halte und dann dieselbe schnell so wegziehe, gleichsam wegschwinge, als wenn ich mit dem Rand der Hand eine darüber liegende Wolke wegwischen wollte. Nach wenigen Wiederholungen verschwindet der Schmerz oder versetzt sich, meist bei Gicht und Rheumatismus nach den Gliedern. Ein Schluck oder Trunk von magnetisiertem Wasser beschließt die Sitzung, das ich dem Kranken zum öfteren beliebigen Gebrauche als eigentliches Arzneimittel zurücklasse.

Eine gewisse Sicherheit in der allgemeinen Methode ist notwendig, um gut zu magnetisieren; mit dieser Sicherheit gibt sich dann jedes weitere örtliche Verfahren und jede durch unvorgesehene Zufälle notwendige Abänderung. Ich mache daher auch einige Methoden von Andern dem Leser bekannt, die nicht grade wesentlich aber doch von der beschriebenen etwas verschieden sind. Die Leser, denen es daran liegt, Belehrung für wirklich zu unternehmende Kuren zu finden, können über dieses erste allgemeine Kapitel nie zu viel hören und sehen.

Herr von Deleuze ist einer der erfahrungsreichsten, wahrheitsliebendsten, aufgeklärtesten, unparteiischsten und menschenfreundlichsten Männer, der lediglich zum Wohle der Menschheit, ihre Krankheiten zu lindern oder zu heilen, auf der Bahn des magnetischen Wirkens und in der Reihe der Verteidiger des Mesmerismus ewig ein glänzendes Gestirn bleiben, wird. Deleuze war ein unabhängiger Edelmann, nicht Arzt, aber Philosoph im wahren Sinne des Wortes, seine Lehre und Urteil kann uns daher wohl als ein sicheres Vorbild dienen, und wiegt hundert

Behauptungen und scheinbar triftige Gegenbemerkungen aus. Die neueren Franzosen und Engländer folgen meistens seiner Methode, die er in seiner bereits in mehreren Auslagen erschienenen *Instruction pratique sur le Magnétisme animal* niedergelegt hat. Er selbst sagt:

Les procédés dont nous allons parler, ne sont point également employé par touts les magnétiseurs. et quelle méthode qu'ils suivent, les résultats sont à peu près les mêmes. D'ailleurs, les procédés doivent être direrşifiés selon les circonstances: on est souvent déterminé dans la choix, non seulement par le genre de meladie, mais par la commodité. par les convenances et même par le soin d'eviter ce qui pourrait sembler extraordinaire. J'écris pour ceux qui ne sachant encore rien, seraient embarassés pour exercer un faculté dont l'existence n'est pas un doute pour eux, et je vais leur enseigner la maniére de magnétiser que j'ai adoptée d'après les instructions que j'ai reçus, et après les observations que j'ai recueillies, ou que j'ai fait moi-même pendant trente-cinq ans.

— Nach diesem merkwürdigen Vorwort des Autors lasse ich seine *procédés* nun weiter in der Übersetzung wörtlich folgen.

»Wenn ein Kranker von dir durch den Magnetismus geheilt zu werden wünscht, und wenn seine Familie und sein Arzt einverstanden sind und wenn du selbst seinen Wunsch erfüllen willst und entschlossen bist, die Behandlung durchzuführen (*continuer*) soweit es notwendig ist, so bestimme die Stunde der Sitzung und lasse dir versprechen, pünktlich zu sein und sich nicht mit einem Versuch auf einige Tage zu begnügen; dass er sich nach deinen Vorschriften der Diät richte; nicht von der Sache zu reden, was er erfährt, als mit davon unterrichteten Personen.

Seid ihr einmal darüber übereingekommen, die Sache ernstlich zu betreiben, so entferne von dem Kranken alle Personen, die genieren können, behalte niemand bei euch als die notwendigen Zeugen (ein Einziger wo möglich) und fordere sie auf, sich nicht weiter um das angewandte Verfahren und seine Effekte zu bekümmern, sondern in der Absicht sich mit dir zu vereinigen, dem Kranken wohl zu tun. Nichte dich ein, nicht zu warm und nicht zu kalt zu haben, sodass nichts die Freiheit hindert, (*ne gêne la liberté*) in den Bewegungen und nimm Vorsicht, dass man dich nicht während der Behandlung unterbricht.

Lasse dann den Kranken so bequem als möglich sich setzen und setze dich ihm gegenüber auf einem etwas höheren Sitz, sodass seine Knie zwischen deinen und deine Füße zur Seite der seinigen sind. Verlange dann, sich ganz zu überlassen (*de s'abandonner*), über nichts zu denken, sich nicht durch Nachforschen über die Effekte zu zerstreuen, die er spürt, und sich ganz der Hoffnung zu überlassen und nicht zu beunruhigen über die durch das Magnetisieren etwa hervorgebrachten Zufälle und Schmerzen.

Nachdem du dich gesammelt hast, fasse seine Daumen zwischen zwei Finger, sodass deine Daumen seine berühren. In dieser Stellung verharre von 2 bis 5 Minuten oder so lange, bis die gleiche Wärme der Daumen sich herstellt; ist dieses der Fall, dann ziehe deine Hände zurück, und indem du sie links und rechts entfernst und so wendest, dass die innere Fläche nach außen gekehrt ist, so erhebe sie bis in der Höhe des Kopfes; dann legst du sie auf die Schultern und lässt sie dort ungefähr eine Minute liegen und führest sie längs der Arme bis zu den Fingerspitzen mit leiser Berührung herab.

Wiederhole diese Striche fünf- oder sechsmal, immer die Hände abgewandt und von dem Körper mit Aufwärtsfahren entfernt, dann lege deine Hände auf den Kopf und halte sie einen Augenblick dort; fahre dann über das Gesicht in der Entfernung von 1 bis 2 Zoll herab bis zur Herzgrube, dort hältst du wieder ungefähr 2Minuten, indem du die Daumen auf die Herzgrube und die andern Finger über die Seiten legst. Ferner steige langsam hinab längs des Körpers bis zu den Knien oder besser, wenn du es ohne dich zu genieren kannst, bis zu den Füßen. Das nämliche Verfahren wiederhole während des größten Teils der Sitzung.

Dann nähere dich auch zuweilen dem Kranken so, dass du deine Hände hinter feine Schultern hältst, und dann langsam längs des Rückgrats herunterfährst, von da längs der Hüften und Schenkel bis zu den Knien und dann bis zu den Füßen hinab. Nach den ersten Strichen kannst du dich entheben die Hände über den Kopf zu halten, die folgenden Striche mache dann über die Arme, von den Schultern anfangen, und über den Körper abwärts, an dem Magen anfangend.

Sobald du die Sitzung enden willst, wirst du Sorge tragen, die Striche gegen die Hände und Füße hinauszuführen, und die Finger jedes Mal gleichsam abzuschütteln. Endlich mache vor dem Gesicht und auch vor der Brust einige Querstriche in der Entfernung von 8 bis 4 Zoll. Diese Striche werden gemacht, indem man beide Hände einander nähert und schnell eine von der andern entfernt, um gleichsam den Überfluss des Fluidums zu entfernen, mit dem der Kranke überladen sein könnte.

Du siehst, dass es wesentlich ist, dass der Magnetiseur bei dem Absteigen von dem Kopfe gegen die Extremitäten hinabfährt und niemals von unten hinauf; deswegen muss man die Hände beim Aufwärtsfahren umkehren. Die Striche abwärts sind magnetisch, die aufwärts hingegen nicht. Einige Magnetiseure schütteln die Finger nach jedem Strich ab; dieses Verfahren, welches niemals schädlich ist, ist in vielen Fällen nützlich, und deswegen ist es gut, sich dasselbe anzugewöhnen. Obgleich gegen das Ende der Sitzung man das Fluidum über die Oberfläche des Körpers zu verbreitert getrachtet hat, so ist es gut, beim völligen Enden einige Striche über die Beine bis zu den Knien und bis zu den Füßen zu machen. Diese Striche entladen den Kopf um es bequemer zu machen, kniet man sich vor die magnetisiert Person.

Ich glaube zwischen den Strichen mit und ohne Berührung unterscheiden zu müssen; die mit Berührung nenne ich die magnetische Friktion. Man macht oft davon Gebrauch besser auf die Arme zu wirken, und so auf die Beine und längs der Wirbelsäule hinab. Die Art der magnetischen Längenstriche von dem Kopfe zu den Extremitäten, ohne irgendwo sich aufzuhalten, nennt man *magnétiser à grands courants*; sie dienen mehr oder weniger in allen Fällen und man muss sie in den ersten Sitzungen anwenden, wenn man keinen Grund hat, andere zu wählen. Das Fluidum wird so über alle Organe verbreitet, und häuft sich da an, wo es nötig ist.

Mit den in einer kleinen Entfernung gemachten Strichen vereinigt man vor dem Ende einige in der Entfernung von 2 bis 3 Fuß. Diese bringen gewöhnlich Beruhigung, Frische und Wohlbefinden. Es gibt endlich ein Verfahren, durch welches man die Sitzung sehr nützlich schließen kann. Es besteht darin, sich an die Seite des Kranken zu stellen, der aufrecht steht, und in der Entfernung von einem Fuß mit beiden Händen, die eine vor- die andere rückwärts des Körpers, 7 bis 8 Striche vom Kopf abwärts bis zur Fußsohle zu machen, an welcher man die Hände auseinander entfernt. Dieses Verfahren befreit den Kopf, stellt das Gleichgewicht her und gibt Kräfte.«

Vom Rapport zwischen dem Kranken und Magnetiseur sagt Deleuze, »dass sich derselbe zuweilen sehr schnell herstellt, was von physischen und moralischen Ursachen herrührt; es ist eine gegenseitige Mitteilung des Lebensprinzips, es ist selten, dass er nicht in der ersten Sitzung hergestellt wird; der geübte Magnetiseur merkt es gewöhnlich selbst, wenn der Moment eintrifft. In den folgenden Wiederholungen stellt sich der Rapport beim Anfang des Magnetisierens gleich wieder her; dann ist es, nicht mehr nötig, bei der Behandlung die Brust, den Magen und Unterleib zu berühren, wenn man nicht einen besondern Grund hat.

Im inwendigen Körper wirkt der Mesmerismus gewöhnlich in Entfernung von 1 bis 2 Zoll ebenso gut. Man braucht auch zuweilen anfangs nur die Daumen zu fassen; zuweilen ist es nötig, in der Entfernung von mehreren Fußen zu magnetisieren. Der Mesmerismus in der Entfernung ist beruhigender und einige nervöse Personen vertragen keinen anderen. Um die Striche zu machen, muss man niemals Muskelkraft anwenden, anders als was zur Aufrechthaltung der Hand unerlässlich ist, dass sie nicht fällt. Man muss eine gewisse Leichtigkeit der Bewegungen sich angewöhnen, um sie nicht zu schnell zu machen; ein Strich vom Kopf zu den Füßen darf etwa eine halbe Minute dauern. Die Finger nicht aneinander fest, etwas gebogen, werden gegen den Kranken gehalten, von den Fingerspitzen nämlich und besonders von den Daumen geht die stärkste Kraft aus. Den Rapport herzustellen, bedient man sich außer dem Halten des Daumens auch noch des Gegeneinanderhaltens der Finger, dass das Innere der Hände sich begegnet, und das Fleischige sich berührt und die Nägel auswärts stehen. Es scheint, dass von der Außenseite der Hand viel weniger Fluidum entflieht, weshalb man die Hände beim Zurückhinausfahren umdreht, ohne sie weit vom Körper zu entfernen.

Dies sind die allgemeinen Regeln mit vielen Abweichungen, vorzüglich beim weiblichen Geschlecht und bei Kranken im Bette. Beim weiblichen Geschlecht setzt man sich zur Seite der Person, fasst ihre Daumen und legt dann eine Hand auf den Magen und die andere hinten auf den Rücken, und fährt dann gleichzeitig gegenüber in Distanz herab über die Nieren und mit der andern vorn bis zu den Füßen. Beim Kranken im Bette sucht man die größte Bequemlichkeit. Die weitere Fortsetzung scheint weniger allgemein wichtig, so wie ich auch nicht recht einsehe, warum das weibliche Geschlecht gerade so magnetisiert werden soll. Wesentlich hat Deleuze ganz die Behandlungsmethode von Puysegur und Mesmer gelehrt, die wir in einzelnen abweichenden Punkten nicht glauben anführen zu müssen.

Da ferner die älteren deutschen und französischen Magnetiseure nur in unwesentlichen Dingen einige Verschiedenheiten hatten, so darf ich gleichfalls davon absehen. So war die gewöhnliche Art zu magnetisieren im Anfange dieses Jahrhunderts, dass beide Hände aus den Kopf gesetzt wurden, wo sie etwas ruhten, und dann seitwärts über die Ohren auf die Achseln herabfuhren, wo etwas angehalten wurde, dann senkten sich die Hände langsam bis zu den Fingerspitzen herab, die etwas aneinander gehalten wurden. Striche vor und rückwärts (*à grands courants*) mit und ohne Berührung.

Interessant war mir die Methode des rever. Th. Pyne a. M. zu Surbitonhill, bei Kingston on Thames in England, der wahre Wunderkuren machte, indessen auch gesteht, zuweilen nicht glücklich gewesen sein, was aber meist wohl davon herrührt, dass die Kranken gewöhnlich nicht mehr wieder kamen, wenn sie das ersten Mal nicht besser wurden. Ganz in apostolischer Art machte Herr Pyne einen kurzen Prozess, den er in seinem Schriften (*Vital Magnetisme*) also beschreibt:

»Die beste Methode zu magnetisieren ist, sich in die Nähe des Patienten zu stellen, und wenn es ein Lokalleiden ist, die Hand in einer kleinen Entfernung darüber zu halten mit dem Wunsche, Erleichterung zu verschaffen, worauf man nicht selten finden wird, dass der Schmerz nach den Extremitäten weicht; dann folgt man mit der Hand nach, und macht man einige langsame Striche über das Glied und vielleicht beginnend am Kopfe abwärts.

Der Patient kann seinen Blick, ohne den Magnetiseur anzustarren, auf denselben richten, während dieser in die Pupille des Kranken blickt; ist der Kranke empfindlich, so wird der Einfluss sich durch ein oder zwei Seufzer zeigen und durch ein Schlucken, in der Erweiterung der Pupille und im Zufallen der Augenlieder mit einer sanft zitternden Bewegung. Es erfolgt dann in ein oder zwei Minuten Schlaf, welcher in gehöriger Zeit vergeht, und der Patient erwacht im Gefühl des Wohlbefindens. Berührung ist niemals nötig (*in no case is contact needful*). Allemal habe ich Erleichterung von Leiden (*suffering*) verschafft und so hoffe ich, werden Andere sich bestreben, dieses einfache Mittel nachzuahmen.«

Pyne macht noch folgende Bemerkung:

»1) keine Gegenstriche hinaufzumachen, 2) soll der Operateur durchaus ruhig und seine Gedanken auf den Patienten gerichtet sein um Gutes zu tun; 3) sollen hysterische Nervenzufälle sich einstellen, so kann man demagnetisieren durch Gegenstriche; man bringt nämlich den Rücken der Hände zusammen und trennt sie schnell seitwärts auseinander, was vom Kopfe nach dem Rumpf geschieht und zu den steif gewordenen Gliedern. Sollte dies nicht hinreichend sein, so blast man dem Kranken an die Augen und weht Luft mit einem Schnupftuch gegen das Gesicht, wonach es gelingen wird. In keinem Falle darf aber die magnetisiert Person mit

Gewalt gestört werden und im Allgemeinen wird man finden, dass die Natur sich von selbst hilft und zu ihrer Tätigkeit umkehrt. Sowohl der Hauch als die Striche können zuweilen von ferne gemacht werden, was die Wirkung gewöhnlich verstärkt, so wie verschiedene Substanzen auf gleiche Weise die magnetische Kraft erhalten.«

Dies ist die kurze Lehre, die mehrfache Rücksicht verdient, 1) ihrer außerordentlichen Einfachheit halber und 2) eines Missgriff halber, auf den ich die Leser aufmerksam machen muss, weil er in England auch von andern befolgt wird und offenbar die Unbekanntschaft mit dem wahren Mesmerismus beweist. Die hysterischen Nervenzufälle sind gar nichts anders als krampfhafte Bewegungen in Folge der eigentümlichen Einwirkung durch Fixieren der Augen, wie sie Braid absichtlich erzeugt. Ich stimme daher der Methode nicht bei, das Fixieren gleich anfangs als Erregungsmittel zu gebrauchen. Und die Natur gleichsam zum Krampf oder Kampf herauszufordern; mir soll der Blick nur ein Nebenmittel und nicht immer im Gebrauche sein. Ganz falsch und fehlerhaft aber ist es, wenn man den so hervorgerufenen Krampf sogleich auch wieder gewaltsam unterdrückt; durch eine solche Demagnetisation macht man das Übel sicher nicht besser, sondern schlimmer, der Kranke wird reizbar und aufgehalten in der Kur. Ruhe, ein negatives Behandeln, wenn der Kampf sich nicht legt und Abwarten mit Geduld sind hier angezeigt. Fordere den versteckten Feind nicht mutwillig heraus du, wirst ihn sicherer meistern, wenn er von selber kommt und dich gerüstet findet. Überdies sind solche nervöse Erscheinungen Krisen, die nicht unterdrückt werden dürfen.

The mesmerist's manual of phenomena and practice by Y. H. Barth, ein ganz praktisches Werk, enthält viele gute Ansichten und Regeln, die offenbar auf einer großen Erfahrung beruhen, ich will einiges davon anführen.

»Magnetisieren kann jedermann, aber die Kraft ist verschieden in sehr verschiedenen Graden nach der Konstitution und dem Charakter der Individuen, und der beste Magnetiseur wirkt nicht allezeit gleich gut. Die Kraft zu magnetisieren ist eine Naturgabe, wie die Gabe zu singen.

Die wesentlichen Erfordernisse, gut zu magnetisieren, sind: physische Gesundheit und eine eigentümliche Gehirnorganisation, auch psychische Eigenschaften gehören dazu, besonders Festigkeit und Mut, den Vorsatz auszuführen, Geschlossenheit (*concentrativeness*), seine Kraft auf das Objekt allein zu richten; Selbstvertrauen auf die eigene Macht, Wohlwollen, Gutes zu tun und in den gesetzlichen Schranken zu bleiben.

Einige Magnetiseure bringen wahrhaft wunderbare physische Erscheinungen hervor, und doch sind sie zur Heilung von Krankheiten nicht glücklicher als andre; indessen gibt es doch eine eigentümliche Organisation, die zur Kur dieser oder jener Krankheiten bevorzugt ist. Einige Magnetiseure sind geschickt, sogleich ihre Patienten in Schlaf zu bringen, andere bringen sie in gar keinen tiefen Schlaf; wieder andere machen bloß Schlafwachende und Hellseher. Die Behandlung mehrerer Fälle, besonders der Nervenkrankheiten, verwirrt oft die erfahrendsten Magnetiseure, woher ersichtlich, dass nicht jeder Unwissende oder Dienstknecht eine mesmerische Behandlungsart unternehmen kann.

Ich glaube, um die magnetische Behandlung recht wirksam zu machen, muss der Magnetiseur auch seinen Willen gebrauchen. Es ist nicht möglich, ohne Willen Striche zu machen. Wir müssen wollen die Hand auf- und abzuführen, aber die mesmerischen Striche bedürfen noch eines besondern Willens. Ein jeder muss dabei eine besondere Absicht haben und der Wille ist der aktive Agent. Die Hände sind nur die Instrumente, die der Wille gebraucht, die Kraft mitzuteilen. Wenn ich meine Hand und den Arm erhebe, um einem Menschen mit meiner Faust einen Schlag zu geben, so ist wahrlich der Wille der aktive Agent; der Arm und die Hände sind nur die Instrumente. Von den magnetischen Strichen spricht Barth außer den bereits bekannten Regeln, dass man keine Rückstriche machen soll, sie machen Kopfweh und verursachen widrige Zufälle, daher gebrauche man sie nur, wenn ein Schläfer sie ausdrücklich verlangt oder um ein zeitlich durch die Behandlung gelähmtes Glied freizumachen. Die Striche mit beiden Händen vom Kopf über die Extremitäten hinweg heißen Längenstriche (*grands courants*) der Franzosen, gewöhnlich macht man sie 2 bis 3 Zoll entfernt, wenn aber der Kranke gereizt wird, so mache man sie 2 bis 3 Fuß entfernt oder noch weiter, sie sind oft wirksamer, angenehmer und besänftigender (*soothing*). Striche mit Berührung (*Friction*) sind zuweilen gut und angezeigt bei Lähmungen. Immer aber sollen die Striche langsam gemacht werden, gewöhnlich vom Kopf bis über die Füße sollen sie 20 bis 30 Sekunden und länger dauern.«

G. Sandby, der *vicar of flixton*, hat in seinem trefflichen Werke — *Mesrnerisme and its opponents* — ein Kapitel praktischen Inhalts, das zwar mehr allgemeine Regeln für Laien enthält, welche zu Hause den Mesmerismus gebrauchen sollen, von denen aber mehreres unsere Aufmerksamkeit im hohen Grade verdient. »Meine Absicht mit diesem Unterricht«, sagt er, »geht dahin, den Hausmagnetismus zu empfehlen — *to encourage domestic magnetisme* — Väter und Mütter, Männer und Frauen, Brüder und Schwestern in den Stand zu setzen, die kranken Mitglieder der Familie durch beruhigenden Einfluss zu erleichtern, die Natur in ihrer Tätigkeit zu unterstützen. Ich wünschte einen Parochialmesmerismus von Geistlichen ausgeübt bei ihren Pfarrkindern; wie nützlich würde diese Hilfe den Dienern der Bibel sein, es würde durch dieses Mittel und mit dem Segen Gottes manche schwere Pein, manchen an Fieber und Schlaflosigkeit Leidenden eine Linderung verschaffen. I

ch will nicht damit sagen, dass jeder damit eine ärztliche Kunst ausübe, oder das spezifische Mittel und die ganze Pharmakopöe überflüssig werden. Es ist zwar wahr, dass bei vielen Gelegenheiten der Mesmerismus eine außerordentliche Kraft gezeigt hat über kränkliche Körper, dass Patienten instand gekommen sind jede andere Behandlung wegzuwerfen und sich lediglich auf dieses Mittel zu verlassen; es ist wahr, dass gewisse Konstitutionen einen Widerstreit zwischen der Medizin und dem Mesmerismus herbeizuführen scheinen, dies sind aber Ausnahmen, welche die Erfahrung allein heben kann.

Mein Wunsch ist aber, dass man vielmehr den Mesmerismus mit der Medizin vereinige, den Magnetismus bei jeder Gelegenheit zu Hilfe zu nehmen. Wäre dieser Plan bei jeder Gelegenheit in den Familien befolgt, so würde der Nutzen für die Erleichterung der menschlichen Leiden unberechenbar sein. In einem Krankenzimmer ist gewöhnlich erforderlich, dem fiebrigen Patienten eine Erleichterung zu verschaffen, oder das gereizte Nervensystem zu beruhigen, oder zuweilen Schmerzen zu stillen oder doch erträglich zu machen, oder man bedarf etwas, eine Entzündung zu hemmen, ohne die Konstitution zu schwächen. Für alle diese Absichten wirkt die heilende Hand des Magnetiseurs mit Erfolg und geschwind. Es ist meine feste Überzeugung, dass, wenn der Mesmerismus von den gesunden Familiengliedern allgemein gebraucht würde bei vorkommender Kränklichkeit, manche Krankheit abgeschnitten, in ihrem Anfange verkürzt und an Heftigkeit verlieren würde; dass bei manchen organischen Übeln und unheilbaren Krankheiten Frist und Erleichterung gewonnen, dass manches Leben verlängert und behaglicher ertragen würde. Der Mesmerismus wirkt kein Wunder, aber er verursacht oft große Wunder. Er unterstützt die Tätigkeit der Arzneien, wenn sie alles erfüllen, nur aber den Schlaf nicht bringen; er gibt Kraft, Schlaf und Ruhe — *ease* — wenn jedes andere Mittel fehlschlug und seine Kraft verlor.«

Im weiteren bemerkt Sandby als Einleitung zur Lehre des praktischen Verfahrens, dass 1) der Schlaf kein unerlässliches Mittel zur Probe der Wirkung sei; 2) von den verschiedenen Methoden kann bei dem allgemeinen Verfahren keine bestimmte Wirkung vorausgesagt werden. Die Natur wirkt unendlich verschieden nach den verschiedenen Konstitutionen. Ausnahmen und Idiosynkrasien muss man erwarten. So verscheuchen zuweilen die Striche den Schlaf, statt ihn zu bringen.«

Seine allgemeine Methode der Behandlung beschreibt er kurz also: »*The Mesmeriser* — setzt sich etwas höher dem Patienten gegenüber und indem er seine Gedanken auf das vorhandene Geschäft konzentriert, legt er sanft seine Hand auf seinen Kopf. Nach einigen Augenblicken — *a few moments* — fährt er langsam von der Stirne herab mit, den leicht getrennten Fingern bis zu den Augen ohne Berührung in der Entfernung von einem bis zwei Zoll und fährt dann abwärts über die Brust bis in die Gegend der Herzgrube. Diese Striche werden (mit der bekannten Vorsicht des seitwärts Aufsteigens mit den Händen oder mit dem Einschließen der Finger in die Hand) einige Minuten wiederholt; vorn Magen abwärts fährt man langsam zu den Knien, zuletzt bis zu den Füßen. Dies ist die gewöhnliche Art der Behandlung und meistens die wirksamste; indessen ertragen einige Kranke das Auflegen der Hände auf dem Kopfe nicht, dann wird man anders handeln. Ich halte sehr viel auf das Auflegen der Hände auf die Schultern im Anfang der Sitzung und ich glaube bemerkt zu haben, dass der Erfolg noch besser ist mit gekreuzten Armen, sodass die rechte Hand auf die rechte Schulter des Patienten, usw., kommt. Bei andern war der umgekehrte Fall besser.«

Dr. Elliotson, der berühmte Magnetiseur in England, beschreibt seine allgemeine Behandlung also — *cure of intense nervous affections* (Zoist, vol. V. p. 235):

»Ich zeigte seiner Frau, dass sie sehr langsame Striche ihm gegenüber vor seiner Stirne abwärts mit der einen Hand einige Zoll vom Gesichte entfernt bis zum Magen machen soll. Beide Teile sehen sich bei vollkommenem Stillschweigen einander an, während im Zimmer alles vollkommen ruhig sein muss; dies Verfahren dauert eine halbe Stunde einmal täglich. Ich sagte ihr, dass sie, wenn sie müde werde, die Hand wechseln könne, und dass sie entweder vor oder zur Seite ihres Mannes stehen soll, oder dass sie auch ein gut Teil höher als der Kranke sitzen könne, sonst würden die Hände schneller müde. Wenn der Patient schlafen geht, so soll sie besser die Striche wiederholen, bis er einschläft, dann soll sie ihn willig gewähren lassen, wenn er früher oder später sich rührt. Zugleich sagte ich ihr, alle Arzneien wegzulassen und ihn ganz seiner gewohnten Lebensart zu überlassen, was geschah, und er erhielt die vollkommene Gesundheit.«

2. Das örtliche Verfahren

Nach dem Bekanntgeben mehrerer Methoden des allgemeinen Verfahrens, welche noch vermehrt werden könnten, wird der Leser ersehen, dass es so ganz genau nicht darauf ankommt, gerade so oder so zu verfahren; er wird jedoch zugleich ersehen, dass es gewisse Regeln gibt, die zum Gelingen einer guten Wirkung befolgt werden müssen; dass das Halten der Hände, die Art der Striche, die Stellung, usw., nicht gleichgültig sind. Indessen ist nur in den seltensten Fällen das allgemeine Verfahren allein hinreichend, ohne dass örtliche Rücksichten nötig würden, wo dann das örtliche Verfahren mit dem allgemeinen zu vereinigen ist. Die Lehre des allgemeinen Verfahrens setzt noch nicht instand, eine Kur mit voller Sicherheit durchzuführen; dem Anfänger bleiben noch viele Zweifel über die Bedeutung der eintretenden Erscheinungen; über das örtliche Verfahren, wenn dazu Anzeigen gegeben sind; über den richtigen Unterschied der Handteile und über den jedes Mal richtigen Gebrauch derselben. Ich will nun weiter hierüber in möglichster Kürze den Lesern die Andeutung geben, sich bei den mannigfachen Abweichungen der Erscheinungen in der Behandlung, ohne Rücksicht auf besondere Krankheitsformen, zurechtzufinden; ich werde dabei meine eigenen Erfahrungen zugrunde legen und die Angaben Anderer ebenso unparteiisch benutzen.

Die Erscheinungen bei der ersten Behandlung haben wir schon früher kennengelernt, und der Leser wird darauf zurückgewiesen; es mag jedoch nicht überflüssig sein, auf einige spezielle Fälle aufmerksam zu machen, die mit dieser oder jener Verfahrungsart einzutreten pflegen.

Fürs erste rate ich jedes Mal vor der Behandlung, den Zustand des Patienten genau zu betrachten: sein Aussehen, die Hauttemperatur und vorzüglich den Puls, denn in diesen Dingen gehen die ersten und bedeutsamsten Veränderungen vor. Ich habe jedes Mal, wenn nach dem Magnetisieren keine sichtbaren Veränderungen sich einstellten, wenigstens im Puls eine große Verschiedenheit gefunden.

Mir ist noch kein einziger Fall vorgekommen, wo nicht eine Veränderung des Pulses durch das Magnetisieren erfolgt wäre, und wenn auch keine anderen Erscheinungen fühlbar wurden. Ist der Puls vor der Behandlung gereizt, schnell, ungleich, klein, so wird er durch die Behandlung ruhiger, voller, gleichmäßiger, gehoben. Im entgegengesetzten Falle, wenn er langsam im Anfange, weich oder träge ist, so wird er schneller, aufgeregter und kräftiger. Kälte und die ungleich verteilte Körperwärme gleicht sich aus, kalte Hände und Füße werden während oder bald nach der Behandlung warm, der heiße Kopf kühlt sich ab und verliert gewöhnlich die Benommenheit. Umgekehrt tritt während der Behandlung gern ein Frösteln ein und ein Missbehagen, fliegende Hitze mit örtlichem Schweiß, an der Stirne, in den Handtellern, am Halse, was aber bald vergeht. Gar nicht selten stellt sich ein Zittern der Hände ein und besonders dann, wenn man mit Berührung — Friktion — von dem Kopf über die Achseln herabfährt bis zu den Händen, und wenn man da die Finger etwas haltet, so spürt man ein leises Zucken in den Muskelsehnen oder gar in der Hand, das sich oft bis in den Oberarm hinauf erstreckt, was um so sicherer erfolgt, wenn man die Augen des Kranken fixiert.

Diese Zuckungen, wenn sie gleich anfangs entstehen und durch das Magnetisieren sich vermehren, zeigten allemal einen nervösen Charakter, und nach Lippich, dass der magnetische Zustand des Kranken, d. h. seine Heilung nicht so geschwind vorübergeht. Wo solche krampfhafte, oft tetanische Zustände durch das Magnetisieren erfolgen, was jedoch nicht leicht das erste Mal geschieht, so sind dieses Folgen der erregten mesmerischen Tonschwingung; es ist Beweis eines Widerstands, den die Bewegung in irgendeinem Teile des Nervensystems findet, und der so lange dauern wird, bis sich durch die mannigfach wiederholten Versuche dieses Hindernis ausgeglichen hat, was, außer bei akuten Fällen, nie so geschwind geschieht. Es ist daher ganz falsch gehandelt, wenn man diese Krämpfe durch allerlei Gegenstriche wieder aufhebt; dadurch bringt man die Natur sin Verwirrung, und statt vorwärts zur Heilung, rückwärts zur Verlängerung der Kur oder gar zur Unheilbarkeit. Es ist ganz dasselbe wie beim Fieber, welches in andern Fällen durch das Magnetisieren entsteht; will man dasselbe unterdrücken, was jedoch weniger leicht als der Krampf durch Gegenstriche sich aufheben lässt, so unterdrückt man das Bestreben der Natur, die Hindernisse hier, beim Fieber, mehr im Gefäßsysteme, zu beseitigen, was ihr bei der ruhigen und richtigen, mehr negativen Behandlung sicher auch gelingen wird. In solchen Fällen warte man ab, halte die Hände des krampfhaften Patienten, lege allenfalls eine flache Hand auf das Genick und die andere aus die Herzgrube und fahre einige Male langsam über das Rückgrat hinab und von dem Genicke über die Arme hinweg zu den Händen hinaus und erst nach einiger Zeit, nach fünf bis zehn Minuten hauche man auf das Genick oder in die hohle Hand, dass der Krampf langsam vergeht und nicht auf einmal aufgehoben wird, als wie durch das Anblasen und die Gegenstriche, was die Engländer so gern tun. Der Krampf ist ein Symptom, und die Ursache sitzt rückwärts in den Wurzeln des Nervensystems des Gehirns oder Rückenmarks oder gar nicht selten im Gangliensysteme des Unterleibs; das Naturbestreben der Entladung wird dadurch gehindert und der Strom wieder zur Quelle des Übels zurückgeleitet. Sobald ich beim Magnetisieren Fieber oder Krampf sehe, gratuliere ich dem Patienten; wie würde dieser mir aber ins Gesicht sehen, wenn ich ihm dieses Glück so wieder stracks vor seinen Augen wegwischen wollte, statt ihn zur Geduld und Ausdauer zu ermahnen? Diese Krämpfe entstehen übrigens seltener oder langsamer, wenn man statt des anhaltend fixierenden Blickes, und statt mit den aneinander gehaltenen Fingerspitzen mit der flachen Hand in Distanz magnetisiert, nachdem man anfangs durch die bloße Annäherung, durch die ruhige Haltung und allenfalls durch das Auflegen der Hand auf dem Magen sich in den gehörigen Rapport gesetzt hatte.

Gerade dasselbe ruhige Verhalten ist notwendig, wenn durch das allgemeine Verfahren Herzklopfen, Hitze oder Wallungen entstehen; nicht Gegenstriche, usw., sind hier angezeigt, sondern Ruhe, leises Auflegen der Hand auf die Herzgrube, entfernte Striche vom Kopfe über den Körper hinaus oder das Auflegen der Hände auf den Handrücken des Patienten, das Halten der Knie oder Füße desselben. Andere Zufälle, wie Müdigkeit, Schwere in den Gliedern, die bei Unterleibsstockungen gern entstehen und ein gutes Zeichen sind, und sogar durch ein Hinabstreichen vom Unterleib zu den Füßen befördert werden sollen; Übelkeit und Beklemmung erfordern keine Gegenwirkung, sondern Geduld und Ruhe, welche der Arzt auf den Kranken und die Umgebung zu übertragen hat.

Das örtliche Verfahren, welches durch das allgemeine in verschiedenen Fällen rätlich erscheint und mit diesem wechselweise anzuwenden ist, wird der Magnetiseur nach diesen Andeutungen leicht selbst nach den Umständen erwägen und nach Erfordernis in Anwendung bringen. Es ist aber dabei wichtig, den Unterschied der Wirkungen zu kennen, welche durch den Gebrauch der Hände bedingt werden. Das Verfahren mit der flachen Hand, mit den Fingern, mit den beiden Rändern oder mit dem Rücken der Hand bringt verschiedene Wirkungen hervor. Bei dem allgemeinen Verfahren mag die Verschiedenheit dieser Wirkungen vielleicht weniger in die Augen fallen, bei der örtlichen Anwendung der verschiedenen Handteile ist aber die Verschiedenheit bedeutend.

Es gibt selbst renommierte Magnetiseure, die weder diese Verschiedenheit noch das örtliche Verfahren viel beachten, und dies sind solche, die geradewegs auf den Somnambulismus lossteuern, in welchem sie allein alles Heil finden wollen. Solchen sind schon der Wille und die allgemeinen Striche hinreichend, ohne auf diese Nebendinge zu achten, um Schlaf und ein mehr oder weniger klares Hellsehen zu erzeugen, wodurch ihnen dann das Übrige schon von selbst folgt.

Der Wille ist allerdings eine Hauptmacht, aber nur die Impulse gebende; die Mittel zur Ausführung bestimmter Zwecke liegen aber in der Verschiedenartigkeit der Instrumente, und diese sind in dem physiologischen Bau der Hände, als den direkten Willensorganen, auf eine so vollkommene Weise gegeben, dass der Endzweck der Absicht gemäß durch keine andern Mittel so vollkommen erreicht werden kann. Die Wichtigkeit der verschiedenen Seiten und der Gliederung der Hand wird übrigens durch den Somnambulismus nicht überflüssig gemacht, sondern erst recht erkannt; denn gerade in diesem Zustande bat man die feinsten Nuancen des Handgebrauchs kennengelernt durch die Angabe der Hellseher selbst und durch die davon herrührende Erfahrung. In den alten Zeiten hat man die flache Hand auf den Kranken aufgelegt und die magnetische Erfahrung hat vollkommen den heilsamen Einfluss derselben bestätigt. Mesmer sagt: »Aus dem Inneren der Hand strömt das Fluidum am stärksten aus.« Von der inneren Handfläche strömt das Blut zu den feinsten Haargefäßnetzen und der Nervenstrom zu den Nervenscheiden und Nervenwärzchen zusammen, was gegen die Fingerspitzen hinaus zunimmt. »Hält man die flache Hand, sagt Bruno, »in kleiner Entfernung über einen Teil des Körpers, so häuft sich dort schnell das Fluidum an.«

Die Hand über die örtlichen Stellen gehalten, vermehrt die innere Bewegung, und durch Auflegen derselben entsteht meistens schnell Schweiß darunter. Es befördert also das Handauflegen die innere Wärme und die Gefäßzirkulation, und wo dieses angezeigt ist, da wird die Hand durch nichts ersetzt; ebenso wo leichte und örtliche Stockungen der Hautgesäße Schmerzen und rosenartige Entzündungen verursachen, da ist das langsame darüber Wegfahren mit der flachen Hand in ein bis zwei Zoll Entfernung ein schnell Linderndes und heilendes Verfahren. Das unmittelbare Auflegen der Hände auf kranke Teile ist nur ratsam bei Stockungen, Verhärtungen und Anschwellungen der Eingeweide. Bei Leber- und Milzkrankheiten, usw., aber auch bei anhaltenden Kopfschmerzen, die am häufigsten von Unterleibsfehlern herrühren, gibt es kein besseres Linderungsmittel, als das Halten des Kopfes, sodass die eine hohle Hand auf das Hinterhaupt und die andere an die Stirne ausgelegt wird, wobei abwechselnd ableitende Striche gemacht werden. Das Auflegen der Hände auf die Schultern vertreibt rheumatische Brustschmerzen und ist bei Schwindsüchtigen ein vortreffliches Stärkungsmittel.

Mesmer sagt: »Das Asthma und andere Brustbeklemmungen werden durch Auflegen der einen Hand auf dem Rücken und der andern vorn auf der Brust behandelt, indem man langsam mit beiden Händen vorn und hinten herabsteigt, bis zum Magen, wo man innehaltet.«

Das Händeauflegen auf das Kreuz und auf den Unterleib stillt die Mutterbeschwerden und befördert die Regeln, wenn damit Striche über die Beine abwärts gemacht werden. Das Auflegen der Hände auf die Knie und das Halten derselben mit Strichen von der Unterleibsgegend über die Füße hinaus und Trinken vom magnetischen Wasser heilt nach einer Somnambule die Bleichsucht. Die heftigsten Koliken werden durch das Auflegen der Hand, aber unmittelbar auf die Haut, meist sehr schnell geheilt und eine meiner ersten aber mutigsten Kuren war die Kur einer Dysenterie durch Auflegen der Hand auf den Nabel; die heftigsten Schmerzen ließen sehr bald nach, es erfolgten noch ein paar Durchfälle, dann entstand Schweiß unter der Hand, es erfolgte allgemeine Ruhe und Schlaf und das Übel war wie weggezaubert.

»Das Auflegen der Hand auf dem Kopf, auf den Unterleib, auf die Gebärmutter, mit der Absicht, Schmerzen zu stillen, muss so geschehen, dass die flachen Hände allein — *paume seule* — ausgelegt werden, mit gerade ausgestreckten Fingern«, sagt Mesmer.

„Aprés qu'il est survenu du calme, on passe à l'action curative; alors si le mal est au coude, au genou, au talon, au menton, enfin à tout extremits de forme à peu près de ronde, on pose la paume de la main sur l'organ affecté, et on augment l'action en laissant reposer les doigts sur les parties envikonnantes; la magnétiation se trouve être alors doublée d'intensité par le fluide qui sort de l'extrémité intérieur des doigts." Deleuze.

Endlich ist das Reiben mit der flachen Hand eine äußerst kräftige Einwirkung, nicht bloß oberflächlich durch Elektrizitätserregung, sondern noch viel wichtiger für innere tiefer liegende Organe, besonders dann, wenn keine vorherrschende nervöse Empfindlichkeit oder Schmerzen mehr vorhanden sind; die Hand wird durch das Auflegen und Reiben, dann so heilsam, dass Gauthier mit Recht sagt:

»Die Vereinigung des Fluidums ist von der Art, dass ihre Tätigkeit ganz innig von der Hand des Magnetiseurs zu dem kranken Teil wie durch Röhren strömt. Es werden damit Verstopfungen, Verschleimungen, Abszesse, usw., geheilt.«

Bei Rheumatismen und Lähmungen ist das Reiben mit der Hand ein altes Hausmittel. Ich habe anderwärts, in meiner *Geschichte der Magie*, gezeigt, dass die Ägypter, Orientalen und Griechen das Reihen bei den Kranken in den Tempeln in Übung gehabt haben. Hippokrates sagt (*de luxationibus*):

»Der Arzt hat nötig viel zu wissen, aber er darf nicht vergessen des Nutzens, den die Friktionen verschaffen, sie können ganz entgegengesetzte Wirkungen hervorbringen; so ziehen sie die schlafe Glieder zusammen und erschlaffen die steifen. Die Reibungen mit der Hand müssen aber sanft gemacht werden.« Das *tractim tangere* bei Plautus ist nichts anders als das Reiben mit der Hand; Galen schrieb später ein eigenes Werk, *de frictionibus*. Prosper Alpinus erzählt in seinen „Reisen in Ägypten", *de medicina Aegyptiorum*, dass die Einwohner bei der Ruhr die Hand auf den Nabel der Kranken legen und sanft reiben.

Die stärkste, positive Einwirkung geschieht durch die Finger.

»Alle Körper, deren Gestalt in eine Spitze auslaufen oder einen Winkel bilden, dienen dazu, die Ströme zu sammeln und werden Leiter derselben. Man kann die Leiter als Öffnungen der Ströme oder Kanäle ansehen, durch welche die Ströme fließen.« Mesmer.

C'est par l'extrémité des doigts et surtout par les pouces que le fluide s'échappe avec le plus d'activité. Deleuze. — *Les cinq doigts de chaque mains sont autant de canaux*. Bruno.

Lippich sagt: »die stärkste magnetische Kraft liegt in den Fingern, namentlich in den Spitzen, weil hier die meisten Tastwärzchen und pacinischen Körperchen ausgehen. Um körperlich zu wirken gebraucht man die zusammengelegten, zu einem feinen Einfluss die ausgespreizten Finger.« Die Finger aneinander gehalten wirken stärker erregend, elektrisch; auseinander wirken sie milder, magnetisch. Unmittelbar auflegen soll man die Finger nur selten und nur in bestimmten Fällen, um eine Konzentration der Ströme und Säfte zu bewirken. Die Striche werden in der

Entfernung damit gemacht und durch Berührung mit den Fingerspitzen nur sanft bei örtlichen Leiden, bei Entzündungen und Geschwülsten und bei Rückenmarkslähmungen.

»Die flache Hand auf dem Magen gelegt wirkt viel sanfter als die Finger.« Bruno.

»Die Erfahrung zeigt, dass die Wirkung der Finger viel stärker ist mit den Spitzen, ja selbst mit einem Finger, als wenn man sich der Hand bedient.« Gauthier.

Zum positiven Einwirken sind die Finger stärker als der ganze Körper, und um den Strom, oder die Tätigkeitsrichtung auf bestimmte Stellen zu leiten, sind die Finger die einzigen Instrumente; dies ist deutlich zu zeigen bei Krämpfen und wohl auch bei Gefäßverstopfungen, die Blutzirkulation zu befördern. Mit den Fingern wird entweder mit allen vereint, oder mit einzelnen magnetisiert!

Mit allen Fingern gleich einem Bündel wird der ganze Körperstrom auf eine Stelle hin konzentriert, wo passive Stockungen und Geschwülste und Erschlaffung vorhanden sind. Entzündliche Stellen und Schmerzen verschlimmern sich dadurch. Auseinander gestreckte Finger zerstreuen den Strom und wirken milder, besonders in der Entfernung.

Gauthier sagt: »Wo die Kreisbewegungen mit der Hand nicht hinreichen, da nimmt man die Finger, um Stockungen, Geschwülste, usw., zu zerteilen. Man hält die fünf Finger vor den kranken Teil, entfernt sie wenig auseinander, als wenn man ein Fünffrankenstück fassen wollte. Man bewegt dann die Finger im Kreise herum, welche Bewegung sich innerlich wiederholt, es muss aber sehr sanft geschehen, als wenn man eine Feder beim Aufziehen einer Uhr zu brechen fürchtete. Die Kranken empfinden dadurch starke Schmerzen, wo man dann aufhören soll.«

Vereinzelt wirken die Finger verschieden, ob sie allein, zu zwei oder mehreren gebraucht werden. Die einzelnen Finger haben eine ungleiche Wirkungskraft. Die stärkste Wirkung hat der Daumen, dann der Zeigefinger, usw. Der Daumen und kleine Finger haben eine völlig entgegengesetzte Wirkung; jener reizt positiv durch starke Bewegung, dieser besänftiget negativ durch eine Art kühlende Luft. Am stärksten wirken die einzelnen Finger, wenn die übrigen ganz in die Hand zurückgeschlagen sind, milder, wenn einer nur etwas über die andern vorragt. Sind alle Finger ganz in die hohle Hand eingezogen bis auf einen, so wirkt dieser stärker als alle zusammen örtlich auf eine Stelle. Mit einem oder zwei Fingern wirken die Franzosen und Engländer durch Hinhalten vor die Nasenwurzel oder auf die untere Stirngegend an die Augenbraunen, um Somnambulismus zu er zeugen; sie nehmen gewöhnlich den Zeige- und Mittelfinger oder statt diesen den Daumen. Bei Augen- und Ohrenkrankheiten werden einzelne Finger gebraucht, um je nach der Art der Krankheit mehr oder weniger erregend zu wirken; der Zeigefinger bei den Augen, der Daumen oder der Mittelfinger oder auch nach andern der kleine bei den Ohren. Ein somnambules Mädchen von 14 Jahren antwortete dem Marquis von Puysegur: »Der Daumen ist der stärkste Finger, dann der kleine Finger, dann die zwei mittleren. Für einen Tauben,« gab sie an, »soll der Daumen der einen Hand in das Ohr und der kleine Finger in das andere gehalten werden.«

»Bei Augenkrankheit«, sagt Gauthier, »wo keine Entzündung ist oder wo sie gehoben, ist es oft heilsam, etwas stärker auf die Augen zu wirken, um die Ursachen davon abzuleiten. Man hält daher vor das kranke Auge drei Finger, den Zeigefinger, den Mittel- und Ringfinger, man hält sie gerade unter die Augenwimpern, etwas entfernt (15 – 20 cm.) ganz unbewegt vor das kranke Auge.

Bald darauf oder höchstens nach einigen Minuten klagt der Kranke über Stechen wie mit einer Nadel, was eine starke Wirkung zeigt, von der man ablassen muss durch Hinableiten der Finger gegen den Nasenkanal, wo die drei Finger halten. Eine kurze Zeit darauf ändere die Operation, indem du die drei Finger vertikal, langsam von der Nase zu den Schläfen hinführst. Der kleine Finger bei Taubheiten in das Ohr gesteckt, während die anderen über dem Hinterkopf ausgestreckt werden, wirkt sehr stark. Der Daumen wirkt noch stärker als die vorigen.« — Wenn der Daumen die halbe Hand ist, wie es schon die Alten bezeichneten, so muss er auch die halbe Kraft aller übrigen Finger haben, und das scheint wirklich der Fall zu sein, obgleich seine Wirkung dann weniger reizend ist, als die der andern in Bündel vereinigt. »Das Magnetisieren mit dem Daumen wirkt weniger lebhaft«, sagt Gauthier, »als die drei übrigen Finger und seine Wirkung ist auch viel milder; deswegen soll man mit diesen Fingern zu magnetisieren anfangen, um den Kranken an die symptomatische Tätigkeit zu gewöhnen, ohne ihn zu stark zu erregen; bei Augenkrankheiten wirkt der Daumen allein sehr vorteilhaft, man hält ihn vor das kranke Auge und macht Zirkelbewegungen, 10 – 20 cm. Entfernt, als wenn man ein Papier polieren wollte.«

Auch Bruno rät, man soll mit dem Daumen und Zeigefinger jene des Kranken fassen, und so auch die inneren fleischigen Teile vereinigen; in zwei Minuten entsteht ein Stechen in den Fingern, was anzeigt, dass der Rapport durch das gegenseitige Fluidum hergestellt sei. Den Rapport herzustellen rät anderweitig Puysegur, dass man die eine Hand auf den Magen des Kranken und die andere gegenüber aus den Rücken legen soll.

Cet attouchement préliminaire est necessaire pour la communication entre le fluide du magnétisant et celui du magnetisé.

Eine ganz neue Lehre der Fingerwahl stellt die neue Kachler-Szaparische Schule auf; einzelne Finger werden vor andern in bestimmten Fällen, besonders in Krämpfen gebraucht, die Wahl richtet sich nach der hervorstechenden Mitleidenschaft des einen oder andern äußeren Sinnens mit dem Krankheitszustande, was bisher der ärztlichen Beobachtung entgangen sein soll, weshalb ich diese vermeinte neue Entdeckung zur Prüfung hier anführen muss. »Es werden diese Sympathien der Sinne mit andern Organen angegeben, sodass bei Gehirnanhäufungen der Gesichtssinn, bei Rückenmarksanhäufung der Gehörsinn, bei den Atemorganen der Geruch, beim Unterleib der Geschmack, und bei magnetischer Anhäufung überhaupt der Tastsinn in Mitleidenschaft geraten.«

Diese Schule unterscheidet nämlich zwischen magnetischer und elektrischer Kraftanhäufung in den Kranken; im ersten Falle ist das Nervensystem, im zweiten das Blutleben vorherrschend; es gibt vorherrschend elektrische oder magnetische Personen, elektrische Krankheiten, Fieber, Entzündung, Störung der Zirkulation, Gallenkrankheit, usw. Jedem der fünf äußeren Sinne entspricht je ein spezifischer Sinn: dem Tast entspricht der Daumen, dem Gesicht der Zeigefinger, dem Gehör der Mittel-, dem Geruch der Ringfinger und dem Geschmack der kleine Finger. Folglich wird jeder dieser Finger bei schmerz- und krampfhafter Mitleidenschaft vorzugweise angewendet: der Zeigefinger bei Gesichtsleiden, usw.

Dies gilt besonders, wenn Krämpfe in den diesem Sinneswerkzeug beigeordneten Muskeln vorhanden sind, die örtlich behandelt werden sollen. Da bei Unterleibskrankheiten gewöhnlich auch die Brustorgane beteiliget und Geruch und Geschmack in Sympathie gezogen werden, so sollen der Ring- und kleine Finger meistens zugleich angewendet werden, und auch dann, wenn vom Rückenmark ausgehende Krankheiten, der *vagus* und der bilisische Beinerve, mitleiden. Die Wahl der eigenartigen Finger richtet sich aber mehr nach dem Orte, von welchem die magnetische Anhäufung weg-, als nach dem Orte, wo sie hinzuleiten ist. Ist kein Sinnesleiden besonders hervorstechend, so gebraucht man den Daumen, die Pugualmanipulation der alten Schule; sind mehrere Sinnesmitleidenschaften zugegen, so nimmt man die entsprechenden Finger oder auch alle zusammen, Palmermanipulation der alten Schule. Wechseln die Sympathien, was bei raschen Krampfanfällen schnell geschieht, so muss man im Fingerwechsel geschickt und behände sein, dass man die Finger nicht verwechsle.

So z. B. ist es nach Lippich, »bei der Beißsucht oft nötig, dass man den verstärkten kleinen Finger dem Kranken in den Mund steckt, worauf sogleich der Mund offenbleibt. Schiebt man in der Eile einen andern Finger ein, so wird er gebissen. Dies wird wohl das empfindlichste *Argumentum ad hominem* für die nicht gleichgültige Macht des eigenartigen Fingers sein.«

Das Wissen und Kennen der eigenartigen Fingerkräfte ist notwendig in Bezug auf das Wie der magnetischen Einwirkung und auf das Wohin der Leitung beim richtigem Magnetisieren. Die Lehre der neuen Schule, besteht vorzüglich darin, dass sie Hauptknoten oder Nervenzentren annimmt, von denen ab- und zugeleitet werden soll, was uns indessen hier nicht weiter beschäftigen kann; im speziellen Teile werde ich darauf wieder zurückkommen, wo die Behandlung der Krämpfe zur Sprache kommt. Der Gegenstand dieser neuen Fingerlehre ist wichtig genug, um sie der prüfenden Kritik der Praktiker zu empfehlen; ich meinerseits, der ich noch mehr zur alten, mesmerischen Schule gehöre, muss gestehen, dass ich diese empfohlene Fingerfertigkeit noch nicht recht erlernt, und auch keine neue bessere Resultate, damit erzielt habe, was nicht auch die alte Schule geleistet hat; völlig unfähig aber bin ich, den physiologischen Grund dieser Fingersympathien einzusehen.

Die Ränder der Hand werden seltener gebraucht, sind aber nicht ohne Bedeutung bei der magnetischen Behandlung. Stärker, mehr positiv wirkt der innere Rand, schwächer, mehr negativ, der äußere; bei Hitze und entzündlichen Zuständen, beruhigt und besänftigt das Herabfahren mit dem äußeren Rande der Hand in einer kleinen Entfernung so, als wenn man Wasser abwischen wollte.

Der Rücken der Hand wirkt viel schwächer als die innere Fläche und wird gleichfalls mehr zur Ableitung bei starker Aufregung, bei Blutkongestionen und Krämpfen gebraucht. Die Schlafenden werden durch schnelle Gegenstriche, d. i. aufwärts mit dem Rücken der Hände, geweckt. Nicht bloß das Auflegen, Streichen und Halten, sondern auch das Reiben, das Drücken, Pressen und Kneten, das Massetieren und Dehnen mit den Händen gehört zu dem mesmerischen Verfahren, bei Stockungen der Lymph- und Blutzirkulation, bei Versteifungen und Lähmungen und namentlich oft bei Krämpfen.

Die Hände werden ferner nach Umständen angefeuchtet, mit Wasser bei Hitze und Entzündungen, mit Wein bei Schwäche und Rekonvaleszenten, mit Öl bei übergroßer Reizbarkeit, mit aromatischen Stoffen bei Ohnmachten, bei allgemeiner Schwäche und zur Belebung des ganzen Organismus. Das sogenannte Besprengen, Spargiren ist ein starkes positives Wirken auf örtliche Flächen und Teile, es ist dies eine Art Spritzen mit den Fingern, die eingezogen und schnell wieder ausgestreckt werden, als wollte man eine Flüssigkeit abschleudern, wo man einen Teil gleichsam überladen und mit magnetischem Feuer anfüllen will; es ist dies eine Art Elektrisieren, Erregen und Reizen. Ich glaube nun mit dieser Darstellung des vielseitigen üblichen Verfahrens in der mesmerischen Methode ausführlich genug die Hauptsache für die allgemeine und örtliche Behandlung angegeben zu haben, ohne weiter viel in eine Systemeinteilung einzugehen und ein langes von Pugnal-, Manual-, Marginal-, Digitalmanipulation herzuzählen. Ohne Zweifel verstehen die Leser durch Voranstehendes genug, um selbst eine Behandlung vorzunehmen, wenn ihnen die rechte Gelegenheit geboten wird, und mehr bedarf es nicht. Der mögliche allseitige Gebrauch der Hände ist durch keine Beschreibung ganz zu erschöpfen, und die Mannigfaltigkeit der im Leben sich darbietenden Zufälle lässt sich im voraus nicht einmal ahnen, viel weniger auf mathematische Größen bringen; dieselben kann nur der eigene willenskräftige, selbstbewusste Geist beherrschen.

Über die Vereinigung des allgemeinen und örtlichen Verfahrens

Nachdem wir jetzt das allgemeine und örtliche Verfahren jedes für sich kennengelernt haben, scheint es mir nicht überflüssig, noch wenigstens für Anfänger eine belehrende Betrachtung über die darauf erfolgenden Wirkungen und möglichen Zufälle anzustellen, damit es ihnen bei der genauesten Kenntnis der gelernten Methode nicht geht, wie so oft dem jungen Arzte, der nach exzellent überstandenem *examen rigorosum* vor dem Krankenbette mit seiner ganzen Kunst im vollen Zweifel sich nicht recht zu helfen weiß.

l) Es kann wohl als allgemeine Regel angenommen werden, dass bei allen Krankheiten das allgemeine Verfahren mit Strichen vom Kopfe nach unten jeder örtlichen Behandlung vorausgeschickt werde, was selbst für örtliche Leiden gelten kann, denn das magnetische Heilen beruht vorzüglich auf einem Werken der Nerventätigkeit und auf einem dadurch erregten Ton der Bewegung oder des Lebensstroms nach den in Unordnung gebrachten Körperteilen.

Das Gehirn scheint der Hauptsitz, wie der Nerven, so der magnetischen Mast zu sein, es ist das Meer der einmündenden Sinnes- und ausströmenden Bewegungsnerven; durch den Hauptstrom des Rückenmark geht der Strom nach den Geflechten der Brust und des Unterleibs. Die Nerven wirken belebend auf das Blut und das Herz, wie auf die Ab- und Ausscheidungsorgane des Unterleibs und der Brust.

»Ist das magnetische Fluidum einmal in Bewegung«, sagt Deleuze, »so schwingt es fort im Blute, in den Flüssigkeiten bis zur Krankheitsursache.«

Hat jemand irgendwo einen örtlichen Schmerz, so wird er durch die allgemeinen Längenstriche (*à grands courants*) gewöhnlich vermehrt, oder er kommt wieder zum Vorschein, wenn er vielleicht schon eine längere Zeit geschwiegen hat, oder ein versetztes Übel, z. B. Gicht, kehrt auf seinen ursprünglichen Sitz zurück. In solchen Fällen lässt man die Natur gewähren, macht seltener diese Striche und behandelt örtlich gar nicht, wenn nicht ein anhaltend heftiger Schmerz eine negative ableitende Beschwichtigung zu fordern scheint. Hat jemand Kopfschmerzen, so wird mit dem allgemeinen Verfahren vom Kopf aus nichtsdestoweniger begonnen, denn ob Nerven oder Blutanhäufungen die Ursache desselben sind, die Ableitung ist immer angezeigt. Gewöhnlich sind bei heißem Kopfe die Füße kalt, um so mehr sind die Striche nach den Gliedern über die Achseln und Hände sowie über die Schenkel und Füße hinab angezeigt, und es wird selten fehlen, dass der Kopf sich nicht abkühlt und die Füße nicht warm werden. Indessen ist das örtliche Einwirken auf den Kopf eben nicht absolut ausgeschlossen, und das Ableiten vom Kopfe zu gewissen Körperteilen ist nicht gleichgültig.

In den allermeisten Fällen des Kopfwehes lege ich nach einigen allgemeinen Strichen die eine Hand aus den Hinterkopf und die andere auf die Stirne leise auf und lasse sie eine halbe oder ganze Minute ruhen, und führe beide Hände dann vom Kopf gleich ab- und auswärts vom Körper weg, ziemlich rasch; dies wiederhole ich mehrere Male mit einem abwechselnden Andruck der Hände auf den Kopf. Gern stelle ich mich dann vor oder öfter hinter den Kranken, und lege die Hände leise auf die Seitenwandbeine des Kopfes und auf beide Ohren und streiche nach einigem Anhalten über die Achseln und Arme sowie über die Schultern und den Rücken mit starker Berührung hinab, und höre endlich mit entfernten, ableitenden Schnellstrichen auf. Wichtig ist aber bei jedem Kopfweh die Unterscheidung, ob dasselbe rheumatischer, nervöser Natur oder ob der Magen und Unterleib damit im Spiel ist, der häufigste Fall des chronischen Kopfwehes oder ob wirklich Blutkongestionen und ein entzündlicher Zustand Ursachen sind. Bei rheumatischem Kopfweh ist das Halten des Kopfes ein großes Linderungsmittel, womit man die Ableitung nach den Händen und das abwechselnde Halten derselben vereiniget; das Anhauchen der Stirne und des Wirbels ist eins der kräftigsten Mittel. Bei entzündlichem Kopfweh würde dieses Halten das Übel vermehren. Da muss nach dem entgegengesetzten Pol gewirkt werden durch entfernte Striche über den Körper hinaus, durch Anblasen des Kopfes, was auch beim krampfigen Kopfweh anwendbar und durch Bespritzen, Spargiren und Umschläge mit kaltem magnetisiertem Wasser sowie durch Trinken desselben. Bei gastrischem Unterleibskopfweh werden die Striche vom Kopf bis zum Magen herabgeführt, wo dann stärker auf den Unterleib gewirkt wird, durch Verhalten der vereinigten Finger, durch Auflegen der Hände auf den Magen, Leber und Milz, durch Abstreichen von da dann seitwärts über die Hüfte, Schenkel und Füße hinab. Das nervöse Kopfweh (die Migräne) entsteht aus dem Magen und von Gallenüberfluss; die Kur besteht da zuerst durch Auflegen der Hände auf den Kopf; in der allgemeinen Ableitung vom Kopf nach der Herzgrube mit Schnellstrichen und durch das vorgenannte Einwirken; durch Anhauchen der Stirne, Vorhalten der vereinigten Finger vor den Schmerz, durch Anblasen desselben, durch Ableiten der Striche bis an die Schenkel und durch Konzentration der magnetischen Wirkung auf die Beine hinab, durch eine lange dauernde Trinkkur des frischen magnetisierten Wassers, durch magnetische Bäder, durch Diät mit fleißiger Bewegung, durch Kaltwaschen des Unterleibs und des Rückens, durch den Gebrauch der Kur an den schmerzfreien Tagen. Sehr häufig sind Hypochonder durch Hämorrhoiden und Gichtleiden mit Kopfschmerzen geplagt; hier muss mehr konzentrisch auf den Unterleib zur Auflösung der venösen Stockungen, der Leber- und Milzanschoppungen gewirkt werden, wie bei der gastrischen Art. Beschleunigt wird die lange dauernde Kur mit gelinden Purganzen, mit Reibung des Unterleibs, mit Beihilfe der Elektrizität, mit Reiten, mit Gebirgsreisen.

2) Als eine zweite allgemeine Regel gilt, dass man bei einem örtlichen Leiden den Magnetismus auf die leidende Stelle konzentriert und von da ab nach den Extremitäten leitet. So halte man bei örtlichen Schmerzen der Zähne, der Schultern, der Brust, usw., die Finger der Hand, wie bei der allgemeinen Behandlung angegeben, ein paar Zoll von der schmerzhaften Stelle 1 bis 2 Minuten, und führe den Strich dann auswärts nach dem Lauf der Nerven, den Extremitäten zu; die Schmerzen werden nach einigen Wiederholungen gemildert oder gehoben. Auf den Schultern und der Brust kann man die Hände unmittelbar auflegen und dann nach dem Oberarm über die Hände hinausstreichen. Bei Magenschmerzen legt man die Hand leise auf und führt sie nach ein paar Minuten bis zu den Knien hinab und so weiter fort. Bei irgendeiner Geschwulst legt man die Hand daraus, lasset sie unbeweglich etwas ruhen, macht dann abwechselnd Kreisbewegungen darüber und fährt mit den vereinigten Fingern über die Glieder weg. Stockungen werden zerteilt durch Vorhalten der Fingerspitzen, durch Zirkelturen darüber und durch Fortleiten; durch solche Wiederholungen folgt der äußeren Bewegung die innere.

Ein Stoß auf den Kopf wird auf eine ähnliche Weise behandelt, so z. B. am Hinterkopf wird die Hand vorgehalten; nach leisen Reibungen mit den Fingern und Anhauchen werden die Züge rückwärts über das Kreuz zu den Füßen hinab gemacht; vorn auf der Stirne hingegen fährt man über den Vorderleib und die Knie hinab.

„Vous accumulerez le lluid en tenant vos mains immobiles, en descendant vous entrainerez à la fois le fluid et le mal." Deleuze.

Mithilfe des Anhauchens vertreibt man auf diese Weise die heftigsten Schmerzen, womit man noch besser auf folgende Weise verfährt: man nimmt eine mehrfach übereinander gelegte Leinwand oder Baumwollenstoff, Seide, behaucht sie stark auf der leidenden Stelle und führt nach einer Weile die Fingerstriche davon aus- und abwärts; man lässt die angehauchten Stoffe liegen, und nicht selten gelingt die Linderung des Schmerzes hiedurch besser als durch Striche. Es gelingt jedoch nicht immer, die örtlichen Schmerzen zu vertreiben, meist werden sie nur gelindert und erst nach und nach durch ein Weitertreiben gehoben. Die Erfahrung zeigt in dieser Hinsicht die merkwürdige Verschiedenheit der Wirkungskraft unter Magnetisierenden; einigen gelingt es fast augenblicklich, die Schmerzen zu stillen, andern langsamer und wieder andern vielleicht gar nicht so gleich die ersten Male.

Hier ist weder von apostolischen Wundern noch von der Nichtwirkung des Mesmerismus zu reden; ein Individuum ist so organisiert, dass er schneller und stärker wirkt als der andere; dem Einen genügt das *croyez et veuillez* des Puysegur oder seine Elektrizität ausströmende Hand; der andere Bedarf der Zeit und äußerer Hilfsmittel. Außerdem gibt es Kranke, bei denen der Mesmerismus nicht so rasch oder beinahe gar nicht wirkt, bis sie durch eine längere Zeit gleichsam damit überladen werden; dies hängt von der Konstitution, von der Art der Krankheit und von der Antipathie und dem Mangel des Rapports ab. Davon rühren gewiss die Fälle, dass Kranke oft erst nach Wochen, ja nach Monaten eine Besserung erfahren, was jedoch nicht beweist, wie wir schon gesehen, dass der Mesmerismus während dieser Zeit nicht gewirkt hat. Die feinsten Prozesse gehen oft lange unfühl- und unsichtbar in den feinsten Geweben vor, oder die Natur ist tätig, den Krankheitsprozess auf dem Zerstörungsweg aufzuhalten, weshalb auch allgemein für verloren gegebene Kranke den von den Ärzten bezeichneten Lebenstermin überschreiten und fortleben, und zwar oft noch Jahre lang leben, von denen einige erst später nach und nach besser werden, andere aber gerade nicht gesund und vielleicht auch nicht besser werden, aber leben.

Der Magnetismus hat wahrlich in solchen Fällen das Mögliche geleistet, der Mensch aber vergisst der Wohltaten gar so leicht, der bei der Wahl: Tod oder krank Leben? Gewiss das Letztere vorgezogen hat. Der Verfasser dieser Schrift hat in dieser Hinsicht sehr merkwürdige Beispiele erlebt, der übrigens ebenso gut durch den bloßen Willen, durch den Blick, durch das Wort und durch nur ein paar Minuten lange Behandlung sehr auffallende Wirkungen hervorgebracht hat.

Wenn nun, wie es gar nicht selten geschieht, örtliche Schmerzen verschwinden und nach einiger Zeit wieder kommen, so sind entweder äußere Ursachen oder noch versteckte innere Krankheitsreste vorhanden. In solchem letzteren Falle ist dann mehr die allgemeine Behandlung als die Örtliche angezeigt; diese Letztere muss mehr als eine Nebensache betrachtet werden, und es ist sogar vielfach reichlicher, der örtlichen Stelle keine besondere Aufmerksamkeit zu leihen; so ist ein versteckter Gichtstoff, usw., Ursache oft schwerer innerer Krankheiten, mit zuweilen sich zeigenden örtlichen Schmerzen; durch das Magnetisieren stellen sich dieselben stärker ein. Hier würde die örtliche Behandlung nichts helfen und vielleicht gar das Versetzen der allgemeinen inneren Krankheit verhindern.

Durch die allgemeine Behandlung ist zuweilen örtlich hier eine Hitze, dort Kälte, da ist offenbar noch ein gehemmter innerer Prozess schuld, und keine örtliche Behandlung würde etwas nützen. Eine außerordentliche Wandelbarkeit der Erscheinungen zeigt sich bei nervösen und Krampfkranken; da wird keine örtliche Behandlung etwas feuchten, das Höchste kann hier nur in palliativer Hilfe bestehen, ja es ist oft geradezu schädlich, den örtlichen Krampfschmerz zu heben, weil er augenblicklich auf eine andere edlere Stelle überspringt, und jedenfalls die Krampfkrise unterbricht. Als Gesetz kann indessen gelten, dass Zufälle von edleren Teilen zu den unedleren, von den inneren zu den äußeren geleitet werden sollen; die Gicht im Kopf ist besser nach der Brust, nach dem Unterleib, oder noch besser nach den Extremitäten geleitet. Ein andermal bekommt der Patient asthmatische Beschwerden, ein sehr beschwerliches Gähnen, Schluchzen oder Übelkeit und Brechreiz oder Kolik und wirkliches Brechen.

Der Magnetiseur gewöhne sich in solchen Fällen Ruhe an und halte die Probe aus, wenn ihn der Patient mit Klagen und Bitten bestürmt; Geduld des Kranken ist hier das Rezept, und die eigene unüberwindliche Ruhe des Arztes die Empfehlung, diese Ruhe und nichts als diese Ruhe, bleibt hier der wunderbar siegende Held. Damit ist nicht gesagt, dass die Ableitungszüge nach außen und unten unterbleiben sollen, oder dass nicht der Wille und oft das Wort seine Macht beweiset.

Fordert der Kranke bei derartigen Zufällen oder sonst zuweilen aus einem heftigen Trieb, diese oder jene Art der Behandlung inne zu halten, abzuändern oder auszusetzen, so sehe der Magnetiseur wohl zu, ob es seinem Plan nicht widerspricht, und ob nicht eine wirkliche Änderung eintreten soll; eine gewisse Nachgiebigkeit ist aber überall rätlicher als Halsstarrigkeit, die Krankheit ist oft der versteckte Dämon, der in der gutmütigsten Natur des Kranken gleichsam Rache brütet.

Nun so hätten wir denn eine Sitzung, und zwar eine wichtige, durchgemacht. Wir wünschen dem Patienten Mut und eine heilsame Wirkung und dem Arzte, dass er die nächste, wo möglich nämliche Stunde bestimme, dass er frische Luft schöpfe und hellen Sonnenschein finde; denn dieser ist der stärkende und wieder ersetzende, Kraft verleihende Apollo. Deleuze rät dem Magnetiseur, nach aufgehobener Sitzung, dass er, wenn es angeht, sich soll magnetisieren lassen, einige Minuten lang *aux grands courants*,. um sich des etwa überkommenen schlechten Fluidums zu befreien, wo nicht, so soll er sich selbst über die Arme und Hände abstreichen.

Er soll mit vollem Magen, und während der Verdauung nicht magnetisieren und in den Sitzungen zuweilen, wenn er müde sei, etwas zu sich nehmen, recht mäßig leben und alles vermeiden, was seine heilsamen Wirkungen stören könne. — Diese schönen Ermahnungen können unterschrieben werden, obgleich sie eine fast zu weit gehende Vorsicht aussprechen. Wir haben schon oben das Nötige bemerkt und glauben, dass der Magnetiseur seine Zeit der Behandlung schon ohne Restauration aushalten wird, vorausgesetzt, dass er nie zu viele Kranke auf einmal, und keinen so lange magnetisiert, bis er müde wird.

Die indirekte mesmerische Behandlung durch Leiter

Der mesmerische Arzt ist bei der Behandlung chronischer Krankheiten veranlasst, häusig indirekt zu wirken, um entweder die eigene Kraft zu verstärken, oder im Notfall dieselbe zu ersetzen; dies geschieht durch Zwischenkörper oder sogenannte magnetische Leiter. Ersetzt kann nun die eigene direkte Behandlung durch gar nichts werden, selbst ein Stellvertreter möge so viel immer möglich gespart werden; ganz fehlerhaft ist es aber, wenn mehrere zugleich einen und denselben Kranken abwechselnd so nach beliebiger Muse gleichzeitig oder nebeneinander behandeln. Einen Fremden lasse man aber gar nie sich ersetzen, und ist der Ersatzmann nicht im rechten Rapport mit dem Kranken, so gebrauche man lieber magnetisierte Zwischenkörper aus dem organischen sowohl als aus dem unorganischen Reiche.

Alle Dinge der Natur haben eine eigentümliche Kraft, die sie durch bestimmte Wirkungen auf andere Körper äußern, d. h. eine physisch- dynamisch- äußerlich-wirkende Kraft, ohne chemische Auflösung und ohne in das Innere des Organismus gebracht zu werden. Die Benutzung dieser geheim wirkenden Kräfte der rohen Naturstoffe auf magnetische Weise — oder wie die magnetische Anziehung und Abstoßung durch bloße Berührung oder selbst das Entgegenhalten zweier Magnete in Distanz wirkt — hat man vor Mesmer eben so wenig gekannt, als wie das Verfahren mit den Händen. Man kannte zwar die Heilkraft vieler Dinge von der ältesten Zeit her, man kannte die Wirkungen der Edelsteine und verschiedener Metalle; man gebrauchte allerlei Präparate äußerlich aufgelegt; man trug Amulette usw., allein eine planmäßige Anwendung auf bestimmten Erfahrungen und Grundsätzen beruhend kannte man nicht; aber noch weniger kannte man, dass durch die menschlich-magnetische Einwirkung die eigentümliche Kraft der Stoffe modifiziert und heilsamer gemacht werden könne. Mesmer lehrt zuerst (der Mesmerismus von Wolfart): »Dieses ursprünglich erregte Feuer, oder dieser Ton der Bewegung, kann allen organisierten, usw., Substanzen mitgeteilt werden: den Tieren, den Bäumen, den Pflanzen, den Steinen, dem Sand, dem Wasser, usw., auf alle Entfernung hin. Die wirkliche Mitteilung bewirkt sich durch die unmittelbare Berührung mit einem magnetisierten Körper, das heißt mit einem von diesem unsichtbaren Feuer entzündeten Körper, sodass durch die bloße Richtung der Hand und mittelst Leiter — Konduktoren — und Mittelkörper jeder Art, selbst durchs die Blicke, der bloße Wille dazu hinreichen kann. Die Kraft kann fortgepflanzt werden, gleich der Elektrizität, dem Lichte, durch flüssige und durch feste Körper, durch Bäume und Pflanzen, ferner durch Mittelkörper, wie durch den Schall, das Licht, durch das Wasser; von Spiegelflächen kann sie zurückgestrahlt werden, überhaupt in der von einem Pol zum andern ausgehenden Richtung. Diese Bewegung durchdringt alle

Körper, sie wird fast augenblicklich auf eine Ferne hin fortgepflanzt, wovon man die Grenzen nicht ermisst: denn ich habe beobachtet, dass die Sonne, der Mond, die Planeten solche aufnehmen, dergestalt, dass dieselben zu Brennpunkten werden, von welchen aus sie wieder zurückgesendet und in allen Richtungen ihrer Strahlen verteilt werden kann.«

Der Magnetismus kann, wenn er einmal erregt, fortgepflanzt werden 1) durch die mitgeteilte Gemeinschaft mit andern organisierten Körpern, in welchen eine große Flutmasse in Bewegung gesetzt ist; 2) durch die Beschleunigung der Bewegung in harten, dichten Stoffen, wie Glas, Sand, Steine, Metalle, Holz, Wasser, usw.; 3) durch die mit einer innerlichen Bewegung versehenen Körper, wie die Wärme, der Magnet, die elektrisierten Substanzen, die lebendigen Tiere, die Bäume, Pflanzen. Ich habe die Beobachtung gemacht, dass Körper, welche dem Einfluss des Feuers ausgesetzt waren, eine gewisse innere, tonische Bewegung behalten; 4) dieses Feuer wird verstärkt durch jede aufregende Bewegung, wie Geräusch, Schall, Musik, Gesänge — Elektrizität — alle diese Dinge gleichen dem anblasenden Winde; 5) indem man sich in große Ströme versetzt, oder indem man die Richtungen der Anwendung des tierischen Mesmerismus den Richtungen dieser Ströme entsprechen lässt, z. B. indem man den nach der Polhöhe oder nach der Erdachse verlängerten Leiter den Strömen der Gravitation der Sonne oder des Mondes der Erde entsprechen lässt; 6) wie, was gesagt, der Gedanke; der Wille diese Wirkung fortpflanzen kann, so bestehen auch noch in der Überzeugung, Überredung, in der vollkommenen Kenntnis, in der Gewohnheit die Mittel, die Wirksamkeit der Kraft zu vermehren; 7) sie wird endlich auch noch durch eine Art Konzentration verstärkt, wenn nämlich der Magnetismus von verschiedenen magnetisierten Körpern gegen einen und denselben Körper gerichtet wird. Alle diese Erscheinungen und Wirkungen, welche durch meine Beobachtungen und Erfahrungen unwidersprechlich bewiesen sind, bestätigen die Vorstellung, dass jenes — animalischer Magnetismus genannte — Agens ein Feuer ist, wovon Ursprung, Mitteilung, Fortpflanzung und Verstärkung einander analog sind. Da die Wirkungen bloß allein durch die Empfindungen erkannt werden, so ist es gewiss, dass dieses Grundwesen geradezu und unmittelbar auf die Nerven wirkt. Die Beobachtungen gaben den Beweis, dass diese Flut dieselbe ist, durch, welche die Nerven beseelt werden. Magnetisieren endlich ist nichts anders, als mittelbar oder unmittelbar die tonische Bewegung der einen Flut, mit der die Nervensubstanz geschwängert ist, mitteilen; dies ist es, was dieses Agens setzt, welches heilsame Krisen aller Art als die wahren Mittel zur Heilung bestimmen kann.«

Ich habe das Ganze der mesmerischen Grundlehre mit seinen eigenen Worten hergesetzt, damit der Leser das Umfassende, Tiefe und Erschöpfende von dem Gründer selbst vernehme, und erfahre, dass nach Mesmer Wesentliches nichts mehr gesagt und entdeckt wurde, was er nicht schon deutlich ausgesprochen hatte, und zwar, sowohl was die Natur und der Geist in ihren Wirkungen leisten, und was in den Magnetisierten als Wirkung des Magnetisierens vorgeht. Wer da hinzusetzt und es als Selbst erfundenes ausgibt, wie z. B., dass die geistige Wirkung des Willens als das Grundagens die Entdeckung Puysegurs sei; und wer davon abzieht, dass z. B. die beim Magnetisieren benutzten Zwischenkörper und Leiter überflüssig sehen, der kennt eben so wenig die Geschichte ganz, als er den Geist Mesmers und das Wesen des von ihm entdeckten Magnetismus erfasst. Mesmer schloss den Geist nicht aus, ließ ihn aber auch nicht das allein Wirksame sein; er lässt die Hand und durch sie die ganze Natur mitwirken. Die Neuheit des Gegenstandes ist aber von der Art, dass ein jeder in enthusiastischer Aufregung lieber dem eigenen Genius folgt und sein Werk höher schätzt, als viel nach dem ersten Schöpfer des Baues und um die Materialien zu fragen, deren wahre Bedeutung er nicht kennt. Genug, wenn er nur Verdienst und Arbeit findet. — »Wo Könige bauen, da haben die Kärrner zu tun.«

Wir wollen jetzt von der mesmerischen Lehre die weitere Anwendung zu machen fortfahren und zeigen, was seit ihm die Erfahrung unwiderleglich bewiesen hat, und wie sie es unfehlbar auch in Zukunft zeigen wird, so viel Zweifel, Widerspruch und Behauptung von Lächerlichkeit und Unmöglichkeit eingewendet werden mag.

Wer den Mesmerismus praktisch ausübt, der wird bald erfahren, dass er durch gewisse Hilfsmittel seine Kraft verstärken und unter Umständen ersetzen kann. Sowohl die Verstärkung als den Ersatz hat der praktische Mesmerismus oft notwendig; Erstere, wo er selbst sich nicht kräftig genug zu einer positiven Einwirkung fühlt, oder wo eine besonders starke Einwirkung erforderlich ist, bei Lähmungen, allgemeinen Schwächen und Reizlosigkeit; letztere, wo eine längere Einwirkung rätlich erscheint, als es die Gegenwart des Arztes zulässt, und wenn er selbst gar nicht persönlich einwirken kann. Zunächst ist hier der magnetischen Kette zu erwähnen, welche Mesmer und Andere anfangs gebrauchten. Mehrere Menschen reichen sich im Kreise einander die Hände, sodass auf der einen Seite der Arzt die Kette mit dem Patienten schließt. Es ist nicht nötig, gerade die Hände des Kranken von beiden Seiten zu halten oder bloß auf eine örtliche Stelle hin zu wirken. Unstreitig ist diese Einwirkung eine der stärksten, aber deswegen eben nicht der ratsamsten, und wohl nicht wiederholt zu gebrauchen, jedenfalls seltener als die übrigen Leiter, welche Tommasi sämtlich der Kette nachsehen möchte, die er indessen mit Recht nur dann anwenden will, wenn etwa der Arzt nicht Kraft genug hat, *in acuto colloro concorso aumentare la quantita propria del fluido.*

Die Elementarkräfte als magnetische Leiter

Betrachten wir ferner die von Mesmer genannten magnetischen Zwischenkörper insbesondere. Mesmer nennt sogar die Gestirne, Sonne, Mond und Planeten, und spricht von ihren Wirkungen durch eigene Beobachtungen und Erfahrungen unwiderleglich bewiesen! Mesmer mag wohl hypothetische Sätze ausgesprochen haben, welche durch die Erfahrung nicht bewiesen sind, er hat aber in der Praxis nichts ausgesprochen, was nicht unwiderleglich zu beweisen ist. Will etwa jemand die Gestirnwirkungen der Sonne und des Mondes leugnen? Sie leuchten und wärmen (selbst vom Monde ist letzteres bei den Pflanzen nachgewiesen) und üben eine starke Anziehung auf die Atmosphäre und das Meer aus, was auch von den Planeten, namentlich auffallend vom Jupiter, bekannt ist. Nun denke ich, wenn die Kräfte der Anziehung, des Lichts und der Wärme nicht geleugnet werden können, auf das allgemeine Leben der irdischen Natur, dann hat Mesmer eine unwiderlegbare Wahrheit ausgesprochen; die Menschen haben nur vor ihm diese Kräfte gar nicht zu benutzen verstanden, zu speziellen Anwendungen im organischen Leben und in Krankheiten des Menschen. Sind das Blut und die Nerven etwa weniger empfindlich als das Meer und die Atmosphäre?!

Die Wahrheit dieser Gestirnwirkungen durch die Sonne und den Mond hat unter andern der Verfasser dieser Schrift aus eigener Erfahrung bestätigt, schon in seinem Werke, der Magnetismus im Verhältnis zur Natur, usw., ausgesprochen, was natürlich als eine große Lächerlichkeit viel Spaß verursacht hat. In jenem Werke habe ich auch ausgesprochen, dass es wohl recht gut sein möge, wenn man diese ungeheuren Kräfte nicht allgemein zu gebrauchen verstehe, es könnte leicht mehr Schaden dadurch verursacht werden, als durch den lächerlichen Spaß gegen die einfältige Mitteilung einer mesmerischen Erfahrung. »Der Magnetismus im Menschen wird von der Sonne unterstützt«, sagt Lippich (Manuskript) »die Sonne berührt und erfüllt die Erde und alles, was auf ihr lebt, mit Licht begleitendem Magnetismus. Dieser wird von der Erde zurückgestrahlt und wo die beiden Kraftwirkungen oder Ströme einander begegnen, da entsteht Elektrizität in Begleitung von Wärme. Es verhält sich demnach der Magnetismus zur Elektrizität, wie das Licht zur Wärme. Wo die Sonne hin scheint, da ist die magnetische Erregung, die sie bewirkt, am stärksten, dagegen ist an der von ihr abgewendeten Seite die magnetische Ausstrahlung am stärksten.«

In diesen Sätzen ist die ganze praktische Lehre enthalten, von der magnetischen Einwirkung der Sonne Gebrauch zu machen, und wer davon nichts hält und es nicht verstehen will, der lasse in Gottes Namen das Magnetisieren nur aus. Wer immer durch Krankheit und Ermüdung erschöpft, der wird durch nichts so wohltätig belebt, wie durch den Sonnenschein; das rechte Maß musst du aber messen und nicht zu viel und nicht zu wenig brauchen, die Erregung so zu bewirken, dass nicht Überreizung und dann indirekte Schwäche erfolgt. Jeder Magnetiseur suche das Sonnenlicht so viel er kann, aber weniger die Hitze als, den Magnetismus, durch den sie mit der Lichtbegleitung die Erde und alles, was auf ihr lebt, erfüllt. Willst du mehr die stark erregende Lichtbegleitung der Wärme und den durch die Insolation der Erdoberfläche erregten Elektromagnetismus dann setze dich und deine Kranken bei Tage der Sonne aus; magnetisiere auch mehr bei Tag als bei Nacht. Willst du ohne viel Erregung des Blutes mehr die Nerven belebende magnetische Kraft der Sonne und der Gestirnwelten, wo das Gehirn Licht, aber keine Wärme bedarf, dann stelle dich und deine Kranken bei heiterer Nacht in den offenen Tempel Gottes des freien Himmelsraums und magnetisiere auch mehr bei Nacht als bei Tag.

Bei den Geisteskranken (Krämpfe, heftige Fieber gehören auch oft dahin) ist die Welt verkehrt, es gelingt bei diesen, nach einigen bestimmten Erfahrungen, die Heilung am schnellsten durch eine völlig verkehrte Kur. Gib den Geschwätzigen keine Antwort, den Stummen belebe durchs Wort, lass den Hungrigen nicht essen, mache trinken den Durstlosen; wecke den Schlafsüchtigen auf, und mache den Schlaflosen einschlafen; nicht unter Dach, sondern in freier Luft, nicht bei Tag, bei der Nacht wende bei ihm den Magnetismus zweckmäßig an. Merkwürdig, sogar die Striche von unten nach oben bringen oft die bessern Wirkungen hervor. Auch das Händeauflegen ist bei diesen wie das Magnetisieren besser auf den Füßen als auf den Kopf und ebenso das weniger erregende Wirken mit dem Rücken der Hand. Auch die elektrischen Ausströmungen sind bei heiterer Nacht am stärksten, am schwächsten morgens und abends, in der Übergangszeit von Tag und Nacht am wenigsten von den äußeren Elementarmächten ist der Kranke in dieser Zeit unmittelbar erregt. Du wirst ermessen, ob der Kranke der eigenen Ruhe zu dieser Zeit bedarf oder ob du den Ton der in ihm schwingenden Bewegung mäßigen vielleicht des Abends, oder kräftigen sollst vielleicht des Morgens. Es gibt Stellen und Zeiten, wo größere Anhäufungen von Elektrizität stattfinden, unstetig in der Luft, stetiger in vielen Gewässern. Man kann das Wasser mit Elektrizität sehr stark laden und sehr wirksam machen. Ob das magnetisierte Wasser nicht vielmehr durch die Hände und das Anhauchen elektrisiert und so wirksam gemacht wird?

»Der Mond wirkt auf die Erde und die Menschen mehr elektrisch und begünstigt hienieden alle elektrisch-chemischen Vorgänge, namentlich die Verwesung.« Lippich.

Bei den mehr elektrischen Krankheiten des Blutes und der Zirkulation, bei allen negativen Zuständen des Reproduktionssystems ist die Mondwirkung wohl zu beachten. Geschwülste und Geschwüre, Hautausschläge, wachsen durch den Einfluss des Mondes, und dass Blut kommt mehr in Wallung. Man kann durch den Mondeinfluss die Regeln treiben und Blutflüsse erzeugen; die mehr sekundären Wirkungen auf die Nerven und den Schlaf sind bekannt; weniger bekannt ist die eigentümliche fiebererzeugende Kraft desselben. Wenn also in Krankheiten die Elektrizität vorherrschend ist oder erzeugt wird, namentlich im Blute und den Säften, da entstehen leicht Niederschläge, Ablagerungen und Entmischungen, was der Mondeinfluss alles begünstige. Nur durch eine sehr starke konzentrische Einwirkung, mit Vorsicht und Sachkenntnis geleitet, kann der Einfluss des Mondes auf solche Krankheiten heilsam werden, wie ich in dem Werke (der Magnetismus, usw.) bei der merkwürdigen Kur der Gräfin von Moravska angeführt habe, welche sich die Vollmondwirkung auf der Tepeler Brücke zu Karlsbad im Hellsehen verordnete und sofort die unterdrückten, vorher durch keine Mittel erzwungenen Regeln verschaffte, wodurch dann die wie ein Kindskopf vergrößerte Gebärmutter bis zur Größe eines Borsdorfer Apfels sich verkleinerte.

Vor Gewittern ist die Luft mehr elektrisch, nach denselben mehr magnetisch. Vor Gewittern magnetisiere gar nicht, du vermehrst die elektrische Aufregung der

Patienten; nach Gewittern wirkt das Magnetisieren viel heilsamer und stärkend. Es gibt bekanntlich sogar ein vom Monde bedingtes Schlafwachen: das Nachtwandeln; dasselbe spricht sich periodisch in Anfällen aus, meist bei jüngeren Personen zur Zeit des Vollmondes. Sie kehren mit Lust das offene Gesicht dem Monde zur Auffassung seiner Lichtstrahlen zu und streben wie durch elektrische Anziehung nach dem Monde in die Höhe.

Dass nach der Hellseherin Kachler der Leib der Nachtwandler leichter sei, ja oft gar nichts wäge, scheint in der Tat wahr zu sein; denn sie klettern über schwache Gesimse, über zerbrechliche Dächer und lockeres Steingeröll ohne zu fallen, wenn man sie nicht plötzlich weckt, das ist, wenn diese Anziehung nicht auf einmal wie die elektrische Spannung durch die Entladung aufgehoben wird. Die Mondsucht ist daher auch kein erhöhter, magnetisch-geistiger Zustand, wie das magnetische Sonnenschlafwachen, sondern mehr eine in der niederen Sinnessphäre gebannte, elektrisch-unruhige Sinnes- und Muskeltätigkeit ohne alle höhere Bedeutung und Wert. Der Mond wirkt anziehend wie auf die Flüssigkeit der Atmosphäre und des Meers nur als Reiz auf das Blut und die Sinne, wobei indessen das höhere Gehirnleben zufällig auch in Sympathie gezogen werden kann, dass selbst die Fantasie schöpferisch wirksam mitspielt. Von der Kur der Mondsucht werden wir in der Folge noch sprechen. Die hellsehende Kachler hat eine systematische Lehre über magnetische und elektrische Personen, Pflanzen und Tiere, über magnetische und elektrische Krankheiten, über magnetische und elektrische Mittel aufgestellt, die nicht ohne Bedeutung sind, auf welche die neue Schule aber etwas einseitig ein zu großes ausschließliches Gewicht zu legen scheint. Nach ihr wirkt die Sonne magnetisch, der Mond elektrisch.

Wenn die Kachler auch noch so selten magnetisiert wurde, nur zweimal in der Woche, so war die Kraft der Sonne hinreichend den Verlust der magnetischen Kraft auszugleichen; magnetisieren ist nach ihr nichts als ein Kraftausgleich; auch der Magnetiseur verliert nach ihr keine Kraft und eine Somnambule, d. h. magnetisch Schlafwachende, erkennt man am sichersten, wenn der Augapfel durch den Stahl sich lenken lässt. Die magnetische Ähnlichkeit des Menschen mit der Erde gibt sie unter andern durch folgende Beweise an: 1) das Anziehen der Augen durch den Stahl; 2) die Wirkung der Hand auf die Magnetnadel; 3) die Lage des Bettes zu heilsamer Wirkung im magnetischen Meridian und das Aufheben des Körpers eines Magnetisierten durch den Magnetiseur ohne Berührung und 4) das Anziehen der Magnetnadel von krampfigen Teilen einer Somnambule.

Die große Flutmasse der Himmelskörper, in welche alle irdischen Dinge eingetaucht sind, in den Strömen der Wärme und des Lichts, der Elektrizität und des Magnetismus wird hoffentlich auch eine unleugbare Erfahrung bleiben. Die Mitteilung dieser ursprünglich erregten Bewegung oder der mesmerischen Flut auf organisierte Körper geschieht erstens durch das absichtliche sich Aussetzen diesen großen Flutmassen, wie eben angedeutet wurde; zweitens durch die willkürliche Konzentration jener Einflüsse, des Lichts oder der Wärme, des Magnetismus oder

der Elektrizität, bei Tag oder Nacht, »sodass damit alle beseelten und unbeseelten Körper entflammt werden, dass sich die Bewegung bis zu den innersten Teilen mitteilt und Wirkungen hervorbringt, die ihrer Organisation analog sind. Denn wie die allgemeine Wirkung des Magnetismus darin besteht, ein- und ausgehende Ströme richtend zu bestimmen, so setzen sich wie im Magnet auch in den magnetisierten Körpern und besonders in den Gliedmaßen und Winkeln des menschlichen Körpers Pole fest von entgegengesetzter Richtung, welche mit jenen magnetischen Weltströmen zusammenfallen.« Mesmer.

Wie dieses geschieht? Auch dieses hat Mesmer deutlich gelehrt. »Die Mitteilung wird bewirkt durch die unmittelbare oder mittelbare Berührung mit einem magnetisierten Körper, sodass durch die bloße Richtung der Hand oder mittelst Leiter jeder Art, selbst durch die Blicke, der bloße Wille dazu hinreichen kann.«

Die unmittelbare Mitteilung geschieht also durch die bloße Richtung der Hand gegen den Himmelskörper und durch die Berührung des Kranken mit der andern Hand oder mittelst Leiter jeglicher Art.

Muss der Blick und der Wille hier noch besonders erörtert werden? Wer es zu fassen vermag, der fasse es! Wer sich für die Wirkung und die Anwendung der Gestirne besonders interessiert, der findet eine weitere Belehrung von einer Hellsehenden in Dänemark, in Kiesers Archiv über den tierischen Magnetismus, 9 und 11. Band. Dort äußert sich ein dänischer Magnetiseur also: »Was aber alles und selbst die lebensmagnetische Wirkung eines Menschen auf den andern an heimlicher Kraft übertrifft, das sind nach meinen späteren Erfahrungen die Sterne! Ich verspreche mir von diesem mehr als von jedem andern Heilverfahren.«

Mesmer hat ja aber auch gesagt, »dass man den Ton der Bewegung des magnetischen Fluidums fortpflanzen kann auf alle Ferne hin, wovon man die Grenzen nicht ermisst; dass die Sonne, der Mond, die Planeten solche aufnehmen, dergestalt, dass dieselben zu Brennpunkten werden, von welchen aus sie wieder zurückgesendet und in allen Richtungen ihrer Strahlen verteilt werden können; der Gedanke und Wille können dieses unsichtbare Feuer übertragen und konzentrieren.«

Eben dies ist es nun, dass die spezielle Wirkung eines jeden Naturdings durch den Ton der lebendigen Bewegung geleitet, verstärkt und modifiziert werden kann. Jene entfernten Brennpunkte können dann gleich einem magnetisierten Baum, einem Baquet behandelt, berührt und mit dem Kranken in Verbindung gebracht werden. Alles weitere ist in Mesmers kurzen eben angeführten Werten enthalten.

Außer dem kosmischen Magnetismus und der Elektrizität werden auch der Mineralmagnet und die galvanische oder Reibungs-Elektrizität zu den magnetischen Hilfsmitteln gezählt, und zwar wo man stark erregen und auf das plastische Bildungsleben wirken will, welche starken Einwirkungsarten durch die Hand gemildert, aber nicht als alleiniges oder Hauptmittel gebraucht werden sollen. Denn obgleich der Magnet und die Elektrizität für sich sehr wirksame Agenten sind, und oft ähnliche Erscheinungen und auch so heilsame Wirkungen hervorbringen, wie das mesmerische Verfahren, so sind sie keineswegs wahre Ersatzmittel desselben; weil sie viele Kranke gar nicht vertragen, und namentlich die Elektrizität bei Nervenkrankheiten viel zu erhitzend und reizend ist. Wenn in neuester Zeit der Magnet statt des Mesmerismus gebraucht und sogar vorgezogen wird, so ist dies eine Lieblingssache, aber offenbar ein Beweis, dass der Praktiker kein Bekenner oder kein Kenner des Mesmerismus ist. Es gibt Kranke und besonders Schlafwache, welche den Stahl und Eisen schon von Weitem spüren und durchaus nicht vertragen, und eine Modifikation dieser Elementarkräfte ist ohnehin nie möglich, wie beim mesmerischen Verfahren. Sowohl die Elektrizität als der Magnet erzeugen zuweilen Schlafwachen, und wenn namentlich der Magnet alles leisten soll, was man vom Mesmerismus rühmt, so steht zu bedenken, dass erstens solches bestimmt selten der Fall ist, und dass zweitens die Anwendung des Magnets durch die Hand geschieht und also schon, damit als ein Leiter der lebendigen Kraft angesehen werden muss, welche er viel weniger auszuschließen als aufzunehmen befähigt ist. Es ist nicht unsere Aufgabe, über den Gebrauch dieser Naturkräfte, welche zusammen eigentlich nur eine ursprüngliche Metallkraft ausmachen, weitläufiger einzugehen; denn uns sind sie nur zuweilen Hilfs- und keine Hauptmittel. Wo eine anhaltende Reizung und örtliche Einwirkungen nötig, um Stockungen und Verstopfungen der Eingeweide sowohl als einzelner Teile, wo Scirrhus und Krebs, Gangränen und Markschwammniere zu beseitigen, zur Zerteilung und Lösung zu bringen sind, da wird man durch ihre Beihilfe oft rasch sein Ziel erreichen; aber bei Entzündungen, bei Blutwallungen und Flüssen und bei Zehrungskrankheiten, da wird die Elektrizität feindselig wirken, weniger aber der Magnet in der Hand des geschickten Operateurs, der indessen den natürlichen Magnet in den Fingern seiner Hand besitzt. Bei Lähmungen und Muskelschwäche, bei einem langsamen und schwachen Vegetationsprozess, bei Stockungen im Unterleib und bei schmerzhaften Rheumatismen ist hingegen auch der Magnet und die Elektrizität ein gutes Unterstützungsmittel für den mesmerischen Arzt.

Das Wasser

Das Wasser ist wohl das beste Hilfsmittel für den magnetischen Arzt, nicht nur die Behandlung zu unterstützen und die Arzneien überflüssig zu machen, sondern auch als Zwischenkörper zeitweilig den Arzt zu ersetzen. Wie das Wasser vorzüglich die Elektrizität annimmt und leitet, so auch ganz besonders den Magnetismus, und es gibt ihn auch leicht wieder ab. Das Wasser ist von einem so allgemeinen Gebrauch beim Magnetisieren, dass es bei einer Kur von welch immer für eine Krankheit, gar nicht entbehrt werden kann, innerlich als Getränk, äußerlich zum Waschen, Umschlag, Klistier und Bad; als Baquet in Flaschen und Zubern zu örtlichem und allgemeinem Gebrauch und speziell namentlich beim Schlafwachen. Mir ersetzt das Wasser fast immerdar die Arzneien; es gibt wohl wenig Krankheiten, welche nicht der Flüssigkeit bedürfen, um anzufeuchten, aufzulösen, zu kühlen und zu erfrischen.

Das Blut und die Säfte zu verflüssigen und in Bewegung zu bringen; Verhärtungen und Steifheiten zu erweichen, Schmerzen zu stillen, und so überhaupt die Zirkulation und die Bewegung zu befördern, und was kann wohl alle diese Bedingungen so vollkommen erfüllen als das Wasser, was übrigens die neue Hydropathie vielleicht nur allzu kräftig beweist; aber das magnetisiert Wasser nimmt eine völlig verschiedene und heilsamere Wirkungskraft in sich auf. Es kommt gar nicht auf das viel trinken, wohl aber auf das oft trinken des magnetischen Wassers an, und man wird sich bald von der Verschiedenheit der Wirkung überzeugen. Es gibt Kranke, die gar kein Wasser vertragen, andere, denen es Brechen oder Laxieren verursacht und jedes Mal wenigstens die Verdauung ganz stört. Man reiche solchen magnetisches Wasser zuerst in kleinen Gaben, sogar Esslöffelweise, und sie werden bald verwundert selbst darnach verlangen und bald in größerer Menge trinken, es wird gerade das Gegenteil von all dem Genannten bewirken. Ich gebe das magnetisierte Wasser in den stärksten Diarrhöen, ja in der Ruhr, und es tut Wunder; ich gebe in alle Fieber, insbesondere in hitzigen Fiebern und im Typhus gar nichts anderes als frisches magnetisches Wasser, und zwar soviel, als die Patienten immer trinken mögen, und ich kann versichern, mir ist kein Unglücksfall darauf begegnet.

Bei inneren Stockungen der Eingeweide ist das Wasser ohnehin gar nicht zu entbehren, und der Arzt soll überhaupt seine Kranken täglich mit magnetischem Wasser zum Trinken versehen. Soll er aber gehindert sein, selbst jedes Mal die Behandlung vorzunehmen, so ersetzt das Wasser ihn selber am besten, wenn der Kranke dasselbe in der aufbewahrten Flasche zur Hand nimmt und auf den Magen hält und etwas davon trinkt. Wo das Schlafwachen durch die Behandlung eintritt, da wird es auch durch die magnetische Flasche geschehen, wenn dieselbe zur Zeit der gewöhnlichen Sitzung gebraucht wird, oder wenn ein mit Wasser gefülltes magnetisches Baquet vorhanden ist, welches öfters von dem Arzte magnetisiert wird. Es freut mich, dass ganz dieselben Erfahrungen ein neuer Magnetiseur in Italien ausspricht. Tommasi sagt: *Tanto fa che la sola acqua magnetizata puo produrre lo steso somnambulismo, purche chi beve sia gia stato messo in questo stato da quello magnetiza tore che la magnetizza.*

Derselbe zeigt dann, warum dies gar nichts überraschend sei; dass das Wasser ferner bei schwachen Organen als Kataplasma angewandt und sonst äußerlich auf der Haut dieselbe Wirkung tue, als wenn es innerlich gebraucht werde, *agisce de fatto come se fosse introdotto in modo immediato.*

Magnetisierte Bäder tun Wunder und sollten öfters gebraucht werden, wo ohnehin Bäder angezeigt sind, zum Lösen bei Gicht, Rheumatismus, Eingeweidestockungen, Hautkrankheiten und bei akuten Krankheiten und zum Stärken bei Lähmungen und in der Rekonvaleszenz, wenn sie dann noch mit aromatischen Kräutern versetzt werden. Ganz besonders heilsam ist das magnetische Wasser bei den Krankheiten der Tiere innerlich und äußerlich, und wie sehr es die Früchte befördernd auf die Pflanzen wirkt, habe ich in meinem Werke: »der Magnetismus im Verhältnis zur Natur und Religion«, gezeigt.

Für besondere Fälle sei hier noch von dem Gebrauche des Wassers erwähnt, dass man damit sowohl den Schlaf befördert, als denselben vertreibt, wenn Schlafwache schwer zu erwecken sind, durch Anspritzen mit kaltem Wasser, sodass man die Fingerspitzen ins Wasser taucht und dann mit raschem Ausstrecken an die Stirne und die Augen spritzt. Will man kritische Krämpfe erzeugen, so geschieht es am leichtesten durch ein ähnliches Anspritzen mit kaltem Wassers rebellische Irre werden am schnellsten damit gebändigt, und klonische Schüttelkrämpfe können damit in tonische Starrkrämpfe umgewandelt werden. Will man übrigens die Krämpfe bändigem so ist Laues Wasser besser als Kaltes, auf das Genick in Umschlag um die Elektrizität zu binden, wie hingegen die übermäßige Hitze bei Entzündungen durch kaltes Wasser. Es kommt hier nicht darauf an, und es würde uns zu weit führen, wenn wir die Eigentümlichkeiten und Wirkungsarten speziell anführen wollten, obgleich sie außerordentlich lehrreich sind; ich will unter andern den Leser nur auf Deleuze aufmerksam machen, was für merkwürdige Eigenschaften derselbe von dem magnetisierten Wasser in seiner *instruction pratique* an verschiedenen Stellen erzählt. *L'eau magnétisée est un des agens les plus puissants et les plus salutaires qu'on puisse employer, surtout dans los maladies internes que l'eau magnétique agito d'une manière étonnanto, elle porte directement lo magnétisme sur les organes affectés. J'ai vu l'eau magnétique produire des effets si merveilleux, que se craignais de me faire illusion et je n'ai pu y croire qu'après des milliers d'expérienves. En général les magnetiseurs n'en font point assez d'usage; ils s'épargneraient à eux mêmes beaucoup de fatigue, ils dispenseraient les malades de plusieurs remédes, ils acceleraient la guérison, etc.*

Diese Worte sind für die Bestätigung meiner eigenen Erfahrungen zu merkwürdig, um sie dem Leser vorzuenthalten. Auch Deleuze machte die Erfahrung, dass das magnetische Wasser acht Tage langes Purgieren erzeugte, wie Arzneimixturen, nur mit dem Unterschiede, dass es keine Kolik erzeugte (Roulier erzählt, dass einer seiner Kranken fünf- bis sechsmal täglich einen ganzen Monat lang purgierte ohne alle üble Umstände, worauf er vollkommen gesund wurde). Deleuze heilte Einen mit magnetischem Wasser, welcher während sieben Jahren an einer der hartnäckigsten Kolik des Unterleib unnützer Weise alle Mittel erschöpfte, in vierzehn Tagen. Ferner heilte er damit Verwundungen — blessures — Augenkrankheiten, kalte Füße durch Untersetzen einer magnetisierten Wasserflasche, wodurch sogar starkes Schweiß entstanden. Die Rekonvaleszenz beschleunigte er damit, dass er sie zu Hause magnetisches Wasser trinken ließ; bei Epilepsien gibt er es als ein Hauptmittel an, Monate lang dasselbe trinken zu lassen. In den Zusätzen zu Deleuze's Worten spricht ein Arzt seine Erfahrung dahin aus, dass das magnetische Wasser auch für nicht magnetisiert Personen sehr heilsam sei, indem er eine lange Zeit an Magenschmerzen leidende Frau in kurzer Zeit damit hergestellt hatte — *qui en a été promptement guéria par ce moyen*; Deleuze bemerkt aber als eine Regel, dass das Wasser, welches der Kranke trinken soll, von demselben Magnetiseur zubereitet sein soll, was ich als eine leicht begreifliche Sache bestätigen kann.

Magnetisiert wird das Wasser auf folgende Weise, was indessen von Verschiedenen verschieden geschieht. Ich stelle die mit frischem Wasser gefüllte Flasche auf die eine Hand und halte zuerst die andere hohle Hand auf die offene Mündung, etwa eine halbe Minute lang, dadurch entsteht Polarität. Dann halte ich sämtliche Fingerspitzen über das Wasser oberhalb der Mündung, sodann leg ich die auseinander gestreckten Finger auf die Mitte der Flasche oder eines Glases und fahre nach oben gegen die Flaschenmündung, worüber die Finger in die Hand eingezogen und durch schnelles Ausstrecken derselben gleichsam das elektrische Feuer in das Wasser gespritz wird. Dieses wird mehrere Male, etwa im Ganzen ein paar Minuten lang wiederholt, und dann das Wasser angehaucht; zuletzt stellt man die Flasche auf den Tisch und macht mit den Fingern in ein paar Zoll Entfernung einige Striche über die Flasche von oben nach unten und verstopft die Flasche bis zum jedesmaligen Gebrauch, stellt sie an eine ruhige kühle Stelle, und wenn mehrere Menschen in demselben Zimmer wohnen, wird die Flasche in ein Seidentuch gewickelt.

Ein Glas Wasser wird auf dieselbe Art magnetisiert. Deleuze rät bei Kranken, bei denen man weiß, dass es ihnen nicht unangenehm ist, das Wasserglas oder die Flasche auf die Knie zu stellen und den Mund über die Öffnung zu halten, um hinein zu atmen, während er Striche mit den Händen über die Flasche hinab macht. Wenn man einem Kranken ein Glas Wasser magnetisiert darreicht, so soll es nach Mesmer auf folgende Weise geschehen: »Nimm das Glas oder Gefäß auf die eine Hand; und tauche oben den Daumen der andern Hand in das Wasser und bewege ihn einige Male im Kreise herum und reiche es dem Kranken dar, indem du das Glas zwischen den Daumen und den kleinen Finger hältst und ihn so trinken lässt.

Der Kranke wird so einen ganz andern Geschmack empfinden als ohne dies.« Ein Bad magnetisiert man durch Striche von einem Ende zum andern ohne oder mit Berührung der Oberfläche mit den Fingerspitzen; sodann macht man einige Zirkeltouren mit eingetauchter Hand in der Badewanne, auch mit Magnetstäben und eisernen Konduktoren und Holzstäben wird es auf die angegebene Weise magnetisiert.

Mesmer magnetisiert Wasserbecken und Teiche auf solche Weise, so erzählt Thouret von ihm, dass er mit einem Herrn Camp … und E … sich bei einem großen Bassin von Meudon befand, wo er ihnen vorschlug, abwechselnd auf die andere Seite hinüber zu gehen, während er auf seinem Platz stehen blieb; er ließ sie dort einen Stock in das Wasser tauchen, während er seinerseits dasselbe tat. In dieser Entfernung bekam Herr Camp … einen Krampfanfall auf der Brust und Herr E … einen Leberschmerz, dem er unterworfen war. Man hat Personen gesehen, welche diese Versuche nicht aushalten konnten, ohne in Ohnmacht zu fallen (*recherches et doutes sur le Magn. Animal*). Ähnliche Beispiele könnten hier noch viele aus neuerer Zeit angeführt werden.

Wer etwa über die genannten Wirkungen zweifeln will, braucht nur den Versuch mit unmagnetisierten Wasser bei denselben Kranken zu machen, und er wird bald erfahren, dass sie dieses nicht vertragen; die meisten unterscheiden es sogleich schon durch den Geschmack, besonders Somnambule, die nicht zu betrügen sind, und welche sich oft bloß magnetisiertes Wasser auf mehrere Tage verordnen, ohne weitere Behandlung, was auch bei anderen Patienten oft mit Vorteil zu tun ist. Bei örtlichen Krankheiten soll das magnetisiert Wasser häufiger gebraucht werden, zum Kühlen, Lösen und zum Stärken kranker Organe. Wer ein Baquet besitzt, stellt das magnetisierte Wasser am besten auf dasselbe.

Will man mit Wasser gefüllte kleinere, flache Fläschchen dem Kranken als eine Art magnetisierten Behälter zurücklassen, so wird es wie oben, besonders aber mit starkem Anhauchen magnetisiert, und dann die Flasche gut verstopft, welche dieser auf den Magen oder auf schmerzhafte Stellen legt, oder in den Händen hält. Deleuze erzählt, dass er öfter eine Flasche mit magnetisiertem Wasser solchen Patienten zurückließ, die ihre Füße nie warm hatten; an die Füße im Bett gelegt, wurden dieselben nicht nur warm, sondern oft entstand ein starker Schweiß. Wie das Wasser, so können auch andere Getränke, Arzneien und Nahrungsmittel magnetisiert werden. Man hat Beispiele, dass Patienten mit Widerwillen Getränke zu sich nehmen, dass sie der Magen gar nicht annimmt, oder dass sie wenigstens schwer vertragen werden, was sogar bei Nahrungsmitteln der Fall ist, wie bei Suppen, Milch.

Werden diese Dinge magnetisiert, so ändert sich das Widerstreben oft sogleich oder doch in kurzer Zeit. Mesmer selbst sagt insbesondere von den Arzneimitteln, welche man häufig von ihm für ganz ausgeschlossen glaubt, Folgendes: »Das wahre allgemeine Heilmittel ist der Magnetismus mit den bezeichneten Mitteln. Ohne die Arzneien völlig zu verwerfen, müssen dieselben sparsam gebraucht werden, weil sie meist entweder unnütz oder gar entgegengesetzt wirken durch Reizung und Schärfe.

Der Magnetismus und die magnetisierten Hilfsmittel ersehen meistens alle weitere Arzneien.« Aphorismen.

Kleinere magnetische Hilfsmittel

Kräuter in Säckchen zum Ausfegen und Tragen werden auf dieselbe Weise magnetisiert; *manu medica, phoebique potentibus herbis*. Virgil.

Wolle, Baumwolle, Leinwand, magnetisiert und aufgelegt, sind sehr gute Hilfsmittel, die magnetischen Wirkungen zu unterhalten, Schmerzen zu stillen und oft zu gewissen Zwecken, die anderweitig schwer oder gar nicht zu erreichen sind. So sagt Deleuze, dass er sehr oft durch magnetisiert Socken die kalten Füße wieder in Wärme gebracht habe, was früher durch kein Mittel zu erlangen möglich gewesen sei, wozu schon 4 bis 5 Tage hinreichend waren. »Ein magnetisiertes Schnupftuch«, sagt derselbe, »auf dem Magen getragen, erhält die Tätigkeit in der Zwischenzeit der magnetischen Sitzungen und beschwichtiget die Krämpfe und Nervenreize; *on dissipe quelquefois une migraine en s'enveloppant la tête pendant la nuit d'un bandeau magnetisé*.«

Bei sehr heftigen Schmerzen mit rosenartigen Entzündungen habe ich reine magnetisiert Leinwandlappen, mit dem auffallendsten Erfolge tragen lassen. Wie leicht ist da überall zu helfen, ein Schnupftuch, ein Stück Zeug hat man überall, welches man in den Händen reibt und stark behaucht, den Patienten hinterlässt, jene Wirkungen der magnetischen Strömungen zu unterhalten und oft die schlaflosen Nächte abzukürzen.

Die Metalle

Die Metalle, jene Urkörper der Natur, die Besitzer des Sauerstoffs und Wasserstoffs als reine Elemente der Dinge, und dadurch die Träger und Leiter der Elektrizität und des Magnetismus, des Metallismus sind so allgemeine, den Dualismus in sich tragende und dadurch erregende und Tätigkeiten weckende Körper, dass ihnen samt und sonders an Intensität der Wirkungen gar nichts gleich kommt. »Denn alle Metalle sind sich gleich und nicht antithetisch, wie Sauerstoff und Wasserstoß sondern nur quantitativ oder höchstens qualitativ verschieden.« (Richers, Natur und Geist 1. Bd. das Wesen der Materie.)

Man hat seit der ersten Zeit des praktischen Magnetismus bis aus heute bemerkt, dass nichts so schnell und so stark auf die Kranken einwirkt wie die Metalle; dass sie aber immer und überall eine außerordentliche Verschiedenheit der Wirkungen hervorbringen, bei allen Kranken, ja sogar bei Gesunden, und dass sie überhaupt zu stark wirken, auch nur durch kurzen Gebrauch. Darin ist der Grund angegeben, warum die Metalle als Leiter des tierischen Magnetismus nie recht in Ausnahme kommen konnten, und dass sie meistens gar nicht in Gebrauch gezogen werden, weil sie erstens überall zu reizend und nach den individuellen Naturen und Krankheiten zu verschiedenartig und in den allermeisten Fällen mehr schädlich als heilsam wirken. Das eigentlich wirksame der Metalle ist die Elektrizität in ihnen, und da dieselbe, wie wir gesehen haben, im Allgemeinen zu reizend ist, so sind es auch alle Metalle. Die quantitative und qualitative Verschiedenheit der Wirkungsarten hängt von der Menge der Elektrizität überhaupt und von der Art der eindringenden positiven oder von der zusammenziehenden negativen Flächen-Polarität ab; dann aber insbesondere hängt die Anwendung von dem entsprechenden Bedürfnis der Patienten ab. Beides liegt aber noch so sehr im Dunklen, dass an ein Gesetz gar nicht zu denken ist, und weil deswegen immer erst probiert werden muss, so lässt man den Gebrauch der Metalle und nicht ganz mit Unrecht, lieber ganz beiseite. Bekannt ist ferner die ungleiche Leitungsfähigkeit der Elektrizität bei den verschiedenen Metallen.

Man sieht zugleich den Grund ein, dass Hellsehende, jeder ein anderes Metall, ganz individuell für sich eine verschiedene Auswahl treffen. Im Allgemeinen kann man jetzt sagen, dass die ganz edlen Metalle, Gold, Silber, Platin, zum Teil auch noch ganz reines Kupfer, die beiden bildenden Urtätigkeiten, des Sauer- und Wasserstoffs, des positiven und negativen Prinzips, am meisten zentral in sich enthalten, und daher am wenigsten reizend nach außen wirken. Bei den übrigen Metallen treten jene Polaritäten mehr nach außen wirksam hervor. In der Tat scheint es sich auch beim Mesmerismus ganz zu bestätigen, dass von dem Mittelpunkte der edlen Metalle aus sich zwei Reihen bilden, wie sie Richers in die physischen Reihen stellt.

»In Gold, Silber, Platin und Kupfer sind die beiden Tätigkeiten zentral geworden, ohne Prädominieren der beiden Tätigkeiten. Dann aber tritt jede der beiden Mächte in dem einen oder andern der auf Gold, Silber, Kupfer folgenden Metalle herrschend aus, während die andere in demselben Grade schwächer erscheint. So dominiert im Zinn und Blei die nach der Fläche wirkende oder die expandierende, und im Eisen, Nickel, usw., die nach der Länge wirksame oder penetrierende Tätigkeit.«

Allerdings wirken Zinn und Blei viel schwächer erregend auf die Kranken, also mehr negativ, als wie das Eisen und der Nickel, welche die allerwenigsten vertragen.

»Dieses Vorherrschen des einen oder andern Prinzips ist der Art, dass, wenn wir Gold, Silber, Kupfer und Platin in die Mitte aller Metalle stellen, sich die übrigen in zwei Reihen an dieses Zentrum anreihen. Nach der einen Seite, in welcher die Breiten- oder die expandierende Macht vorherrscht, ordnen sich Zinn, Blei, Zink, usw., ein und aus der andern Seite, in welcher die Längenkraft oder das penetrierende, spröde Prinzip dominiert, stehen Eisen, Nickel, Kobalt, Antimon, usw., welchen sich dann die andern Metalle, die, zu dieser Gruppe gehören, anreihen, bis endlich die erste Gruppe mit einem völlig flüssigen Metall, dem Quecksilber, und die zweite mit immer spröderem, Eisenspat, endigt.«

Genauere Beobachtungen haben in praktischer Hinsicht gezeigt, dass allerdings gewisse Metalle bei sonstiger Verschiedenheit eine gewisse Übereinstimmung in ihren Wirkungen auf die Kranken haben, sodass Gold, Silber und Zink zu den weniger reizenden und bei empfindlichen Personen zu den wohltätigeren Metallen gehören, während das Eisen, der Stahl, das Antimon, der Nickel viel stärker wirken und selten, wenigstens nicht anhaltend, vertragen werden. Nach eigenen und mehrfach andern Beobachtungen scheint der Zink, sogar von sehr reizbaren Kranken am liebsten, als ein Beruhigungsmittel ertragen zu werden.

Mesmer stellt das reine Gold oben an, was andere bestätigen, besonders bei Kataleptischen und an Krämpfen Leidenden, wozu sie indessen, unter andern Despine, auch den Zink geltend machen. Allein es gilt durchaus nicht allgemein; viele Kranke vertragen das Gold so wenig als andere Metalle. Werden sie aber gebraucht, so probiert man. Die Kranken halten die Metalle in der Hand; man legt sie auf den Magen, oder streicht damit örtlich über schmerzhafte krampfige Teile. Sie erzeugen zuweilen Schlafwachen oder aus diesem ein tieferes Hellsehen. Die Franzosen magnetisieren die Metalle mit der Hand, bevor sie dieselben anwenden; mir schien die Wirkung dadurch nicht wesentlich geändert zu werden.

Stahl und Eisen in der anderen Reihe waren die ersten schon vor Mesmer als Magnete gebrauchten Metalle, und ihre vielfache Anwendung und heilsamen Wirkungen sind bekannt. Man gebrauchte sie in den verschiedensten Formen, als Stäbe, als Platten und Ringe bei den vielen Krankheiten; sie wurden als sogenannte Stärkungs- und Zerteilungsmittel benutzt; bei nervösen Kranken kamen sie aber nie recht in Gebrauch. Dass das Eisen auffallender, und im Allgemeinen auch heftiger wirkt als die übrigen Metalle, hängt wohl damit zusammen, dass Eisen im Blute enthalten ist, wodurch natürlich sofort Polarität entsteht. Nach meinen vielfachen Beobachtungen vertragen schwächere und reizbare Kranke das Eisen fast gar nicht, und sie werden schon unruhig, wenn man es, ihnen unbewusst, bei sich trägt, ja Krampfige empfinden es in weiter Ferne, und Lausan beobachtete, dass viele Somnambule nicht einmal den Geruch des Eisens ertragen; es ist nämlich bekannt, dass viele Patienten die Metalle am Geruch erkennen. Wenn man nun im Allgemeinen den Grundsatz ausstellen kann: dass man mit den Metallen keine Versuche anstellen soll, weil sie nie als allgemeine Leiter gebraucht werden können, wegen zu starker Reizung, und weil sie gewöhnlich auch keine wohltätige Wirkungen hervorbringen; so werden sie nichtsdestoweniger in besondern Fällen in Gebrauch zu ziehen sein, ohne indessen gerade eine spezifische Angabe machen zu können. Die Metalle, namentlich die stark wirkenden, Eisen, Stahl, der Magnet, usw., werden bei Lähmungen, bei lymphatischen Naturen, bei Stockungen in den Unterleibsorganen, immer mit großem Nutzen in Anwendung zu bringen sein, teils als unmittelbare Leiter in der Hand des Magnetiseurs, teils durch die Baquetwirkung, oder auch durch das Tragen von Platten, Ringen, Reifen an einer Schnur, an den Gliedern oder in der Nähe kranker Teile. Das Gold, Silber, Zink und manchmal das Kupfer wirken milder und sie werden leichter vertragen; sie unterhalten durch das längere bei sich Behalten die magnetische Wirkung und haben oft etwas spezifisches, was jedoch erst durch den Versuch erprobt werden muss.

Das Quecksilber ist ein sehr wirksames Metall, und ich glaube, dasselbe könnte in kleinen Fläschchen versiegelt, viel häufiger den Kranken zum zeitweiligen Tragen übergeben werden, ganz besonders bei Leber- und Drüsenstockungen, und auf den Nabel gebunden, vertreibt es sogar die Würmer. Bemerkt muss jedoch werden, dass die unmittelbare Berührung mit den Metallen nicht notwendig ist, ja ihre Wirkungen sind in Distanz wohltätiger, und beim Tragen werden sie am besten in Leder oder Leinwand gewickelt. Das Tragen jener galvanischen Ringe und elektrischen Ketten bei den verschiedenen Krankheiten, von Industriellen und Scharlatanen so hoch angerühmt, beruht nichts weniger als auf Betrug; sie haben einen unabweisbaren wahren Grund in der Metallwirkung, sie mögen Form oder Zusammensetzung haben, welche sie wollen, und es ist nur ein Beweis mehr von der herkömmlichen stupiden Rechthaberei ohne wahre Kenntnis und Selbstbeobachtung.

Ein jedes Metall auf dem Leibe getragen, hat seine Wirkung und zwei unterschiedliche Metalle wie immer verbunden, eine noch stärkere, wenn gleich sie eben nicht nach dem üblichen Gebrauch regelrecht galvanisch zusammengesetzt sind. Die Goldbergerschen und ähnliche sogenannten Rheumatismusketten haben ihre

Wirkung, und wenn alle gelehrten Chemiker zusammen es verneinen, was auch die tausendfältigen Tatsachen allein, ohne die weitere Einsicht in die wahre Natur der Metalle, beweisen. In England werden auf einer Seite offene Ringe aus Kupfer mit einem Zinkblatt gefasst, als eine wahre Panazee gegen alle Krankheiten angewiesen. Es wird versichert, dass diese Ringe ohne mesmerische Behandlung, Somnambulismus erzeugt haben, wobei die Kranken sie als viel zu stark wirkend, von den Fingern rissen und wegwarfen. Der Graf Robiano machte Versuche, mit kleinen Plättchen aus Messing und Zink in einfacher Lage, und fand bedeutende Wirkungen, wobei es aber sehr auf die Reinigung derselben bei dem Gebrauche ankommt.

Er veränderte die Metallpaare auf verschiedene Weise, von Stahl, Blei, Gold, Silber, Nickel, Spiegelamalgam, reines Kupfer und Eisen, und genau nach ihrer galvanischen Kraft fand er ihre Wirkung, sodass er folgende Reihe für die stärksten hält: Zink, Gold und Silber. *Comme plus decisifs d'une part, plus expéditifs de l'autre, mais l'experimentation ici est necessairement trés lent.*

Aber auch Robiano fand, dass in der Regel alle diese Metalle zu stark wirken; *ils brûlaient, tiraillaient, oppressaient mes gens*. Dass aber Robiano aus seinen physisch-physiologischen Beobachtungen den Schluss zieht, die Resultate seien immer die nämlichen *toujours identiques*, ob sie in Distanz; durch unmittelbares Anlegen an den Körper; als Schnüre, Ketten, Röhren und Zylinder, usw., gebraucht, *constant, infaillible, instantanée*, kann ich nicht begreifen; dies ist gegen meine Theorie und Erfahrung. Er gab die Metalle, einzeln oder getrennt, in eine oder beide Hände, usw., z. B. Zink oder Gold in die eine und Kupfer, Silber, usw., in die andere Hand; sogar an den Füßen angebracht, waren es immer die nämlichen Erscheinungen, besonders bei empfindlichen Somnambulen. Nach einer Somnambule Petersen, ist Quecksilber bei sich getragen ein Verstärkungsmittel der magnetischen Wirkung. Das Platin wirkt nach Kieser am stärksten magnetisch. Das Auflegen von Zink- und Kupferplatten oder Bändern, Gürtel, usw., von verschiedener Länge und Breite, zur Auflösung von Geschwülsten, bei Leberstockunge, usw., habe ich oft mit den auffallendsten Wirkungen beobachtet, es darf aber nie zu anhaltend wegen Hautentzündung, Ausschlägen und Überreizung gebraucht werden. Ein kürzeres Tragen, periodisch benutzt, leistet gewiss an rechter Stelle große Dienste. Kleinere Metallbänder oder solche Ringe sind auch bei nervösen Patienten oft sehr heilsam.

Robiano sagt, dass er durch solche Kupfer-Zinkringe in Form eines Gürtels, an den Beinen getragen, die eingewurzelte Migräne geheilt habe, ont guéri et préservé de migraines invétérées, héréditaires (quelques peu inférieurs en capacité) appliqués à la jambe.

Beiläufig will ich hier noch bemerken, dass man die Metalle als mesmerische Leitungsmittel, so oft man kann, in die Sonne legen soll, weil sich ihre Wirkung dadurch verstärkt, wie schon Gips die Wahrnehmung gemacht hat, dass Magnete, aus dem Schatten in die Sonne gebracht, an Kraft zunahmen. Endlich sind noch jene eisernen Stäbe von verschiedener Länge, gewöhnlich von 6 bis 9 Zoll und einen halben Zoll dick zu erwähnen, welche Mesmer, Wolfart, usw., als Leiter gebrauchten. Sie sind nicht wesentlich nötig, aber es ist oft rätlich, einen solchen Stab zu haben, weil man mehr konzentrisch örtlich und mit Metallkraft stärker wirken kann, in Distanz sowohl als mit Berührung, dann das Wasser damit und andere Stoffe zu magnetisieren. Holzstäbe wären gewiss oft vorzuziehen, und ich möchte meinen Glasstab nicht mehr weglegen.

Einer der merkwürdigsten, bisher noch zu wenig gekannten magnetischen Zwischenkörper ist die Kohle. Bekanntlich ist die Kohle neben den Metallen einer der vorzüglichsten Leiter der Elektrizität, verliert aber im Zustande der Kristallisation als Diamant das Leitungsvermögen. Die Kohle hat schon überhaupt eine rasche, den Metallen ähnliche Wirkung, und zwar eine milde, in der Art, dass sie mehr als alle Metalle beruhiget, weswegen schon daraus folgt, dass die Kohle bei Nervenkranken eine vorzügliches Berücksichtigung verdient. Sie bildet gleichsam den äußersten negativen Pol in der Reihe der Metalle, sie beruhiget und bringt deshalb gerade dem Eisen entgegengesetzt die heftigsten Konvulsionen, oft sehr schnell, zum Stillstand.

Le charbon égale l,or, sagt Robiano, il endort seul (un morceau posé dans chaque main. ou sous les deux pied), il est doux et calme.

Neuere Beobachtungen haben gezeigt, dass die Kohle nicht nur die Krämpfe sehr schnell stillt, sondern auch aus dem somnambulen Schlaf erwecket, so wie sie auch einen tieferen Schlaf erzeugt, wenn man sie dem Kranken in die Hand gibt. Das Erwecken geschieht indessen nur dann mittelst der Kohle, wenn der Schlaf ein krampfhafter ist. Nach Robiano weckt sie am schnellsten den somnambulen Schlaf, wenn man sie dem Kranken unter die Nase haltet, haltet man sie an die Nasenwurzel einer Ekstatischem so tritt der einfache Somnambulismus ein. Die Kohle bei heftigen Schmerzen, Koliken, usw., auf den Unterleib gelegt, lindert sie schnell. Schon hieraus erhellet, wie vielfach der umsichtige Magnetiseur davon wird Gebrauch machen können.

Mineralische Körper

Zu den künstlichen Mineralkörpern, welche von jeher am häufigsten beim Mesmerismus als Hilfsmittel in Gebrauch gezogen wurden, gehört das Glas. In der Tat scheint das Glas schon seiner idioelektrischen Eigenschaft wegen am leichtesten zu einer milden und dauernden Wirkung gestimmt werden zu können; denn es vertragen es alle Kranken gut, und wer sich einmal daran gewöhnt hat, was bei den Metallen gar nie der Fall ist, der kann es kaum mehr entbehren. »Neben Eisen ist Glas das beste und stärkste magnetische Hilfsmittel«, sagt Mesmer, »und das Glas ist der beste Leiter.«

Puysegur, Deslon schreiben dem Glase eine den Magnetismus verstärkende Kraft zu, und Deleuze weiß nicht Wunder genug zu erzählen, die ihm das magnetisiert Glas geleistet hat. Er gebraucht es in Platten, in Flaschen und Stäben; kleine

Glasplatten beruhigten (*avec une promptitude surprénante)* örtliche Schmerzen der Eingeweide. Er führt Beispiele von Roulier an, der seine Kranken magnetisiertes Glas an der Herzgrube tragen ließ, linsenförmig in der Größe anderthalb Zolls im Durchmesser auf ein Band um den Hals, welches sich fest an die Haut anlegt so lange, bis es seine Wirkung getan hat, oft mehrere Stunden lang, wonach es abfällt. Ähnliche Beobachtungen habe ich viele; ich lasse gewöhnlich bei chronischen Krankheiten, bei Nerven- und Unterleibsleiden magnetisiertes Glas tragen, und zwar in dicken Stücken von ein paar Zoll Länge oder in kleinen Flaschen, entweder ohne oder mit magnetisiertem Wasser, oder auch mit Kräutern gefüllt. Schlafwache lieben das Glas ganz besonders und magnetisieren sich selbst damit; oft ziehen sie das magnetisiert Glas der Händebehandlung vor. Mit Wasser gefüllte Bouteillen ersetzen, wie schon oben gesagt, sehr oft das Baquet, und auch weilen weise den Arzt selbst. Indessen gibt es doch auch seltene Fälle, wo Somnambule das Glas nicht vertragen. Einige Hellsehende erkennen die Krankheiten ihnen unbekannter Personen vermittelst von diesen getragener Gläser. Die Isolierung mittelst gläserner Füße an Sesseln und Bettstellen ist bekannt, und ist bei sehr reizbaren Kranken in seltenen Fällen anzuwenden. Gauthier rät sogar die Brillengläser bei schwachen Augen zu magnetiesieren.

Diese Vorliebe fast aller Kranken zu dem magnetisierten Glas liegt sicher in der ganz eigentümlichen Gebundenheit der Elektrizität; denn Munke hat schon vor Jahren gezeigt, dass das Glas durch geringe Veränderungen seiner Temperatur von kaum 2 - 3° R. elektrisiert wird.

Eine ganz außerordentliche Kraft besitzen die Edelsteine, was von den ältesten Zeiten her wohl bekannt war, sodass wir darüber eigene Werke besitzen. Alle Edelsteine haben etwas spezifisches, was schon die verschiedene Farbe anzeigt. Als ich in meiner ersten Schrift von bedeutsamen Wirkungen dieser Steine Meldung machte, da wurde es zu den Gegenständen der magnetischen Scharlatanerie gezählt. Jetzt lehren die Physiker weitläufig, dass die Kristalle nicht nur sehr verschieden elektrisch sind, sondern dass sie sogar eine messbare Wärme erzeugende Kraft besitzen, gleich den meisten Fossilien.

Die erste Beobachtung von Elektrizitätsleitung wurde an dem Turmalin gemacht, dem sogenannten zeylonischen Magnet, der aber auch in Tirol, usw., gefunden wird. Erman bemerkte zuerst die thermoelektrischen Eigenschaften des Kristalls durch das Einfallen des Sonnenstrahls auf denselben. Nun, wenn man die elektrische Anziehung und Abstoßung und die Wärmeerzeugung aufweisen kann, so dürfte es doch nicht gar so ungereimt sein, wenn Kranke diese Wirkung fühlen, da die Nerven bekanntlich die Elektrizität schon in der Ferne empfinden, und jedenfalls reizbarer sind, als das Metall und Glas. Außer dem Turmalin ist die elektrische Eigenschaft bei vielen andern Kristallen entdeckt worden, so beim Topas, Apatit, Sphen, Galmei (ein Zinkoxid), Apinit, Amethyst, Smaragd, beim Diamant, usw., und vorzüglich beim Boracit, der einer achtfachen galvanischen Batterie gleicht, und der nach eigenen Beobachtungen eine sehr starke Wirkung auf

Kranke jeder Art äußert; nach Hauy zeigt er, wenn er erwärmt wird, vier positive und vier negative Pole. Nach Brewster zeigen sogar die künstlichen, aus Auflösungen dargestellten Kristalle elektrische Polarität.

Durch Munke wurde dargetan, dass Glas durch geringe Veränderungen in seiner Temperatur, die kaum zwei bis drei Grade betragen, ohne alle Reibung, in elektrischen Zustand kommt. Nun wozu dies alles, wir schreiben ja keine Physik? Nein, das nicht, aber den Physikern zu sagen, dass es Dinge und Erscheinungen gibt, die sie noch lange nicht alle durch das Experiment festgestellt haben, wie es unter andern vor aller Welt für Scharlatanerie erklärte Erscheinungen beweisen. Ja noch mehr, unsere frühere Behauptung, dass die Edelsteine spezifische Wirkungen haben, wurde für die größte Lächerlichkeit gehalten, jetzt beweisen es nun gleichfalls die Physiker; denn sie lehren: »Die farbigen Strahlen besitzen besondere Kräfte, manche zeichnen sich durch ihre leuchtende, andere durch ihre chemische und erwärmende Wirkung aus. Die erleuchtende Kraft ist im gelben Lichte am größten, dem Orange etwas näher als dem Grünen. Die chemische Kraft, welche eine desoxidierende (!) ist, ist im violetten Strahl am stärksten und wird gegen den roten Strahl hin allmählich geringer.

Die erwärmende Kraft ist in dem violetten Strahl am schwächsten und steigt nach dem roten zu usw.« Morichini.

Nun ich will damit aus den neuesten Erfahrungen nicht weiter fortfahren, aber was sind die verschiedenen Edelsteine in ihren Farben anders als fixierte gebrochene Strahlen des Lichts, abgesehen von der spezifischen Elementarnatur ihrer chemischen Zusammensetzungen? Wenn Morichini zu Rom durch Bestrahlung mit violettem Lichte Eisen magnetisch machte, nun so wird es wohl nicht mehr gar so abgeschmackt sein, wenn ein Magnetiseur mit dem Amethyst, z. B., wirkungen auf das Blut und mit dem Diamanten Wirkungen auf das Nervenleben hervorzubringen behauptet, Faraday stellte vor einigen Jahren die Allgemeinheit der magnetischen Aktion fest; er fand, dass in dem Verhalten der Körper vor den Polen eines starken Magnets alle bekannten Körper in zwei große Reihen zerfallen, die abgestoßen oder angezogen werden. Die erste Reihe nennt er magnetische, die letztere diamagnetische Körper. Eisen ist ein Beispiel von der ersten, Bismut von der zweiten Reihe. Damit verbunden ist die von Plücker in Bonn gemachte Entdeckung von dem wunderbaren Verhältnis zwischen dem Licht und dem Magnet; das gefundene Gesetz lautet: »werden Kristalle mit einer optischen Achs zwischen die magnetischen Pole gebracht, so wird ihre Achse von beiden Polen abgestoßen, und wenn der Kristall zwei Achsen besitzt, so werden beide mit derselben Kraft von beiden Polen abgestoßen.« Weitere und neuere noch genauere Entdeckungen von Knoblauch in Marburg und Tyndal in Edinburg, usw.

Die Beobachtungen Herschels von der Wärmeerzeugungskraft der prismatischen Strahlen des Sonnenlichts, von den oxidierenden und desoxidierende Eigenschaften der ungleich brechbaren, leuchtenden und farbigen Strahlen, ja sogar von unsichtbaren Strahlen und ihrem Wirkungsvermögen will ich nur kurz erwähnen, um zu zeigen, dass die oben berührten Beobachtungen über die Wirkungen des Lichts bei Kranken auf etwas mehr als aus Einbildung und Scharlatanerie beruhen. Morichini will sogar von dem violetten Strahl des Mondlichtes magnetische Wirkungen beobachtet haben, und Zantedeschi, der anfangs Morichinis Versuche verdächtigte, trat später mit einer Reihe von Versuchen auf, in denen er durch ein ähnliches Verfahren, wie Morichini, Eisennadeln von beträchtlicher Länge in einen selbst mehrere Monate andauernden magnetischen Zustand, selbst durch den violetten Strahl des Kerzenlichts, versetzte. Doch genug und schon zu viel: wenn wir erst auf die künstlichen Versuche der Physiker warten müssten, um die Wahrheit jeder Wirkung bestätigen zu lassen, da wäre das Heil der Menschen schlecht bestellt.

Si l'art nous abandone, la nature nous reste, elle nous suffit, sagt Mesmer; qu'avons nous besoin de consulter les lumiéres vacillantes de l'esprit, lorsque pour ager efficacement, il suffit de s'abandonner à l'impulsion du coeur. Deleuze.

Dass Spiegelflächen von Metall oder Amalgam eine sehr bedeutende und die magnetische Einwirkung verstärkende Kraft besitzen, ist nun wohl von selbst einleuchtend; schon Mesmer lehrte, dass die magnetische Wirkung durch den Spiegel reflektiert und verstärkt werde, und seither ist es eine übereinstimmende Erfahrung, dass empfindliche Kranke in der Nähe oder vor einem Spiegel es beim Magnetisieren gar nicht aushalten. Somnambule lassen sich die Spiegel im Wohnzimmer zudecken, und wenn man nicht absichtlich stark einwirken will, soll man nie vor einem Spiegel eine mesmerische Behandlung vornehmen. Robiano hat sogar bei seinen merkwürdigen Versuchen (*Nevrurgie, ou le magnétisme animal enrichi, démontés*; Bruxelles 1847) an sehr leicht beweglichen Körpern — wie ein Papierstreifchen, eine Feder, gummierter Taffet, usw., auf einem dünnen Faden aufgehängt — diese Spiegelwirkungen durch die magnetische Einwirkung eines Fingers auf jene Stoffe sichtbar gemacht. (*Dixième expérience* p. 123.)

Bekannt ist ferner, dass mineralische, nicht metallische Substanzen durch Berührung elektrisch werden können. Bereits schon im vorigen Jahrhunderte hat Hauy gezeigt, dass viele Mineralien mit glatten polierten Flächen durch Druck elektrisch werden; jetzt wissen wir, dass sie durch Erwärmung elektrisch werden. »Ein Stück Kalkspat«, sagt Hauy, » mit ebenen und parallelen Flächen wird, wenn man es zwischen den Fingern drückt, ziemlich stark positiv elektrisch. Dasselbe findet auch beim Topas, beim Glimmer, dem Arragonit, Quarz und mehreren andern Substanzen statt.«

Alle mineralischen Stoffe kommen dem Wesen der Metalle nahe durch das innere in ihnen — wenn auch in geschwächtem Maße — enthaltene Prinzip des Sauer- und Wasserstoffs. Es ist daher oft sehr heilsam, Salze, Steine, usw., als magnetische Leiter aufgelegt tragen zu lassen, was vielleicht viel zu wenig geschieht; jedenfalls liegt hierin der Grund von den früheren Amulettwirkungen, von der heilsamen Berührung mit Steinen und von der neueren Anrühmung des gewöhnlichen Küchensalzes, entweder trocken auszulegen oder in Branntwein gelöst gegen allerlei Krankheiten des menschlichen Körpers. Mit Salz gefüllte kleine Fläschchen an der Herzgrube getragen stillet Koliken, usw., oder auch nur eine Zeit lang in den Händen gehalten, ist hinreichend, nicht nur die Hände zu erwärmen, sondern zuweilen sogar Schweiß zu erzeugen. Hier liegt noch ein weites Feld zu Beobachtungen und heilsamen Erfahrungen offen.

Bäume und Pflanzen

„Nach den Menschen und den Tieren", sagt Mesmer (Aphorismes 304), „sind die Vegetabilien und vorzüglich die Bäume des Magnetismus am fähigsten." In Frankreich wurde in der ersten Zeit die magnetische Behandlung meistens unter Bäumen vorgenommen; Puysegur magnetisiert nur unter seiner Ulme zu Buzancy; zu Bayonne, zu Beaubourg wurden magnetische Versammlungen unter Bäumen gehalten, *ils affluent autour de mon arbre* (über 130 auf einmal), *j'opere des effets bien salutaires sur les malades des environs*. Deleuze sagt: mithilfe der Bäume wurden, und werden noch die wunderbarsten Kuren gemacht, *des tous les moyens auxiliaires, c'est l'arbre qui présent le plus d'avantage; il produit de calme et souvent un sommeil salutaire, il augment les forces et régularise la circulation.*

Wenn der Baum beruhiget und oft Schlaf erzeugt, die Kräfte hebt und die Zirkulation regelt, so bleibt kaum viel zu wünschen übrig; wenn noch dazu die Empfänglichkeit für die direkte Einwirkung vermehrt, wie Deleuze hinzusetzt, und in der Folge die magnetische Tätigkeit erneuert wird, und wenn ferner die Bäume vorzüglich gewisse Zufälle abwehren (*prevenir les accidents*), besonders in der Rekonvaleszenz, so ist kaum zu begreifen, dass man seither alle diese großen Vorteile beinahe völlig beseitigte, so wie auch die gemeinschaftliche Baquetbehandlung sehr selten geworden ist. Der Grund liegt wohl zunächst in der französischen Revolution, welche auch die magnetischen Anstalten zerstörte, und die Verbreitung des Magnetismus verhinderte. Dann ist der Übelstand, dass in Städten die Gelegenheit fehlt, und ferner die gemeinsame Behandlung manche Bedenklichkeiten erfordert und mit Übelständen gepaart ist, die bei den sonstigen vielen Hindernissen den Mesmerismus nur noch mehr in Misskredit bringen; überdies kann die Behandlung nicht bei jeder Witterung vorgenommen werden. Ausgemacht bleibt es indessen, dass die Benutzung der Bäume nicht nur zu den vorzüglichsten Hilfsmitteln des Mesmerismus gehört, sondern auch dass damit Kranke allein behandelt werden können; denn die Bäume besitzen schon für sich die volle Kraft der Wechselwirkung, sie werden aber durch das Magnetisieren große, lebendige Behälter, um wohltätige Bewegungen durch sie auf die Kranken zu leiten, indem die Wirkungen derselben meistenteils sehr milde und doch kräftig sind, sichtbare Erscheinungen hervorzurufen.

Ich würde einen Baum dem Baquete vorziehen, wenn dazu die Gelegenheit so leicht gegeben wäre; denn mit Recht sagt Gauthier: »Die magnetisierten Bäume bereiten vor und unterhalten die Wirkungen des direkten Magnetisierens; sie sind den materiellen (mineralischen) Behältnissen vorzuziehen, weil die Lebenskraft vielmehr in Harmonie mit dem menschlichen Körper ist; dann stellt die Gemeinschaft von Kranken in der offenen Luft um den Baum eine solche Zirkulation her, dass der Behälter (*le reservoir*) ein unermesslicher mit überraschenden Wirkungen wird.« Die Bäume haben eine so auffallende Wirkung, dass selbst Gesunde sich davon überzeugen können, und Mesmer sagt ausdrücklich, »dass solche Bäume alle Tugenden des Magnetismus besitzen; gesunde Personen, die eine Zeit lang an denselben sich aufhalten oder mit ihnen in Berührung kommen, so wie Kranke, besonders die schon magnetisiert wurden, werden starke Wirkungen verspüren wie am Baquete, nur milder als durch dasselbe.«

Magnetisiert werden die Bäume nach Mesmers Lehre (Wolfarts Mesmerismus) auf folgende Weise. »Man nimmt in einer geringen Entfernung mit den ausgebreiteten Armen und Fingern eine Richtung, wie wenn man nach und nach dieses Feuer darauf ausgießen wollte, und zwar von dem Gipfel anfangend den Zweigen herunter folgend; dieses Verfahren wiederholt man mehrere Male von oben nach unten in der Absicht, den Baum durchaus mit dem Magnetismus zu entzünden. Sodann befestiget man ein Seil daran, um sich seiner wie eines Behältnisses für die um diesen gemeinschaftlichen Herd herumsitzenden und das Gesicht ihm zukehrenden Kranken zu bedienen.

Auf diese Weise lässt sich eine Anzahl Kranker in einiger Entfernung um ihn her nieder, gerade wie am Behältnis, und umgibt sich mit dem Seil. Durch die ununterbrochene Fortgesetztheit dieses Seiles kann der Magnetismus auf jede Weite fortgepflanzt werden.«

Sind Bäume nicht zu entfernt von der Wohnung, so kann man das Seil oder eine Schnur aus Wolle, was ich zu gebrauchen pflegte, in das Zimmer leiten, um auch bei ungünstiger Witterung davon Gebrauch zu machen. Ich benützte einige Male Pomeranzenbäume auch im Winter in das Zimmer gestellt. Bei guter Witterung und beim Sonnenschein ist übrigens die freie Luft vorzuziehen.

Auch Deleuze ist für die Benutzung der Bäume sehr eingenommen, und lehrt auf eine etwas abweichende Weise dieselben zu magnetisieren, was Beachtung verdient. »Um einen Baum zu magnetisieren, fängt man mit einer Umarmung desselben an, einige Minuten lang; dann entfernt man sich und leitet das Fluidum gegen den Gipfel und von dem Gipfel nach dem Stamm, indem man die Richtung der großen Zweige verfolgt. Ist man an die Vereinigung der Zweige gekommen, so steigt man bis an den Fuß des Stammes herab und man endigt durch das Magnetisieren der Erde um den Baum, um das Fluidum auf die Wurzeln zu verbreiten, und von den äußersten Wurzelenden wieder zum Fuß des Baumes zurückzuführen. Wenn man an einer Seite geendet hat, stellt man sich an die andere, um das Nämliche zu wiederholen. Diese Operation, ein Geschäft von einer halben Stunde, soll vier bis fünf Tage nacheinander wiederholt werden.«

Der Gebrauch, wie bei Mesmer, nur mit dem Unterschied, dass, nach Deleuze, die Kranken, die sich des Baumes bedienen wollen, damit anfangen, den Baum zu berühren und sich daran anzulehnen, wonach sie sich auf Sessel oder auf die Erde um ihn setzen. Unterdessen ist es ratsam, dass der Magnetiseur von Zeit zu Zeit die

Wirkung erneure und regle, indem er den Baum einige Augenblicke berührt. Der Magnetiseur gebe wohl acht auf seine Kranken und bringe sie fort, sobald er das Eintreten von Krisen bemerkt. Die Wahl der Bäume ist keineswegs gleichgültig, man soll alle ausschließen, deren Saft etwas Scharfes (*caustique*) oder Giftiges hat; dahin gehört der Feigenbaum, der rote Lorbeer, der Kirschlorbeer, der Sumak; selbst des Nussbaums würde ich mich nicht bedienen. Dagegen sind die Ulme, Buche, Eiche, Linde, die Esche, der Orangenbaum die bisher gebräuchlichsten.«

Auch die harzigen Bäume glaubt Deleuze, wie die Fichte, die Tanne, wären gut, und ich würde dieselben, wenn sie noch gesund sind, allen andern verziehen. Am stärksten wirken nach mehreren Hellsehenden die Holunderbäume, besonders auf Somnambule. Auch die Obstbäume sind brauchbar, und den Nussbaum benutzte Rouller ohne Nachteil. Nach Gauthier soll man den Baum alle Monate wenigstens einmal magnetisieren, weil eine Auffrischung immer gut sei, und man nicht wissen könne, wie lange er den mitgeteilten Magnetismus behalte; sind aber beständig Kranke um ihn, so wird die innere Lebensbewegung schon dadurch erregt. Denn »die Wirkung der Bäume«, sagt Mesmer, »ist um so stärker, nach der Anzahl der Kranken.« Die Zeit des Verweilens an dem Baum richtet sich nach der Art der Krankheit und der Konstitution des Kranken, gewöhnlich eine halbe Stunde lang, auch eine Stunde und länger.

Da indessen die Gelegenheit und Jahreszeiten nicht immer und überall günstig sind zum Gebrauch der Bäume, so begnügt man sich wohl auch mit kleineren oder mit Gesträuchen, ja mit Töpfen, mit Blättern und Blumen, kurz mit irgendeiner lebendigen Vegetation.

Kleine Orangenbäume, Flieder, die Rosen und Myrten in Kasten sind überall zu haben, ebenso frische Blumen in Töpfen, die Geranien, die Pelargonien, usw., aber die Wirkungen sind von geringerer Bedeutung und dürften wohl weniger zum Gebrauch geeignet sein, als die trockenen Blumen und Kräuter, welche magnetisiert und aufgelegt die magnetische Wirkung unterhalten, und oft bei Krisen, Krämpfen, usw., schon an sich sehr heilsam sind. Werden solche Kräuter, Wolle, Baumwolle, usw., magnetisiert, so wird man die Verschiedenheit der Wirkungen bald gewahr werden und es ist unstreitig, dass durch solche Hilfsmittel dem Kranken in Abwesenheit des Arztes mehr gedient wird, als durch hinterlassene Tropfen und Mixturen.

»Unter allen Pflanzen, mit denen ich an Traumwachen Versuche angestellt habe, hat sich noch keine einzige gefunden, die nicht mehr oder minder magnetisch gewirkt hätte. Die Wirkungen sind zwar sehr verschieden, am kräftigsten scheinen aber durchgängig grüne und etwas gequetschte Pflanzen zu sein. Oft sind aber auch die Samen und Wurzeln sehr reich an magnetischer Wirkungskraft.« Bende Bendsen in Kiesers Archiv für den thier. Magnetismus. 9. Bd.

Ich habe magnetisiert Wolle oder wollene Schnüre bei allen Kranken, die einer länger dauernden Kur bedürfen, seit langen Jahren den Patienten zum jedem Mal

Gebrauch zurückgelassen, welche sie in dringenden Fällen bei heftigen Schmerzen, bei Krämpfen, usw., zu großer Erleichterung zur Hand nehmen.

Die magnetischen Behälter und Apparate

Die magnetischen Behälter — Baquete — sind Gefäße mit verschiedenen Füllungen, worin das elektrische und magnetische Fluidum gleichsam angehäuft und zum beliebigen Gebrauch aufbewahrt wird. Man hat in neuerer Zeit mit Unrecht diese Apparate vernachlässigt, oder, wie einige behaupten, für überflüssig erklärt; sie sind nicht nur für jeden beschäftigten Magnetiseur zu einer allgemeinen Behandlung, um bei vielen Kranken davon Gebrauch zu machen, sondern auch für einzelne Fälle sind sie, wenn man nur den rechten Gebrauch zu machen weiß, von außerordentlichem Nutzen. Solche Apparate können für diätetische, für kurative und für besondere Fälle, wie für Hellsehende und um Schlaf zu erzeugen, in Bereitschaft gehalten werden, und zwar als größere Behältnisse sowohl als wie in einfacheren Stoffen. Es kommt dabei auf verschiedene Rücksichten und Indikationen an, es handelt sich nämlich, ob man erstens eine allgemeine Tätigkeit in eine anhaltende Erregung bringen, oder eine zu aufgeregte meiden will; ob man zweitens einen örtlichen Strom irgendwo zu- oder ableiten will, oder ob man ein Organ und einen Teil gleichsam isolieren, neutralisieren, stärken oder überhaupt positiv oder negativ behandeln will. Man sieht leicht ein, dass um solche Zwecke zu erreichen, die wirklich zu erreichen sind, und zwar häufig leichter und schneller als mit der gewöhnlichen, für ausschließlich angenommenen Behandlung, es gar sehr auf die Wahl und Zusammensetzung solcher Apparate ankommt und dass es auch gar nicht einmal genügt, nur ein einziges Behältnis und nur einen zusammengesetzten oder einfachen Apparat zu besitzen. Es wird eine Zeit kommen, wo der magnetische Arzt vielleicht ein Magazin solcher Apparate und jedenfalls eine Liste derselben haben wird, um für allerlei vorkommende Fälle die geeigneten Mittel in Auswahl vorrätig zu haben. Man sagt zuweilen, solche Apparate sehen nicht nur überflüssig, sondern des Magnetiseurs unwürdig, um nicht als Scharlatan vor dem Publikum zu erscheinen. Ich will gerade das Gegenteil behaupten, der Magnetiseur wird mit seinen Gestikulationen ohne alle Hilfsmittel viel eher als Scharlatan erscheinen, und wenn die Hilfsmittel Anstoß bewirken, so beliebe man auf die Scharlatanerie der Apotheker zu sehen!

Solche Behältnisse gibt es nun von sehr verschiedener Art: Baquete mit einfachen und zusammengesetzten Stoffen, von Metallen, von Mineralstoffen, Steinen, Glas, Sand, Holz, von Wasser, usw., es gibt eigene magnetische Stühle, Betten, Flaschen und Füllungen; galvanisch wirkende einfache und zusammengesetzte Träger, wie schon gezeigt wurde, welche nach Einigen, Mesmer und den älteren eigens magnetisiert, von Andern, Kieser und den neueren unmagnetisiert gebraucht werden. Zu vielseitigem leicht abänderlichem Gebrauch sind die einfacheren Apparate den großen und zusammengesetzten vorzuziehen, man kann dazu Schachteln, kleine Kisten und ganz einfache Büchsen sich bereiten, und dem

Kranken zu periodischem oder sonst erforderlichem Gebrauch übergeben; oder man versammelt mehrere Patienten um ein größeres Baquet, Kübel, Zuber, aus Holz und mit Reisen versehene Gefäße. Über die Bereitung und den Gebrauch solcher Behälter gibt es eine Menge verschiedener Angaben.

Mesmer beschreibt ein solches Baquet selbst (Aphirism. 296), und Wolfart im neuen Asklepinion, welches ich in meinem Werk: der Magnetismus, usw., wieder gab, ein Ähnliches. Mesmer sagt: »Das Baquet ist eine Bütte — *cuve* — rund, viereckig oder oval, mit einem nach der Zahl der Kranken proportionierten Durchmesser, dicke Dauben, angestrichen und gut vereinigt, das Wasser zu halten, etwa einen Fuß tief; der obere Teil sei ein bis zwei Zoll breiter als der untere, mit einem Deckel aus zwei Stücken bedeckt, deren Vereinigung in der Bütte gefasst und deren Ränder unmittelbar auf jene der Bütte aufliegen, auf welcher sie mit guten Nägeln befestigt werden. Das Inwendige wird mit Bouteillen so angeordnet, dass ihre Öffnungen strahlenförmig das Zentrum umgeben. Darauf setzt man andere Lagen rings umher mit dem Grunde gegen die Bütte, eine einzige wird aufrecht in die Höhe gestellt, und man lässt so viel nötigen Zwischenraum, um den Hals einer andern Flasche aufzunehmen.

Ist diese erste Anlage fertig, so stelle in die Mitte des Gefäßes eine Bouteille gerade, von wo alle Strahlen ausgehen, welche zuerst mit halben Bouteillen gebildet werden, dann aber mit ganzen, so weit es der Raum erlaubt. Der Grund, der ersten ist in der Mitte, ihr Hals tritt in den Grund der folgenden, dergestalt, dass der Hals der letzten an dem Umkreis anstoßt. Alle Bouteillen sind mit Wasser gefüllt und aus dieselbe Weise magnetisiert und verpfropft; es ist zu wünschen, dass dies von der nämlichen Person geschieht. Um das Baquet stärker zu machen, setzt man eine zweite und dritte Lage von Bouteille auf die Erste. Zuletzt füllt man das Ganze mit Wasser an bis auf eine gewisse Höhe, so jedoch um alle Bouteille zu bedecken. Man kann Eisenfeile hinzutun, gestoßenes Glas und ähnliche Dinge.«

Das von Wolfart beschriebene Baquet ist wesentlich dasselbe, ein Kasten mit durchlöchertem Deckel, die Eisenstangen aufzunehmen, wird wie oben mit Bouteillen gefüllt. Wolfart ist aber umständlicher mit Magnetisieren des Kübels durch Wasserbesprengung, usw.

In die mittlere Flasche stellt er eine Eisenstange, die oben hoch hervorragt, zum wiederholten Magnetisieren des Kastens von Eichenholz. Außer den Bouteillen legt er noch Eisenschlacken, Glasplatten nebst Eisenfeile und Wasser und Hammerschlag. Der Mittelleiter hat oben eine Krümmung, um ihm eine bestimmte Richtung nach der Himmelsgegend geben zu können. Runde Eisenstäbe laufen in eine konische Spitze zu, die als Leiter für die Kranken dienen, und passen mit einem eingebogenen Knie in die Löcher des Deckels, dass sie das innere Wasser berühren. Am Mittelkonduktor werden noch wollene, hänfene Schnüre angebracht, um sie, sowie die Stäbe mit den Kranken in Verbindung zu bringen. Die Kranken setzen sich um das Baquet herum richten den Eisenstab gewöhnlich an die Herzgrube und streichen gelind auf und ab gegen den Leib. Der behandelnde Arzt hält den Mittelleiter zuweilen und verstärkt so die Wirkung auf alle gemeinschaftlich, und das Gefäß wird so fortwährend geladen. Die — vorzüglich — wollenen Schnüre werden noch hie und da besonders um den Körper oder um gewisse Teile der Patienten gebunden. In der Mitte des oberen auf den unteren aufgesetzten Behälter hatte Wolfart Wolle, Kräuter, und zugleich wurde eine Glaskugel über das Baquet gehängt und mit dem Mittelstab in Verbindung gesetzt, wodurch die Wirkung verstärkt und besonders Schlaf erzeugt worden sei. Eine andere Modifikation hat Wolfart in einem späteren zweiten Baquet, was ich gleichfalls in dem angezeigten Werke angeführt habe.

Mesmer konstruierte auch noch ein anderes Baquet ohne Wasser auf folgende Art (Aphor. 297.): »Statt mit Wasser füllt man die Zwischenräume der Bouteillen mit Glas und Eisenfeile, mit Hammerschlag und Sand; die Eisenstangen und Schnüre mit ihrer Anwendung werden wie oben beschrieben. Die Kranken sollen diese Leiter an die leidenden Teile bringen. Um eine Art Ketten zu bilden, sollen sich die Kranken nebeneinander mit dem Daumen wechselweise berühren, auch die Leiber sollen nahe aneinander rücken, um sich gegenseitig mit den Knien und Füßen zu berühren, um so ein zusammenhängendes Ganzes zu bilden, durch welches das magnetische Fluidum unaufhörlich zirkuliert. Die Stoffe im Baquet werden einer nach dem andern beim Hineinlegen besonders magnetisiert.«

Diese mesmerischen Baquete wurden auf eine verschiedene Art abgeändert, unter anderem von Dr. Hennemann in Schwerin, durch einen achtfachen Schirm, die Patienten nebeneinander abzusondern; ich habe diese Einrichtung in dem angezeigten Werke angegeben, wo ich auch über andere, namentlich von einer Hellsehenden für verschiedene Krankheiten angegebene Vorrichtungen Erwähnung getan habe. Ich muss den Leser eines Weiteren halber darauf hinweisen, um hier Platz zu gewinnen, noch einiges andere Lehrreiche anzuführen.

Kieser (System des Tellurismus) füllt fein Baquet von Eichenholz mit Hammerschlag, altem Eisen und Wasser, und beobachtet beim Füllen keine weitere Ordnung und magnetisiert die Stoffe gar nicht. Nach ihm sind die enthaltenen, siderischen Substanzen das allein Wirksame, und er gebraucht das Baquet bei allerlei Krankheiten und macht namentlich namhaft: Lähmungen, Epilepsie, Veitstanz und andere Krämpfe, Menstrual- und Herzkrankheiten.

Kieser hat mehrere Nachfolger, die ebenfalls die guten Wirkungen dieses Baquets bestätigen; dagegen äußerte sich Wolfart, dass alle solche Körper allerdings ihre Wirkungen haben, wodurch sich die Kranken selbst magnetisieren, aber die wahre ordnende Stimmung fehle und diese sogenannte siederische Kraft könne bei manchen Kranken sogar bedenkliche Folgen haben.

Eine Art mesmerisches sehr wirksames Baquet lehrt Deleuze aus folgende Art herzustellen: »In ein Gefäß von Holz zwei Fuß hoch und von einem nach dem erforderlichen Bedürfnis berechneten Durchmesser, dessen Grund einen Zoll über dem Fußboden mit einem vorstehenden Rand erhoben ist, wird in die Mitte eine Eisenstange von 6 bis 12 Linien Dicke gestellt, die bis zu zwei Zoll tief vom Boden hinabreicht und auswendig 2 bis 3 Fuß hervorragt. Das untere Ende dieser Stange wird in einem gläsernen Fuß fixiert oder in einen Pokal, dass sie aufrecht feststeht. In dem Kasten werden mit magnetischem Wasser oder mit andern Substanzen gefüllte Bouteillen gelegt, die verpfropft werden, sodass durch den Pfropfen ein 2 bis 3 Zoll langer Eisendraht durchgeht; die Bouteillen werden mit dem Halse gegen den Mittelkonduktor gerichtet und mit dem Draht vereinigen.

Nach diesem lege eine zweite Lage Bouteillen auf die erste, und wenn das Baquet groß ist, können zwei Lagen hintereinander nach derselben Anordnung stehen. Der Hals der einen wird in den Boden der andern eingestellt. Nach diesem wird das Gefäß mit Wasser gefüllt oder mit gut gewaschenem Quarzsand, gestoßenem Glas, Eisenfeile, alles vorher gut magnetisiert; oben wird das Gefäß mit einem durchlöcherten Deckel, zur Aufnahme der eisernen Leiter, zugedeckt. Die in das Innere mit einem Knie hineinreichenden Eisenleiter müssen beweglich nach Willkür auf die Körperteile gerichtet werden können. An dem Zentralleiter werden ferner wollene Schnüre gebunden, womit sich die Kranken umgeben.

Das Ganze wird dann noch beim Schließen des Deckels magnetisiert, und zwar soll das Magnetisieren das erste Mal etwas länger, etwa eine Stunde dauern, und es ist ratsam, es sogar 3 — 4 Tage lang zu wiederholen. Ist das Baquet einmal gut geladen, so braucht der Magnetiseur nur mehr von Zeit zu Zeit die Mittelstange zu halten. Dem Wasser scheinen die übrigen Stoffe zum Ausfüllen der Zwischenraume inwendig vorzuziehen zu sein, weil das Wasser ausfließen und sich verderben kann. Laden soll es immer derselbe Magnetiseur.«

Jene Verderbnis des Wsssers ist Wohl nicht zu befürchten, da andere behaupten, dass magnetisiertes Wasser überhaupt gar nicht verdirbt; jedenfalls ist Wasser für alle übrigen Stoffe der beste gemeinschaftliche Elektrizitätsleiter und Deleuze selbst vermutet, dass es die magnetische Kraft am stärksten aufnimmt.

Nach Deleuze hat M. Segretier zu Nantes ein Baquet zwischen vier magnetisiert Bäume gestellt, die unter sich und mit dem Baquet mittelst Schnüren verbunden waren, er hat durch diese Vorrichtung viel stärkere Wirkungen erlangt. Zwischen die Bäume hat er ein Strohdach gemacht für die Sicherheit gegen den Regen. Ganz dasselbe tat schon der Marquis de Tissard zu Mesmers Zeit.

»Ich will nichts weiter sagen über den großen Nutzen der Baquete«, sagt Deleuze, »weil sie nur bei der Behandlung einer größeren Zahl gebraucht werden, was dann voraussetzt, dass man viel Muße hat und sich ganz dem Magnetismus widmet.«

Es ist nicht einzusehen, warum an einem solchen Baquet nicht auch Wenige oder Einzelne sitzen sollen, was bei Wolfart immer mit solchen Patienten der Fall war, welche sich zu einer gemeinsamen Behandlung nicht eigneten oder wenn Einzelne nicht gerne daran Anteil nehmen. Ein kleineres Reservoir kann man (nach Deleuze) auf folgende Art für einzelne Fälle machen. Man füllt eine große Flasche mit magnetisiertem Wasser, aus welcher ein eiserner Stiel hervorragt durch den Pfropfen, der oben etwas umgebogen ist und sich in einen Knopf endigt. Man kann auch Kräuter, Salze, usw., in solche Behältnisse füllen. Kurz hier gibt es Gelegenheit zu neuen Erfahrungen. Ich werde für spezielle Fälle in der Folge noch darauf zurückkommen. Es sind seit 60 Jahren eine Menge verschiedene Baquete bekannt und angerühmt worden, teils von Ärzten, teils von Hellsehern, die für die gemeinsame und Privatbehandlung gebraucht worden sind; in Zeitschriften über Magnetismus und in besonderen Werken sind gar viele beschrieben, die jedoch in der Hauptsache mit den Vorgenannten übereinstimmen, oder für bloß spezielle Fälle angegeben wurden. Es kommt aber hin und wieder so mancherlei Interessantes und Lehrreiches vor, was den meisten Lesern aufzufinden unmöglich sein dürfte, weshalb ich noch einiges Ausgewählte mitteilen will.

Ein französischer Offizier — de Brescy — beschreibt eine für sehr nützlich gehaltene galvanisch-magnetische Maschine (Annales du Magnétisme animal Nr. 26).

Ein niederer Kasten von 2 Fuß Durchmesser und 10 —12 Zoll Höhe wird in getrennten Feldern mit Metallbechern in Form von Teedosen ausgefüllt, von denen die eine Hälfte Wasser, die andere Pulverstoffe enthalten und den ganzen Raum des Kastens ausfüllen. Die Pulvermasse besteht aus folgenden Stoffen, die gemischt in die Flaschen gefüllt werden; man nimmt Metalle in Spänen oder Stücken, als Eisen, Zink, usw. oder Eisenschlacke, dann zerstoßenes Glas und Pflanzenstoffe von einigen Kräutern und Blumen. Die verpfropften Flaschen werden mit einem eisernen Zentralkonduktor in Verbindung gebracht, und weiter wie die mesmerischen Baquete gebraucht, nur dass statt der eisernen Stangen gläserne Röhren als Leiter für die Kranken in den Löchern des Deckels dienen. Die Wirkung dieser Maschine ist wenig verschieden von der mesmerischen, aber noch milder und allgemeiner für die reizbarsten und empfindlichsten Kranken zu gebrauchen. Der Geruch der Mischung ist sehr angenehm; bringt man die Hand an das Ende der gläsernen Röhren, so hat man die Empfindung eines sanften frischen Windes. Puysegur rühmt diese Maschine und sagt, dass die Kranken an dem Kasten schlafen, einige einen natürlichen, andere einen magnetischen Schlaf.

Gemeinschaftliche Baquete für mehrere Kranke passend haben mehrere Hellsehende, unter andern auch die Witwe Petersen, angegeben, welche der Däne Bende Bendsen behandelte und in Kiesers Archiv beschrieben hat. Dieselbe hat ein solches Baquet aus zwanzig verschiedenen Metallen, Mineralien und Pflanzenstoffen für sich angegeben, indessen später mehrere andere, besonders für spezielle Krankheiten, die für manche Krankheiten eine vorzügliche Beachtung verdienen, weshalb ich Einiges davon mitteilen will, da gerade in diesem Fache noch so gar wenig geleistet worden ist, und für viele Arbeiter eine so große Ernte bevorsteht.

»Zur Füllung magnetischer Flaschen und größerer Behältnisse habe ich weiter nachgedacht«, sagte die Petersen im Schlafe, »und Folgendes gefunden: außer dem schon früher erwähnten englischen Zinne sind auch Stahlspäne sehr gut, etwa zwei Loth davon in einer Flasche, in größeren Behältnissen mehr. Auch die erzhaltigen Glimmersteine sind treffliche Füllungsmittel. Glas wirkt nur schwach (dies ist allerdings wahr und durch vielfache anderweitige Versuche bestätigt, aber dadurch gerade allgemeiner und für reizbare Kranke brauchbar; nach anderweitigen Beobachtungen sind die harten Kieselarten, die Quarze und reines Eisen stärker für allgemein wirksame Baquete); will man es aber zur Füllung gebrauchen, so sind die schmalsten Streifen, die der Glaser abschneidet, die besten, deswegen, weil der Diamant sie mit seiner magnetischen Kraft angesteckt hat. Der bloße Diamant würde außerordentlich wohltätig wirken.

Ferner hat Glas von alten zerbrochenen Spiegeln eine sehr kräftige Wirkung; wenn auch die Folie davon abgeht, so behält es doch seine magnetische Kraft, welche ihm das Quecksilber gegeben hat, darum rate ich es als eines der besten Füllungsmittel. Aber noch besser ist der Bernstein, besonders der hellbraune oder gelbe, unter allen Stoffen kann ich keinen Einzigen diesem gleich finden. Überdies hat der Bernstein die gute Eigenschaft, dass seine magnetische Wirkung jedem ohne Ausnahme heilsam ist, daher sind auch Halsbänder und Anhängsel von demselben so nützlich. Schwefel ist gleichfalls kräftig wirkend, aber bei Magen- und Unterleibskrämpfen darf ich ihn nicht anraten, weil er zu stark ist. Ein dickblütiger Hypochonder würde aber eine reine Schwefelfüllung mit Nutzen gebrauchen, und auch in andern Fällen wäre er gut; für eine Flasche würde ich aber nicht mehr als ein Loth erlauben.«

Andere Versuche mit Schwefel haben dessen sehr starke Wirkung gezeigt. Unter anderen möge hier aus der Gazette salutaire Nro. 14 vom Jahr 1784 mitgeteilt werden: Über die Wunderkräfte des Schwefels. Der Bericht, den ein Herr R., Professor der Physik zu Amiens, beglaubigt, ist folgenden.«

Wenn man das eine Ende einer Schwefelstange mit irgendeinem Teile des Körpers, besonders mit der Herzgrube, in Berührung bringt, so wird man in einigen Minuten ein besonderes Gefühl wahrnehmen; entweder ist es ein Kollern und Tosen in den Eingeweiden, ein Schmerz oder eine eigene Wärme, die sich weiter verbreitet, das Gefühl ist jedoch bei Verschiedenen verschieden. Nimmt man statt des reinen Schwefels eben so viel Eisenfeilspäne dazu, so ist die Wirkung fast ähnlich; legt man die Schwefelstange auf jeden Arm oder Schenkel unter den Kleidern, und setzt beide Hände auf die Herzgrube, so braucht man nur die Zehenspitzen gegen die Füße einer andern Person zu setzen, um ihr sogleich dieselben Wirkungen mitzuteilen; ja wenn man sich auf diese Weise magnetisiert hat, lässt sich sogleich die Wirkung durch Eisendraht fortpflanzen. Hat man eine solche Stange eine Zeit lang mit dem Körper in Berührung gebracht, so kann man noch eine Weile nach dem Ablegen derselben diese Gefühle auf andere übertragen. Wenn mehrere Personen durch Hand- und Fußberührung eine Kette bilden, und nun eine davon die Schwefelstange mit dem Körper in Berührung bringt, so haben alle Personen in der Reihe auf einmal dieses Gefühl. Es gibt indessen wenige Individuen, welche nichts fühlen, doch hemmen sie diese Wirkung nicht. Die Wirkungen waren bei den Versuchslustigen verschieden; einige haben viel Wasser lassen müssen, andere haben Durchfall bekommen, usw., Schaden hat aber von Allen keiner gelitten, die sich den Versuchen unterzogen.«

Die Witwe Petersen fährt dann in ihren Anschauungen weiter fort: »die Silberglätte wäre nicht allgemein gut, besonders nicht in Unterleibskrämpfen. Weinstein kommt dem Quecksilber als Krampfregelungsmittel nahe, weshalb ich ihn wider Krämpfe anrate, etwa ein halb Loth in der Flasche von dem weißen. Einige Loth Sternanis, durchgängig sehr gut, aber besonders wider Brustschwache jeder Art. Der ausgewirkte Abfall von beschlagen gewesenen Pferdehufen ist auch als Füllung sehr dienlich, da er von dem Hufeisen magnetisch geworden und an sich selbst tierisch-magnetisch ist.«

Der Berichterstatter bemerkt hier, dass die Hellsehende ohne alle weitere Anfrage alle diese Aussagen auf rein magnetische Anschauungen gemacht habe. Dieselbe verordnete dann Mittel für Irre und andere Kranke, von denen ich in der Folge noch einmal mehrere anführen werde.

»Ein halbes oder ganzes Buch des ächten Blattgoldes ist ein vortreffliches Mittel in magnetische Flaschen, und eben so kräftige Bestandteile sind der härteste Glanzruß aus einem gewöhnlichen Stubenofen und zweitens ein paar Ellen altes Kirchenfensterblei in Späne zerschnitten. Für diejenigen, die sehr schwer magnetisch einzuschläfern sind, wird mir folgendes klar: für 2 – 4 Schillinge Safran und ein Loth Quecksilber in einer Lammsblase in die Herzgrube gelegt und dann Stahl darauf, am besten als eine breite Platte, blank poliert, hier noch eine gut magnetisiert Flasche auf den Scheitel und mit der Hand eine unbedeutende Einwirkung.«

An einem andern Abend sagte sie: »ein noch besseres Mittel ist, wenn zu dem Safran und Quecksilber etwas Pfeffermünze und ein Gran Moschus in die Lammsblase kommt; den Quersinnigen und Sperrigen brauchst du damit dann nur noch die Hand einige Augenblicke auf den Scheitel zu legen.«

Ich halte es der Mühe wert, das ganze Rezept wörtlich noch hierher zu setzen, in der Überzeugung, dass damit vielen Lesern ein Dienst geschieht, welches die Petersen zunächst sich selbst in magnetischem Schlafe angab; der vielen Mischung und Zusammensetzung ungeachtet, worin man freilich keinen Plan entdeckt, ist dieses Baquet sicher eines der stärksten. Die Ingredienzien sind folgende:

1) Scheidewasser 3 Loth;

2) Salpeter für einen dänischen Schilling;

3) Asant, ebenso viel;

4) Campher, ebenso;

5) ein Knoblauch und Zwiebel;

6) Ingwer ½ Loth;

7) Kupferkies 3 Loth;

8) Merkur 3 Loth;

9) englisch Zinn ½ Loth;

10) weißer Weinstein ½ Loth;

11) Hammerschlag 2 Loth;

12) Feuersteine 4 Loth;

13) feiner Stahl 3 Loth;

14) Kochsalz 2 Loth;

15) blaues geschlagenes Glas 2 Loth;

16) Glas von einem alten zerbrochenen Spiegel 2 Loth;

17) Glasstreifen vom besten englischen Glas, eine Gäspe voll;

18) reines Brunnenwasser, soviel dann noch hineingeht, und

19) muss die Flasche endlich mit gutem rotem Siegellack betröpfelt werden. Das Zinn muss vorher 2 Stunden im Scheidewasser stehen, damit die Flasche nicht zerspringt. Vom Glas müssen die besten und schmalsten Streifen ausgesucht werden, wegen der vom Diamanten durchs Schneiden zurückgebliebenen Kraft.«

Eine andere Somnambule des Bende Bendsen gab zu einer Flaschefüllung bloß eine Mischung von Flintensteinen, Salz und Wasser an, wozu 72 Loth Quecksilber kommt. Dieselbe Somnambule schlief 12 Wochen ununterbrochen ohne einen Augenblick natürlich aufzuwachen allein durch dergleichen Fülllungern.

Zur Verstärkung der magnetischen Einwirkung riet die Witwe Petersen, dass der Arzt 2 – 4 Loth Quecksilber bei sich trage. Vielen Kranken ist aber die Wirkung zu stark, was besonders dann der Fall ist, wenn man sich vor der Behandlung die Fingerspitzen mit Quecksilber reibt. Ein neueres Füllungsmittel, um künstlichen Schlaf zu erzeugen, ist die Kohle; ob der Patient nach Robianos Versicherung ein Stück in jede Hand nimmt, oder ob man sich an ein damit gefülltes Baquet setzt, oder auch nur die Füße daran stützt.

Derselbe Robiano hält sehr viel auf solche äußere Stoffwirkungen, *appareils innervateurs-somnambuliques, hygiéniques, curatives*; dahin rechnet er außer den Apparaten auch die Zirkelringe, Platten, Netze, usw., zum örtlichen Gebrauch. Für allgemeine Wirkungen gebraucht er hingegen kombinierte Gefäße, und zwar nach bestimmten Anzeigen: ob man ableiten, neutralisieren, stärken oder Reiz mindern, konzentrieren oder zerstreuen will. Für die meisten dieser Fälle genügt ein Element der positiv und negativ wirkenden Kräfte, wobei indessen immer auf die galvanische Wirkungskraft vorzüglich zu sehen ist, und zugleich auch auf die instinktive Neigung oder Abneigung der Patienten zu solchen Einwirkungsarten. Wichtig ist bei diesen örtlichen Einwirkungen durch die einfachen, besonders metallischen Leiter die Rücksicht auf die Kleidung und auf die Reinhaltung der Instrumente.

Herr Robiano hat auch einen Sessel, *à innerver*, und zwar von doppelter Art; die erste Art dient allgemein zu wirken, und somit einen Magnetiseur, *innervateur*, zu ersetzen, die zweite Art wird gebraucht in Krankheiten, mit überschüssiger galvanischer Elektrizität an dieser oder jener Stelle des Körpers. In der Epilepsie z. B. und in der Manie, wo es daraus ankommt, den Kopf nicht zu erregen und auch nicht die Brust, da wird das Baquet am Sitze mit frischem Stroh bedeckt, eine große

Zinkplatte in einem halben Zirkel wird umgebogen zum Aufrechtstehen und bildet so den Rücken des Lehnstuhls, unter den Füßen ist ein großes Blatt von dünnem Kupfer bis über die Knie herauf umgebogen, worauf ein Streifen eines differenten Metalls befestiget noch unten unter die Füße zum Kupferblatt reicht, um die Füße darauf zu stellen. Ein kleines Baquet voll Kohlen in der Art eines Sessels ohne Lehne (*tabouret*) ist eine ähnliche Vorrichtung.

Wie gesagt, man macht nach den Bedürfnissen Gebrauch davon; man kann den ganzen Sessel, oder bloß den Sitz, oder bloß das schwarze *Tabouret* gebrauchen und auf einen Harzkuchen zur elektrischen Isolation des kranken Subjekts stellen, oder bloß der unteren Glieder desselben, und endlich um den Verlust der Elektrizität zu verhindern, oder ihr einen ausschließlichen Ausweg zu bereiten. Mit dem Gebrauch des Sessels wird der Gebrauch der entfachen Elemente nicht ausgeschlossen, es kommt nur auf die gehörige Kombination und Unterscheidung an, als da sind: der Ort der Anwendung, die Wahl der Elemente und die damit verbundene persönliche Aktion.

»Aber«, setzt Herr Robiano hinzu, »keine Maschine, mit noch so mächtiger Wirkung, ersetzt den Menschen, nulle machine ne saurait suple un être intelligente et voulant. Capable de modifier son action, de rendre negative, soustrative ou positive — additive; brusque ou nuancée. Ondulée, interrompue ou oontinue etc.

Robiano hat über das Sesselbaquet noch eine Art galvanischen Schirm — Baldachin, den man mittelst Schnüren entfernen oder nähern kann; dabei kann der Kranke die Hände bloß behalten oder etwas damit berühren, wie das Baquet, die Kohlensessel, nasse Schwämme, usw. Dass man auf solche Weise auf den Kopf, Brust und Glieder sehr mannigfaltig wirken kann, ist ersichtlich, mit Stirn- und Halsbändern, Bracelets, Gürtel, Ketten, Blechen, usw.

Der Leser ist nun zur Überlegung, Auswahl und Anwendung mit Mustern aller Art versehen, stark oder gelind wirkende Baquete sich zu verschaffen nach allen möglichen Modifikationen, wobei es ihm frei steht, die rein galvanisch-elektrischen Kräfte wirken zu lassen, wie es in der vorigen Aufzählung fast durchgehends der Fall ist, oder zu versuchen, was er durch die Handvermittelung vermag. Von der eingreifenden Wirkung auch der kleinsten solcher Fläschchen wird er sich sehr bald überzeugen, schon dadurch, dass er z. B. ein ganz kleines Fläschchen mit Salz füllt, und mit Siegellack unten und oben, oder zu beiden Seiten des Bauches, bedeckt, welches eine Weile in der Hand gehalten oft eine allgemeine Wärme verbreitet und sogar bei kranken Zuständen kritische Bewegungen verursacht.

Wenn auch die gemeinsame Behandlung mehrerer Kranken zugleich, nicht so ohne weitere Auswahl rätlich ist, da reizbare, zu Krämpfen geneigte Personen, oder die mit ansteckenden und abschreckenden, usw.

Übeln Behafteten ausgeschlossen bleiben müssen, so ist doch der Nutzen des Baquets und der kleineren Hilfsapparate bei der magnetischen Behandlung so durch die Erfahrung erprobt, dass sie bei einer allgemeineren Praxis unentbehrlich werden. Auch einzelne Fälle gibt es, wo dieselben die Kur unterstützen und beschleunigen, wo sie die, direkte Behandlung ersetzen und sogar spezifisch wirken, wodurch man stärker direkt auf gewisse Eingeweide und Teile wirken und bestimmte Krisen erzeugen kann. Beim Somnambulismus insbesondere sind solche Hilfsmittel kaum je ganz zu entbehren, ja der direkten Behandlung werden sie nicht selten, wenigstens zeitweise vorgezogen. Freilich versteht es sich von selbst, dass der Magnetiseur dabei ein sehr aufmerksames und unterscheidendes Auge haben muss, um die Art des Gebrauchs, nach Zeitumständen einem jeden Individuum entsprechend anzuordnen, und die sehr leicht möglichen Unannehmlichkeiten und Nachteile zu vermeiden.

Das Baquet, besonders die stark wirkenden galvanischen, wirkt eingreifend auf den ganzen Organismus, und ist daher bei organischen Krankheiten, bei Eingeweidstockungen, bei Drüsengeschwülsten, in der Wassersucht, bei Rheumatismus und Gicht anzuwenden; so wie die örtlichen Krankheiten oft eine längere und stärkere Einwirkung durch verschiedene gewählte und den Umständen angepasste materielle Instrumente erfordern. Ebenso sind das Baquet und namentlich die Bäume bei Lähmungen und Schwächezuständen, wo nur durch die Länge der Zeit eine wesentliche Besserung zu erwarten ist, von unberechenbarem Nutzen. Auch bei jüngeren Entwickelungskrankheiten, und selbst bei Kindern, ist die Baquetbehandlung sehr vorteilhaft und ersetzt die direkte Behandlung durch die Hände oft ganz.

Über die Art der Baquetbehandlung gilt im Allgemeinen, dass die Patienten so lange mit den Eisenstäben oder bei empfindlicheren nur mit den Schnüren in Verbindung damit, an demselben so lange sitzen bleiben, bis sich fühlbare Wirkungen in verstärktem Maße einstellen: als starke Wärmevermehrung, Schweiß oder Krämpfe, Übelkeiten usw.

In der Regel soll die Baquetbehandlung eine halbe oder ganze Stunde, auch noch länger dauern, und wo es tunlich ist, wie wenn z. B. der Patient selbst ein Baquet im Hause hat, kann es täglich wiederholt und öfter gebraucht werden. Sind die Wirkungen sehr auffallend und die Kranken angegriffen, so muss die Sitzung kürzer dauern und seltener, ein um den andern Tag oder ein paar Mal die Woche wiederholt werden. Die Leiter werden nach Umständen in den Händen gehalten, und durch Auf- und Abfahren über die Stangen mit Reiben zur elektrischen Wirkung aufgeregt; gewöhnlich werden die Stangen an die Herzgrube oder an die leidende Stelle gehalten; Empfindliche nehmen nur die Schnüre um den Leib oder um ein krankes Glied gewickelt. Die Stangen sind gewöhnlich von Eisen, welche als Leiter in dem Baquete angebracht sind; es ist aber rätlich, auch gläserne, ja Holzstäbe vorrätig zu haben, weil vielen das Metall zu erregend ist. Es ist daher rätlich, schon bei der gewöhnlichen Behandlung die Patienten wenigstens versuchsweise mit Magneten, Eisen- oder Magnetstäben zu magnetisieren, um so gewissermaßen die richtige Baquetbehandlung einzuleiten. Die Kranken werden am besten vom Arzte jedes Mal an die Maschinen gebracht, und daran anfänglich magnetisiert, um gewissermaßen den Rapport herzustellen, sowie ein öfteres Ab- und Zugehen nötig ist; denn nicht alle Kranken vertragen die Baquetwirkung ohne Vermittlung des Arztes, was als ein Beweis gegen die gleiche Wirkung des unmagnetisierten Kieserschen Baquetes gelten kann. Überhaupt ist die bloße Elektrizitätswirkung mit Vorsicht und Auswahl zu gebrauchen, weshalb z. B. auch der elektrische Fauteuil des Grafen Robiano, namentlich bei Kopfkrankheiten, in den meisten Fällen eben so wenig anwendbar sein wird, wie bei andern Krankheiten von nervösem und reizbarem Charakters; denn die Elektrizitätswirkung erstreckt sich über den ganzen Organismus, und erregt jedes Mal das Blut- und Nervensystem zugleich. Wie wirksam die Baquetbehandlung ist, das haben eine große Menge Erfahrungen in allen Ländern bewiesen, es sind teils ganz ohne weitere magnetische Behandlung chronische Krankheiten geheilt, teils aber mit der Manualbehandlung so schwere und für unheilbar erklärte Übel gänzlich gehoben worden. Dahin gehören: Lähmungen, szirrhöse Verhärtungen, Menstruationskrankheiten und Unterleibsbeschwerden; Magenkrampf, Gicht und Amauros; ferner bloß durch das Baquet allein: Hypochondrie, Wassersüchten, Mercurial-Krankheiten, und vorzüglich im vegetativen System wurzelnde Krankheiten, zu denen viele verkappte Nervenleiden, wie Hysterie, der Veitstanz, usw., gehören.

Zu den genannten Hilfsmitteln und Leitern gebrauchen französische Magnetiseure hohle Röhren von 1 — 2 Fuß Länge, eine Art Blas- oder Sprachrohr — *sarbacane* — zum Anblasen oder Anhauchen auf örtliche Stellen oder wo man dem Kranken nicht zu nahe kommen will, in verschiedenen Lagen des Körpers oder beim andern Geschlecht, *ou la décence ou le dégoût s'oppose,* ein wohl zu beachtender Umstand; denn man kann damit ohne Ermüdung leichter sehr stark örtlich einwirken, wie es ohne dies in vieler Hinsicht gar nicht möglich ist.

Gauthier sagt: *Le fluide pénètre plus profondement que par l'insufflation ordinaire; dans les engorgements des viscéres, mais surtout glanduleux; dans les affaiblissements de l'estomac, de la poitrine; dans les affections polypiennes on se sert avec succés du tube; les polypes et les glandes se fondent, l'estomac prend de la force, la vie révient au phtysique et aux asphyxiés.*

Über die Wirkung der Musik als Hilfsmittel hat schon Mesmer gesprochen, und mehrere Schriftsteller haben darüber, sowie über die Wirkungen des Schalls geschrieben. Wer weiß nicht, dass der Wind, das Säuseln der Blätter, das Rauschen der Wälder und Bäche, das Tosen des Meeres auf empfindliche Personen einen sehr bedeutenden Einfluss ausüben, und erst die menschliche Stimme im Gesange und die Musik der Instrumente? Die Macht der Musik von dem verrückten Saul an bis zu Mesmers entzückenden Harmonikatönen als Heilmittel ist in aller Zeit bekannt gewesen, weniger bekannt ist der zu machende Gebrauch der Musik in den geeigneten Fällen und selten, die Gelegenheit und Fertigkeit, die gehörige Anwendung zu machen. Die Musik ist ein so mächtiges, auf das Gemüt und das Nervensystem einwirkendes Mittel, dass es einer umfassenden Kenntnis der individuellen Bedürfnisse und Krankheitszustände ebenso bedarf, wie der sehr behutsamen Vorsicht, um damit die gehörige Anwendung zu machen. Der Gebrauch der Musik dürfte sich beim Magnetismus daher wohl nur aus einzelne Fälle bei Krämpfen und im somnambulen Zustande beschränken, wo sie wirklich die wunderbarsten Wirkungen hervorbringt, und im Momente eine Umstimmung des Geistes und der Körperbewegung verursacht.

Der Mesmerismus im Gegensatz des tierischen Magnetismus

Der Name und Begriff des Mesmerismus stellt sich am deutlichsten heraus, wenn man das Prinzip der Wechselwirkung zwischen allen Lebensformen genau ins Auge fasst, und damit die Bedeutung des Menschen in seiner Stellung zu jenen Formen hervorhebt. Eine allgemeine Wechselwirkung der Natur ist bereits anerkannt, und wir haben in dem Bisherigen diese Wechselwirkungen des Menschen insbesondere 1) mit der gesamte Natur, 2) mit dem irdischen Tag- und Nachtleben, 3) mit dem Mineral- und Pflanzenleben abgehandelt, mit der steten Rücksicht auf die von Mesmer zuerst gelehrten Prinzipien, weswegen wir diese neue Lehre auch nicht besser zu bezeichnen wussten, als mit dem Namen: Mesmerismus. In diesem Gesamtbegriff ist zugleich das tierische Leben mit in Begriff, in seiner Wechselwirkung sowohl mit der Gesamtnatur als mit dem Menschen, was eigentlich animalischer oder tierischer Magnetismus heißt, im Gegensatze des menschlichen Magnetismus, wodurch die Wechselwirkung des Menschen mit allen Lebensformen verstanden wird. Mesmer selbst konnte diese allgemeine Wechselwirkung nicht besser bezeichnen, als mit dem Namen tierischer Magnetismus als Gegensatz des tierischen Lebens überhaupt mit dem allgemeinen, und des Mineralmagnetismus, da er auch beim Menschen darunter nur das physisch-tierische Leben verstand. Unter tierischem Magnetismus verstehen wir nun die unmittelbaren Wechselbeziehungen der Tiere mit der Natur und mit dem Menschen insbesondere, worüber wir noch gar nicht gesprochen haben. Der tierische Magnetismus beruht also auf der Wechselwirkung der beständigen Charaktere des Tierlebens mit der Natur überhaupt und mit dem Menschen insbesondere; unter menschlichem Magnetismus würde daher zunächst die Wechselwirkung der Menschen unter sich und der Einwirkung des Menschen auf das tierische Leben zu verstehen sein. Dass zwischen Mensch und Tier eine sehr bedeutende Wechselwirkung stattfindet, die von den genannten toten Körpern oder von den unteren Lebensformen sehr verschieden ist, geht schon aus der nähern physischen Verwandtschaft der organischen Prozesse und der Wärmeentwickelung hervor; allein hier kommt nicht bloß der Charakter des tierischen Lebens in Betracht, sondern auch das geistige Prinzip des menschlichen Lebens, wodurch der Mensch eine Welt für sich in Hinsicht des Leidens- und Wirkungsvermögens bildet, und dadurch wird eben die Wechselwirkung zwischen Mensch und Tier von hoher Bedeutung, die indessen in psychologischer Hinsicht viel wichtiger ist als in physischer Hinsicht, welche hier vorzüglich unser Vorwurf ist. Zu den großen beständigen Ursachen, die auf den Menschen einwirken, gehören auch die Tiere, jedoch in einer, fast unabänderlichen, noch zu wenig gekannten Art. Mächtiger und bekannter ist die Rückwirkung des Menschen auf das tierische Leben in psychischer und physischer Hinsicht, worüber ich in dem Werke, der Geist des Menschen, weitläufiger gehandelt habe. Wenn hier die Rede von den gegenseitigen physischen Einflüssen zwischen Mensch und Tier die Rede ist, so werden damit natürlich nur die höheren, den Menschen umgebenden Tiere verstanden, und zwar in, wiefern die Tiere aus den Menschen und der Mensch auf die Tiere dynamisch in mesmerischer und medizinischer Hinsicht einwirken. Auf das niedere Tierleben scheint der Mensch nur eine sehr geringe Macht zu besitzen, sowie auch er von demselben kaum bemerkbar berührt wird.

Von einer Art magischer Wechselwirkung schon bei vollkommeneren Tieren sind viele Erscheinungen bekannt, so die Zauberkraft der Kröten und Schlangen durch den Blick, wodurch sie z. B. Vögel lähmen und sich zur Beute gleichsam in den Rachen zaudern. Ob dieser lähmende, ja zuweilen tötende Blick nicht eine Art von elektrischer Wirkung ist, gleich dem Schlag der elektrischen Fische, scheint mir kaum zweifelhaft zu sein. In den instinktiven Lebenserscheinungen, in der Ernährung, bei den Wanderungen, schon bei den Insekten, Fischen und Vögeln; dann in der Art der Schutzmittel und der Verteidigung zeigen sich schon bei den niedersten Tieren jene merkwürdigen — nennen wir sie magnetische oder prophetische — Vorgefühle, die durch alle Tierklassen bis zum Menschen heraufsteigen, bei dem sie nur mehr in abnormen Zuständen als die ursprünglichen eingeborenen Lebenskräfte zum Vorschein kommen. Auch der Trieb zur Geselligkeit der Tiere ist ein solches magnetisches Band, das die Tiere sehr mannigfach sympathisch zusammenhält und sie antipathisch von andern trennt. So leben manche Tierspezies immer zusammen, andere nur zeitweise, für Nahrungsvorrat und Fortpflanzung zu sorgen, oder um für gemeinschaftliche Zwecke, zu Wohnungen, zur Verteidigung, zur Erhaltung des Lebens oder der Gattung Fürsorge zu treffen.

Elektrische und phosphorige Erscheinungen finden sich von den niedersten bis zu den höchsten Tieren herauf. Die elektrischen Fische teilen nach Willkür die heftigsten Schläge aus, sodass man sie schon als elektrische Apparate benützt. Insekten, Vögel und Säugetiere zeigen elektrische Wirkungskräfte, bei den Vögeln sind die Federn noch sehr elektrisch, und man ist imstande, mit einer Fasanenfeder, besonders weißen, mit Adler- und Geierfedern meist augenblicklich den heftigsten Starrkrampf der Glieder durch Darüberhinstreichen zu lösen. Die elektrische Wirkung der Bälge des Katzengeschlechts und des Fuchses ist bekannt. Die Instinkte und Kunsttriebe sind so merkwürdige, ganz in dieses Gebiet einschlagende Gegenstände, die in einer wissenschaftlichen Behandlung nicht dürfen übergangen werden. Was anders leitet sie, so bestimmte, regelrechte, oft auf eine weite Zukunft berechnete oder abzielende Arbeiten zu vollbringen, als ein Vorgefühl der die Zeit und den Raum verbindenden Wechselkräfte? Allein es ist nicht mehr das blinde unbiegsame Spiel der starren anorganischen Gesetzmäßigkeit, hier ist Seelentätigkeit eines höheren Prinzips, das durch Menschenmacht modifiziert, ja sogar zur Abweichung gebracht werden kann, wie dies z. B. bei Vögeln und Säugetieren, und noch weiter hinunter, sogar bei den Insekten, z. B. den Spinnen, der Fall ist, und wie es namentlich die Zähmung der Tiere lehrt.

Schon die Bienen lassen sich bestimmen, einen künstlichen Wohnort in der Nähe der Menschen zu halten, und Spinnen gewöhnen sich herbeizukommen, Nahrung zu nehmen. Fische und Amphibien lassen sich abrichten und geben Zeugnis von der Herrschermacht des Menschen, auf die untergebenen Lebensformen einzuwirken und sie sich nutzbar und angenehm zu machen. Wie weit Vögel und Säugetiere durch die menschliche Einwirkung zu bringen sind, selbst psychische Lebensäußerungen in Bewegungen, Gebärden und sogar Laute nachzubilden, brauche ich nur zu erwähnen, ohne weiter aus Spezialitäten einzugehen. Genug, es ist damit nur beiläufig auf die feinere mesmerische Wechselwirkung zwischen Tier und Mensch hingewiesen, um namentlich zu zeigen, welche Macht der Wille des Menschen besitzt, auf das tierische Leben zurückzuwirken, und wenn er es versteht, durch den Magnetismus die Veterinärkunde überflüssig zu machen; ja noch mehr, dass der Mensch nicht mehr als bloße physische Kraft, sondern durch das geistige Prinzip seines Willens wirkt.

»Der tierische Magnetismus ist das Resultat körperlicher Eigenschaften«, sagt Bruno, »der menschliche ist das Resultat geistiger Eigenschaften, denn hier hängen die Wirkungen nicht mehr bloß von den allgemeinen Gesetzen der Schwere und der bloßen Körperwirkung ab. Wiewohl eigentlich sich aus die gegenseitige Bewegung der Individuen aller Magnetismus zurückführen lässt und so innerhalb der Gesetze des Universums seinen gemeinschaftlichen Grund hat, so kann er doch in so viele Arten abgeteilt werden, als es Gattungen unter den lebenden Wesen gibt, von denen jede ihre eigene Art der Wirkung hat. Es gibt so einen Mineralischen-, einen Pflanzlichen-, einen Tierischen- und Menschenmagnetismus.«

Der menschliche Magnetismus wirkt nicht nur wie die Tiere und Pflanzen direkt physisch, er vermag durch die Willenskraft auf die Tiere und Pflanzen, ja sogar aus die Mineralien eine Modifikation hervorzubringen; der menschliche Magnetismus wird ein künstlicher, um mit dem Mineralien- und Pflanzenmagnetismus beliebige Wirkungen hervorzubringen, nicht nur für das technische Leben, sondern auch namentlich in diätetischer Hinsicht für seine Gesundheit, durch Schwächung oder Stärkung der einwirkenden Kräfte. In Bezug auf die Tiere kann der Mensch so mächtig auf sie einwirken, dass er nicht nur physiologisch den Naturprozess im gesunden, und namentlich im kranken Zustande umzuändern, sondern sogar den psychologischen Seelenzustand umzustimmen vermag. Die tierisch-magnetische Wirkung auf den Menschen ist eine sehr mannigfach verschiedene nach den Gattungen und Arten der Tiere, sie ist aber eine mehr negative tierisch-elektrische Atmosphärenwirkung, von welcher man bisher keinen direkten Gebrauch zu machen wusste.

Auch in dieser Hinsicht hat uns Mesmer sehr merkwürdige Äußerungen hinterlassen; in den 27 Sätzen heißt es: »Ich habe gesagt, dass unter den Tieren nicht alle gleich des Magnetismus empfänglich sind; es gibt sogar einige, obgleich selten, die eine entgegengesetzte Eigenschaft haben, dass ihre bloße Gegenwart alle Wirkungen des Magnetismus in andern Körpern zerstört.«

Es ist dies nicht nur bei gewissen Gattungen der Fall, wie z. B. dass das Katzengeschlecht aller meist eine antimagnetische Wirkung hat, sondern auch Arten und Individuen gibt es. Gerade dies ist der rechte Beweis von der spezifische lebendigen — magnetischen — Einwirkung überhaupt, und von einer, gewissen Arten eigentümlichen, stark elektrisch wirkenden, auf die Menschen abstoßenden Macht, wie meistens bei den Katzen, welche auf empfindliche Menschen auch im gesunden Zustande in weiter Entfernung so stark wirken, dass sie, wie ich selbst Beispiele kenne, in die größte Unruhe und Bangigkeit geraten, wenn sie ihre Nähe auch gar nicht wissen. Auf magnetisierte Kranke haben nun nicht nur solche antimagnetische Tiere eine sehr störende Einwirkung, sondern meistens auch andere Tiere, deren Gegenwart dem Menschen sonst angenehm sind, wie der Hund, das Pferd, welche in diesem Falle gleichfalls meistens störend sind, wie es alle Beobachter fast einstimmig behaupten. Mir scheinen jedoch diese Wirkungen gar nichts Auffallendes zu haben, da solche Beobachtungen meist nur für somnambule Kranke gelten, und anderweitig nicht gemacht wurden; Somnambule werden, auch von den meisten Menschen außer dem Magnetismus gestört, nicht selten sogar von den nächsten Anverwandten; natürlich ist der Rapport mit einem Tiere noch weit entfernter, dessen Gegenwart ohnehin den ruhigen Zustand zu stören pflegt. Die spezifische Art der tierischen Wirkung ist ebenso leicht von der physischen Gesundheit der Tiere, als von der Idiosynkrasie der Patienten abhängig zu erklären. Ich bin aber überzeugt, und besitze zum Teil Erfahrungen, dass die tierische Nähe in manchen Krankheiten sehr heilsamen Einfluss haben würde; man pflegt Schwindsüchtige in Kuhställe bringen zu lassen; Gichtkranke legen sich sogar Hunde zu großer Erleichterung in das Bett, welche nicht selten selbst krank dadurch werden; man hat mit Krämpfen behaftete Kinder mit Hühnern und Tauben kuriert durch das Auslegen derselben auf den Unterleib, usw.

Ist dies nicht Beweis genug von einer sehr kräftigen tierisch-magnetischen Wirkung? Wir ziehen hieraus die allgemein praktische Regel:

1) dass man während des Magnetisierens und besonders bei Schlafwachen keine Tiere in der Nähe behalte, nicht einmal die gewöhnlichen Haushund;

2) dass, wo etwa ein Tier in der Nähe nicht zu beseitigen ist, oder wo man gar durch sie magnetisch wirken will, vorher der Rapport durch den Magnetiseur hergestellt, oder dass wenigstens durch die Annäherung durch ihn die antimagnetische Wirkung gehoben wird. Denn Puysegur hat die Beobachtung gemacht, dass durch das vorherige Magnetisieren des Tieres in der Nähe des Kranken die schädliche, vorhin Krämpfe erzeugende Wirkung aufgehoben wurde. Ich bin überzeugt, dass Gicht und Hämorrhoidalkranke und davon herrührende Verzweiflungsfälle im Schafstalle, sehr Schwache und mit Brustkrankheiten Behaftete im Pferdestalle eine sehr große Erleichterung finden würden. Die Transplantation der Krankheiten auf Tiere ist nichts als eine sympathisch-magnetische Erscheinung und gibt dem sin-

nigen Praktiker den Fingerzeig auf ähnliche Weise in vielen, besonders örtlichen Übeln zu verfahren.

Wichtiger ist die magnetische Einwirkung des Menschen auf die Tiere zur Heilung ihrer Krankheiten, man kann damit oft in kurzer Zeit wahre Wunder wirken. Alle Tiere, die anfangs die Annäherung und Berührung des Menschen fürchten, werden sogleich zahm, wenn man sie am Kopfe berührt und über den Rücken hin streicht, und zwar ist die Wirkung so rasch und auffallend, wenn dies auch in einer ein paar Zoll weiten Entfernung geschieht, dass die Tiere sogleich stille halten und sich selbst annähern. Hühner und Vögel werden in kurzer Zeit nicht selten in Schlaf versetzt, dass sie ruhig auf der Hand liegen bleiben. Die heftigsten Krampfzuckungen lassen sich bei Tieren schneller heben, als selbst beim Menschen; Wunden magnetisiert und mit magnetischem Wasser besprengt heilen ungewöhnlich schnell, und ich hatte Gelegenheit, bei Pferden den allerraschesten Erfolg durch magnetische Einwirkung zu sehen. Ein Wagenpferd, welches gewohnt war denselben Wagen mit seinem Kameraden zu ziehen, fiel auf einer Reise an einem heißen Sommertag, nachdem es kaum eine halbe Stunde in mäßigem Trabe gelaufen war, zu Boden, zitterte in Schweiß gebadet am ganzen Körper und es blieb nichts übrig, als es von dem Wagen loszumachen; niemand wusste Rath, und da es sich lange — nicht ändern wollte, begann ich meine magnetische Kur. Ich hielt die rechte Hand auf den Kopf und die linke auf das Herz des Tieres und strich nach einer Minute über den Rücken hinauf bis auf den Schweif, wiederholte es etwa neunmal, dann bespritzte ich den Kopf mit etwas Wasser, und so bekam das Pferd zuerst einen ruhigen Atem, der Schweiß ließ nach und die ganze Prozedur dauerte keine zehn Minuten, bis dasselbe aufstand. Es wurde dann wieder angespannt und nach einem anfangs langsam versuchten Fahren bekam es bald seine volle Kraft und machte ohne weiteren Unfall die sechs Stunden weite Wegstrecke. Es ist zu verwundern, dass man noch so wenig Versuche und noch weniger Heilungen bei kranken Tieren gemacht hat, womit man sich von der wohltätigen und raschen Wirkung ebenso bald überzeugen kann, wie bei den kleinen Kindern, bei denen die magnetische Wirkung ebenso rasch sichtbar wird, dass die gewöhnliche Einrede der Gegner von der Wirkung der Einbildung zuschanden wird. Nur selten wurde davon früher Gebrauch gemacht, und man überließ die Tiere lieber einem uns wissenden Scharlatan oder der höchst unsicheren Methode eines ungebildeten Tierarztes. Erst in neuerer Zeit haben Franzosen und Engländer angefangen, auch bei Tieren die mesmerische Behandlung anzuwenden. Deleuze, nachdem er in seiner praktischen Instruktion von der herrlichen Gabe Gottes, die Übel der Menschen zu heilen oder zu lindern, gesprochen hat, fährt also fort:

»Es ist nicht zur Unzeit von dem Anteil zu reden, den man zur Heilung der Haustiere nehmen kann, welche unsere Arbeiten verrichten helfen oder die uns wegen ihrer Zuneigung so sehr interessieren. Der Magnetismus kann mit dem größten Erfolg zur Heilung der Tiere angewendet werden, ja es scheint, dass seine Wirkung viel sicherer und beständiger auf die Tiere wirkt als auf die Menschen, sei es, dass der Mensch durch seine Eigenschaften ein so großes Übergewicht über sie hat, oder dass die Tiere durch gar keinen Widerstand sich ganz dem Einflusse überlassen. Ich habe mich von der großen Wirksamkeit überzeugt, und ich habe eine große Anzahl Tatsachen gesammelt; ich war Zeuge von ausfallenden Resultaten bei mehreren meiner Freunde, treuen Beobachtern, welche Krisen und Heilungen in der größten Geschwindigkeit vollbrachten bei Hunden, Pferden, Ziegen und Kühen.«

Deleuze schrieb schon vor 20 Jahren diese Worte, seit jener Zeit haben viele Erfahrungen diese Wahrheit vielfach bestätiget, und herrschte nicht eine so schmähliche Indolenz, so könnte doch eine Wohltat den Tieren zu Teil werden, welchen die Menschen sich so unwürdig zeigen. Unter andern sagt Gauthier:

»Ich habe sehr merkwürdige Erfolge bei Tieren erhalten, was mir zu einer großen Genugtuung gereicht. Die kranken Tiere empfinden es sehr gut, wenn man ihnen Gutes tun will; sie lassen sich berühren, wenden und kehren, wie man es für gut findet, so sehr fühlen sie die wohltätige Wirkung, was aber auch Ursache ist, jenen Anstoß ganz abzulegen, womit man oft an die Behandlung seines Gleichen geht; denn das sich volle Überlassen der Menschenhand erweckt das Mitleid, um ihnen zu helfen. *Je n'ai jamais mieux senti ce bonheur qu'un certain jour ou l'on me demanda, si j'étais un medicin de chiens! Je fus heureux de cette qualification.*«

Die Behandlung der Tiere hat gar keine Schwierigkeit, sie werden *à grands courans* mit Strichen ohne Berührung vom Kopf aus behandelt, wenn man den Sitz der Krankheit nicht kennt; kennt man diesen, so konzentriert man die Wirkung auf die kranke Stelle und leitet davon ab. Bei Tieren sind Leiter und namentlich der Eisenstab anzuwenden, und es wäre zu versuchen, in wie fern die Baquetwirkung besonders in Anstalten, und bei größeren Viehzuchten anzuwenden wäre. Das magnetisiert Wasser wäre aber den Tieren ganz leicht in allen Krankheiten darzureichen.

Das Selbstmagnetisieren

Die Frage, ob man sich selbst magnetisieren könne, ist nicht neu. Schon vor 40 Jahren brachte Birot in den *Annales du Magn. Animal* (1814, Tom. II.) zuerst diesen Gegenstand zur Sprache, worüber vor ihm keine weiteren Verhandlungen vorliegen. Die Erfahrungen über das Selbstmagnetisieren sind auch geschichtlich sparsam. Bei den alten Ägyptern schritten Abbildungen darauf hinzudeuten, dass man das Streichen und Reiben an sich selbst gekannt habe. Von Vespasian berichtet Suetonius:

»Derselbe genoss der besten Gesundheit, obgleich er zur Erhaltung derselben nichts weiter tat, als dass er sich den Mund und die übrigen Glieder methodisch — *ad numerum fauces ceteraque membra defricaret* — rieb, und monatlich einen Fasttag hielt.«

Unbewusst pflegt man jedoch von jeher die Hände aus schmerzhafte Stellen zu halten, sich zu reiben, zu drücken und zu streichen, und damit sich Linderung zu verschaffen. Bei Koliken z. B. nötigt der Instinkt, die Hand aufzulegen und den Unterleib zu reiben, und zwar meistens mit großer Erleichterung und auch mit gänzlicher Beseitigung der Schmerzen, wenn es nur lange genug fortgesetzt wird. Bei heftigen Kopfschmerzen legt man die flache Hand auf die Stirne; nach einem Stoß hält man rasch die Hand auf die Stelle, und nicht selten hebt der bloße Druck das Übermaß des Schmerzes; bei Tieren, namentlich Hunden, sieht man, dass sie sich ihre Wunden belecken. Bestimmt über Selbsteilung sprach sich Birot aus, er hatte über ein Jahr lang einen Knieschmerz; nun fiel ihm ein, sich selbst zu magnetisieren, und nach einigen Tagen verschwand er und erschien nicht wieder; »ich habe oft mir das Wasser magnetisiert zum eigenen Gebrauch, wodurch ich mir die Verdauung beförderte.«

Roullier kommt auf denselben Gegenstand und sagt, dass man bei leichten Affektionen sich leicht durch einige Striche helfen könne. Wie überall, so fällt auch hierüber Deleuze ein sehr wahres Urteil. »Dass man sich selbst magnetisieren könne«, sagt er, »wie mehrere behaupten, ist wahr; aber nur für gewisse Personen und in bestimmten Fällen. Wenn jemand, bei einem örtlichen Schmerz am Arm oder am Bein, oder im Magen sich selbst erleichtern kann durch das Magnetisieren, so setzt es voraus, dass er sonst gesund sei. Mit einer allgemeinen Krankheit bchaftet, z. B. mit einem Fieber, mit einer organischen Affektion, so ist es klar, dass man nicht von sich selbst das Heilmittel nehmen kann, weil das angewandte Fluidum nicht mehr die notwendige Eigenschaft besitzt.«

Das Selbstmagnetisieren kann in leichten Fällen, bei örtlichen Leiden, bei leichterem Katarrh und Rheumatismus, bei Kopf-, Brust- und Leibschmerzen, zu großer Erleichterung, und wenn man die Aufmerksamkeit und Geduld hat, wohl mit gänzlicher Beseitigung geschehen; allein bei einer ernstlichen Krankheit ist der Mensch nicht mehr imstande, ein solches Geschäft zu unternehmen, dazu hat weder der Geist die gehörige Disposition, noch der Körper seine Kraft. Ausführlicher handelt Gauthier über die „ipsomagnetisation“, er teilt sie in die direkte und indirekte Behandlung ein; erstere, wo man sich selbst mit der Hand streicht, usw., und letztere durch Zwischenkörper, sodass man sich selbst wie Andere behandelt. Er spricht sogar von der einfachen und somnambulen Selbstbehandlung, sodass man sich selbst in Schlaf versetzen kann; erstere ist leicht und bringt ungewöhnliche Vorteile, die letztere kann oft gefährlich werden. Das Selbstmagnetisieren besteht nach ihm in dem Berühren, Streichen, Anhauchen und Reiben. Den Schlaf kann man sich erzeugen durch das Auslegen der einen Hand auf die Stirn und der andern auf den Magen, was indessen mehr nur bei Schlaflosigkeit angewendet werden soll. Als Hilfsmittel kann man einen Baum gebrauchen, einen frischen Strauch, irgendeine gefüllte magnetische Flasche, ein Baquet, ein Kräutersäckchen, Wolle, usw.

Roullier erzählt von einem Mann, der 20 Jahre an einer Harnröhrenverengerung litt; er riet ihm den Gebrauch des magnetischen Wassers, was er sich selbst besorgte; nach drei Tagen kam er voll Freude zu melden, dass er seiner Beschwerde los sei; allein es dauerte nur 14 Tage, und das alte Übel stellte sich zwar in verminderter Beschwerde wieder ein, sodass es freilich nicht ganz wieder gehoben wurde. Zum Selbstmagnetisieren bedarf es aber einer sorgsamen Aufmerksamkeit auf eine bestimmte, täglich gleiche Zeit, wo man nicht gestört wird; der Abend vor Schlafengehen scheint am ratsamsten, wenn man nicht durch die Tagesgeschäfte zu sehr ermüdet ist und den Magen nicht überladen hat. Auch der Morgen nach dem Erwachen dürfte den Meisten am besten passen, wo man nach der Operation noch etwas ruhen bleibt; 2) nach jedem Magnetisieren soll man eine Viertel- oder halbe Stunde lang ganz ruhig und für sich bleiben. 3) Man verrichte die Operation ganz ruhig, nach Umständen bis man eine Erleichterung spüret, 10 Minuten oder länger. 4) Das magnetisiert Wasser gebrauche man unter Tags öfter als Getränk und äußerlich bei örtlichen Leiden; 5) man trachte nicht sich selbst in Schlaf absichtlich zu versetzen, wenn derselbe sonst nicht fehlt, und suche, um dies zu erreichen, keine künstliche — Schlaf machende Mittel. 6) Starke Reibungen, Pressungen, usw., meide man, weil sie anstrengen und Nervenreizbarkeit erzeugen können.

Zuweilen magnetisieren sich Schlafwache selbst, was indessen auch nur unter Aufsicht des Arztes geschehen soll, ausgenommen in Fällen, wo derselbe zur bestimmten Zeit nicht anwesend sein kann, wenn der Kranke schlafen soll. Solche Hellsehende, die sich die Kur selbst verordnen, werden indessen auch hierbei das rechte Maß und Ziel gebrauchen zu dem, was ihnen frommt; Andere überlassen sich besser in Ruhe der Naturwirkung, welche in magnetischen Krisen periodisch die Zeit meist sehr genau innezuhalten pflegt, ohne Selbsthilfe. Wer etwa die Sache für übertrieben hält und eine Einwirkung auf sich selbst bezweifelt, der bedenke erstens, dass der Wille bei dieser Wirkung seine Glieder und physischen Kräfte gerade so gebraucht, wie bei so vielen andern Angelegenheiten des eigenen Lebens, der Anziehung und Abstoßung, der Ab- und Zuleitung, der Verstärkung oder Verminderung irgendeiner Funktion. Besitzt nun der Mensch wirklich eine strömende Kraft — ein Fluidum, das er in bestimmten Richtungen von sich geben, konzentrieren, usw., kann — warum soll er es nicht auch auf seine eigene Leibesprovinzen richten können? Wenn ich die Hand ausstrecke und auflege, oder Striche mache auf andere, warum soll ich nicht auch auf mich selbst die Bewegungen richten können? Die Organe eines und desselben Leibes stehen zueinander in Sympathie (Rapport) und Antagonismus und der Wille vermag bestimmend auf einzelne Organe und Glieder einzuwirken und die Naturheilkraft da zu verstärken und dort zu mäßigen. Die Art der Einwirkung, Berührung, Streichen, oder in Distanz Wirken ist ganz das Gleiche, wie das Einwirken auf Andere, und die Erfahrung bestätigt diese selbstredende Theorie so allgemein, dass man sich nur noch mehr wundern muss, warum man ein so natürlich eingepflanztes Vermögen nicht einmal für sich persönlich zu benützen versteht.

Bei Witterungs- und Jahresveränderungen erleiden viele sonst gesunde Menschen gewisse Beschwerden und Unbehaglichkeiten, die gewöhnlich ihren Grund in gastrischen Unterleibsanhäufungen, oder in unterdrückter Hautausdünstung haben. Von jeher pflegte man dafür Brech-, Laxier- und Schweißmittel und meist in sehr reichem Maße zu gebrauchen, wenn nicht neben dem Doktor auch noch der Bader auf einige Tage mit Schnäpper und Schröpfköpfen zu Hilfe gerufen wird. In allen diesen Fällen kann man sich selbst wohlfeiler und sicherer helfen 1) durch Diät; 2) durch das Händeauflegen auf die Brennpunkte des Leidens, Kopf, Brust oder Magen und das Hinabstreichen nach den Füßen, und 3) durch das Trinken des magnetischen Wassers. Zur Diät gehört aber vor allem das Zimmer, wo nicht das Bett zu hüten. Man lege bei Kopfweh die eine flache Hand auf den Scheitel und die Stirne, die andere auf das Genick und lasse sie da sanft Minuten lang ruhen, und streiche dann seitwärts nach unten in 7, 9 oder 21 Zügen. Bei Brustbeklemmung oder Schmerz lege man die eine Hand auf das Genick und die andere auf die Brust über die schlimme Stelle, und zwar hier meist besser ohne Berührung, und streiche dann langsam abwärts über die Beine weg. Bei Magenleiden, Übelkeit und Gallenanhäufungen lege man die Hände beiderseits auf den Unterleib in der Leber- und Milzgegend, mit den Fingern gegen die Herzgrube, und fahre dann nach einigem Verweilen langsam mit beiden Händen abwärts; oder man legt die rechte Hand auf den Magen und die linke tiefer auf den Unterleib, wenn die Beschwerden tiefer sitzen. Niemand wird diese Arbeit lange fortsetzen, ohne dass Ausstoßen, Bewegung in den Gedärmen, manchmal verstärktes Übelbefinden entsteht. Man ruhe dann etwas und nehme einen Schluck magnetisches Wasser, worauf entweder bald wirkliches Brechen oder bedeutende Erleichterung, oder später Diarrhöe erfolgt, wenn man fortfährt, alle halbe oder ganze Stunden ein Glas Wasser zu trinken. Kopf-, Brust- oder Bauchweh vermindern sich bestimmt schneller, als bis der Doktor geholt, der Puls gefühlt, das Rezept verschrieben, das Brechmittel und die Purgans genommen und die Wunden und Nachwehen vernarbt sind. *Probatum est*!

Zu Zeiten ansteckender Krankheiten kann matt sich durch das Selbstmagnetisieren am sichersten bewahren; bei der Cholera und beim Nervenfieber, wenn man die Diät haltet, aber die ganze Diät, nicht bloß im Essen und Trinken, sondern wie ich es genau in meiner Schrift („Was ist die Cholera und wie kann man sich vor ihr am sichersten bewahren?“ zweite Auflage 1849) gezeigt habe. Das Magnetisieren muss hier morgens beim Aufstehen und abends beim Niederlegen geschehen, und zwar dass man sich die Striche am Kopfe langsam abwärts über den ganzen Körper bis zu den Füßen in langen Zügen macht, abwechselnd mit öfter mal berührenden Strichen, wobei in der Magengegend angehalten wird und öfter Kreisstriche und Reibungen über den ganzen Unterleib gemacht werden.

Ein Esslöffel voll alter Rheinwein in einem Glase magnetisierten Wassers, Morgens und Abends, ist eine Panazee dazu und ein paar Wacholderbeeren gekaut und eingenommen lässt nichts Böses einnisten. *Probatum est*!

Ein solches Selbstmagnetisieren wird der Gesunde sich zu großem Nutzen angewöhnen und damit sich manches Unwohlsein abwehren, manche Krankheit im Keime ersticken, und namentlich ist es ratsam in der Rekonvaleszenz beim Besserwerden nicht zu früh aufzuhören und wenigstens, wenn nicht täglich, von Zeit zu

Zeit eine solche Selbstkur zu wiederholen. — Es ist indessen der mögliche Fall zu denken, dass durch eine solche Selbstkur gerade ein verborgenes, noch schlummerndes Übel geweckt wird, und vielleicht treten vorher unbekannte Zustände hervor, psychische Verstimmungen mit Appetitlosigkeit, Nervenreize, usw. Hier lasse man sich nicht irremachen, beharre bei der begonnenen Kur, aber nicht mit dem Axiom: „Viel hilft viel", sondern man magnetisiere sich lieber etwas kürzere Zeit, aber bleibe beim magnetischen Wasser, und wenn man die Sicherheit und den Mut verliert, so fordere man die Hilfe beim rechten Arzt.

Magnetisierte Wolle, Tücher, Flaschen und Baquete kann sich jeder im Notfalle selbst verschaffen. Bei örtlichen Entzündungen, Schmerzen, Wunden habe allezeit magnetisches Wasser zur Hand, so auch bei Kopf — und Zahnschmerz; man halte die Hand und Finger entfernt von der Stelle 1 — 2 bis 3 Zoll weit und fahre in Distanz langsam darüber weg. Zur Konzentration der Kraftwirkung stelle man alle Finger in eine Spitze zusammen und halte sie z. B. über eine Geschwulst, oder streiche auch nur mit einem einzigen Finger darüber weg; man hat angenommen, dass der Daumen allein die halbe Hand ausmache und also auch die Kraft der übrigen vier Finger besitze. Bei entzündlichen Zuständen, z. B. der Augen, ist der Rücken der Finger milder — negativ wirkend. Die Empfänglichkeit und der Erfolg wird indessen nicht bei jedermann gleich sein und nicht in gleicher Geschwindigkeit sich zeigen; niemand glaube aber, wenn er das erste-, das zweite- und dritte Mal nichts gewahrt, dass er überhaupt gar nichts bewirkte er ermüde nicht, das fünfte-, sechste Mal zu beginnen, und er wird wahrscheinlich ein Lobredner davon werden.

Nachdem wir jetzt dir Behandlung im Allgemeinen nach allen Rücksichten der direkten und indirekten Einwirkung hinreichend erörtert haben, können wir auf die speziellen Fälle übergehen, welche die Krankheitslehre — Nosologie — aufzählt, um die Art der mesmerischen Behandlung derselben insbesondere kennenzulernen, inwiefern nämlich bei denselben die Handbehandlung allein oder das Baquet und die mittelbare Anwendung der Leiter zu Hilfe zu nehmen sind. So wie die Handbehandlung überall und beinahe immer in allen Krankheitsformen angewendet wird, in seltenen Fällen des Hellsehens vielleicht zeitweilig ausgenommen, so ist die indirekte Behandlung nicht so allgemein, nicht bei allen Krankheiten und nicht immer anzuwenden. Es wird daher gut sein, die verschiedenen Formen der Krankheiten näher durchzugehen und jedes Mal dabei die Art des passenden Verfahrens anzugeben. Vorläufig können wir aus dem Vorhergehenden schon einige allgemeine Sätze festsetzen, ob und inwiefern die unmittelbare oder mittelbare Behandlung anzuwenden ist. Die mittelbare Behandlung soll immer nur ein Hilfsmittel bleiben, um die Handbehandlung zu unterstützen und bei chronischen Krankheiten die Kur zu beschleunigen.

1) Während die unmittelbare Behandlung mit der Hand mehr und zunächst auf die gestörten Verrichtungen bei Fieberbewegungen und in akuten Krankheiten allein hinreicht und in allen Krankheiten anwendbar ist, passt die Baquetbehandlung mehr bei chronischen und organischen Krankheiten, wo stärkere Reize und

eine anhaltende Einwirkung angezeigt ist; auch bei örtlichen Übeln sind Zwischenkörper beinahe immer anzuwenden.

2) Das Baquet, wozu auch die Bäume zu rechnen sind, ist sehr geeignet, schlummernde Kräfte zu wecken; in Stillstand und Stockung gekommene Flüssigkeiten in Bewegung zu setzen; die Empfänglichkeit für den Magnetismus und das Schlafwachen vorzubereiten und so die Naturheilkraft des Kranken anzuregen.

3) Sind das Baquet und namentlich die Bäume sowie die passenden mineralischen Zwischenkörper vortrefflich in allen Schwächezuständen, Lähmungen und bei Unterbrechungen der gewohnten direkten Behandlung, so wie meistens in der Rekonvaleszenz.

Wenn wir nun gleich das Baquet und den Magnetstab nicht für ein notwendiges Erfordernis ansehen, wie es Mesmer und seine ersten Schüler zu halten schienen, so können wir noch viel weniger den Neueren beistimmen, welche sie ganz für überflüssig erklären. Mesmer und seine Schüler sahen die Krämpfe, welche sie mit solchen Hilfsmitteln erzeugten, für heilsame Krisen an, und nannten die Krämpfe auch Krisen, bei denen die Kommissäre des Königs einen solchen Schreck bekamen, dass sie Mesmers Entdeckung „*l'art de donner des convulsions*" genannt haben. Die Neueren mögen vielleicht diese Krisen mit ihren Händen zu regeln verstehen, aber in ihrer Abwesenheit bedürfen – die Kranken oft hier eine Linderung, dort eine Verstärkung, heute Ruhe und ein befördernde Schlaf, und morgen ein erweckendes Mittel. — Ich glaube, die beiden Extreme sollen vermieden werden; sehen wir weiter, wie etwa dieses zu machen ist.

Besondere mesmerische Behandlung der Krankheiten

Das, was wir bisher verhandelt haben, beruht auf Tatsachen der allgemeinen Erfahrung, was keine Einrede, keine Verneinung, keine Feindschaft und kein Machtspruch mehr umzustoßen vermag. Die mesmerische Behandlung im Allgemeinen und die Wirkungsart der magnetischen Hilfsmittel wird sich bewähren, so lange man Hand anlegt auf seinesgleichen dynamisch einzuwirken, und die Krankheiten der Menschen zu heilen oder wenigstens zu lindern. Allein damit bleiben noch große Fragen übrig:

1) Ist der Mesmerismus immer als Heilmittel aller Krankheiten und überall anwendbar? Ist er 2) ausschließlich ohne weiteren Arzneigebrauch anzuwenden? 3) Wie soll der Mesmerismus speziell in den so verschiedenen Krankheiten und Erscheinungsformen angewendet werden? Diese letzte Frage ist für den Praktiker so wichtig wie die spezielle Therapie für den Arzt, und diese wollen wir nun kurz nach bestem Wissen und nach den reinsten Quellen zu beantworten trachten, nachdem wir doch auch auf die zwei ersten Fragen noch einen Rückblick geworfen haben. Auf die erste Frage steht meine Überzeugung fest, dass der Mesmerismus das größte und allgemeinste Heilmittel ist; daraus folgt aber nicht, dass er das alleinige Heilmittel ist. Ich halte es damit ganz mit Teste's schönen Worten:

Le magnélisme devrait il être au moins même par les medicins los plus medicins, mis au nombre de ces découvertes utiles qui élargissent leur domaine, puisque le magtnétisme, lui aussi, guérit intrinsequement une foule de maladies."

Sonderbar, dass die Ärzte seit Mesmers Entdeckung noch immer tun, als existiere der Mesmerismus gar nicht! Wir haben darüber uns schon früher ausgesprochen, und brauchen hier nur einfach zu bemerken:

Ah c'est qu'il n'y a pas de milieu, wie Teste so treffend sagt; „s'ils s'en servaient une fois, leur raison les condamnerait à s'en servir toujours, et il leur en a tant couté de labeur et d'argent pour apprendre ce qu'ils appellent leur science.

Ich meine, man soll behalten, was man sicher besitzt, und man soll nichts ungeprüft verwerfen, was die Gelegenheit und Erfahrung Neues darbieten. Ich wende ein Heilmittel da an, wo es vor andern angezeigt ist; hat einer z. B. einen überladenen Magen, der selbst nicht mehr imstande ist, seine Last irgendwie abzulegen, nun so gebe ich ihm ein Brechmittel; eine Wunde verbinde ich, ein reifes Geschwür schneide ich auf und wo irgendein bewährtes Mittel in dringender Not bekannt ist, da nehme ich es zur Hand und denke gar nicht an den Magnetismus.

Ich wollte mich bedanken, wenn ich jedermann magnetisieren sollte, ich tue es nur, wo ich ihn vor anderen Mitteln angezeigt finde und wenn ich mit andern Mitteln nicht ausreiche, und wo noch obendrein die Umstände von der Art sind, dass man von der sehr verwickelten Eigentümlichkeit des Magnetismus nützlichen Gebrauch machen zu können hoffen kann. Es gibt Fälle und Individuen, wo ich den Magnetismus um keinen Preis anwenden möchte, wenn ich auch dazu aufgefordert würde; es gibt andere, wo es Pflicht ist, ihn wenigstens vorzuschlagen, weil ich weiß, dass nur durch ihn Rettung oder Erleichterung möglich ist.

Mesmer mag seiner Theorie nach Recht gehabt haben, dass der Magnetismus als eine allgemeine Flutbewegung allen Körpern mitgeteilt werden kann, und dass man überall einen bestimmten Ton der Bewegung hervorrufen und also auch bei allen Kranken magnetisch wirken kann. Ob aber Mesmer im Feuereifer seiner großen und unschätzbaren Entdeckung klug genug war, sogar vor Ärzten diese Wahrheit ohne Rücksicht und Vorbehalt auszusprechen und ohne weiteres den Magnetismus überall anzuwenden, das ist eine andere Frage. Ob Mesmer und Deslon bei ihrem ersten Auftreten nicht besser etwas langsamer vorgegangen wären, und die Praxis und Baquetbehandlung nicht besser mit Auswahl nicht so allgemein und nicht so öffentlich eingerichtet hätten? Hätte man weniger mit neuen Wahrheiten und großen Erfahrungen, die nicht ungemischt bleiben konnten, imponieren wollen; wären die Spekulationen auf Ruhm und Geld mäßiger geblieben, und hätte man die neue Methode mit weniger Eclat im Stillen gepflegt und nicht das große Publikum als Mittel, Propaganda zu machen, gewählt, so stünde es jetzt mit dem Magnetismus anders. Die zahlreichen Versammlungen in den magnetischen Anstalten können weder den Heilungsprozessen der Patienten, welche nur in stiller Ruhe vor sich gehen, noch dem ärztlichen Rufe der Direktoren günstig sein.

Schon Puysegur hat dies erkannt, der in seinen Memoiren bemerkte: wie ihn eine wahre Traurigkeit überfalle, wenn er betrachte, was in so zahlreichen magnetischen Behandlungen vorgehe, indem er gewohnt sei, bei sich keine unnütze Krise zu veranlassen, und keinen Kranken zu entlassen vor seiner Herstellung; er seufze über die verlorene Zeit so vieler Mühe und so vieler Leiden, ja über die Gefahren, die nicht selten darin gar nicht zu vermeiden sind: *Les chambres des crises, qu'on devrait plutôt appeler un enfer à convulsions, n'auraient jamais du exister.*

Anfangs hatte Mesmer diese Anstalten noch nicht, sagt Puysegur sein Schüler, erst als die Masse der Kranken so zunahm in seinem neuen Logis, da er sie nicht mehr einzeln behandeln konnte, glaubte er sie nicht abweisen zu müssen, um sie nicht von jedermann berühren zu lassen, was aber gerade das Gegenteil bewirkte, sodass man in der Tat die vielen Übel beklagen muss, die aus solchen öffentlichen Etablissements entstanden, was ihm die bloße Menschenliebe diktiert hatte. So lange Mesmer allein sein Etablissement besorgte, war das Übel noch nicht so groß; als er aber genötigt war, seine Lehre und Behandlung Andern zu enthüllen, so glaubte ein jeder Neuling darangehen zu können, sogenannte Krisen zu erzeugen. Puysegur fährt fort:

Alors il a du en résulter le plus grand désordre dans les Individus soumis aux expériences publiques; la décence, la santé, tout était compromis et aucune crise satisfaisante n'est venue adoucir les chagrins de l'honnête homme forcé de laisser ainsi profaner ses moyens.

Soviel möge als einleitende Warnung auf die erste Frage gesagt sein. — Auf die zweite Frage habe ich zu antworten, dass der Mesmerismus, sobald man sich dazu entschließt, anfangs allein anzuwenden sei, und zwar ohne alle indirekten Zwischenkörper, um zu sehen, was die Natur durch die direkte Behandlung leistet und erfordert.

Das magnetisiert Wasser ist jedoch in den allermeisten Fällen kaum zu entbehren, und ich nenne es deshalb die magnetische Universalarznei. Der Erfolg der Wirkungen wird zeigen, was für weitere Hilfsmittel geraten sind in den verschiedenen Krankheitsarten und Konstitutionen der Patienten. Arzneien sind beim Mesmerismus im Allgemeinen zu vermeiden, jedoch keineswegs ganz auszuschließen, und man wird eine chronische Krankheit schwerlich je ganz ohne allen Gebrauch von Arzneien mit Fug behandeln können; denn es gibt oft bestimmte Anzeigen, hie und da ein Mittel zu gebrauchen, welches die Erfahrung zur Beseitigung gewisser Erscheinungen für dienlich gezeigt hat. Selbst magnetische Hellseher verordnen sich und Anderen teils altbekannte, teils neue Arzneimittel, sodass bereits von ihnen ein wahrer Schatz bekannt worden ist, von dem wir in der Folge Einiges werden kennenlernen. Ein anhaltender Gebrauch von Arzneien verträgt sich aber mit dem Mesmerismus nicht, daher wird das Mittel wieder beiseitegesetzt, sobald der Anzeige Genüge geleistet ist. Wie der magnetische Arzt der Mittel bedarf, wozu ihm vielleicht die *Materia medica* nicht einmal hinreicht, so wird der praktische Arzt überhaupt des Magnetismus sich auch vorübergehend mit großem Vorteil bedienen, wenn er auch keine allgemeine Kur damit unternimmt oder eben kein Magnetiseur *ex professo* ist; einige wenige ableitende Striche in Entzündungskrankheiten, bei bösartigen Nervenfiebern; das Handauflegen auf den Kopf oder Magen bei Krämpfen und heftigen Schmerzen, usw., wird den Kranken außerordentlich erleichtern und dem Arzt die Kur unterstützen.

Eins ist sicher und dies wird wohl die größte Wohltat werden, die der Magnetismus mit sich bringt, dass der Wust von Arzneien, womit bisher die Diener Aeskulaps ihre Patienten überladen, vermindert werden wird, und dass man der hippokratischen Naturheilkraft weniger mit Hypothesen und Rezeptformeln, als mit einem gelinden Anstoß oder festen Halt mit der Hand zu Hilfe kommen wird. Denn man wird sich bald überzeugen, wenn man nur einmal zum Entschluss kommt, das Vorurteil gegen den Mesmerismus abzulegen, dass ein einfaches Handauflegen oft so heilsame und erstaunenswerte Wirkungen hervorbringt, was durch gewöhnliche Mittel gar nie möglich ist.

Was nun die dritte Frage betrifft, welches Verfahren bei jeder Krankheitsform speziell anzuwenden ist, so liegt noch ein weites Feld vor uns, größer zu neuen Proben, Versuchen und Erfahrungen, als was bisher die besten Praktiker und zuverlässigsten Zeugen uns zur Richtschnur mitgeteilt haben. Wir haben allerdings allgemeine Gesichtspunkte und Regeln über die nächste Wirkung auf die organischen Systeme und für das allgemeine mesmerische Verfahren, allein man wird fort und fort neue Entdeckungen machen und für die besonderen Fälle der Individuen wird es gar nie zum Abschluss kommen.

Wir wissen bisher, dass der Magnetismus ein Mittel ist, die Natur zu unterstützen und zu beleben, das gestörte Gleichgewicht herzustellen; wir wissen, dass der Magnetismus vorzüglich auf das Nervensystem und auf die Bewegung der Säfte wirkt; bei Krämpfen zeigt sich die Wirkung meistens augenblicklich, bei verschiedenen Lähmungen der Sinneswerkzeuge und Bewegungsglieder ist der Erfolg oft schnell und häufig sicherer, als mit allen andern Mitteln. Bei Zirkulationsstörungen des Blutes und der Säfte in den Gefäßen und Lymphdrüsen zeigen sich ebenso schnelle und heilsame Wirkungen. Da nun Nervenkrankheiten und Störungen in den Blut- und Drüsenorganen die Hauptsumme aller Krankheiten in ihren Grundursachen ausmachen, so ist klar, dass der Mesmerismus auch in allen anwendbar ist, und es gibt keine Krankheitsform, von welcher nicht die sprechendsten Beweise wiederholt vorliegen, und zwar von den hartnäckigsten und für unheilbar erklärten Krankheiten.

Dahin sind zu rechnen die Konvulsionen und Krämpfe bei gestörter und gehinderter Innervation; alle Arten von Lähmungen bei Mangel der Innervation; die verschiedenen Formen der Hysterie und Hypochondrie bei Stockungen in den Gefäßen und Blutdrüsen, sowie in den Stockungen der Lymphdrüsen, wie die Skrofeln und Rhachitis. Die Bleichsucht, die Hautkrankheiten und die Degenerationen in den verschiedenen Gebilden, sogar die Schwindsucht sind geheilt worden, die amtlich für unheilbar erklärt wurden. Mesmer hat daher mit Recht behauptet:

dass der Magnetismus als wahre Naturarznei alle Krankheiten heile, vorausgesetzt, dass die möglichen Bedingungen dazu vorhanden sind; damit ist aber nicht gesagt, dass er auch alle Kranke heile. Sehr häufig ist der Magnetismus auch nur ein Palliativmittel, und dies ist nicht weniger eine große Wohltat, wenn entweder die Bedingungen zur Radikalkur fehlen oder diese nicht möglich ist. Wir wollen nun alle Krankheiten durchgehen und das Verfahren anzugeben versuchen, wie es die bisherige Erfahrung am ersprießlichsten gezeigt hat. Es sind nicht bloß einzelne Beobachtungen, sondern wiederholte, verglichene Erfahrungen, sodass größtenteils auf positiver Basis die Methode beruht, und dies um so sicherer, weil wir sie auf die Gegensätze der Gesamtwissenschaft der Natur- und Heilkunde stellen, indem wir ebenso wenig eine bloß mesmerische Manipulation bei allen Kranken lehren.

Allgemeine Regeln für die spezielle Behandlung der Krankheiten

1) Der Magnetismus bedarf keiner sogenannten Vorkur, aber er bedarf eines ruhigen Anfangs und langsamen Fortschritts. Man stelle in allen Fällen durch ein mehr exspektatives Verfahren zuerst den gehörigen Rapport her, es versteht sich bei einer länger dauernden Kur chronischer Krankheiten, um den Erfolg der Reaktion in den Erscheinungen nach der ersten allgemeinen (oben angegebenen) Behandlung abzuwarten, wonach man erst ein spezielles Verfahren einzuleiten Grund bekommt. Die spezielle Krankheit, das Temperament, das Alter und die Konstitution des Kranken werden damit besondere Fingerzeige abgeben. Immer ist es aber ratsam, den Kranken im voraus auf die wahrscheinlichen oder möglichen Wirkungen aufmerksam zu machen, die der praktische Magnetiseur nach der Art der Krankheit mit ziemlicher Gewissheit bestimmen kann.

2) Was immer für einen Erfolg die anfängliche Behandlung haben mag, der magnetische Arzt behalte seine ruhige Haltung, er zeige weder Furcht bei plötzlich hervorbrechenden, unerwarteten Erscheinungen, um den Kranken und seine Umgebung nicht zu erschrecken, noch teile er den Enthusiasmus bei der schnellen, wohltätigen Wirkung, die vielleicht gar nicht lange dauert, und bei chronischen Krankheiten von keiner besondern Bedeutung ist. Kurz, die Ruhe des Arztes ist der Anker, an dem sich die stürmischen Wogen brechen, welche nicht selten die erste magnetische Behandlung erweckt; diese Ruhe ist zugleich auch der Haltepunkt, die überspannten Erwartungen und zu sanguinischen Hoffnungen zu mäßigen. Wenig sprechen mit der Ruhe im Gesichte ist in allen Fällen der beste und heilsamste Magnetismus im Anfang einer jeden Kur.

3) Man unterscheide allemal wohl die Fälle und Personen, die man zu behandeln vornimmt; nicht immer und überall ist anfangs das allgemeine Verfahren angezeigt. Leichte Verstimmungen, ein vorübergehendes Unwohlsein, ein Katarrh und rheumatischer Schmerz, eine Wunde, eine örtliche Entzündung erfordern keine allgemeine Behandlung; nach einpaar Längenstrichen vom Kopfe zu den Füßen reicht die örtliche Behandlung hin, um die Zirkulation zu befördern und der Natur

einem leichten Anstoß zu geben, wobei das magnetisiert Wasser örtlich und zum Trinken immer geraten sein wird.

4) Der Anfang jedes Magnetisierens geschehe zuerst demnach auf eine milde, mehr negative Weise, und zwar durch die bloße Annäherung, durch das Halten der Hände, durch ein paar Züge mit der Hand vom Kopf über den Körper hinab in der Entfernung, und zwar, wenn man die Hände weiter gebraucht, so ist die Wirkung mit dem Rücken der Hand und mit deren Rändern milder, als mit der inneren Seite. Das Auflegen der Hand auf den Magen und das Abwärtsstreichen vom Herzen zu den Füßen ohne Berührung ist auch mehr eine negative Art der Behandlung, oder wenn dasselbe von den örtlichen Punkten der kranken Organe ableitend geschieht; es gleicht dieses negative Verfahren der besänftigenden Methode der allgemeinen Therapie, womit sie unterstützt werden kann. — Entgegengesetzt ist hingegen die positive anregende Verfahrungsart; positiv wirkt schon der fixierende Blick, die Fingerspitzen und die innere Handfläche, die unmittelbare Berührung mit dem Streichen, das Händeauflegen auf den Kopf und das unmittelbare Hinabstreichen über das Rückgrat. Positiv ist namentlich die Einwirkung mittelst der metallischen Leiter; positiv ist das Behandeln mit beiden Händen und namentlich das Halten der Hände mit der Berührung der inneren Fingerflächen.

5) Man modifiziere das Verfahren nach den Erscheinungen und Veränderungen der Krankheiten und behalte nicht die starre Methode irgendeiner Angewöhnung; nur die allgemeinen Regeln sind festzuhalten, zu denen man immer wieder von den Ausnahmen zurückkehrt, die vielleicht nirgends häufiger als beim Mesmerismus sind. So kann z. B. das anfängliche Verfahren immer ein gleiches allgemeines sein; im Verlauf der Sitzung hingegen kann häufig ein ungleiches Verfahren nötig werden, ja sehr oft ein Innehalten und Aussehen, was bei einer fortgesetzten Kur ohnehin öfter ratsam ist, um dem Organismus Zeit zur Verdauung zu lassen. Scharfblick und Übung, nicht vorläufige Anweisung, müssen den praktischen Magnetiseur führen, allemal das richtige Verfahren zu treffen und einzuhalten; deswegen wird die mesmerische Praxis eine wahre Kunst, in der man nie auslernen wird. Kurz, Zeit, Ort und Umstände bedingen das Verfahren, nie aber vergesse man die goldene Regel der Einfachheit, so wenig Aufsehen und Geberdenspiel als möglich zu machen, 1) um damit sich nichts zu vergeben und 2) um nicht die Fantasie des Kranken anzuregen; der Kranke soll in allen Umständen an dem Arzt gar nichts bemerken, als seine Wachsamkeit, mit der er die Krisen abwartet und leitet.

6) Entstehen anfangs oder bei dem jedesmaligen Beginnen der Behandlung ungewöhnliche Zustände, wie Zuckungen und Krämpfe, heftige Schmerzen im Leibe, Hitze und Wallungen, was sehr häufig der Fall ist, so halte man etwas inne und zeige die ruhigste Gleichgültigkeit; beruhigende Worte und das sanfte Halten einer Hand wird bald den kritischen Anfall beschwichtigen, um vielleicht einem zweiten Platz zu machen. Einige beruhigende Striche *à grands courants* und eine kurze Gegenwart nach der wiedergekehrten Ruhe, mit einem Glas Wasser sind

hinreichend, alles in das ordentliche Gleis zu bringen. Es soll indessen Fälle geben, wenn auch äußerst selten, dass reizbare Kranke und gewisse Naturen jedes Magnetisieren nicht zu vertragen scheinen, sodass sie nach 4 – 5maligem Magnetisieren immer in heftige Zufälle verfallen; andere spüren in ebenso viel Zeit gar keine Wirkung. In solchen Fällen ist es ratsam, ein paar Tage ganz auszusetzen und dann wieder zu probieren, oder eine andere Hand an das Werk gehen zu lassen, wenn es auch nur zur Probe und zu einer veränderten Anregung von irgendjemand aus der Bekanntschaft geschieht, oder man setzt die Patienten an ein Baquet und lässt sie wenigstens inzwischen magnetisches Wasser trinken. Mesmer und Deleuze geben diesen Rath; mir ist indessen eine solche Notwendigkeit seit 1814 nie vorgekommen, während welcher Zeit ich nie ohne mesmerisch behandelte Patienten war. Ich bemerke übrigens aus das schon oben Gesagte, dass nicht notwendig jedes Mal der Kranke eine merkliche Empfindung von der magnetischen Einwirkung zu haben braucht, und dass Heilungen auch ohne sichtbare Krisen erfolgen.

7) Das Wort Krise bedeutet im magnetischen Sinne einen Vorgang oder eine Veränderung in der Krankheitserscheinung des mesmerisch Behandelten, es ist also eine uneigentliche Benennung, indem im gewöhnlichen hippokratischen Sinne Krise eine Entscheidung der Krankheit bedeutet, weil nach gewissen materiellen Ausscheidungen die Krankheit meist sich zum Besseren neigt; unter mesmerischer Krise ist nur ein besonderer Naturprozess, ein Fieberschauer oder Krampfanfall verstanden, worauf gerade nicht sogleich Besserung erfolgt; im Gegenteil, die mesmerischen Krisen sind gewöhnlich Verschlimmerungen, und wenn dieselben nicht gehörig geleitet und zu Ende geführt werden, so kann leicht eine Wirkliche und nicht bloß vorübergehende Verschlimmerung herbeigeführt werden.

Diese sogenannten Krisen dürfen nicht gestört und nicht unterbrochen, aber auch nicht beschleunigt werden, man lasse sie ruhig verlaufen und bleibe in negativer Ruhe gegenwärtig, bis sie entweder von selbst sich legen, oder durch Unterstützung der Kräfte des Patienten die Symptome weichen. Eine gar zu lange Dauer derselben ermattet den Kranken zu viel, und es ist daher die beschwichtigende Methode angezeigt, den zu heftigen Aufruhr zu dämpfen und abzukürzen. Der Puls wird jedes Mal die Hauptanzeige sein, ob er noch in der krampfigen Kleinheit und Unregelmäßigkeit oder in der fieberhaften Aufregung und Völle verharrt, oder zur weichen regelmäßigen Langsamkeit zurückkehrt, wonach man unbedenklich den Patienten sich selbst überlassen kann, gleichviel, ob er den Zufall im Wachen oder im Schlaf gehabt hat. Solche Krisen werden sich wiederholen, solange der Krankheitsreiz im Hintergrunde nicht getilgt ist; daher setzen sie zuweilen aus und erscheinen periodisch zu gewissen Zeiten wieder in verringertem, nicht selten aber auch im verstärkten Maße.

Der allgemeine Gesichtspunkt der Behandlung, den man sich über den Krankheitsfall festgesetzt hat, darf aber nicht verrückt werden, die Modifikationen hingegen richten sich nach dem jedesmaligen Stand der Verwandlungen, was die Entleerungen, die Versetzungen von Schmerzen, Bewegungen und örtlichen Stoffablagerungen, der Puls, die Stimmung und das persönliche Befinden des Kranken anzeigen. Es versteht sich, dass Krisen in hitzigen Krankheiten einen bestimmteren, kurzen und regelmäßigen Verlauf haben und dass die Ungewissheit und Ungleichheit vorzüglich in den chronischen Krankheiten stattfindet, wohin auch der Schlaf und der Somnambulismus gehören.

Vor allem unterscheide man aber wohl, was wirklich durch das Magnetisieren erregte Krise oder was bloßes Krankheitssymptom ist; denn das Symptom fordert seiner Natur nach die Behandlung, um es zum Schweigen zu bringen, während die Krise ruhig abgewartet oder höchstens ihrem Zwecke gemäß geleitet werden soll. Zu eng ist aber der Begriff der Krise, wenn man darunter nur den magnetischen Schlaf versteht, wie dieses hin und wieder geschah; man kann einen in Schlaf bringen, ohne weitere Krisen zu bemerken, und die mit dem Somnambulismus gewöhnlich verbundenen Krisen finden sich auch häufig ohne allen Schlaf.

Die Krisen stellen sich indessen nicht immer gerade während der Behandlung ein, sie folgen oft erst nachher, nach einigen Stunden, in der folgenden Nacht; ist dies der Fall, so sind es meistens nützliche, als Folge der Einwirkung entstandene Krisen; dahin gehören außer den genannten das Brechen, Durchfälle, Schweiß, nicht selten in Wiederholungen, worauf gewöhnlich Erleichterung und eine Art Wohlbefinden eintritt, als sicheres Zeichen einer mesmerischen Krise.

Ein Schluck immer zubereitetes magnetisiertes Wasser erleichtert und fördert diese Krisen, auf welche der Arzt die Patienten vorläufig aufmerksam machen soll, wenn sie nicht in seiner Gegenwart eintreten; geschieht dies, so macht er einige Striche in Distanz, die beruhigen, erfrischen und stärken; oder er legt die Hände auf bei örtlichen oder von einem Zentralpunkt ausgehenden Krisen; so z. B. bei Brustkrämpfen und Atemnot, ein häufiger Fall, streiche man von dem Zwerchfell abwärts bis zu den Knien und Füßen und von dem Genick über den Rücken hinab.

Bei Konvulsionen, welche in Abwesenheit des Arztes erfolgen, wenn sie auch magnetisch erregte Krisen sind, soll der Kranke nie zu lange sich selbst überlassen bleiben, der Arzt muss zu Hilfe kommen, weil sie sonst meist zu lange dauern und den Patienten erschöpfen; da muss der Magnetiseur durch seinen Beistand mit dem sogenannten Kalmieren Ruhe schaffen, wozu er oft sehr lange und um so länger Zeit braucht, als der Kranke sich selbst überlassen war.

Das Weitere werden wir in der Folge bei der Behandlung der Krämpfe besprechen. Auf drei Dinge muss aber schon hier aufmerksam gemacht werden, 1) dass man nie zu rasch dem abnormen Spiel ein Ende zu machen trachte und nur mit der größten Seelenruhe und Gelassenheit zu Werke gehe, weil man sonst den Krampf steigert (ein Teufel treibt keinen andern aus); 2) dass man auf den Sitz der Krankheit und wenn man diesen nicht kennt, bei Konvulsionen auf das Genick und den Hinterkopf durch Anhauchen, Anblasen und durch Ableiten über das Rückgrat bis zum Kreuz einwirkt; 3) dass kein Fremder, nicht in Rapport Gebrachter den Kranken berühren und zu beruhigen trachte, weil dadurch das Übel ärger wird.

8) Es gibt mehrere Krankheitsformen, die periodische Anfälle haben, fast alle Nervenkrankheiten, die mit Vegetationsstörungen im Unterleib gepaart sind; die sogenannten Neuralgien, die Migräne, der *Tic douleroux*. Gicht und rheumatische Krankheiten, die Krämpfe, offene und verschleierte Wechselfieber, usw., gehören dahin. Bei allen diesen Fällen soll der Arzt sich genau nach der Zeit der Anfälle erkundigen und trachten kurz vor denselben den Kranken zu magnetisieren; ist der Anfall schon da, so lässt er sich nicht so leicht bändigen, höchstens leistet man eine Palliativhilfe; vor dem Anfall hingegen wird auf die Krankheitsursache gewirkt und es ist möglich, dass man damit anfangs die Anfälle beschleunigt und sogar stärker macht; aber diese Anfälle sind kritischer Art. Nach 2 – 3maliger Wiederholung des Magnetisierens, etwa eine halbe oder Viertelstunde vor der Zeit der gewöhnlichen Anfälle, verrückt sich der Typus der Erscheinungen und die Krankheit mildert sich und führt die Gesundheit herbei, wenn die Krankheitsursache überhaupt zu beseitigen ist. Bei der Unregelmäßigkeit der Menstrualkrankheiten ist dieselbe Regel zu beobachten; immer suche man kurz vor der Zeit des Eintritts der Menses den Mesmerismus anzuwenden und während der Zeit der Periode nicht aufzuhören. Wie es früher gelehrt wurde, sondern mäßig ohne Aufschub fortzufahren. Beiläufig mag hier bemerkt sein, dass auch bei Neigung zu Blutflüssen oder bei zu starker Menstruation die Zeit der Periode für den Magnetismus kein Hindernis ist; nur wird hier das negative Verfahren im Gegensatz der vorigen positiven Einwirkung anzuwenden sein, wie? — nachher.

9) Auf ein paar allgemeine Regeln bei jeder mesmerischen Behandlung will ich ferner aufmerksam machen: 1) die Wärme ist beim Magnetisieren sehr förderlich, aber nicht Hitze; es soll daher das Zimmer mäßig erwärmt und der Patient warm gekleidet sein; sehr kalte Hände wirken schwächer, sind aber bei Hitze und in Fieber besser, als die warmen Hände des Magnetiseurs; 2) man lasse den Kranken alle Metalle, selbst Ringe ablegen, auch Seide wird besser beseitigt, wenn sie auch nicht gerade ein allgemeines Hindernis ist; 3) man halte sich ein Journal für alle behandelte Kranke und zeichne sich jeden Tag die beobachteten Erscheinungen wenigstens summarisch ein, nicht nur um dadurch eine Krankengeschichte zu bekommen, sondern bei später wiederkommenden Zufällen Anzeigen und Rechenschaft zu finden.

10) Beim Beginn des Besserwerdens und in der Rekonvaleszenz lasse man allmählich nach, verkürze die Zeit der Einwirkung und magnetisiere seltener. Auch bei unvollendeten Kuren höre man nie plötzlich auf, wenn z. B. jemand verreisen will; wo der Arzt verhindert wird, sorge man wenigstens für die bestmöglichsten Ersatzmittel; ein solches Aufhören vor der Vollendung der Kur bekommt dem Patienten nie gut und macht die Kur rückgängig. Nach der völligen Heilung stelle man aber auch das Magnetisieren ganz ein.

Man könnte vielleicht noch fragen, bei welchen Krankheiten der Mesmerismus vorzüglich angezeigt sei und bei welchen nicht? Darüber ist die Antwort schon in dem Vorhergehenden enthalten, woraus hervorgeht, dass alle Klassen der Krankheiten magnetisch behandelt werden können. Allein man pflegt gewöhnlich die Nervenkrankheiten dem Magnetismus zuzuteilen, mit welchen man in der alten Medizin nichts anzufangen weiß. Ich habe mich schon in meinem früheren Werke über Magnetismus ausgesprochen, dass die Vegetationskrankheiten durch den Magnetismus schneller geheilt werden, als die Nervenkrankheiten; die Wassersucht, Rheumatismen, Skrofeln, Geschwülste, Kinderkrankheiten sind es vorzüglich, bei denen man die Ungläubigen viel eher belehren kann, als bei den Nervenkrankheiten. Die Epilepsie, die Hysterie, die Lähmungen sind die schwierigsten und langwierigsten Fälle für den Magnetismus, obgleich Viele davon durch ihn geheilt worden sind.

Not nervous deseases only as is commonly suppposed. I shoud say, that Magnetisme seems calculated and intended to mitigate or remove that wide spread plage of our race the bane of the bane of the happines of thousands in every civilised land-scrophula. Pyne.

Nach meinen eigenen und Anderer übereinstimmenden Erfahrungen sind es die Geisteskrankheiten, bei denen der Magnetismus höchst ausfallend heilsam wirkt, und obwohl dies schon mehrfach von verschiedenen Autoren bekräftiget wird — von Deutschen, Franzosen und Engländern, die Regierungen und Irrenanstalten nehmen keine Notiz davon. Wenn gleichwohl der Magnetismus durch richtige Anwendung in allen Formen heilsam ist, so folgt daraus nicht, dass gerade der Magnetismus für alle passet und dass derselbe nicht verschiedene Rücksichten erfordert, die wir am besten besprechen, wenn wir die pathologischen Klassen der Krankheiten der Reihe nach durchgehen. — Einen trefflichen Ausspruch über die für den Magnetismus geeigneten Krankheitsfälle tat die geistreiche englische Dame Miss Martinau:

No mistake about Mesmerisme is more prevalent than the supposition, that it kan avail only in nervous diseases. Mesmerisme is successful through the wide strange of deseases, that are not hereditary, and have not caused desorganisation.

Man teilt gewöhnlich die Krankheiten in zwei große Klassen ein, in die rasch verlaufenden sogenannten hitzigen — akuten — und in die lange dauernden — chronischen — Krankheiten. Da es uns nicht darauf ankommt, hier das Unpassende dieser Einteilung zu verbessern und in die Pathologie der Krankheiten weiter einzugehen, so wollen wir diese Einteilung im Allgemeinen beibehalten und die verschiedenen Verfahrungsarten anzeigen, wobei wir uns mit den verwandten Gruppen ohne Aufzählung aller Krankheiten begnügen können.

Die akuten Krankheiten treten plötzlich auf, meist mit einer gewissen Heftigkeit, sie haben einen innerhalb gewisser Zeitgrenzen regelmäßigen Verlauf und endigen durch kritische Ausscheidungen mit der Umkehr zur Gesundheit oder bei dem Mangel derselben mit dem Tode. Die Dauer ist von 8, 7 – 21 Tagen; werden sie bis dahin nicht entschieden, so nehmen sie den unbestimmten Charakter der chronischen Krankheiten an, welche Jahre lang oder das ganze Leben durch dauern. —

Es gehören zu den akuten Krankheiten die hitzigen Fieber, die Entzündungen und die akuten Hautkrankheiten.

I. Die akuten Krankheiten

Von den hitzigen Fiebern

Schon pathologisch, insbesondere aber für die magnetische Praxis, wie für jede Therapie, sind einige allgemeine Gesichtspunkte festzusetzen zur Erkenntnis und Kur der Fieber. Die wesentlichen Merkmale eines Fiebers sind; 1) der Temperaturwechsel; Frost ist der Anfang des Fiebers mit nachfolgender Hitze, dann Wechsel derselben in verschiedenem Maße nach der Stärke und Zeitdauer; 2) der Puls als Ausdruck des alterierten Blut- und Gefäßlebens ist häufiger als im normalen Zustande. 90 Schläge in der Minute ist schon Fieber, da der gesunde erwachsene Mensch nur 70 – 75 Pulsschläge hat; 100 – 120 Schläge ist hingegen ein sehr starkes Fieber, wobei die übrigen Symptome der Schnelligkeit, der Völle, der Regelmäßigkeit des Pulses zur weiteren Unterscheidung der Fieberarten in Betracht kommen, was Sache des Arztes ist, so wie es an ihm ist, die Grade des Frostes und der Hitze zu beurteilen, was die Semiotik lehrt. 3) Wichtig ist die Rücksicht bei den Fiebern auf den Charakter der periodischen Wiederholung ihrer Flut und Ebbe oder ihrer Zu- und Abnahme — Paroxysmus und Intermission. Wir können die ferneren und unwesentlicheren Erscheinungen des Fiebers übergehen, wie die Dauer, die Stadien, den Verlauf und Ausgang, so wie die den Fieberarten eigentümlichen Krisen, den Typus, usw. Vielmehr wollen wir unser Augenmerk auf die praktische Einteilung der Fieber richten, um danach das Verfahren der Behandlung näher zu bestimmen. In dieser Hinsicht ist die Beständigkeit und das Aussetzen der Fieber sehr wichtig für die Art des Verfahrens, weil die aussetzenden Fieber in der Zwischenzeit des Nachlassens behandelt werden sollen.

Neben diesen naturhistorischen Rücksichten auf die äußeren Erscheinungen ist die Einteilung der Fieber nach ihrer inneren Verschiedenheit noch wichtiger für die Praxis, da sie eine verschiedene Behandlung erfordern; ich teile sie in folgende fünf Gattungen: 1) das einfache und entzündliche Fieber, 2) das rheumatische und Katarrhfieber, 3) das gastrische Fieber, 4) das Nerven- und 5) das Faulfieber.

1. Das einfache entzündliche Fieber — Synocha

Das einfache Fieber bedarf keiner weiteren Rücksprache, das entzündliche Fieber hingegen charakterisiert sich mit einer anhaltenden Beständigkeit aller Symptome in dem Verlaufe mit einer gewissen Energie der Gefäßtätigkeit; der Puls ist hart, voll und gleichartig in Frequenz; alle Absonderungen und Ausscheidungen sind mangelhaft; Trockenheit, Hitze, Durst, oft Schmerzen, Geneigtheit zu Delirien. Alles Erhitzende verschlimmert den Zustand, Minderung aller reizenden Einflüsse ist hier angezeigt: dunkle kühle Zimmer, keine andere Nahrung als flüssige, Ruhe im Bette ohne Zutritt von Fremden; kaltes magnetisches Wasser und einige wenige mesmerische Züge in der Entfernung vom Kopf nach den Füßen sind hinreichend, ohne alle Arznei und Hilfsmittel das Fieber zu mäßigen, oft sogar das erste Mal schon Schweiß und einen ruhigen Schlaf zu erzeugen. Ein zweimaliger Besuch ist nötig, wenn das Fieber mit einem starken Anfall begann, aber man verfahre eben so und versorge den Kranken mit für die Nacht hinreichendem magnetisierten Wasser. Mit dieser Behandlung mildern sich sicher die Symptome und man führt die Kur ohne alle Arznei rasch zu Ende; es stellen sich Krisen ein und nach wenigen Tagen geht der Patient zu seinem Geschäfte. — Ist jedoch das Brennfieber sehr heftig, mit Gehirnaffektion verbunden, dann befolge man folgenden von einem magnetischen Arzt, dem Deleuze, gegebenen Rat: man benetze die Hände in mit Essig gesäuertem Wasser und mache mit der flachen Handbehandlung *et à grands courans* Striche über den Kranken und lasse magnetisches Wasser trinken. Ich stimme mit dieser kurzen Anweisung dem Deleuze ganz bei, dass der Mesmerismus gerade in dieser Art hitzigem Fieber am auffallendsten seine schnelle Wirkung zeigt, und ich setze nur hinzu: dass man ja dabei gar keine Arznei gebe.

C'est dans ces sortes de maladies qu'il opère vraiment des prodiges, il amène rapidement les crises qui doivent déterminer la guérison.

Fängt das Fieber an, nachzulassen und nimmt es mehr einen periodischen Charakter an, sodass es am zweiten, dritten Tag Nachmittag oder Abends wieder heftiger wird, so sorge man den Kranken vor dem Anfall, aber nur kurz, höchstens fünf Minuten lang zu behandeln; aber es muss zu Bett geschehen, denn dieses ist das Nest zur Ausbrütung und Kur der Fieber. Zweitens Diät und Abwarten der Krisen sind zwei Hauptbedingungen zur schnellen Vollendung und zur Dauer der Kur, daher darf der Patient nur kühlende Nahrung ohne Fleisch genießen, keinen Wein und Kaffee, kein Bier, sondern Wasser oder Eibisch- und Wollblumen tee trinken; Gersten- und Haferschleim und gekochtes Obst mit leichten Buttersuppen sind die Nahrung. Vor allem unterbreche man nie die Hautausdünstung durch zu frühes Aufstehen und aus dem Hause gehen und gehe lieber etwas zu spät als zu frühe zur gewohnten Geschäftsarbeit.

2. Das rheumatische und Katarrhischefieber

Beide gehören zu einer Gattung; unterdrückte Hautausdünstung ist die gemeinschaftliche Ursache, nur mit dem Unterschiede, dass bei dem Katarrh mehr die Schleimhäute der Luftwege befallen sind, bei dem Rheumatismus mehr die Muskeln und sehnigen Ausbreitungen. — Die Fiebersymptome haben eine eigene Mischung von Frost- und Hitzewechsel, der oft ein paar Tage dauert, dabei ist beim Katarrh Schnupfen mit Niesen und meist auch Husten, der oft erst etwas später erfolgt. Beim Rheumatismus findet ein schmerzhaftes Ziehen in den Gliedern statt, oft mit einer vorwaltenden örtlichen Affektion und nicht selten mit Geschwulst verbunden, die mit Unbeweglichkeit und mit falscher Lähmung gepaart ist. Die Rheumatismen befallen zuweilen auch innere Teile oder sie versetzen sich dahin, sodass eine Lungen-, eine Hirnhaut- usw. Entzündung entsteht. Auch die Schmerzen wandern zuweilen; in seltenen Fällen sind sie am ganzen Leibe unausstehlich.

Der Puls ist beim Rheumatismus hart und frequent, weniger im Katarrh; der Durst ebenso ist nicht so quälend wie im Brennfieber; im Katarrh fehlt er oft; trockene Haut und Mangel der Ausdünstung findet sich bei beiden. — Die Kur besteht in der Wiederherstellung der Ausdünstung und in der Beförderung der Schleim- und Urinausforderung. Eine mäßige Wärme der Wohnung, sowie warme Bekleidung sind Vorbedingt. Es gibt vielleicht keine Krankheit, in der der Magnetismus so heilsam und so schnell wirkt, als im akuten Rheumatismus, und zwar ohne Opium und Bilsenkraut, ohne Salpeter und Brechweinstein, sondern lediglich durch eine direkte Einwirkung mit Längenstrichen, anfangs ohne und dann mit wechselnder Berührung. Ein sogenannter Kreuzschuss oder Hüftweh — *sicatique* — und bohrende Schmerzen in den Gliedern lindern sich allermeisten schon in der ersten Sitzung nach einigen Minuten, und es gibt nicht nur vereinzelte Beispiele, dass sie gleich das erste Mal völlig gehoben wurden. Je heftiger die Schmerzen sind und je brennender das Fieber ist, desto mehr muss man in Distanz einwirken, und zwar wenn der Schmerz örtlich ist, mit Minuten langem Verhalten der Hand und dann mit langsamen Längenstrichen auf negative Weise mit dem Rücken der Hand, um den Schmerz nach den äußersten Gliedern zu leiten; dabei werden die Hände angefeuchtet mit kaltem Wasser, und stündlich wird ein Glas magnetisiertes Wasser zum Trinken gegeben. Die örtlichen Schmerzen haucht man an oder überschlägt sie mit kaltem magnetisiertem Wasser; in der Zwischenzeit des Magnetisierens legt man magnetisierte Wolle oder Baumwolle auf oder einen angehauchten Flanelllappen. Hat der Rheumatismus lange gedauert, so dauert die Kur allerdings länger, aber nie so lange als mit andern Methoden; dann kann man wohl auch das Baquet zu Hilfe nehmen; sehr oft sind solche Patienten damit leichter in den Schweiß zu bringen.

Unmittelbare Berührung mit sanften Friktionen, ein paar Mal mit der Elektrisiermaschine den ganzen Körper etwas stärker erregen, bis die Haut feucht wird, ist ein vortreffliches und die Kur sehr beschleunigendes Hilfsmittel bei chronischen Rheumatismen. Krisen durch Schweiß und Urin müssen aber bei allen Rheumatismen erfolgen, aber man wird jedenfalls immer schneller mit dem Magnetismus als mit den übrigen Methoden seinen Zweck erreichen.

Je dois ajouter que de toutes les maladies qu'on a traitées par le magnétisme, le rhumatisme est celle dans laquelle on a obtenu le plus de succès, quoiqu'on n'ait que très rarement produit le somnambulisme. Deleuze.

Der Engländer Pyne erzählt mehrere solche höchst auffallende Heilungen durch ein-, zwei- und dreimaliges Magnetisieren nach wochenlangem Leiden.

Hat der Rheumatismus den Kopf oder die Brusthaut befallen, so sind die Schmerzen ganz unerträglich, hier lasse man nicht zur Ader, sondern wirke magnetisch direkt zuerst mit ein paar Längestrichen in Distanz und lege dann beide Hände auf den Kopf, so bass die eine hohle Hand ganz sanft und kaum berührend an die Stirne und die andere an den Hinterkopf gehalten wird, wo man sie mehrere Minuten ruhen lässt. Wenn der Schmerz vorzüglich im Vorderkopf sitzt, so legt man die flache Hand auf die Stirne, mit den Fingern auf die Schleifen über den Ohren, oder wechselnd auf die Schläfen mit den Fingern nach dem Genick; oder man legt sanft die Hände seitwärts an den Augen und Backen mit den Fingern über die Ohren hinweg nach Gauthier umfasst man das Kinn, indem man beide Daumen an die Nasenflügel hält, wonach man die berührenden Striche nach den Armen und Händen hinab leitet. Das Anhauchen der Stirne und des Genickes ist eine mächtige Einwirkung, wonach aber immer die entfernten Längenstriche zur Ausgleichung folgen müssen. Die Arznei ist das magnetisierte Wasser. Ein magnetisiertes warmes Fußbad ist bei sehr hartnäckigen Kopfschmerzen vortrefflich und nasse Umschläge von kaltem magnetisiertem Wasser bei Hüftweh und andern örtlichen chronischen Schmerzen.

Bei sehr heftigen Brustschmerzen werden die Hände zwei bis drei Minuten lang ein paar Zoll lang in Distanz mit voneinander entfernten Fingern vorgehalten und dann nach den Schultern seitwärts gezogen, wo man sie leise eine kurze Zeit auslegt und dann abwärts über die Hände hinaus streicht. Nach drei- bis fünfmaliger Wiederholung hält man die Hände wieder vor den Hauptschmerz und streicht dann seitwärts nach unten über die Beine zu den Füßen hinab. Eine magnetisiert Baumwollenwatte oder Wolle wird auf die Brust gelegt, und wenn das Übel hartnäckig ist, nimmt man in einer Waschschüssel ein warmes magnetisches Handhab.

Der Katarrh wird mit Längenzügen vom Kopf *à grands courans* behandelt; abwechselnd werden die Hände auf den Kopf gelegt und bei Schnupfen die Finger vor der Nasenwurzel gehalten und die andere Hand flach auf den Hinterkopf; sodann legt man beide Daumen auf die Nasenwurzel und die übrigen Finger über die Ohren gegen den Hinterkopf streicht mit dem Daumen seitwärts, der Nase abwärts, über die Wangen hinweg nach den Schultern und Händen. Beim Halsweh wird die eine Hand auf das Genick und die andere vorn auf den Hals flach aufgelegt und dann mit Längenzügen über die Arme und Füße weggestrichen. Beim Katarrh ist die Berührung mehr als bei andern hitzigen Krankheiten angezeigt, und das Elektrisieren, wo kein heftiges Fieber, beschleunigt die Kur. Magnetisiertes Wasser bewirkt Schweiß und Urin, und wo zugleich Husten vorhanden, da wird, magnetische Wolle oder dünnes Guttapercha-Papier aufgelegt.

Das Zahnweh, eine so allgemeine schwere Plage in den nördlichen Gegenden des Kontinents, hat Tausende von Mitteln aller Art und aller Methoden zum Vorschein gebracht, von denen hier und da Hilfe verschafft wird, öfter aber lassen sie alle im Stich. Das Zahnweh ist meistenteils rheumatischer Art, aber sehr oft kompliziert mit Schärfen, mit Entzündung der Schleim- und Sehnenhäute der Sinneswerkzeuge, mit gastrischen Unreinigkeiten, mit krankem Zahnfleisch und Karies der Zähne, mit Gesichtsrose. Es ist leicht einzusehen, dass ein und dasselbe spezifische Mittel nicht helfen kann, und dass zunächst auf die Krankheitsursache zu sehen ist; aber ausgemacht ist es, dass die mesmerische Behandlung alle beiweitem übertrifft, ohne dass sie deswegen allemal sogleich das Übel beseitigt. Ist der Schmerz bloß rheumatisch von Erkältung, so gelingt die Kur sehr oft gleich das erste Mal nach zwei bis drei Minuten langem Halten der Finger in der Entfernung von einem Zoll vor der schmerzhaften Stelle mit Hinausstreichen über den Hals nach den Armen; vergeht es nicht, so legt man die warme Hand leise auf mit ableitenden Strichen, das Anhauchen ist das kräftigste Unterstützungsmittel. Hält man die Hand des Patienten an der Seite des Schmerzes, während die andere auf dem Kopf etwas ruht und dann nach der Schmerzensstelle herabfährt, wo sie anhält und dann das Übel gleichsam zu den Fingern herabzieht, so wird sich der Schmerz sicher besänftigen, wo nicht ganz weichen. Sind katarrhalische und gastrische Schärfen, Karies, usw., in Verbindung, so ist die örtliche Behandlung mit der allgemeinen zu vereinigen, das magnetische Wasser wird getrunken und im Mund gehalten, und stärker auf den Unterleib gewirkt. Ist Gesichtsrose da, so wird diese behandelt mit langsamem Herabfahren, gleichsam Herabwischen mit der flachen Hand so nahe als möglich, aber ohne Berührung, wie wir später sehen werden, und zuletzt findet das örtliche Einwirken durch die Finger statt, wie oben gesagt, Hauchen und Blasen löschen das Feuer der Haut, und mit der Abnahme der Hitze und Geschwulst derselben verliert sich auch der Zahnschmerz.

3) Das gastrische Fieber

Eine große Klasse von Fiebern gehören dahin, die mit Gallen- und Schleimanhäufungen, mit Stoffverderbnissen des Unterleibs und mit Beschwerden des Magens verbunden sind. Diese Fieber sind nicht leicht zu erkennen, die Stoffe sind nicht immer beweglich und zur Ausleerung reif, sie sind trocken und zähe, wo weniger der Darmkanal, als die Gallen- und Blutgefäße das Enthaltende sind; in diesem Falle sind gern krampfhafte Erscheinungen, wenigstens in den Zeichen des Pulses, vorhanden. Die eigentümlichen Zeichen des gastrischen Fiebers sind:

1) der verdorbene Geschmack und die unreine Zunge, Mangel an Appetit, oft Trockenheit im Munde. Liegen die Stoffe im Magen und Darmkanal, so ist Aufstoßen von saurem, bitterem, faulem Geschmack da, die Zunge ist dick, aber locker, mit weißem oder gelbem Schleim bedeckt, zuweilen mit länglichen Seitenstreifen; Übelkeit und Neigung zum Brechen, oft wirkliches Brechen, damit ist der Kopf angegriffen, dumpf und eingenommen, besonders im Vorderkopf und der Stirne, nicht selten Ohrensausen, Flimmern vor den Augen und leichtes Delirieren.

2) Im Unterleibe Kollern, Aufgetriebenheit, oft Schmerzen, besonders bei leichtem Druck, Rücken- und Lendenschmerzen und häufig ein Zittern in den Knien; Neigung zu Diarrhöen oder gänzliche Verstopfung. Ein besonderes Zeichen ist die große Mattigkeit und Schwäche, das Gesicht hat einen fahlen, gelbfarbigen Anstrich, besonders um den Mund und die Nasenflügel, die Augen sind matt, gelblich. Der Puls ist sehr frequent, aber klein und zusammengezogen, auch etwas ungleich. Nicht selten sind damit Brustaffektionen verbunden; Seitenstiche und schweres, schmerzhaftes Atmen; die falsche Lungenentzündung, oder der Kopf scheint das Hauptleiden zu sein, es sind aber nur sekundäre Kongestionen. Verbunden als Mitursache ist das gastrische Fieber oft mit Würmern und mit dem Nervenfieber, wozu immer Anhäufungen von Gallen- und Hämorrhoidalstoffen als dispo-

nierende Ursachen mitwirken und zur Erkenntnis wesentlich beitragen. Die Behandlung richtet sich nach den Anzeigen über die Ursachen und über die Art des vorherrschenden Charakters des Individuums. Sind offenbare Stoffanhäufungen da, so werden sie entfernt, und zwar am besten durch ein Brechmittel; nichts erleichtert und kürzet die Kur so ab, wie ein leichtes Brechen, wozu es oft nur des lauen Wassers oder eines leichten Kamillentees bedarf. Ich habe meistens, wenn es damit nicht erfolgt, $^1/_{20}$ Gran Brechweinstein in ein paar Unzen aufgelöst gegeben, und meist bricht man nach Einnahme des ersten Esslöffelvoll davon. Ist Galle offenbar vorhanden, so gebe ich ein paar Gran Brechwurzel in Zucker oder mit der vorigen Auflösung; aber auch mit bloß magnetisiertem Wasser habe ich große Massen ausbrechen gesehen, wenn die Patienten davon alle halbe Stunde ein Glasvoll getrunken haben. Überhaupt glaube ich fest, dass man die Kur ebenso sicher mit Magnetismus beginnen kann, wenn ich nicht überall die durch hundertjährige Erfahrungen erprobten Mittel in den ganz bestimmten Fällen zur Hand zu nehmen gewohnt wäre. Nach zwei- bis dreimaligem Brechen halte ich inne und gebe nur mehr stundenweise magnetisches Wasser, oder lasse davon die Patienten trinken, soviel sie wollen, wenn sie Durst haben; alle Arznei wird beseitigt und das Wasser ist in den ersten Tagen auch das einzige Nahrungsmittel. Öffnung muss verschafft werden, was mit Wassertrinken und Klistieren leicht erzielt wird, um so mehr, wenn von der Brechweinsteinauflösung ein paar Löffelvoll genommen wurden.

Sind hingegen die tieferen Gefäßstockungen bei hypochondrischen Naturen in Komplikation, da, halte ich es mehr mit dem magnetischen Wassertrinken allein; aber es muss anhaltend alle halbe Stunde ein glasvoll getrunken werden, wenn der Patient nicht durch den Durst dazu aufgefordert wird. Dabei werden in kaltes Wasser getauchte Tücher über den Magen und Unterleib gelegt und damit das mesmerische Verfahren verbunden, welches im Folgenden besteht.

Ich lasse das Bett des Kranken, wenn es anders möglich ist, wie immer in die magnetische Richtung bringen, stelle mich dann vor den Kranken und magnetisiere ihn zuerst mit einigen Strichen vom Kopf aus *à grands courans* über den ganzen Körper hinab ohne Berührung, dann halte ich die eine Hand über den Magen eine bis zwei Minuten lang und streiche dann ab- und seitwärts bis zu den Knien, wo die Hände aufgelegt etwas angehalten werden, bevor sie über die Füße hinausgleiten.

Das gastrische Fieber verträgt eine längere Behandlung, wenigstens soll man eine Viertelstunde lang magnetisieren, bis man irgendeine bemerkbare Wirkung hervorbringt. Oft schläft der Patient ein, dann lasse man ab und komme jedenfalls an demselben Tag zum zweiten Mal. Das Auflegen der Hände auf den Magen, mit Reihen des Unterleibs, ist hier insbesondere nützlich, sogar das Auflegen des Magnets.

Sind entzündliche Symptome der Brust, usw., da, so ändert man die Behandlung deswegen im wesentlichen nicht, nur sind Umschläge an den schmerzhaften Stellen mit magnetischem Wasser angezeigt, und es muss fleißig zum Trinken angehalten werden; auch ist mehr für Leibesöffnung zu sorgen, wo sie fehlt.

Sind Schwächezustände da und Hinfälligkeiten, ein sehr häufiger Fall, so lasse man sich nicht verleiten, erhitzende Reizmittel zu geben, man wirke nur etwas stärker auf den Kopf und Magen und lasse höchstens zuweilen einen Schluck von einem leichten Ausguss der Baldrianwurzel nehmen; der Mineralmagnet, auf den Unterleib gelegt, ist ein trefflichen Belebungsmittel, in Ermanglung dessen ein Stück Eisenblech oder ein anderes Metall, selbst eine gelinde elektrische Erschütterung ist sehr wohltätig. Diät ist hier mehr als überall sonst zu beobachten, und namentlich in der Rekonvaleszenz, um Rückfälle zu vermeiden.

4) Das Nervenfieber

Es gibt eine Menge Bezeichnungen von Fieberarten unter diesem Namen, als Typhus, Schleimfieber, ansteckendes Fieber, was wir hier nicht weiter unterscheiden. Unter Nervenfieber begreifen wir jene mit Fieber begleiteten Schwächezustände, bei denen das Gehirn- und Nervensystem vorwaltend ergriffen ist. Eine große Ermattung und Hinfälligkeit, Kopfweh und meistens gestörte Sinnesverrichtungen, mit abwechselnden oder anhaltenden Delirien, Schwindel, Stupor; oft von Anfang an eine Art Berauschung, mit mehr oder weniger stillen oder aufgeregten Seelenäußerungen. Die Bewegung ist erlahmt und die Muskelsehnen zucken leicht, die Glieder zittern wie die ausgestreckte Zunge; der Puls aber, ein Hauptzeichen, ist schnell, zitternd, klein und krampfig, oft voll, aber matt; Krämpfe stellen sich gern in den Gliedern ein.

Die Absonderungen und Ausscheidungen sind unterdrückt, oft vermehrt, aber immer herrscht Unbeständigkeit in allen Erscheinungen mit mehr oder weniger gastrischen Unterleibskomplikationen. Der Grad und die Stärke des Fiebers ist verschieden und der Verlauf ungleich, je nach dem Charakter der Konstitution und der anfänglichen Behandlung. Es verlauft, gut behandelt, oft in acht Tagen, oder dauert 14 bis 21 Tage, aber oft mehrere Wochen; die Rekonvaleszenz geht dann langsam vonstatten, und nicht selten bleiben sehr lange, schwere Denkzeichen zurück. Eigentliche Krisen sind selten im Nervenfieber, und nicht selten stellen sich Friesel und Versetzungen (Metastasen) ein, Furunkeln und Abszesse, im schlimmsten Falle gehen sie in Zehrfieber und Schwindsucht über, wenn nicht der Tod ein Ende macht.

Kein Nervenfieber lässt eine bestimmte Vorhersagung zu, das leicht anfangende kann bald gefährlich werden; eins aber weiß ich aus öfterer Erfahrung, dass der Mesmerismus frühzeitig genug in Anwendung gebracht, das Fieber ganz ungewöhnlich mildert und abkürzt. Mir ist kein einziger Fall vorgekommen, der einen unglücklichen Ausgang genommen hätte, wohl aber mehrere Patienten, die nach 7 – 14 Tagen ohne lange Rekonvaleszenz zu ihren Geschäften gingen. Ansteckend ist das eigentliche Nervenfieber nicht, sondern mehr epidemischer Art, von allgemeinen Ursachen herstammend. Von den Arten unterscheide ich vorwaltend zwei: 1) das Wandelbare, *febris nervosa versatilis,* und 2) das betäubte Nervenfieber, *febris stupida.* dessen Behandlung etwas verschieden ist.

Die Hauptanzeige zur Behandlung ist hier, erregend auf das Gehirn zu wirken und damit die völlig gestörte Harmonie der organischen Funktionen wieder herzustellen. Nachdem man sich die Hände mit Essig und Wasser gewaschen hat, wirkt man direkt und positiv auf den Kopf ohne Berührung und nach einigem Verweilen über demselben führt man die Hand *à grands courans* über den Körper hinaus. Nach fünf-, sieben- oder neunmaliger Wiederholung, je nach der bemerkten Wirkung, stellt man die Finger der einen Hand auf den Wirbel oder Oberkopf und die andere auf die Herzgrube, wo man eine halbe oder ganze Minute anhält, und die Hände dann vereinigend über die Achseln und Hände und über die unteren Glieder wegführt. Es wird angeraten, an den Ellbogen und an den Handwurzeln anzuhalten und die Glieder zu umfassen, sowie auch an den Knien und Knöcheln der Füße. In beiden Arten des Nervensiebers bereitet man magnetisches Wasser, und indem man darin die Finger eintaucht, bespritzt man den Kopf und den Körper mit feinen Tropfen, und gibt wenigstens alle halbe Stunde einen Schluck den Patienten zu trinken; man lässt sie aber trinken, wenn sie es selbst wünschen, soviel sie wollen.

Bei der *febris versatilis* ist es gut, die Hände (aber ohne Zwang) etwas zu halten und namentlich dieselben auch auf die Kniee zu legen, das Magnetisieren soll bei dieser Art nie länger als einige Minuten dauern, aber wenigstens zweimal am Tag. Nahrung keine andere, als magnetisches Wassers und ein paar Mal am Tag einige Tropfen Essig darin. Immer sehe man aber nach den Komplikationen, die etwa vorhanden sind, in der Brust, oder im Magen und Unterleib, welche nach ihrer Art die Anzeigen zu der modifizierten Behandlung angeben, aber nie versäume man in diesem Falle, mit den Fingern über das Rückgrat hinabzustreichen und dasselbe mit einem nassen Schwamm zu benetzen. Arzneien sind unnötig, starke Würze schädlich, Nahrung überflüssig, höchstens zuweilen ein Schleim- oder Buttersüppchen mit einer kleinen Spur von Zimt darin. Das Waschen der Stirne und der Schläfen, oder des ganzen Kopfes mit magnetischem Wasser ist bei großer Unruhe und Schwäche sehr ratsam; bei der Zunahme, der letzteren wird, ein Glas Wasser mit einem Teelöffelvoll alten Rheinweins gemischt. Himbeer- und Johannisbeersäfte mit Wasser sind erlaubt. Da in allen Fiebern anfangs und im ersten Stadium immer mehr oder weniger entzündliche Reizung stattfindet, so ist das kühlende, besänftigende Verfahren mit Entfernung aller äußeren Reize, wie des Lichts, des Geräuschs, usw., angezeigt, und ebenso ist die direkte Einwirkung in Kürze und mehr aus negative Weise abzumachen. Bei allen Nerven- und Faulsiebern soll man das Bett, die nächste Umgebung des Kranken, mit Wasser bespritzen, aber mit den Händen und das alte Hausmittel, eine Schüssel mit Wasser unter das Bett zu stellen, hat seinen guten Grund. Große Reinlichkeit und frische Luft, ja nicht zu warme Zimmer, sind von selbst sprechende, bekannte Erfordernisse.

Das betäubende Nervenfieber wird im wesentlichen ebenso behandelt; insbesondere ist aber noch das Folgende zu berücksichtigen. Vor allem sind kalte Waschungen mit magnetisiertem Wasser und Essig vom Kopfe bis zu den Füßen nicht zu versäumen, das Rückgrat wird mit kaltem Wasser bespritzt, getuscht, und wenn viel Hitze im Kopfe mit Irrereden da ist, so wird dieser fortwährend mit kaltem Wasser alle fünf bis zehn Minuten benetzt oder gar mit eiskalten Umschlägen besorgt; Essig mit etwas Wasser wird Viertel- und halbe Stunden lang mit Tüchern an die Fußsohlen gehalten, der Kopf hingegen wird nur in Distanz mit ableitenden Strichen magnetisiert. Die besten Anzeigen zu dem Abändern oder Fortsetzen einer Verfahrungsart gibt der Puls; sowie er sich regelmäßiger stellt, die Frequenz, Völle, Ungleichheit und Kleinheit verliert, lasse man der Natur Ruhe, obwohl diese Art Fieber übrigens mehr Aufsicht und Arbeit erfordert, als alle andern. Nie vergesse man, wenigstens stündlich, ein Glas Wasser zu geben, wenn auch der Kranke keines verlangt; je mehr Hitze, desto mehr bedarf er des Wassers zum Löschen. Blutigel und Aderlässe dürften vielleicht bei sehr vollblütigem und offenbar entzündlichem Charakter in nicht zu großer Menge nützlich sein; ich habe sie aber nie bedurft, und ich glaube, dass sie nur mit der größten Vorsicht und nur anfangs in seltenen Fällen anzuwenden sind.

Im zweiten Stadium bei der Abnahme der Aufregung und Zunahme der Schwäche dieser Fieber bedarf es einer stärkeren direkten Einwirkung auf den Kopf und das Rückenmark; hier wird der Magnet auf den Magen oder unter die Füße gelegt, sehr wohltätig als Zwischenmittel während der längeren Abwesenheit des Arztes gebraucht, alle paar Stunden ein Teelöffel voll Rheinwein in Wasser, Essig Anfeuchtungen, Rückenwaschung mit Essig und Rum, Arnika-Tee — esslöffelweise, ein magnetisiertes Bad mit aromatischen Kräutern, ein in Wein getauchter Lappen aus den Magen gelegt — was jedoch alles nur selten nötig sein wird, wenn der Kranke von Anfang an magnetisch behandelt wurde.

5) Das Faulfieber

Das Blut- und Gefäßleben ist es vorzüglich, welches neben dem ergriffenen Nervensystem in diesem Fieber die schwere und gefährliche Krankheit mit dem hohen Grad der Schwäche und der Neigung zu Zersetzungen bildet. Die Symptome sind anfangs ähnlich denen des Nervenfiebers, aber der höchste Grad der Schwäche in allen Verrichtungen zeichnet es vorzüglich aus. Eine brennende Hitze mit einem ungemein schnellen Puls von 120 – 130 Schlägen in der Minute; Neigung zu Zersetzungen und Blutungen, die schwer zu stillen sind; Durchfälle, Schweiß, Friesel und Petechien, Geneigtheit zum Brand sind die Begleiter, und Ansteckungen sind mit diesem Fieber öfter verbunden.

Wie gefährlich diese Krankheit ist und wie wenig mit Mitteln auszurichten, ist bekannt; innere Mittel wirken gewöhnlich gar nicht, weil das Leben, in der Wurzel ergriffen, so schnell sinkt, dass keine Reaktionskraft mehr vorhanden ist. Was anders kann hier helfen, wenn überhaupt Hilfe möglich ist, als die unmittelbare Lebenskraft selbst, der Lebensmagnetismus. Die Kur ist im Ganzen dieselbe wie beim Nervenfieber, aber eine stärkere, länger dauernde, direkte Einwirkung auf Kopf und Herz ist hier notwendig, dabei, um die chemische Zersetzung der Säfte zu verhindern, sind die Kälte des magnetischen Wassers in allen Formen, innerlich und äußerlich, anzuwenden, mit Essig und vorzüglich hier mit Mineralsäure gemischt, in Waschungen, Umschlägen, Klistieren. Einige Tropfen verdünnte Schwefelsäure in magnetischem Wasser tut Wunder, sowohl esslöffelweise gegeben, wie in Anfeuchtungen der Brust und des Unterleibs. Hier ist die kräftige Einwirkung auf das Rückenmark mit Reibungen verbunden und mit Rhein-Weinwaschungen wahrhaft Wunder wirkend. Räucherung der Zimmer, bespritzen derselben mit Essig, das öftere Waschen der Hände und des Gesichts soll hier vom Arzt und Umgebung fleißig beobachtet werden.

Es ist nicht zu behaupten, dass bei diesen Fiebern der Mesmerismus einzig und allein anzuwenden sei, wie es überhaupt nirgends behauptet wird, aber das kann man behaupten, dass der Mesmerismus in diesen Fiebern die schnellste und sicherste Hilfe leistet, und wenn er es nicht allein leistet, so unterstützt er die passenden Mittel, dass sie wirksam werden.

Dans les maladies aiguës les plus violentes. on a vu souvent la magnétisme calmer les mouve mens nerveux, les spasmes et les accès de douleurs degager la tête, produire des crises salutaires, et mettre le malade en état de prendre des remèdes ordonnés, et qu'il était auparavant impossible d'administrer. Deleuze.

Von den Entzündungen

Die Entzündungen haben den schnellsten, regelmäßigen Verlauf mit vermehrter Hitze, meist mit örtlichem Schmerz, mit Geschwulst und Nöte. Die Funktionen, insbesondere der betroffenen Organe, sind gestört, meist das einzige Zeichen der inneren Entzündung, so beim Kopf sind es die gestörten Sinnestätigkeiten, bei der Brust die Atmungsbeschwerden, usw. Das Fieber ist bei allen Entzündungen bedeutend, ohne Fieber keine Entzündung, damit sind der Durst, die trockene Haut und Zunge, die unterdrückten Ausleerungen und der harte Puls die sichern begleitenden Erscheinungen, die sich nach der Art der ergriffenen Organe eigentümlich gestalten. Der Verlauf hat ein regelmäßiges Steigen und Zunahme der Heftigkeit bis zur Höhe, und dann ebenso wieder ein Fallen und Abnahme der Symptome mit mehr oder weniger bestimmten Krisen.

Der Ausgang der Entzündungen ist Zerteilung bei vollkommenen Krisen; Verhärtung und Verkleisterung bei unvollkommenen; Eiterung in günstigen und Brand in ungünstigen Fällen. Bei allen Entzündungen sind Zirkulationshemmungen des Bluts in kleinerer oder größerer örtlichen Ausdehnung vorhanden, daher Anhäufung der Gefäße, wovon der Druck durch die Geschwulst, der Schmerz und mit der starken Aufregung die Hitze des Feuers herrührt.

Die Kur der Entzündungen besteht 1) in der Entfernung der Ursachen, wenn sie noch vorhanden sind; 2) in der Hemmung des Feuerprozesses in den betroffenen Organen und in der Wiederherstellung des gehinderten Kreislaufs des Blutes; 3) in der Nebenrücksicht auf die spezifischen, örtlichen, organischen Funktionen, und 4) in der passenden Nachkur. Nur bei äußeren örtlichen Entzündungen sind zuweilen die Ursachen sichtbar, um sie entfernen zu können; bei inneren Entzündungen der

Organe sind Gifte, Schärfen, usw., selten so zu beseitigen und noch seltener die Ursachen kennbar, um den im Gang befindlichen Prozess zu hemmen.

Die zweite Anzeige ist unmittelbar auf den Krankheitsprozess der gestörten Zirkulation, also auf die Krankheit selbst gerichtet; es bedarf da keiner Erörterung, dass dem magnetischen Verfahren keine Methode gleichkommt, so direkt und unmittelbar einzuwirken, die Säfte in Fluss zu bringen in der eingetretenen Stockung der Geschwülste, das Feuer zu löschen und den Schmerz zu lindern. Die Erfahrungen sind so zahlreich und so allgemein, so leicht und auffallend, dass man sich wundern muss, dass nicht wenigstens in diesen Krankheiten, bei denen die Hilfe so rasch notwendig ist, eine allgemeinere Kenntnis des mesmerischen Verfahrens bekannt geworden ist. Die Aderlässe, Blutigel, Schröpfköpfe, Blasenpflaster und was die ganze Rüstung vermag, sind noch die altgewohnten, gangbare Mittel. Man will blind sein und in seinem Unglauben verharren, wie jener Widersacher sagte: »Wenn ich auch das alles sehen würde, was man vom Mesmerismus erzählt, so werde ich doch nicht daran glauben.« Dieser Unglaube kümmert uns nun allerdings nicht, und wir wollen fortfahren, die Entzündungen kurz, schnell und jedenfalls angenehmer zu heilen, als die Ungläubigen, und so wollen wir den Lernbegierigen auch gerne die bewährte Methode zeigen, wie dabei zu verfahren ist.

J'ai vu le magnétisme guérir très – vite, et par un mode d'action qui lui est particulier, des maladies inflammatoires extrêmement graves. Deleuze

Die Hemmung des Feuerprozesses in den entzündeten Organen aufzuheben, besteht eben in der Wiederherstellung des gehinderten Kreislaufs des Blutes, und dies geschieht durch allgemeine Striche mit der flachen Hand in einiger Entfernung bei allgemeinen Entzündungen über den Organen, *à grands courans, avec intention de calmer en ayant soin d'écarter le fluid sur les cotés* sagt Deleuze. Dieses Darüberhalten der Flachhand und das langsame seitwärts Ausbiegen über die Glieder hinweg wird öfter wiederholt, und zwar mit vorheriger Benetzung der Hände mit Essigwasser, so oft man die Handflächen erhitzt fühlt; bei örtlichen Entzündungen, z. B. in der Bräune, werden die lose auseinandergehaltenen Finger vor die Luftröhre gehalten und dann über die Arme hinabgestrichen. Bei allen Entzündungen wird das magnetisiert Wasser innerlich zum alleinigen Getränke und äußerlich zum Anfeuchten gebraucht. Man wird durch diese einfache, nur einige Minuten lange, aber täglich, wo möglich öfter wiederholte Behandlung sehr bald die Schmerzen lindern oder gar stillen und die Zirkulation in den Gesäßen herstellen, was um so schneller der Fall ist, wenn man mit der ganz leise, kaum berührenden Hand über den Entzündungsstellen sanft herum reibt, die Stellen anbläst und bei örtlichen Schmerzen anhaucht. Unglaublich schnell bilden sich Krisen durch Schweiß und Urin, und kann die Behandlung im Beginne der Krankheiten stattfinden, so ist die Kur gewöhnlich in ein paar Tagen abgemacht, und wo kein Blutverlust und keine Reizungen stattfanden, da ist auch die Rekonvaleszenz ebenso schnell.

Dans certaines maladies inflammatoires, qui ont leur siège dans les viscéres les plus essentiels, le magnétisme, employé à l'époque de l'invasion peut opérer des merveilles en rétablissant l'harmonie général, et produisant une crise. J'ai vu quelquefois les maladies aiguës être promptement guéries par le magnétisme seul, au moment ou elles étaient parvenues au plus haut degré de vilence. Deleuze

Ist das Blutlassen immer bei allen Entzündungen zu entbehren? Man kann im Allgemeinen keck behaupten: ja; der umsichtige und erfahrene Arzt wird aber zu unterscheiden wissen über die Art und den Grad der Entzündung, über die Zeit ihres Bestehens und über die Konstitution des Kranken. Ich glaube, dass eine sehr heftige Lungenentzündung bei einem jugendlichen, kräftigen und vollblütigen Menschen im Anfange einen Aderlass nicht nur zulässt, sondern sogar dass ein solcher geraten ist, obgleich ich behaupte, dass man auch ohne ihn fertig wird. Bei andern örtlichen Entzündungen ist er wohl meist überflüssig und offenbar schädlich bei schwächeren Subjekten und bei weiter fortgeschrittenen Prozesse. Bei Gehirn- und Unterleibsentzündungen kann der Aderlass nur bei offenbarem Blutüberfluss ein indirektes Mittel zur Hitze- und Schmerzlinderung abgeben, häufiger aber schadet er mehr, als er zu Zerteilung und zur Blutzirkulation beiträgt, wovon ich viele unglückliche Beispiele gesehen habe. —

Wir wollen noch einige der wichtigsten Entzündungen insbesondere in Betrachtung ziehen.

1) Die Lungenentzündung

Das Muster aller Entzündungen ist die Lungenentzündung, wozu wir auch die Brustfellentzündung zählen, die sich nur dadurch unterscheidet, dass sie sehr schmerzhaft ist, was in der reinen Lungenentzündung gar nicht, oder weniger der Fall ist. In der Lungenentzündung ist der Puls weich, schwach und klein, in der Brustfellentzündung hart und gespannt. Husten mit heftiger Angst und Atemnot, oft Blutspuren im Auswurf, dabei Eingenommenheit des Kopfes und Schlummer mit Betäubung und Fieber sind die Zeichen der Lungenentzündung, der Frost tritt gleich anfangs mit Heftigkeit auf. Stiche in der Brust sind sir an einer Stelle oder wandernd. Werden die strikten Stiche wandernd, so ist es eine Verschlimmerung; ein besseres Zeichen ist, wenn die flüchtigen fix werden. Die Hitze folgt erst nach einer längeren Zeit auf den Frost und die Schmerzen und Seitenstiche stellen sich erst am zweiten bis dritten Tag ein. Das Fieber hat einen anhaltenden Typus, mit geringem Nachlass, der Morgens erfolgt. Die Krankheit steigt gewöhnlich bis zum siebenten Tag, wo sie ihre Höhe erreicht; sie schleppt sich wohl auch bis zum 14 – 21. Tag. Der Verlauf zur Besserung geschieht durch Krisen, und zwar durch Schweiß, Urin und Schleimauswurf, welcher der wichtigste ist; ohne diesen gibt es keine Besserung. Der kritische Auswurf darf nicht wässerig, nicht blutig und nicht zu sparsam sein und muss Erleichterung und freien Atem verschaffen. Sind die Krisen unvollständig, so zieht sich die Krankheit in die Länge und geht nicht selten in die Schwindsucht über.

Die Heilung dieser schweren, gefährlichen Krankheit stellt die Kunst des Arztes auf die Probe und der magnetische Arzt kann hier zeigen, was der Mesmerismus vermag. Es wurde schon gesagt, dass ein Aderlass bei einer heftigen Lungenentzündung gewiss an der rechten Stelle sei, und ich würde nicht säumen einen solchen sogleich zu unternehmen, wo die offenbare Entzündung in ihrer Heftigkeit auftritt, und zwar soll durch eine weite Öffnung der Ader eine rasche Ausleerung des Blutes erfolgen. Eine weitere Anzeige ist, zu kühlen und den örtlichen Andrang des Blutes abzuleiten, was am sichersten geschieht, wenn man mit den angefeuchteten Händen in Distanz von der Brust über die Arme und Hände hinausfährt und abwechselnd auch von dem Zwerchfelle abwärts über die Beine hinabstreicht; hier müssen die Züge von der Brust hinweg rasch, langsamer aber über die Glieder hinweg gemacht werden. Wo aber der Hauptschmerz festsitzt, da hält man die flache Hand ein paar Zoll weit entfernt einige Sekunden an und zieht dann den Schmerz gleichsam in die Hände hinaus, die man mit magnetisiertem Wasser und Essig befeuchtet, so wie dasselbe in Leinwandlappen fortwährend über die ganze Brust geschlagen wird.

Zum Getränk- ist anfangs daran zu achten, dass der Kranke dasselbe nicht zu kalt nimmt, weil es den Husten vermehrt; man lässt daher das magnetisiert Wasser im Zimmer etwas stehen und davon trinken, soviel der Patient will; dünnes Gerstenwasser magnetisiert ist eben so heilsam, aber Säuren sind zu meiden. Das Magnetisieren muss kurz dauern, aber oft wiederholt werden, es soll eigentlich so oft geschehen, als die Angst und die Schmerzen zunehmen; dabei darf die Zimmerluft weder gar zu kalt — wenn es im Winter ist — noch zu warm sein und sie soll durch Spritzen etwas feucht gehalten werden. Die Zeichen zum Abstehen von der magnetischen Behandlung und des Eintritts von Krisen sind das Nachlassen des Schmerzes, der Angst und Hitze und des Eintritts von Schweiß, weshalb beim Ausbleiben derselben und bei Zunahme der Symptome der Arzt wieder zur Hand sein muss, was jedoch schwerlich je länger als durch ein paar Tage nötig ist. Ich bin übrigens keineswegs dagegen, wenn in dieser heftigen Krankheit ein Arzneimittel mit in Gebrauch gezogen wird, wie ein Quintel Salpeter, ein Gran Brechweinstein in Wasser aufgelöst esslöffelweise gegeben, welche den Entzündungsprozess und die Blutverdickung so sehr mäßigen; ebenso mag ein Vesikatorium hier ausgelegt werden, welches in dieser Krankheit, besonders von rheumatischen Ursachen veranlasst, als ein vortreffliches Hilfsmittel bekannt ist. Das Einatmen von Dämpfen, vorzüglich eines Holunder Aufgusses auf einen Schwamm vor dem Munde, erleichtert das Atmen; bei sehr hartnäckigem trockenem Huften hat man eine Emulsion aus Mandelöl mit Gummischleim gereicht. Eine Hellsehende riet mir dafür, dass man ein paar Gran Kampfer in ein Leinensäckchen binde und kurze Zeit in einen Schoppen Milch lege, von welcher der Kranke esslöffelweise nehmen soll, was den Husten erleichtert und den Schweiß befördert. Bei der Brustfellentzündung ist wesentlich dasselbe Verfahren zu beobachten und sind hier ableitende Mittel, wie das Vesikatorium und vielleicht auch Blutigel zu Hilfe zu nehmen. Komplikationen gibt es in dieser Krankheit oft, mit dem Kopfe, mit dem Unterleib, mit nervösen und gastrischen Fiebern, woraus jederzeit das sorgsame Auge gerichtet sein muss, um den feindlichen Mächten die Spitze zu brechen.

Das Vorgetragene darf man als durch die Erfahrung bewährt halten und man wird gewiss ebenso viele Kranke retten, als es sonst nur irgend möglich ist, und dann jedenfalls schneller und weit sicherer die Rekonvaleszenz herbeiführen.

Ainsi plusieurs expériences preuvent qu'il a guéri promptement des pleurésies qui s'annoncaient par un point de côté et un crachement de sang. Deleuze.

2) Die Halsentzündung und die Bräune (Angina)

Die Halsentzündungen der Schluck- und Atemwerkzeuge sind oft ebenso gefährlich und schnell tötend, als die Lungenentzündung; sie sind in den gewöhnlichen Fällen leicht zu erkennen durch den Schmerz im Schlucken oder Sprechen, je nachdem die Entzündung in der Speise- oder Luftröhre ist; in letzterer ist gewöhnlich auch mühsames Atmen und der Schmerz nimmt bei der Berührung zu, was bei der Rachen- und Speiseröhrenentzündung beim Druck seitwärts auf die Mandeln der Fall ist. Die Stimme ist immer verändert, heiser, kreischend, oft ganz verloren, und dann ein gefährliches Zeichen; die Schleim- und Speichelabsonderungen fehlen oder sind vermehrt, aber wässrig oder zähe.

Der Sitz ist entweder vorwallend im Schlunde, am Zäpfchen oder in der Speiseröhre — *Cinanche* — oder in den Mandeln, an der Zungenwurzel oder in der Luftröhre. Nach der Art der Fieberstärke ist die Entzündung mehr oder weniger heftig und mit den Eingeweiden anderer Provinzen kompliziert. Der Verlauf ist oft so rasch, dass Erstickungen unerwartet eintreten, besonders in den Anfällen der Bräune bei Kindern, sonst sind gewöhnlich die Halsentzündungen von geringerer Bedeutung, wenn nicht die Lunge und das Atemholen damit ergriffen ist. Eigentümlich ist in dieser Krankheit, dass sich die Zufälle, besonders in der Bräune, im Schlafe verschlimmern, was zu beweisen scheint, dass das kleine Gehirn mitleidet. Der Ausgang ist Krise durch Schweiß und Urin mit Zerteilung durch Speichel und Schleimauswurf; Verhärtung der Mandeldrüsen, Eiterungen, Brand nur bei der faulichten Angina. Oft entstehen hautige Schleimüberzüge in den oberen Luftwegen, wie in der Bräune, welche Erstickungszufälle veranlassen, wobei es aber sehr darauf ankommt, zu unterscheiden, ob es nicht ein Krampf ist, der die Luftröhre oder den Rachen zusammenschnürt. Die Ursachen sind allermeisten Erkältungen, kalte Nordwinde bei erhitztem Körper, sehr kaltes Trinken. Vermischt und verbunden ist die Halsentzündung oft mit Katarrh, mit dem Scharlach und den Masern, wenn nicht gar mit der Lustseuche, weshalb der Arzt seinen Scharfblick zu üben hat.

Die Kur besteht in der Berücksichtigung der Ursachen und in dem entzündungswidrigen Verfahren, wie bei der Lungenentzündung. Das mesmerische Verfahren wirkt hier so schnell und sicher, dass es kaum eine andere Krankheitsform gibt, bei der man besser Proselyten machen kann.

Quand il y a seulement une inflammation locale. comme dans l'esquinancie, on parvient facilment à détourner le sang du lieu ou il se porte, en attirant vers les jambes et les pieds on degage les parties supérieures. J'ai guéri une esquinancie sous les yeux d'un médicin que j'avais appelé. Je magnétisais le second jour de la maladie; l'inflammation se dissipait le jour suivant et le depôt put être ouvert sans qu'on employant d'autre moyen. Deleuze

Diese ganze Stelle ans Deleuze beweist, wie rasch er eine Halsentzündung, die schon einen Tag alt war, ohne weitere Mittel als durch das bloße Magnetisieren zur Eiterung brachte und wahrscheinlich dieselbe zur Zerteilung gebracht hätte, wenn er sie gleich bei ihrer Entstehung zur Behandlung bekommen hätte. Das bloße Ableiten über die Beine und Füße reicht indessen nicht so sicher hin, allemal die Entzündung zu heben, besonders wenn es eine Luftröhrenentzündung ist; hier ist das Anhauchen des Halses und auch des Genickes bisweilen kräftiger, und den Hinterkopf und das Genick soll man besonders mit Verhalten der Finger magnetisieren und damit Essigwasserumschläge machen. Kinder werden auch während des Schlafs magnetisiert, was nie lange, aber wenigstens des Tages ein paar Male geschehen muss. Das Auflegen von magnetisierter Baumwolle oder Wolle, magnetisiert Kompressen, usw., rät Gauthier, dem ich aber das Essigwasser vorziehe, sowie man auch magnetisiertes Wasser wenigstens esslöffelweise trinken lasst und solche Klistiere gibt, wenn damit Verstopfungen vorhanden sind. Als Gurgelwasser, die nur Erwachsene nehmen können, ist das magnetisierte Wasser das allerbeste. Blutigel und Schröpfen, Einreibungen habe ich nie weiter bedurft, ich habe nie eine Verhärtung oder sonst einen üblen Ausgang erfahren, und Kinder, die oft an bräunenartigen Zufällen zu leiden hatten, verloren die Geneigtheit dazu durch das Magnetisieren, wobei ich indessen jedes Mal den Rath erteile, täglich den Hals ein paar Mal kalt zu waschen.

Was nun die häutige Bräune insbesondere betrifft, die sich durch ihre Hautbildung in der Luströhre oft so gefährlich macht, so ist dabei nur die verdoppelte Sorgfalt nötig. Man erkennt sie nicht sogleich, sie fängt wie alle Halsübel an; aber wenn die Entzündung nicht gehemmt wird und sie geht in das zweite Stadium über, wo Erstickungszufälle und mit der heiseren Stimme ein keuchender Atem entstehen, der oft pfeifend ist, oder wo die Stimme ganz fehlt und sich auch ein kreischender Husten einstellt, dann ist Gefahr vor der Tür. Das Fieber steigt, der Kopf ist mit aufgetrieben, am Gesicht sehr eingenommen und wird gewöhnlich in die Höhe und rückwärts gehalten, wodurch die Leidenden sich Erleichterung zu verschaffen trachten, um nicht zu ersticken. Ist man nicht früh genug zur Behandlung gekommen, oder wurde sie versäumt, so dauert dieser Zustand zwei bis drei Tage; eine ganz schnelle Besserung ist nicht mehr möglich, glücklich genug, wenn man die Gefahr abwendet. Dieses geschieht am besten durch die Erfüllung folgender Anzeigen: 1) wo es noch möglich ist, die Bildung der Häute zu verhüten; 2) wo sie schon da sind, sie zu entfernen und 3) die Krampfzufälle zu beschwichtigen, die sich leicht einstellen. Die erste und zweite Anzeige trachte ich durch ein dargereichtes Brechmittel zu erfüllen, Anhauchen, Essigumschläge und starkes Magnetisieren, wie gezeigt; auch die dritte Anzeige wird durch kein Mittel so sicher beschwichtigt, wie durch das Magnetisieren. Essigwasserklistiere magnetisiert tun mit der übrigen sorgsamen, aber ruhigen Behandlung Wunder, und wo eine Rettung möglich, geschieht sie nach meiner Überzeugung auf keine andere Weise sicherer.

3) Die Gehirnentzündung

Die Kennzeichen der Hirnentzündung sind nicht so sicher, sehr häufig werden Kongestionen zum Kopf mit Schmerz und Fieber fur Entzündungen gehalten, wenn dieselben ein paar Tage anhalten. Ein Hauptzeichen sind Irrereden, oder das stille Hinbrüten — *stupor*. Schmerzen sind nicht immer, aber ein erhitzter eingenommener Kopf; wobei entweder Krampfbewegungen oder tobsüchtige Erscheinungen sich einstellen, denn die Muskeltätigkeit ist bei der wirklichen Entzündung des Hirnmarks mehr unterdrückt, bei Entzündungen der äußern Oberfläche und Häute mehr in Aufregung. Der Puls ist, wie in der Lungenentzündung, unterdrückt, weich und oft nicht einmal fieberhaft vermehrt. Die Augen sind gerötet mit einem veränderten Blick und die Arterien pulsieren stark am Halse und an den Schläfen; die Stirn brennt.

Der Verlauf ist nach der Heftigkeit des Anfalls verschieden, von 3 bis 4 Tagen, bis zu 7 und 14 Tagen und länger, wenn Wasserausschwitzungen mit Lähmung geschehen. Kinder mit der sogenannten hitzigen Gehirnwassersucht sterben gewöhnlich zwischen dem 14. und 17. Tag.

Die Behandlung auf mesmerische Art, welche ich aus Erfahrung für die sicherste halte, ist aus dem Vorhergehenden klar. Aderlässe sind höchstens bei sehr blutreichen Personen angezeigt Blutigel können als Ableiter helfen, besonders im Anfang und im ersten Stadie, allein später halte ich sie nicht nur für überflüssig, sondern für schädlich. Das Magnetisieren in Distanz *à grands courans*, Eis- und Kaltwasserumschläge, Essigwasserwaschungen und Bespritzen des Kopfes damit, laue magnetisiert Fußbäder sind mit oft wiederholtem Darreichen des magnetisierten Wassers zum Trinken die nächsten Mittel, der Entzündung Einhalt zu tun und die Ausschwitzungen zu verhindern. In dieser gefährlichen Krankheit wird insbesondere der Rücken vom Genick bis zum Kreuz hinab mit den Fingerspitzen gestrichen, und zwar vorzüglich im zweiten Stadio der Ausschwitzung, um so die Flüssigkeit gleichsam mit den Strömungen in den Kanal des Rückenmarks herabzuleiten. Nach dem Rath einer Hellsehenden soll man Blutigel an den Rändern der Fußsohlen setzen. Meine eigentümliche Behandlungsweise der Gehirnentzündung der Kinder habe ich schon in meinem früheren Werke über Magnetismus angegeben, die ich für Leser hieher setze, welche dasselbe nicht besitzen.

Ich lasse den kranken Kindern in der ersten entzündlichen Periode ein zwanzigstel Gran Brechweinstein, in sechs Unzen destilliertem Wasser aufgelöst, alle zwei Stunden einen Esslöffel voll reichen und täglich mehrere Klistiere von kaltem magnetisiertem Wasser geben; außerdem bekommen sie zum Getränk ohne alle weitere Nahrung kaltes magnetisiertes Wasser, welches auch anhaltend eiskalt um den Kopf geschlagen wird, wobei aber fortwährend zwei bis drei Tage lang wenigstens zwei Personen gegenwärtig sein müssen. Denn wenn das Wasser nicht fortwährend gewechselt wird und eiskalt auf den Kopf kommt, so vermehrt es den Zufluss und den Stillstand des Blutes im Gehirn. Nach dem Alter der Kinder werden über das Rückgrat hinab 10 bis 20 Blutigel gesetzt; der Unterleib, der gewöhnlich mit heraufgezogenen Beinen sehr eingezogen ist, wird mit der flachen Hand, so wie die eiskalten Beine gerieben, bis sie warm werden, oder ich lasse sie mit trockenen Kleien erwärmen. Dabei muss der Kopf des Kindes immer aufrecht gehalten werden und hoch liegen; namentlich auch beim Tragen darf der Kopf nie horizontal mit dem Körper gehalten werden. Im Zimmer muss alles ruhig und stille hergehen, keine Menschen, als die Wärter, dürfen sich darin aufhalten und das Licht darf nur einen Dämmerschein machen. In den ersten zwei Tagen wird das Kind nur ein paar Mal vom Kopf ab ganz kurz *à grands courans* magnetisiert; aber die kalten Hände werden dabei länger gehalten und inwendig angehaucht, und auch von der Herzgrube und dem Kreuze abwärts werden Striche über die Beine gemacht. Kommt man gleich anfangs dazu, so geht es meist schon mit diesem Verfahren zum Bessern und man hat dann nur noch nötig, mehrere Tage für die Ruhe zu sorgen und dem Kinde nichts als magnetisiertes Wasser zu geben, so wie auch kein anderes Nahrungsmittel, als ein paar Mal dünnes Gerstenwasser. Stellen sich hingegen die Zeichen der Ergießungen im Gehirn ein, als Krämpfe und Lähmungen — dann setze ich ein Vesikatorium in zwei schmalen Längenstreifen über das ganze Rückgrat hinab und setze das genannte Verfahren noch immer fort; nur wird jetzt das Kind etwas länger direkt ableitend magnetisiert, indem ich die Hände und abwechselnd die Füße halte, mit wechselnden Strichen vom Kopf über die Achseln, Hände und Beine hinab mit Berührung, was täglich zweimal wenigstens geschieht. Der Kopf wird jetzt noch sorgfältiger hochgehalten, und da die Kinder denselben meist rückwärts beugen und den Hinterkopf in das Kissen einbohren, so darf man sie nie auf Federkissen legen, sondern auf Stroh oder Haare.

Wenn es nun noch nicht besser werden sollte und es käme sogar zu der dritten Periode der Lähmung, dann hört die vorige Behandlung auf und das Kind wird jetzt stärker und positiv magnetisiert und der Kopf wird zeitweilig zwischen den Händen gehalten. Das Streichen vom Hinterkopf über den Rücken hinab wird verdoppelt, der Magen und Unterleib wird behaucht und gerieben, wobei man die Hände mit Essig oder Rheinwein anfeuchten kann. Es kommt jetzt alles darauf an, das in den Gehirnkammern ergossene Wasser, die Ursache der Lähmung, abzuleiten und dessen Aussaugung zu befördern. Zu diesem Zwecke streiche ich, oder lasse auch Andere häufig von dem noch immer aufrechten Kopf über das Rückgrat hinabstreichen, wodurch die Strömung aus dem Gehirn nach dem Kanal des Rückenmarks befördert werden soll. Aber es ist noch ein anderer sehr merkwürdiger Weg vorhanden, wodurch die Natur zuweilen von selbst das Wasser aus dem Gehirn ableitet und wodurch es mir einmal auch künstlich gelungen ist, ein schon für Tod gehaltenes Kind zu retten. Dieser Weg ist die Nase und zuweilen auch die Ohren. Um aus diesem Wege dem Wasser einen Ausweg oder der inneren Überfüllung einen erweiterten Raum zu verschaffen, ist ein eigenes Verfahren nötig, was aber sehr sorgfältig durchzuführen ist. Man muss nämlich die Nase des Kindes in den Mund nehmen und anfangs den Hauch des eigenen Atems in die Nase treiben und dann allmählich anfangen zu saugen. Da die Nase bei dieser Kinderkrankheit meist schon von Anfang an sehr trocken ist (die Kinder bohren immer mit den Fingern in der Nase, oder zupfen an den trockenen Lippen, welches mit dem alten eingefallenen und blassen Gesichte das charakteristische Kennzeichen dieser Krankheit ist), so lasse ich schon in der zweiten Periode öfter mit diesem Einsaugen beginnen, um die trockenen Wege anzufeuchten und gangbar zu machen. Dieses Saugen muss oft, aber nicht zu stark wiederholt werden (was von Ammen und Wärterinnen geschehen kann), wodurch meist bald ein vertrockneter Nasenschleim sich in die unteren Muschelgänge herabsenkt, dass man ihn mit einer Pinzette herausnehmen kann, wonach gewöhnlich eine dünne Feuchtigkeit folgt. Bei jenem von mir behandelten Kinde stellte sich schon am zweiten Tage nach dem Anfange des Saugens ein wirklicher Wassererguss ein, der mehrere Tage fortdauerte, und das Kind, ein Knabe von fünf Jahren, wurde durch eine lange Rekonvaleszenz allmählich wieder gesund und ist jetzt ein Mann von 24 Jahren voll Kraft und Leben. Dass die Krankheit wirklich in das dritte Stadium der Lähmung eingetreten war, wurde wohl auch dadurch bewiesen, dass der Knabe zuerst lange nicht gehen konnte und erst nach ein paar Jahren die Kraft in den Beinen bekam.

Die Gehirnentzündungen haben aller mehrfache Komplikationen und deswegen muss die Behandlung danach eingerichtet werden. So ist eine der Häufigsten die gastrische Komplikation; eine zweite ist die nervöse, mit dem Nervenfieber, und eine dritte die metastatische, wo sich von andern Krankheiten Stoffe auf das Gehirn werfen, wie bei der Rose, der Gicht, bei Hautkrankheiten. Bei der gastrischen Komplikation muss die Behandlung mehr auf den Unterleib gerichtet und die Kur, der gastrischen Fieber berücksichtigt werden, hier sind Brechmittels, usw., die Kur außerordentlich beschleunigend. Bei der nervösen Komplikation wird mehr die direkte reizende Methode des Nervenfiebers und bei der metastatischen Entzündung wird die ableitende Methode befolgt, um durch magnetische Striche, durch Vesicatonen die Stoffe wieder nach außen an ihre Geburtsstätte zu bringen.

4) Die Magenentzündung

Keine Entzündung ist als eine wirkliche schwerer zu erkennen als die des Magens; sie hat oft gar keine offenbaren Zeichen, als Schmerzen beim Druck auf den Magen und wenn der Patient tief einatmet. Die äußere Haut und der Magen ist heiß beim Anfühlen. Ein anderes Symptom ist das Brechen aller, auch der mildesten Dinge, die der Patient einnimmt. Schlucksen — *syngultus* — wegen des Mitleidens des Zwerchfells. Die Zunge ist trocken, heiß und rot mit heftigem Durst. Alle Erscheinungen haben einen krampfhaften Anstrich, der Puls ist klein, zusammengezogen wie bei Krämpfen, oft wie eine dünne Darmsaite, erst nach einem Aderlass wird der Puls voller. Die äußeren Glieder sind kalt und dabei eine außerordentliche

Angst und Mattigkeit. Konvulsionen und Krämpfe verbinden sich häufig mit der Magenentzündung, sogar Starr- und Kinnbackenkrampf und Zeichen der Wasserscheu stellen sich zuweilen ein. Nun gibt es oft entzündungsähnliche Zeichen auch bei gastrischen und Gallenanhäufungen, wobei aber Aufstoßen und wirkliches Erbrechen von Galle, usw., mit Erleichterung stattfindet und die Zunge ist dann nicht rot und trocken, sondern gelbgrün und schleimig belegt, auch der Durst ist nicht so heftig, oder fehlt wohl ganz. Der Verlauf ist rasch, in höchstens zwei Tagen steht die Krankheit auf der Höhe und geht dann in Gesundheit oder in kalten Brand über, nachdem die heftigsten Nervenzufälle eingetreten sind; zuweilen entstehen Magenverhärtungen und selten die Schwindsucht. Die Ursachen sind mechanische oder chemische, gewaltige Stöße und Gifte, zuweilen nach sehr heftigem Brechen, seltener vielleicht innere Schärfen und Stoffanhäufungen, denen man die Schuld zu geben pflegt. Starke Getränke oder ein Trunk sehr kalten Wassers bei sehr erhitztem Körper wird auch angegeben, und ferner sollen unterdrückte Ausscheidungen, z. B. der Menstrualen, der Hämorrhoiden, Magenentzündung veranlasst haben, was wahrscheinlich weniger gefährlich erscheint, als eine Versetzung — Metastase — z. B. der Gicht aus den Magen.

In unseren Gegenden ist die wahre Magenentzündung selten, häufiger in heißen Gegenden. Die Kur ist nach diesen Ursache- und Erscheinungsverschiedenheiten einzurichten; wir reden hier nur von der reinen, wirklichen Magenentzündung und diese verlangt eine rasche energische Hilfe, und zwar hat die Erfahrung gezeigt, dass hier ein Aderlass immer sehr heilsam sei, sowie auch Blutigel die Schmerzen rasch mildern, wie ich es bei einer Dame gesehen habe, welche ich magnetisch behandelte und die sehr oft an Magenentzündungen litt, freilich immer mit Komplikationen des venösen Blutlebens und mit großer Anlage zur Bauchwassersucht. Sie verordnete sich selbst ein paar Mal Aderlasse und jedes Mal viele Blutigel, welche schnell große Erleichterung verschaffen. Das Magnetisieren geschieht hier durch ableitende Striche in Distanz, durch Anblasen und magnetisiert Wasserumschläge, als Arznei alle 5 bis 10 Minuten ein Esslöffel voll mit ganz feinen Eisstückchen versehenes magnetisiertes Wasser und Kaltwasserklistiere, die mit etwas Öl gemischt werden können. Um die Nervenzufälle zu heben, wirkt man auch auf den Kopf, namentlich auf das kleine Gehirn und indem man die eine Hand aus das Rückgrat auflegt, hält man die andere flach, mit kalt Wasser befeuchtet, ein paar Zoll hoch über dem Magen. Alle Arzneien und Zwischenkörper bleiben weg und die Diät muss äußerst sparsam nur aus Schleim bestehen, und zwar erst beim Nachlass der Entzündung. Bei der äußersten Trockenheit und Durst und unaufhörlichen Erbrechen rühmen die Homöopathen den Arsenik, die dritte Solution in vier Teelöffel voll Wasser, alle halbe Stunde einen Teelöffel voll, was spezifisch sein soll, so wie die Belladonna bei Gehirn- und Nervenzufällen.

5) Die Leberentzündung

Die Kennzeichen einer wahren Leberentzündung sind sehr schwer, weil der Magen, das Zwerchfell, die Brusthaut bei entzündlichen Affektionen ähnliche

Erscheinungen haben, indessen macht es wenig Unterschied bei der Behandlung; allein es kann eine Leberentzündung da sein ohne offenbare Zeichen, was bei Unterleibsentzündungen öfter der Fall ist, und man entdeckt nicht selten zu spät die Folgen der Entzündung, die gern in Brand übergehen. In dessen ist eine Leberentzündung nicht leicht zu verkennen, wenn sie mehr oberflächlich, als in der Tiefe der Substanz ist, denn der Kranke empfindet ein heftiges Stechen und Schmerz bei der Berührung in der Lebergegend, d. i. in der rechten Seite der untersten Rippe, und wenn er auf der rechten Seite liegt; die ganze Gegend ist brennend heiß, und damit ist ein trockener Husten verbunden.

Der Schmerz dehnt sich bis in die Schulter aus und vermehrt sich beim tiefen Einatmen, welches ohnehin schon erschwert ist, dabei ist der Puls, wie bei der Brustfellentzündung, hart und gespannt und mit sehr bedeutendem Fieber verbunden. Hartnäckige Verstopfungen, der Urin sparsam und dunkelgelb, bitterer Geschmack und Übelkeit. Ist hingegen mehr die innere Substanz entzündet, da ist der Schmerz dumpf und der Kranke fühlt mehr eine drückende Spannung, als wenn ihm der Bauch platzen wollte, dabei öfter blitzartig durchzuckende Stiche mit Atemverhaltung, der Leib ist besonders in der Lebergegend sehr aufgetrieben, der Kranke sieht bleichgelb (lebersüchtig) aus, er hat Brechneigung oder Brechen eines gelben Schleims, er hat Schlucksen und er kann nicht gut auf der linken Seite liegen, weil die innere Seite gegen den Magen gedrückt wird. Der Puls ist weniger hart und weicher als bei der oberflächlichen Entzündung und der Hüften ist unbedeutend. Diese Krankheit ist indessen häufiger in heißen Klimaten als bei uns, wo sie leicht chronisch wird. Der Verlauf ist langsamer als bei der Magenentzündung und die Krise beim glücklichen Ausgang der Zerteilung ist die Diarrhöe; oft entsteht Eiterung und Verhärtung oder Abszesse nach außen. Der Brand entsteht selten und nur dann, wenn die heftige Entzündung anfangs vernachlässigt wurde. Die Krankheit ist nicht so schnell im Verlauf, aber in der Länge gefährlich, sie geht in Schwind- und Wassersucht über, wenn die Auflösung nicht gelingt.

Die Kur ist, wie in der Brustentzündung, kühlend, Hitze löschend, ableitend, direkte Einwirkung in Distanz, die Behandlung oft, aber kurz, Essigwasser magnetisiert und umgeschlagen, Kaltwasserklistiere, viel magnetisiertes Wasser trinken und bei der offenbaren, akuten Entzündung ein Aderlass; Blutigel sind hier in allen Formen der Krankheit sehr nützlich. Die nassen Umschläge müssen mit eiskaltem Wasser oft gewechselt werden. — Die Belladonna in sehr kleinen Gaben ist hier spezifisch in allen Stadien der Krankheit sowie das Aconit im Anfang und die China zuletzt bei Verhärtung (aber wenig) höchstens einen Tropfen von der Tinktur in sechs Unzen Wasser, wenn man nicht streng homöopathisch verfährt.

6) Die Nieren- und Blasenentzündungen

Die Nierenentzündung zeichnet sich durch heftige Schmerzen in der Nierengegend auf einer oder beider Seiten aus; das Liegen auf der rechten oder linken Seite ist unmöglich, dabei sind ein heftiges, entzündliches Fieber und sehr bedeutende

Urinbeschwerden; der Schmerz zieht sich bis in die Blase hinab, der Puls ist voller und härter, als in der Magenentzündung. Der Urin ist feurig und brennend rot, sparsam; damit sind oft Krämpfe in den Schenkeln und dem Nacken verbunden. Übelkeit und Schlucker fehlen auch selten, dabei Leibesverstopfungen und zuweilen Diarrhöe mit einer sehr großen Reizbarkeit. Der Verlauf ist ziemlich rasch, sieben bis neun Tage, die Krisen erfolgen mit kritischem Urin mit einem starken Bodensatze, seltener findet ein blutiger Hämorrhoidalfluss durch die Blase oder den Stuhl statt. Die Entzündung zerteilt sich, oder es erfolgt der Tod durch Brand, wenn nicht Eiterung denselben verhütet; denn die Nieren eitern leicht, wo dann der Eiter durch den Urin abgeht, oder seltener durch den Darm.

Außer Gewalttätigkeiten, Fallen, Stößen, starkes Reiten, dann Heben schwerer Lasten, sind nicht selten Steine in den Nieren Ursache, welche bei heftigen Erschütterungen Entzündung erzeugen; ferner gichtische Versetzungen, stark wirkende Gifte, wie die Kanthariden, die Sabina, usw.

Leichter ist die Erkenntnis der Blasenentzündung; der Schmerz und der geschwollene Umfang, das Schwerharnen und die Harnverhaltung mit der konsensuellen Stuhlverstopfung und Neigung zum Brechen, und oft Schlucksen, sind sichere Zeichen derselben. Das Fieber ist mit hartem Puls bedeutend und eine sehr große Unruhe beängstigt den Patienten.

Die Behandlung besteht in dem entzündungswidrigen Verfahren, durch direkte, magnetische Einwirkung und Ableitung, durch magnetisches Wasser, Umschläge, Klistiere, mit Rücksicht auf die entfernten Ursachen. Ebenso übergehe ich die übrigen Entzündungen des Unterleibs, als die Darmentzündung, welche mit der Magenentzündung Ähnlichkeit hat; die Gebärmutterentzündung, welche die Zeichen der Blasenentzündung und eine ziemlich gleiche Behandlung erfordert. Ferner wäre das Kindbettfieber mit dem gefährlichen, raschen Verlauf und die Lendenmuskelentzündung (*Coxitis*) zu erwähnen, welche der mit Fleiß und Umsicht und mit den allgemeinen Regeln ausgerüstete magnetische Arzt mittelst des Mesmerismus beiweitem sicherer heilen wird, als es bisher namentlich der allopathischen Medizin gelungen ist. Das Kindbettfieber insbesondere verdient indessen doch noch folgende Bemerkungen, und zwar, indem ich die Bekanntschaft mit den Erscheinungen voraussehe, in Hinsicht auf die Eigentümlichkeit der Ursachen und Behandlung derselben.

7) Das Kindbettfieber

Die nächste Ursache des Kindbettfiebers ist wohl seltener die Entzündung der Gebärmutter, als des ganzen Uterinsystems, ja des ganzen Vegetationssystems des Unterleibs, des Nerven- und Lymphsystems. Dies verdient bei der Behandlung die weitere Umsicht, als auf die bloße Gebärmutter, und wer nur einen oberflächlichen Begriff vom Mesmerismus hat, der wird auch sogleich erkennen, dass durch eine allgemeine magnetische Einwirkung viel sicherer dieser Krankheitskomplex umgestimmt und in seinem raschen, chemischen Prozesse aufgehalten wird, als es sonst nur immer möglich ist; ich habe darüber zwar nur ein paar, aber sehr sprechende Erfahrungen. Was die Gelegenheitsursachen betrifft, so muss ich auf Folgendes aufmerksam machen: l) Man beachte wohl den epidemischen Charakter der allgemeinen und der medizinischen Konstitution, vermöge welchem es Jahre gibt, wo eine fast allgemeine Neigung zu dieser Krankheit herrschet oder wo in gewissen Ortsverhältnissen, wie in Gebäranstalten, beinahe alle Kindbetterinnen diese gefährliche Krankheit bekommen. Ist dieses der Fall, so müssen allgemeine Maßregeln ergriffen werden, welche die Zeit vor der Geburt und den Raum neben dem Kindsbett umfassen. In solchen Zeiten muss vorzüglich auf die innere und äußere Reinigung der Personen und Wohnungen gesehen werden, man unterlasse nie die Reinigung der ersten Wege der Schwangeren vor dem Wochenbette, weil notorisch mit vorausgegangenen Leibesverstopfungen das Kinderfieber öfter und gefährlicher ausbricht. 2) Vorhergehende Erkältungen, Ermüdungen und Erhitzungen legen schon den Grund zu den nachfolgenden, leicht ins Abnorme umschlagenden Funktionen. Auch während des Wochenbettes ist die Erkaltung in den ersten Tagen eine Hauptveranlassung beinahe aller folgenden Nachteile der Kindbetterinnen, insbesondere auch der bösen Brüste. Zu heiße Stuben sind aber ebenso schädlich, und namentlich, sobald schon Fieberbewegungen und dazu auch noch die Hinneigung zu dieser Krankheit vorhanden sind. 3) Die Gemütsbewegungen, welche leider selten zu verhüten und schon eine Mitgift des ganzen Zustandes sind, veranlassen ganz besonders die nachtheiligen Folgen des Geburtsgeschäftes. 4) Die unterdrückten Lochien und das unterlassene Stillen des Kindes sind vorzügliche Ursachen, auf deren Beseitigung ohne Ausnahme, wenigstens in den ersten Tagen nach der Niederkunft, zu sehen ist. 5) Schwere Geburten und mechanische Ursachen können auch mit ins Spiel kommen, die freilich weniger in der Macht einer Obsorge liegen. 6) Ansteckung. Man hat gestritten, ob die Ansteckung oder nur die gleichen Ursachen, besonders der äußeren Umgebung, — der Zimmerluft, die unterlassene Reinlichkeit,usw., in den Wochenstuben, das Kindbettfieber verursachen. Ich halte dafür, dass beides möglich ist, dass die wirkliche Ansteckung aber gewiss zur Seltenheit gehört, für beide Fälle ist aber leicht schützende Abhilfe zu schaffen. Man unterlasse überhaupt nie, die Zimmer zu lüften, zu reinigen und mit Essig und Wasser zu bespritzen, die größte Diät in jeder Hinsicht, in Kleidung und Bedeckung, in der Wärme der Wohnzimmer, in der Nahrung und Seelenruhe zu halten. Nun, wenn die Leiter und Ärzte der Kindbettanstalten und Kindbetterinnen sich entschließen können, den Mesmerismus zu studieren und in Anwendung zu bringen, so werden sie ihre Pflegebefohlenen, in Verbindung mit den genannten Rücksichten, täglich wenigstens mit magnetisiertem Wasser zum Getränk versorgen und dieselben, wenn sie auch gesund sind, täglich wenigstens einmal mit einigen magnetischen Zügen *à grands courans* behandeln. Vor allem sorge man, dass die Wöchnerinnen nicht zu früh aufstehen, in solchen gefährlichen Zeiten nie vor 14 – 21 Tagen. Sobald sich aber örtliche Schmerzen einstellen, oder gar Fieber entstehen, so muss gleich ein längeres, magnetisches Verfahren nach den Umständen stattfinden und vor allem auf den Unterleib gesehen werden, um die etwa vorhandenen

Verstopfungen zu beseitigen. Zweitens sehe man auf die Komplikationen des Nervensystems, in wiefern etwa hysterisch krampfhafte Erscheinungen im Hintergrunde sind, wozu beginnende Milchversetzungen nicht selten Ursache sind, was am sichersten das magnetische Verfahren aufdeckt und beseitigt.

8) Die Rose, Rothlauf — *Erysipelas*

Die Rose bildet den Übergang von den Entzündungen zu den Hautkrankheiten, da sie eine Entzündung der feineren Gefäße der äußeren Haut ist und sich mit mehr oder weniger örtlicher Begrenzung oder in weiterer Ausbreitung, mit großer Hitze, Geschwulst und Schmerzen oder brennendem Jucken auszeichnet und zuweilen Blasen, Pusteln, Geschwüre, Abschuppung und Verhärtungen bildet. Die Rose ist ganz oberflächlich, daher im Anfang meistens bei sehr trockener Haut glänzend; beim Druck verschwindet die Röte und lässt momentan einen blassen Fleck. Die Krankheit hat von der Farbe den Namen, ist aber, wenn sie stark ist, scharlachrot, auch ins Blaue spielend; sie zerfließt seitwärts ins Gesunde ohne genaue Begrenzung, und verbreitet sich über größere Flächen. Sie erscheint gern im Gesicht und ist da sehr schmerzhaft und oft ihres Zurücktrit halber aufs Gehirn gefährlich.

Sie hat noch folgende besondere Eigenschaften, sie ist äußerst flüchtig und verschwindet oft plötzlich, um innerlich oder auch anderswo äußerlich aufzutreten. Zweitens dehnt sich die Geschwulst zuweilen bis ins Unförmliche aus, das Gesicht schwillt entsetzlich an, dass man von den Augen nichts mehr sieht; die Glieder schwellen ungeheuer; in seltenen Fällen, wie ich einen solchen gesehen habe, ist der ganze Leib, vom Kopf bis zu den Füßen furchtbar glänzend und scharlachrot, angeschwollen. Mehr oder weniger Fieber ist immer damit verbunden.

Der Verlauf und die Stärke ist verschieden, der gelindeste Grad vergeht in einem Tage mit einem nur gelinden Fieberanfall. Ist das Fieber stärker, so dauert die Rose drei bis vier Tage und erscheint gewöhnlich am zweiten, oder gar erst am dritten Tage; dann ist der Patient mit Angst und Übelkeit geplagt, die mit Schläfrigkeit und Sopor wechselt; in den Teilen empfindet er schon Schmerzen, wo später die Rose zum Vorschein kommt, wonach gewöhnlich das Fieber nachlässt, wenn auch der örtliche Schmerz zunimmt. Dauert das Fieber nach dem Ausbruch noch fort, dann ist es der heftigste Grad und die Krankheit ist nicht ohne Gefahr. Die Rose der heftigen Art dauert von drei bis zu vierzehn Tagen und länger, jedoch selten und der Ausgang ist Zerteilung, die in den leichten Fällen gewöhnlich ohne viele Mühe erfolgt, wonach aber fast immer eine kleienartige Abschuppung der Oberhaut stattfindet; 2) bei unvollkommener Zerteilung entsteht Verhärtung, die sehr lästig werden kann, weil sie manchmal Steifigkeiten verursacht; 3) entsteht Eiterung, was immer ein ungünstiger Ausgang ist, weil bei der Rose nie ein guter Eiter sich bildet, der gerne ins umgebende Zellgewebe frisst; 4) geht die Krankheit in *oedem* — Wassergeschwulst über und was noch schlimmer, in Brand, der bei sehr schwachen und alten Leuten zu fürchten ist, sowie bei andern zur Fäulnis hinneigenden Komplikationen.

Nach der Erscheinung teilt sich die Rose 1) in die leichtere, oberflächliche, einfache Hautentzündung; 2) in die Blasenrose, bei der sich mit Wasser gefüllte Blasen erzeugen; 3) der Gürtel, Zona, oder das St. Antoniusfeuer, so genannt, weil es einen Streifen um den Leib mehr oder weniger ausgebreitet bildet, worin gewöhnlich sehr brennende, kleine Bläschen entstehen; und 4) die entzündliche Hautrose *Erys. phlegmonoides*, — wo die Entzündung tiefer in die Haut dringt. Das Gesicht, die Augen, die Brüste der Frauen, die Neugebornen sind dem Rotlaufe am häufigsten ausgesetzt.

Ich habe in meinem Leben eine große Menge Beobachtungen über diese Krankheitsform, von der leichtesten bis zur schwersten Art, gemacht und spreche aus selbst gemachten Erfahrungen. Keine Krankheit gibt es, die mehr geeignet wäre, die rasche und mächtige Wirkung des Magnetismus zu beweisen, ohne auch nur das geringste Mittel dazu in Gebrauch zu ziehen. Eine leichtere Art von Rotlauf braucht man nur einige Male mit der flachen Hand zu bestreichen, sodass man die Haut entweder gar nicht oder nur sehr sanft berührt; sind Schmerzen dabei, so haucht man die entzündete Stelle an, der Kranke bleibt zu Hause oder im Bett und trinkt, wenn er Durst hat, magnetisches Wasser, ohne dies aber doch stündlich etwas davon. — Ist ein starkes Fieber mit viel Schmerz da, und nimmt die Geschwulst in der Ausbreitung zu, so muss der Patient zu Bett bleiben, er wird ein paar Mal täglich mit 7 – 21 Strichen *à grands courans* in Distanz magnetisiert, und die örtliche Stelle wird insbesondere mit der flachen Hand ganz leise im Kreise und abwärts streichend ein paar Minuten lang behandelt und angehaucht, und in der Zwischenzeit bedecke ich sie mit einer ganz dünnen Baumwolle, z. B. mit einer halben Watte, die vorher in den Händen gehalten und angehaucht wird.

Wer gleich anfangs dieses Verfahren anzuwenden Gelegenheit hat, wird nie etwas Weiteres zu tun nötig haben, und die Rose erblasst, gewöhnlich schon nach der ersten Behandlung, jedenfalls ist man imstande, die Schmerzen zu lindern und den Entzündungsprozess augenscheinlich zu hemmen. Ich habe mehrere Male Gesichtsrosen zu behandeln Gelegenheit gehabt, von denen ich ein paar zur Nachahmung anführen will. — Ein Gärtner kam im Spätherbste zu mir, um, wie man ihm geraten hatte, sich von mir wegen seiner rheumatischen Zahn- und Gesichtsschmerzen elektrisieren zu lassen, was ich in solchen Fällen mit raschem Erfolg, schon mehrfach bekannt, oft ausgeführt hatte. Der Mann, einige dreißig Jahre alt, hatte ein starkes Fieber, und schon zwei Tage sehr am ganzen Kopf, ohne etwas schlafen zu können, gelitten. Das Gesicht war seit ein paar Stunden sehr rot und angeschwollen, und die Augen sahen nur ganz klein zwischen den aufgetürmten Hügeln hervor. Da ich die Anwendung des elektrischen Apparates zu reizend hielt, so ließ ich ihn auf einen Stuhl setzen und magnetisiert auf die angegebene Weise eine Viertelstunde lang. Die Schmerzen ließen schon während der Behandlung bedeutend nach, und die bläuliche Röte ist viel blasser geworden; ich gab ihm magnetisiert Baumwolle zum Auflegen mit nach Hause und ließ ihn am folgenden Tage wieder kommen; er kam aber nicht wieder, sondern liess mir sagen: er habe eine sehr gute Nacht gehabt und befinde sich heute ganz wohl. — Eine vornehme Dame bekam jedes Mal vom Terpentingeruch in wenigen Stunden einen sehr heftigen und äußerst schmerzhaften Rotlauf auf den Augenliedern und in der Umgebung. Einmal war ich grade gegenwärtig, als sie kurz vorher in einem Zimmer gewesen war, das frisch an den Türen einen Ölfarbanstrich bekommen hatte; die Augen schwollen schon nach ein paar Stunden ganz zu, was auch früher immer geschah, und sie konnte gar nicht mehr sehen. Ich magnetisierte sie mit öfterem Anblasen der Augen, als wollte ich gleichsam den Brand löschen, was ihr so fühlend erschien, als wenn ich sie mit kaltem Wasser wüsche. Dem Rotlauf wurde mit der Geschwulst und dem Schmerz sogleich Einhalt getan und das Übel nahm fortwährend ab, dass es schon am folgenden Tage verschwand. Früher hat es immer mehrere Tage gedauert.

Die Gesichtsrosen werden auf die mesmerische Art ganz sicher jedes Mal gleich das erste Mal sehr bedeutend gemildert und der Gefahr des Übersetzens derselben auf das Gehirn wird unfehlbar vorgebeugt, wenn der Kranke bei der größten Ruhe im Bette magnetisiert wird, und zwar auf folgende Art. Das Licht im Zimmer muss sehr gemäßigt und Geräusche entfernt werden und die Zimmerlust darf nur kühl gehalten werden. Zum Getränk bekommt der Patient magnetisiertes Wasser und zum Essen am besten gar nichts weiter, als höchstens, wenn er es verlangt, etwas Haber- und Gerstenwasser, bis die Geschwulst und Röte nachlässt. Nebenbei wird zweimal des Tags etwa 10 bis 15 Minuten magnetisiert vom Kopf über den Leib hinweg in Längenzügen; dann hält man die flache Hand vor das Gesicht und macht ein paar Linien oder einen halben Zoll entfernt Kreisbewegungen mit darauf folgendem Hinausleiten über die Schulter und Hände, etwa 5 bis 7 Mal wiederholen.

Das Gesicht wird, wenn es glänzt und sehr rot ist, leise angeblasen, und wenn es sehr schmerzt, einige Male angehaucht. Dann leitet man die Striche abwärts vom Kopf bis zum Magen und hält da mit der rechten Hand aufgelegt an, während man die linke auf das Genick und den Hinterkopf hält, die Letztere streicht über das Rückgrat bis zum Kreuz hinab mit Berührung und nach 5 bis 7 Zügen hält man diese im Rücken, dem Magen gegenüber, eine Zeit lang stille. Dies ist ein die Krankheit bei der Wurzel fassendes Verfahren, weil die Geneigtheit zu Gesichtsrosen ihre Quelle vorzüglich im Unterleib und namentlich in der Leber hat. Deswegen wird jedes Mal nach der kürzeren Behandlung des Gesichts eine längere in der Magen- und Unterleibsgegend vorgenommen, bei welcher zuletzt die Striche über die Beine und Füße hinausgemacht werden. Solche Patienten müssen aber noch länger behandelt werden, als bis das äußere auffallende Übel verschwindet, während das Innere latent bleibt; solche müssen eine Unterleibskur vornehmen, wenn sie nicht bei jeder Gelegenheit das ganze Haus wollen in Brand geraten lassen. Die Kur der Unterleibskrankheiten werden wir in der Folge besprechen.

Eine der furchtbarsten Erscheinungen in dieser Art hatte ich zufällig auf einer größeren Reise zu sehen und zu behandeln bekommen bei einer fein gebildeten

Dame, die Frau eines Arztes, die ich kurz erzählen will; sie ist sehr lehrreich und jedenfalls ihrer Seltenheit wegen merkwürdig. Bei meiner Ankunft in einem berühmten Bade wollte ich die Bekanntschaft des Badearztes machen, der mich sehr freundlich empfing und mich sogleich einlud, seine Frau zu besuchen, welche nach seiner Versicherung so gefährlich an einer allgemeinen Rose mit Wassersucht unsäglich leide, dass er schon die verflossene Nacht ihren Tod befürchtete. Ich fand eine große Frau von so entsetzlichem Umfang, wie ich in meinem Leben niemals zu sehen bekam, und vom Kopf bis zu den Füßen mit einer Röte überflossen, wie ein gekochter Krebs, dabei hatte sie mit den furchtbarsten brennenden Schmerzen eine quälende Angst, ohne sich auf dem Bette auch nur rühren zu können. Die Frau war von lange her zur Fettsucht geneigt und hatte wassersüchtige Anfälle, aber nie in einem so drohenden Maße, wie eben jetzt.

An Schlaf war schon länger nicht mehr zu denken und genießen konnte sie beinahe gar nichts mehr. Der Puls war sehr klein und kaum zu finden und schnell, Urinfluss beinahe gar keiner, dagegen ergoss sich eine Flüssigkeit in einem hohen Bogen wie ein Springbrunnen aus dem Nabel, wenn ich ein wenig auf den Bauch drückte. Man denke sich dabei noch den quälenden Durst und nicht trinken können, um ein volles Bild des Jammers vor sich zu haben. Nun, ich machte sehr wenig Worte und noch weniger Fragen und sagte, nachdem ich der Kranken eine Weile die Hand gehalten hatte: nun da wollen wir gleich helfen. Die Frau kannte den Magnetismus nicht weiter als dem Namen nach, der Mann vielleicht aus Büchern; er hat aber nie jemand behandeln gesehen. Nun fing ich die Kur also an: ich hielt die eine Hand der sehr unruhigen Kranken, während ich meine rechte auf die Stirne leise auflegte, und sie etwa eine Minute ruhen ließ. Dann fuhr ich über das Gesicht langsam bis an die Herzgrube herab und hielt darüber wieder eine Minute lang die Hand; ich wiederholte dasselbe Verfahren 5 bis 6 mal. Sodann ließ ich die Hand los und magnetisierte mit den beiden flach ausgestreckten Händen ganz langsam vom Kopf über den Körper bis über die Füße hinab in ein paar Zoll Entfernung in siebenmaliger Wiederholung. Darauf legte ich die Handteller so sachte unmittelbar auf die Haut, dass die Patientin kaum die Berührung fühlen konnte, und strich über den ganzen Körper hin bis über die Füße weg; ich hatte es kaum zweimal getan, als sie in einen Strom von Tränen ausbrach und sagte:

Gott, was haben Sie für Hände, es ist mir, als wenn Sie mich mit kaltem Wasser übergössen und alles Brennen ist wie weggewischt. Nachdem ich nur noch wenige Züge gemacht hatte, magnetisierte ich ihr eine Flasche Wasser zum Getränk und verließ sie; dies war um 5 Uhr Abends, um 10 Uhr kam ich noch einmal, um ihr einige mesmerische Striche zu machen, worauf sie in der Nacht sehr ruhig blieb und mehr als seit lange her geschlafen hatte. Am andern Morgen war der ganze Zustand sehr viel besser, die Rote und Geschwulst, die schon gestern etwas nachgelassen, war heute noch weniger und das Befinden über Erwartung gut, voll Mut und Hoffnung sah die Patientin einer wirklichen Besserung entgegen. Ich blieb drei Tage und behandelte sie täglich zweimal; schon am zweiten Tage konnte sie etwas aufstehen und bei meiner Abreise hatten sich alle jene schlimmen Erscheinungen beinahe gänzlich gelegt. Ich verordnete das meist bloß diätetische Verhalten und riet ihrem Manne das einzuschlagende Verfahren und empfahl mich. Mein Andenken blieb in der freundlichsten Erinnerung; ich erhielt bald nachher Botschaft von der erlangten Besserung aus den früheren Zustand, und zwar unter Öfterem noch zwei Jahre später; nach dem dritten Jahre ist sie an der Wassersucht gestorben.

Die hitzigen Hautkrankheiten

Die hitzigen Hautkrankheiten haben einen gesetzmäßigen Verlauf in einer bestimmten Zeit mit Fieber, welches mit mehr oder weniger Heftigkeit beginnt und bis auf einen gewissen Grad und Zeitpunkt steigt, wo dann ein Hautausschlag erscheint, der sich eigentümlich nach der Verschiedenheit der Krankheitsformen entwickelt und endlich mit Abschuppung sich verliert, oder in schlimmen Fällen in eine andere Krankheit übergeht. Das Charakteristische ist die Ansteckung mit Übertragung derselben Krankheit auf Individuen, welche dieselbe noch nicht überstanden haben. Die nächste Ursache ist ein abnormer Vegetationsprozess in der Haut, indem sich aus ihrem Boden eigene Keime entwickeln, blühen und abwelken. Man hat diesen Prozess eine Entzündung genannt, was es eigentlich nicht ist, sondern vielmehr ist es ein im Blute vorhandener oder aufgenommener Stoff, der mit dem eigentümlichen Fieberprozess durch die Selbsttätigkeit der Natur zur Ausscheidung gebracht und so auf der Haut in verschiedenen Formen abgesetzt wird, wodurch die Gesundheit um so besser wiederkehrt, je vollständiger dieser Prozess von Statten geht. Zu diesen Krankheitsformen gehören die Blattern, die Masern, die Röteln, der Scharlach, der Friesel, die Petechien, die Schwämmchen, die Nesseln. Die Erkenntnis ist leicht, sobald der Ausschlag erschienen ist, schwer, solange noch erst das Fieber als Vorbote da ist. Die Erscheinungen auf der Haut sind 1) entweder bloße Farbenveränderungen, rot, gelb, braun, wie der Scharlach, die Petechien; oder es bilden sich in Knötchen kleine Erhabenheiten, jeder Fleck bildet einen Hügel, — die Masern, Röteln; oder 2) es entstehen Blasen und Pusteln, — die Blattern — der Friesel, oder es bilden sich Pocken und Geschwüre. Die Zeit der Entwickelung ist von 3 bis 4 Tagen bis zu 7 bis 14 Tagen und 3 bis 4 Wochen bei den Varizellen, dem Nessel, den Plattern, dem Scharlach und dem Friesel, usw.

Die ansteckenden hitzigen Hautkrankheiten entstehen in der Regel nur einmal im Leben; wer den Prozess überstanden hat, bekommt dieselbe Krankheit nicht wieder; den Friesel, die Petechien kann man jedoch öfter bekommen; sehr selten sind die zweimaligen Ansteckungen der Masern und des Scharlachs und noch seltener findet eine zweimalige Blattkrankheit statt. Die zum Teil erst später in der Geschichte entstandenen Hautkrankheiten machen einen sehr interessanten wissenschaftlichen Gegenstand aus, den wir hier nicht weiter verfolgen können, nur über die Pocken bin ich veranlasst, meine Ansicht öffentlich auszusprechen, über deren Natur und Beschaffenheit rücksichtlich der Impfmethode die Meinungen, besonders in der neuesten Zeit, sehr geteilt sind.

Es gibt jetzt Ärzte, welche behaupten, dass das Kuhpocken-Impfen nicht nur nicht vor der Ansteckung schützt, sondern, dass diese allgemeine Impfung das ganze Geschlecht verpeste und dass dadurch tausend andere Krankheiten der Menschen entstehen, von welchen sie verschont geblieben sein würden, wenn sie gar nicht geimpft worden wären. Einige behaupten sogar, dass diese Impfvergiftung eine moralische Verschlechterung des Volkes zur Folge habe, bei dem dieselbe regierungsmäßig geboten sei. Mir scheint das eine Extrem so exzentrisch als das andere; wenn die Einen mit dem Anbesohlen Impfen die Blattkrankheit überhaupt ganz vertilgen wollen, so haben sie ebenso die Erfahrung gegen sich, als die Andern, welche eine allgemeine Verpestung und Entsittlichung der Impfvergiftung zuschreiben. Eine naturwissenschaftliche Begründung muss sich ebenso sehr auf Vernunftgründen als aus Erfahrungs-Tatsachen stützen; mit dieser doppelten Rücksicht habe ich mir folgendes Urteil gebildet über

Die Einimpfung der Pocken

Die Pocken haben nach den sorgfältigsten Nachforschungen ihre eigentliche Geburtsstätte in China und Indien, wo eine eigene Pockengöttin verehrt wird. Die erste Kenntnis von denselben rührt von den Arabern im sechsten Jahrhundert her, indem 570 nach Christus die Abessinier, welche Mekka belagerten, davon befallen wurden. Der syrische Arzt Aron beschreibt sie um das Jahr 622 als eine schon bekannte Krankheit, und Rhazes um 922 lieferte die erste Monografie derselben. Unter den Völkern des Abendlandes richteten die Blattern erst gegen das 13. Jahrhundert u. s. f. Große Verwüstungen an, indem sie von Zeit zu Zeit sich über ganze Gegenden durch Ansteckung verbreiteten, wobei es merkwürdig ist, dass sie wieder periodisch, gewöhnlich auf 4 bis 6 bis 15 Jahre verschwanden, bis endlich der englische Arzt Jenner 1796 einein Knaben — James Phipps — von der Hand eines Milchmädchens — Sara Nelmes — die Kuhpocken einimpfte, wodurch er von den später eingeimpften Menschenpocken verschont blieb. Diese Impfung wurde bald allgemeiner, fand ihre Tadler und unbedingten Lobredner, bis es in der neuesten Zeit eine fast allgemeine Staatsangelegenheit wurde, alle Kinder impfen zu lassen, wozu hie und da sogar Strafverordnungen gegen die Unterlassung eingeführt wurden. Was hat nun die Erfahrung unwiderleglich bewiesen? Sie hat 1) bewiesen, dass das Impfen einen Fieberprozess mit einem den Blattern ähnlichen Ausschlag erzeugt, der in der Regel etwas rascher und gutartig verlauft, wonach eine weitere Ansteckung — wenigstens um dieselbe Zeit größtenteils verhindert wird; 2) seit der Zeit des allgemeinen Impfens sind unstreitig die Blatterepidemien seltener und weniger verheerend geworden. Dagegen hat die Erfahrung eben so unwiderleglich bewiesen, 1) dass bei weitem nicht alle Individuen geschützt werden, sondern trotz der Impfung und des darauf folgenden Prozesses nichtsdestoweniger die Blattern bekamen. 2) Die Blattern erscheinen beinahe eben so oft als früher unversehens ohne alle nachweisbare Einschleppung auch in jenen Gegenden und Ortschaften, wo alle Individuen geimpft worden sind; die Krankheit erscheint zwar etwas verändert, als sogenannte falsche Pocken, usw., aber oft ganz in der alten Form, und es sterben trotz der zweckmäßigsten Behandlung nicht wenige Menschen in allen Orten an dieser Blattkrankheit. Als eigentliche Kinderkrankheit grassieren die Blattern, aber allerdings viel seltener, und wo sie sich zeigen, sind sie auch weniger gefährlich; 3) eine Erfahrungstatsache ist es ferner, dass ganz gesunde Kinder durch das Impsen erkrankten, an Skrofulose, Geschwüren und andern Übeln zu leiden bekamen, von denen sie nicht wieder ganz geheilt wurden; und ebenso ist es eine Erfahrungstatsache, dass ganz gesunde Kinder in Folge des Impfens gestorben sind. Sind diese Fälle eben nicht gerade häusig, so sind sie doch auch nicht gar so selten, und wer immer noch so sehr die überwiegenden Vorteile des Impfens hervorhebt, vermag den Fluch und Gram mancher Eltern damit nicht zu beseitigen. Bleiben wir nur bei diesen wenigen augenfälligen genannten Tatsachen stehen, ohne die weiteren Anschuldigungen der Gegner des Impfens zu berücksichtigen und zu unterschreiben, wie z. B. dass die meisten übrigen Kinderkrankheiten in hohem Maße zugenommen haben, wie die Skrofulose, die englische Krankheit, verschiedene Suchten, usw., von denen früher wenigstens die vermöglichen Klassen verschont geblieben sind; oder dass das Impfen häufig die venerische Ansteckung verbreite; dass es die Menschheit entsittliche und vertiere, so reichen dieselben doch hin, um ein Urteil begründen zu helfen, welches in theoretischer Hinsicht noch viel ungünstiger sich herausstellt, als von Seite der Praxis, die meist ungemein viel Schein auf der Routine der privilegierten Bahn verbreitet, ohne sich um die letzten Gründe und Folgen weiter viel zu bekümmern.

Dass irgendein Krankheitskeim in seiner Entwickelung gehemmt und umgestimmt werden kann, wird niemand leugnen, der auf dem praktischen Felde der Medizin bewundert ist; dass aber die Möglichkeit, Krankheitskeime in den Organismus aufnehmen zu können, für alle Zukunft durch die Kunst eines vorläufigen Verfahrens aufgehoben werden könne, streitet gegen die gesunde Vernunft und gegen alle Erfahrung und namentlich gegen die Erfahrung des Kuhpockenimpfens. Nimmt man an, dass der Blatternststoff, im Blute des Geschlechts enthalten, entweder von selbst entstanden oder irgendwie durch Vergiftung mitgeteilt worden sei, der früher oder später sich gelegentlich als eigentümlicher Blatternsamen entwickelt, oder dass er in einer anderen Krankheitsform nach der Verschiedenheit der Individuen zum Vorschein kommt und vielleicht nur in seltenen Fällen von der Lebenstätigkeit verzehrt wird, so dass Einzelne ganz verschont bleiben; so ist jedenfalls nicht zu begreifen, wie ein Gift im Organismus durch ein anderes Gift zu vertilgen sei, dass es seine ganze Schädlichkeit verliere und für immer zum Schweigen gebracht werden könne. Bekanntlich gilt sonst das Axiom, dass ein Teufel den andern nicht austreibt und wäre es auch Beelzebub, der Teufel Oberster. Den triftigsten Beweis für dieses Axiom liefert uns die Impfvergiftung. Denn der Kuhpockenstoff ist ein giftiger Krankheitsstoff, welchen Jenner an der Sara Nelmes entdeckte, die von den Geschwürpusteln des Kuheuters angesteckt wurde. Der geniale Scharfsinn Jenners schloss nun folgerecht: hat die Kuh die Nelmes angesteckt, so wird die Nelmes auch den Phipps anstecken, und siehe da, Phipps bildete wirklich das erste Glied in der langen Kette der Kuhpockenansteckung. Phipps bekam dann die eingeimpften Menschenblattern nicht mehr, und so war der Triumph fertig. Der große Entdecker wurde zum Herkules der Menschenbeglückung gestempelt, leider aber wurde durch die leichte Kunst, die Phippskrankheit hervorzubringen, nicht auch zugleich der Augiasstall des unreinen Blatternststoffs gesäubert, welcher allerdings noch weit mehr als von 3000 Ochsen und seit viel länger als nur 30 Jahren verunreinigt war. Ist aber das Gift nicht schon als Erbteil von den Eltern im Blute enthalten und kommt der Blatternststoff gelegentlich von außen irgendwie zur ansteckenden Keimentwicklung, so ist es geradezu absurd, die Menschen vorläufig zu vergiften, damit sie von der möglichen, aber doch ungewissen künftigen Ansteckung gesichert bleiben. Denn Tausende würden vielleicht nicht angesteckt werden und gesund bleiben, die durch die Phippsvergiftung jedenfalls einen Krankheitsprozess durchzumachen gezwungen werden, bei dem es sehr zweifelhaft bleibt, ob sie nicht dabei zugrunde gehen, oder wenigstens während des ganzen Lebens hindurch keinen gesunden Tag mehr haben. Für die Wahrheit dieser Vermutung liefert jedenfalls zahlreiche Beweise die Geschichte der Kuhpockenimpfung selbst.

Wenn nun die Impsvergiftung offenbar die absolute Kraft nicht besitzt, vor der Blattkrankheit zu schützen, *ut exempla docent*; wenn zweitens damit sogar nicht selten mögliche Gefahren verbunden sind, wie es leider sehr häusige Erfahrungen zeigen, so fragt es sich, ob die Regierungen mit Fug und Recht ohne weiters die allgemeine Kuhpockenimpfung mit Strafandrohungen verordnen dürfen?

Gesetzt nun aber auch, man wäre wirklich irgendwo zur Überzeugung gekommen, und man hätte die Gewähr dafür, dass durch ein allgemeines Impfen die Menschheit ganz von der Blattpest befreit werden könnte, sodass dann Geimpfte und Ungeimpfte verschont blieben, was keineswegs der Fall ist; so müsste das Impfen allgemein in allen Staaten und auf der ganzen Erde geschehen, was eine Unmöglichkeit bleibt. Das einzelne Impfen eines Landes bedeutet demnach gerade so viel, als das Impfen in einer Gemeinde oder einer Familie. Abgeschmackt ist daher, durch strenge Maßregeln einzeln den Impfzwang einzuführen, der im Allgemeinen zu gar nichts und im Besondern zu einem sehr unsicheren Resultat führt. Wie wäre es nicht vernünftiger, man ließe es der vollen Freiheit über, zu impfen oder es bleiben zu lassen, auf eines jeden eigene Wahl und Gefahr hin, und der Staat ergriffe allgemeine Maßregeln nur dann, wenn eine wirkliche Epidemie im Anzuge ist, wo dann vorzüglich durch Belehrung und allgemeine Vorschriften des diätetischen Verhaltens, durch eine recht zeitliche, zweckmäßige, ärztliche Vorkehr und Behandlung die Gefahr beseitigt wird. Nun meinetwegen, wenn nun einmal geimpft werden muss, so soll vorzüglich bei der Jugend, der etwaigen Bösartigkeit des Feindes zuvorzukommen, geimpft werden, oder wer dazu Lust hat, da bekanntlich die Jugend vor älteren Menschen davon ergriffen wird. Die Krankheit ist schon im Laufe der Zeit gar nicht mehr so bösartig, wie früher, wo durch die höchst verderbliche Krankenpflege und durch die mangelhafte, ärztliche Behandlung, indem bei Tausenden auf dem Lande gar keine ärztliche Hilfe in Anspruch genommen wurde, der Krankheit eher Vorschub, als Hindernis gebracht wurde. Wird die Blattkrankheit richtig in ihren Stadien behandelt, so ist sie nicht gefährlicher, als dies übrigen hitzigen Hautkrankheiten, ja sie ist bei Weitem weniger gefährlich, als das Scharlachfieber, welches an seiner sehr häufigen Bösartigkeit allerdings zugenommen hat. Manche Pockenepidemien und manche Individuen bedürfen ihrer Gutartigkeit halber gar keiner besondern Behandlung. Ist dies nicht der Fall, und die Blattern erscheinen in einer größeren Heftigkeit, dann behandle man sie auf folgende Art, wie ich gleich zeigen will, und man wird seine Angehörigen weder durch die Blattern noch durch das Impfen gefährden. — Diese vorstehenden Ansichten sind bei mir keineswegs neu entstanden, ich habe sie schon vor dreißig Jahren, und zwar öffentlich, als Professor in Bonn ausgesprochen, weil ich es für gemeine

Feigheit halte, die Wahrheit seiner Überzeugung zurückzuhalten, wenn man auch den einmal in Laus begriffenen Strom der allgemeinen Meinung nicht aufhalten kann, und sich selber sogar seiner Sonderheit wegen in Misskredit bringt, wie ich denn deshalb mich wirklich zu verantworten hatte und keine Lorbeeren gewann. Hatte ich dadurch nun gleichwohl meinen Vorteil schlecht gewahret, so habe ich nichtsdestoweniger meine Ansicht durch Erfahrungen nur verstärkt und ich habe bis dato nicht den geringsten Beweis gefunden, dass ich mich getäuscht habe.

Ein solches Urteil öffentlich auszusprechen stehe ich nicht an; denn ich kenne diese Krankheit recht gut, ich habe sie nicht nur selbst häufig gesehen, sondern ich habe sie in meiner frühen Jugend bei einer Epidemie selbst überstanden, durch welche viele Kinder aus meiner Nachbarschaft gestorben sind, und der ich mit sehr genauer Not entronnen bin; es scheint fast, als sollte ich übrig bleiben, um andern Leuten einmal darüber ein Urteil abzugeben; denn es ist wahrlich zu verwundern, dass auch nur ein Einziger damals daran erkrankter Mensch übrig geblieben ist, zumal sie gerade sehr bösartig gewesen ist. Es wurde nicht nur in meiner ganzen Gegend kein einziges Mal um irgendeinen Arzt geschickt, sondern das Verfahren mit den Pockenkranken stimmte überall mit dem überein, wie es bei mir gehalten wurde. Ich war etwa sieben Jahre alt und erinnere mich recht gut, dass mehrere meiner Gespielen teils schon gestorben, teils erkrankt waren, dessen ungeachtet fiel es niemanden ein, irgendeine Isolation zu veranstalten, eine Vorsorge zu treffen oder für eine besondere Pflege zu sorgen. Ich war, einige Tage schon sehr müde gewesen, als ich noch von meinen Verwandten in das Heumad auf einen Berg hinauf mitgenommen wurde, wo ich den ganzen Tag geschlafen habe, und abends beim nach Hause herabsteigen musste ich geführt werden, weil ich mich immer wieder hinlegte und einschlief. Das Gehen wurde mir endlich so sauer, dass ich wirklich nicht mehr weiß, wie ich heimgekommen bin und was mit mir in den ersten Tagen vorgegangen ist. Da gerade in der Sommerzeit jedermann auf das Feld hinaus musste, so ließ man mich in der Wohnstube allein zurück, nachdem dieselbe gehörig geheizt und dann die Tür und Fenster geschlossen wurden; erst nach einigen Tagen soll eine Base bei mir zurückgeblieben sein, als man den Buben doch nicht so ganz allein sterben lassen wollte, wozu der Glaube hinlänglich gerechtfertigt gewesen sein soll. Das erste, was ich aus dieser Krankheit mich wieder erinnere, ist, dass ich an einer Ofenbank lag, und dass ich ein außerordentliches Vergnügen empfand, die Pockenschorfe von der juckenden Haut zu schalen.

Sehen konnte ich aber gar nichts, weil die Augen ungewöhnlich geschwollen und gegen das Ende sogar vereitert gewesen waren, sodass schon die allgemeine Furcht ausgesprochen wurde, dass das Augenlicht wohl verloren sei; denn als ich schon wieder besser geworden war, konnte ich noch drei Wochen lang nicht sehen, bis ich einmal abends ein kleines Kruzifix vor mir auf dem Tische sah, als es schon ganz dunkel geworden war.

Die Freude dieses ersten Sehens, und noch dazu gerade des Kruzifixes, war bei mir ebenso groß, als bei meinen Angehörigen, und nun weiß ich nur, dass ich bald nachher aufstand, wieder ausgehen durfte, und dass ich recht gesund geworden bin, sodass ich mich nicht erinnere, in meiner Jugend ferner je wieder krank gewesen zu sein, ja ich habe nicht einmal mehr irgendeine der übrigen Kinderkrankheiten, wie der Masern, des Scharlachs, usw., bekommen, obgleich ich früher und später oft genug in der Gelegenheit war, angesteckt zu werden, indem ich auch später als Arzt gar nicht selten diese Krankheiten zu behandeln hatte.

1) Die Behandlung der Pocken

Da es trotz des Impfens immer noch Pockenkranke von Zeit zu Zeit gibt, und wohl auch noch lange geben wird, gleichviel, ob da geimpft und dort nicht geimpft wird, so will ich zeigen, wie dieselbe unschädlich gemacht und in ihrem Prozesse glücklich zu Ende geführt werden kann, ohne vorläufig die Furcht und den Zweifel durch Zwangsmaßregeln gegen die freie Selbstbestimmung der Familien rege zu machen und damit zugleich die Trauer und den Fluch zu beseitigen, der bei dem unglücklichen Ablauf der nicht Geimpften öfter, und der Geimpften nicht selten unvergesslich zurückbleibt.

Fürs erste sollen bei der Nähe der Pocken, wie bei jeder epidemischen Krankheit, Vorsichtsmaßregeln ergriffen werden; die Behörde sorge für die Isolierung der Erkrankten und die Gesunden, besonders die Jugend halte sich ferne und meide jede Gemeinschaft nicht nur bei den Zusammenkünften in Schulen und Kirchen, sondern ganz vorzüglich meide man die Häuser der Pocken, weil die Ansteckung immer nur in der Nähe oder durch unmittelbare Berührung erfolgt. Zweitens sei man in der Diät besorgt, sich vor Ermüdungen, Erhitzung und Erkältung, vor Überladung im Essen und Trinken zu hüten, und sollte jemand ängstlich sein und Vertrauen haben, durch die Kuhpockenimpfung sich zu schützen, nun so lasse er sich impfen, obgleich ich es nicht täte.

Hat man nun aber einen Pockenkranken zur Behandlung bekommen, so ist dieselbe nach den verschiedenen Stadien einzurichten, in denen die Krankheit verläuft; diese sind: 1) das Fieberstadium; 2) das Stadium des Hautausschlags und 3) das Stadium der Abschuppung. In der Regel dauert ein jedes solches Stadium bei einem gutartigen Verlauf drei Tage, wonach die Rekonvaleszenz eintritt.

Das Fieberstadium zeigt sich in verschiedenen Graden der Reizung; manchmal ist die Erregung kaum bemerkbar, und man ahnet bei einigem Appetitmangel oder Kopfweh die Krankheit gar nicht; sie fällt aber oft einen Andern sehr heftig an, sodass sich eine große Betäubung, Schlafsucht und Delirien einstellen, mit Erbrechen und Krämpfen und erst am dritten, selten schon am zweiten Tag stellen sich die offenbaren Zeichen der spezifischen Krankheiten ein, nämlich der Ausschlag in kleinen roten Pünktchen, meist zuerst im Gesichte, die oft, wie die Masern aussehen und einen eigentümlichen Geruch, wie faules Stroh verbreiten. In dieser ersten Zeit sehe man nach dem Grad des Fiebers, lasse den Patienten auch im besten Falle ruhig zu Bette oder wenigstens im Zimmer bleiben, und sorge für frische Zimmerluft, die aber nicht warm, sondern eher kühl gehalten werden muss, nie soll das Zimmer über 14 Gr. R. haben. Die Hauptaufgabe in diesem Stadium ist, alle innere und äußere Reize zu vermindern und schon im Voraus die Vervielfältigung des Pockengiftes aufzuhalten, dazu ist es nötig, innerlich zu kühlen und zu verflüssigen, aber keine festen Stoffe zu genießen, äußerlich Reinlichkeit und mit der kühlen Luft ein leichtes Bett ohne Federn. Man lasse fleißig magnetisiertes Wasser trinken, und wasche die Stirne und das Gesicht mehrere Male des Tags, wodurch der Ausschlag im Gesichte verhindert und die Hitze und Betäubung gemildert wird, was in den heftigeren Graden des Fiebers um so notwendiger wird. Denn diese erste vorsichtige Einleitung bedingt den gutartigen Verlauf und verhindert die Komplikationen und bösen Folgen. Bei den heftigem Graden des Fiebers, bei Delirien und Betäubung, bei Übelkeiten und Erbrechen reiche man um so mehr das Wasser zum Trinken, Waschen und Umschlagen. Manchmal bricht der Kranke bald nach dem ersten Trunk, was sehr gut ist, ja, wo vielleicht eine Magenüberladung da ist, oder wo die Brechneigung sehr groß ist, da ist ein Brechmittel sehr vorteilhaft; man hüte sich aber, in diesem Stadium Laxiermittel zu geben, und wo es notwendig sein sollte, da gebe man lieber Klistiere. Denn nicht durch den Unterleib, sondern durch die Haut will die Natur sich des Giftstoffes entledigen. Es sind deshalb kalte Waschungen des Körpers, ausgenommen des Kopfes, nicht ratsam, weil leicht der ganze Prozess gestört und auf falsche Wege geleitet werden kann. Das Magnetisieren soll in dieser ersten Periode nur kurz und flüchtig mit wenigen negativen Zügen geschehen, vorausgesetzt, dass keine Nervenzufälle sich einstellen, in welchem Falle nach den Umständen beruhigend und etwas stärker vom Kopf ableitend einzuwirken ist.

Im zweiten Stadium ist darauf zu sehen, dass der Ausschlag nicht gehindert, aber auch nicht künstlich getrieben wird; der Kranke wird daher etwas wärmet gehalten, dass die Haut offenbleibt, jedoch nicht so warm, dass statt eines leichten Hautdunstes Schweiß entsteht; man vermeide deshalb noch zu warme Federbetten und schweißtreibende Mittel, indem man jedoch, besonders bei rauer Witterung, die Fenster geschlossen hält. Das Gesicht und namentlich die Augen werden auch jetzt noch mit magnetisiertem Wasser befeuchtet, denn öfter entstehen sogar an den Augen Pockenknötchen, die leicht schwören; in solchen Fällen ist das Anhauchen und Anblasen vortrefflich, alle weitern Folgen abzuwenden. Die Kranken werden jetzt etwas stärker positiv magnetisiert, bis man merkt, dass der Puls voller und die Haut feucht wird, welches das Zeichen zum Aufhören ist. Keine weiteren Mittel und keine Nahrung, als magnetisiertes Wasser.

In diesem Stadium des Ausbruchs der Pocken stellen sich gewöhnlich die heftigen Zufälle ein; es bilden sich Komplikationen, und von hieraus datiert sich meist die Gefahr. Die Entzündungssymptome mehren sich, oder es entstehen Konvulsionen und die Pocken kommen nicht recht zum Vorschein. Im schlimmsten Falle stellen sich Schwächen und nervöse, zum Faulfieber hinneigende Erscheinungen ein; oder die Pocken zeigen sich anfangs einzeln und verschwinden dann plötzlich wieder mit der schon begonnenen Geschwulst. Nach diesen Erscheinungen wird diese Periode die wichtigste Zeit für die große Wachsamkeit und Sorge des Arztes, die zwar höchst selten oder nie ihn überfallen und in ihrer Gefährlichkeit besiegen wird, wenn er im ersten Stadium mit der gehörigen Vorsorge frühzeitig die richtige Einleitung getroffen hat.

Sind entzündliche Symptome mit großer Hitze, Durst und mit einer nicht zu bändigenden Unruhe da, so muss die antiphlogistische Methode mit der negativen, beruhigenden Behandlung oft wiederholt werden, und mit kaltem Wasser, besonders auf den Kopf, sogar mit versuchten Waschungen mittelst eines Schwammes auf der ganzen Haut, in Anwendung kommen, wonach der ganze Körper stark mit erwärmten Tüchern gerieben wird. Es kann sogar ein Aderlass im äußersten Falle nützlich werden. Sind Krämpfe vorhanden, so können sie nur magnetisch ohne Schaden beschwichtigt werden, und das Verfahren richtet sich nach der Art der Erscheinungen derselben, was gezeigt werden wird. Schwächen und Nervenzufälle erfordern die darüber angezeigte Behandlung, und wenn der Ausschlag nicht durchbricht oder wieder verschwindet — die gefährlichste Art — so wird positiv eingewirkt und besonders von dem Kopf und Rumpf ableitend nach den Extremitäten gestrichen, und zwar mit Berührung und Halten der Hände und Füße, wenn dieselben kalt werden, sowie Umschläge und Einwicklungen derselben mit heißen — magnetisierten — Kleien veranstaltet werden sollen. Das Magnetisieren mit dem Mineralmagnet und sogar ein mildes Elektrisieren mit der Maschine ist hier angezeigt, was den Ausschlag am schnellsten zum Vorschein bringt und die Schwäche hebt; ein Hufeisenmagnet werde in das Bett des Kranken an die Füße gelegt; auch Hollunderstäbe in das Bett gelegt, soll den Schweiß befördern und krampfstillend sein. Im dritten Stadium, welches mit dem sechsten und siebenten Tag beginnt, bilden sich die Eiterpusteln der Blattern, und dies dauert bei dem gutartigen Verlauf drei Tage; die Knötchen nehmen zu, erweitern sich und gehen in Pusteln über, die sich erheben in der Mitte, sie umgeben sich mit einem roten Rand, bis sie, wie eine Erbse groß, vollkommen ausgebildet sind. Die ersten Fiebererscheinungen lassen nun nach und der Kopf wird freier; aber oft entsteht ein Neues, eine Art Eiterungsfieber, auf welches wohl geachtet werden muss, weil es leicht ein asthenisches oder Nervöses werden könne; auch die Haut schwillt nun allenthalben etwas an, was gar kein übles Zeichen ist. Zuerst schwellen die Augen und das Gesicht. In dieser Zeit ist eine mäßige, gleiche Wärme des Zimmers zu 15 – 16 Gr. R. und Reinlichkeit das Wichtigste, weshalb oft, aber im Nebenzimmer oder nicht ganz in der Nähe des Kranken, gelüftet werden muss.

Man hat gestritten, ob die Pusteln geöffnet werden dürfen? Sollten dieselben sehr häufig und stark, oft ineinanderfließend sein, so können sie mit einer Lanzette ganz sicher geöffnet werden, dies erleichtert den Abfluss und dadurch den Kranken, und mindert die Aufregung außerordentlich, weil ihm der Giftstoff aus dem Körper geschafft wird; es bleiben keine Narben zurück, denn im Gesicht werden nach der vorherigen vorschriftmäßigen Behandlung gar keine oder nur unbedeutende Pusteln erscheinen, und am übrigen Körper sind die Narben ohnehin seltener zurückbleibend; es muss aber fleißig mit lauern magnetisiertem Wasser und etwas Milch gebäht werden. Innerlich wird das Wasser, zu dem man ein paar Teelöffelvoll Essig oder Moselwein mischt, um es etwas zu Säuren, fleißig getrunken, wenn auch in geringen Portionen und der Patient kann, nun anfangen, ganz leichte Nahrung zu genießen, wenn er darnach verlangt. Sollte es an Leibesöffnung fehlen, so muss nun nachgeholfen werden, und wenn es durch das bloße Wasser und durch Reiben des Unterleibs nicht gelingt, so kann man eine Mittelsalzauflösung gebrauchen.

Ist der frühere Verlauf der ersten Stadien regelmäßig gewesen, so wird es meistens auch in diesem der Fall sein; es bilden sich indessen zuweilen keine rechten Eiterpusteln, sondern nur frieselartige, wässerige Bläschen — *variolae limphaticae crystallinae* — oder sie erscheinen wie leer, ohne Inhalt — *seliquosae v.* — oder sie vertrocknen zu schnell warzenartig; oder sie füllen sich in schlimmen Fällen wohl gar mit Blut; oder endlich, sie erscheinen in solchem Übermaße, dass sie zusammenfließen; in seltenen Fällen, bei krämpfigen Komplikationen, erscheinen sie zu sparsam in wenigen, einzelnen Knötchen alle diese Zufälle sind abnorme Entwicklungen und kommen nur vor, wenn die Patienten entweder gar nicht oder ganz falsch in den ersten Stadien behandelt wurden. Der magnetische Arzt wird sie gewiss selten zu sehen bekommen, und sollte er erst in diesem Stadium dazu kommen, so wird er nach den Anzeigen des Individuums und der Komplikationen das magnetische Verfahren einrichten, mit welchem er jedenfalls auch jetzt noch mehr ausrichtet, als auf jede andere Weise, wenn überhaupt eine Hilfe noch möglich ist.

Endlich im vierten Stadium der Abschuppung und Auftrocknung, am siebenten Tage nach dem ersten Ausbruch fangen bei dem gutartigen und durch eine magnetische Kur geleiteten Verlauf alle Krankheitssymptome zu verschwinden an, die Abschuppung dauert wieder drei Tage — an den Stellen nämlich, wo sie zum Aufbruch kommen — nach ihrer Ordnung. Es ist gut, wenn die Abtrocknung etwas langsam vor sich geht, deswegen muss der Patient wohl in Acht genommen werden gegen zu frühes Aufstehen und gegen Erkältungen, weil auch jetzt noch Versetzungen dieser reifen Auswurfstoffe auf innere Organe stattfinden können, dass Lungen- und Gehirnentzündungen entstehen. Es ist nicht gut, wenn die Abtrocknung zu schnell geschieht, wenn viele Blattern vorhanden waren. Sollte bei der zu raschen Abtrocknung oder in diesem Stadium überhaupt das Wohlbefinden und die andern Krisen durch den Urin, usw., ausbleiben, so muss nachgeholfen werden durch eine stärkere, magnetische Einwirkung und durch Urin treibende Getränke, durch leichte Abführmittel, durch laue Bäder. Hier ist ein China Tee, ein leichter Aufguss der Arnikablumen, der Valeriana vortrefflich, dabei darf der Patient aber noch wenig und nur sehr leichte Nahrung nehmen, bis die rechte Rekonvaleszenz in der dritten Woche eintritt.

Noch eins, das Impfen, — das Impfen? Nun wer will denn eingewurzelte Gewohnheiten, alte Sünden auf einmal ablegen? Wer immer dadurch einen Schutz vor einer möglichen Gefahr sucht und eine Beruhigung findet, der impfe auf folgende Art. Erstens lasse er das Vieh in Ruhe, und suche lieber bei einem gesunden Blatterkind, d. h. bei einem sonst gesunden Kinde von gesunden Eltern, das eben die Blattern in einem gutartigen Verlaufe hat, den Pockenstoff, und zwar wähle man den sechsten oder siebenten Tag, wenn die Materie nicht schon gelb und zu reif ist, sondern wenn sie noch mehr lymphartig ist, und bringe zu dem Kinde den Stoff und nicht das Kind in die Nähe des Kranken, und impfe dann mit dem frischen Stoff, indem man eine etwas breitgeschliffene Impfnadel eintaucht, dass etwas von der Materie an der Spitze hängen bleibt, und sticht dann unter die Oberhaut, ohne die eigentliche Haut zu verletzen, sodass die Materie stehen bleibt, und zwar wie gewöhnlich am Oberarm mit ein paar Stichen an beiden Armen, wenn etwa eine Impfung fehlschlagen sollte. —

Der Verlauf ist dann ein ähnlicher, wie bei den wahren Pocken, nur gewöhnlich gutartig und etwas schneller zu Ende, jedoch dürfen die Perioden bei der schützenden Impfung nicht bedeutend vorschlagen.

Die Wasserpocken oder Windpocken, falsche Pocken sind eine Abart der wahren Pocken und haben ihre Benennung von der äußeren Erscheinung derselben; sie verlaufen schneller, schützen übrigens nicht vor jenen, so wie auch die wahren Pocken nicht vor den falschen schützen. Auch die falschen Pocken können eingeimpft werden. Sie erscheinen schon nach einem 24stündigen Fieber und kommen nach weiteren 24 Stunden zum Ausbruch, und so schnell verlaufen die folgenden Perioden der Eiterung und Vertrocknung. Die Behandlung der falschen Pocken, wo sie von selbst erscheinen, erfordert meistens nur vorsichtiges diätetisches Verhalten.

2) Die Masern

Es sind rote Flecken mit kleinen linsenartigen Knötchen, die nach einem dreitägigen Fieber ausbrechen, welches ganz katarrhalisch anfängt, mit Heiserkeit, Schnupfen und mit einem trockenen Stoßhusten verbunden ist und selten erkannt wird, nur eine große Müdigkeit und ein mit dem Schnupfen verbundenes Augentränen, sowie mit roten Flecken zuerst in den Augen zeichnet es vorzüglich mit Geschwulst und Röte aus, und wenn man mit der Hand darüber fährt, fühlt man die kleinen linsenartigen Erhabenheiten, worauf man mit ziemlicher Sicherheit auf die Masern schließen kann, wenn noch dazu dieselben in der Nähe sind. Die Krankheit überfällt zwar jedes Alter, vorzüglich jedoch die Jugend und meist epidemisch, einzelne Fälle gibt es äußerst selten. Meistens verläuft diese Hautkrankheit gutartig, aber gesetzmäßig in bestimmten Perioden wie die Pocken; sie hält einen dreitägigen Fiebertypus, aber nicht so heftig und nur selten mit einem sehr angegriffenen Kopfe und Delirien. Am vierten Tage erscheint der Fleckenausschlag, zuerst klein, nach keiner genau bestimmten Ordnung, doch zuerst meist an den Händen und im Gesichte, womit die Augen- und Lungenreizung mit Husten zunimmt. Am siebenten bis achten Tag fangen sie an zu trocknen, der Husten lässt nach und die Augen werden auch besser, die Haut schwillt nur bei sehr vielen Masern an. Indem vom achten Tag an sich Krisen durch Urin, usw., bilden, schuppen sich die Flecken kleinartig ab, wie Mehlstaub. Zuweilen verspätet sich die Abschuppung und sie erfolgt erst am 12 – 14. Tag, oder man bemerkt sie beinahe gar nicht oder erst viel später, wenn die Krankheit keinen regelmäßigen, sondern einen schleppenden und komplizierten Verlauf hat, und nicht selten folgen Nachkrankheiten, vorzüglich Augen- und Lungenleiden. Es gibt Perioden, wo die Masern ebenso gefährlich epidemisch herrschen, und mit vielen Komplikationen verbunden sind, das Fieber ist dann oft gleich anfangs sehr stürmisch, und die Zufälle mehren sich auch noch zur Zeit des Hautausschlags; Lungenentzündungen folgen oft noch zur Zeit der Allschuppung, weil die Respirationsorgane gleich von Anfang an der Grund und Boden des Leidens sind, das sich um so mehr darin festsetzt, wenn die Ablagerung des Maserngifts nicht in hinreichender Menge auf die Oderhaut hinausgeworfen wurde. Gastrische Komplikationen gibt es gleichfalls und ebenso faulichte, nervöse und endlich Versetzungen des Masernstoffs auf innere Organe, was dann meist sehr gefährlich ist.

Die Prognose und Behandlung richtet sich nach den genannten Erscheinungen. Vor allem ist auf den Charakter des Fiebers zu sehen, auf die Art der Reizung und auf die Mitleidenschaft der Lungen und Augen. Das Verfahren ist kühlend, wie es bei den Pocken gezeigt wurde, jedoch erfordern hier die Augen und Lungen eine besondere Rücksicht, deshalb wollen die Masern gleich anfangs ein etwas stärkeres Magnetisieren mit direkter örtlicher Einwirkung auf die Stirn, dann ein Ableiten mit dem Rücken der Finger, mit Hinwegstreichen von den inneren Augenwinkeln gegen die Schläfen und mit Anhauchen der Nasenwurzel.

Ebenso gut ist das direkte Einwirken auf die Brust, zwar anfangs mit den Fingern in Distanz, aber dann mit den flachen Händen, usw.; das Hinausleiten über die Achseln und Hände. Die Zimmer und Betten sind sorgfältig vor feuchter Kälte zu schützen, ebenso soll das Wasser nicht frisch vom Brunnen zum Trinken gereicht werden, weil alle Kälte zum Husten reizt. Sind gasirische Anzeigen da, so gebe man gleich anfangs ein Brechmittel, und wirke auch auf den Unterleib. Ganz wohltätig ist das Auflegen der magnetisierten Baumwolle auf die Brust.

Während des Austritts der Masern in der zweiten Periode wirke man gleichfalls allgemein stärker direkt um die Ausdünstung zu befördern, deshalb ist das Getränk eines warmen Schleimtee von Gerste, Eibisch, Wollblumen zur Erwärmung und Hustenlinderung sehr förderlich. Sollten Krämpfe, Durchfälle, usw., den Ausbruch verhindern, so wirke man darauf hin und stille dieselben zuerst. In der dritten Periode der Abschuppung hat man vor allem vor Erkältungen sich zu hüten, das Magnetisieren täglich fortzusetzen, solange die Lungen nicht ganz frei sind und das Wohlbefinden sich nicht einstellt. Die Masern lassen oft noch Nachwirkungen zurück, wenn man schon alles vorüber glaubt, besonders wenn man zu früh sich der kalten Luft aussetzt, deshalb sollen Masernrekonvaleszenten zu rauer Jahreszeit nicht vor drei Wochen nach der überstandenen Krankheit aus dem Hause gehen, und auf die Hauttätigkeit achthaben, damit nicht bei der unterdrückten Ausdünstung die Lungen mit jenen Auswurfstoffen überfüllt werden. Die Homöopathen rühmen in solchen Fällen der Brustzufälle bei Untätigkeit der Haut die Bryonie vorzüglich, wenn auch die Augen noch mitleiden. Ich habe immer nichts schneller wirken gesehen, als den Mesmerismus bei der zweckmäßigen Diät.

Auch die Masern hat man geimpft, und zwar mit ausfließenden Tränen; die künstlich erzeugte Krankheit verläuft leichter und schützt von weiterer Ansteckung, wie denn überhaupt auch die Masern äußerst selten zweimal dasselbe Individuum befallen. Hufeland rät das Impfern der Masern nur etwa bei gefährlichen Epidemien, weil sie ohnehin meist einen gutartigen Verlauf haben.

3) Das Scharlachfieber

Ist eine Häufige und von allem, die gefährlichste der ansteckenden Kinderkrankheiten, sogar viel gefährlicher als die Pocken, weil sie oft sehr schleichend sich einnistet, und das Gehirn so unbemerkt ergreift, dass die Hilfe sehr oft zu spät kommt, wenn auch die besten Ärzte zu Hilfe gerufen werden. Der Scharlach ist eine sehr gewöhnliche Kinderkrankheit, obgleich sie auch Erwachsene bekamen, offenbar aber seltener solche, welche die Pocken überstanden haben. Die Krankheit hat ihren Namen von der Scharlachfarbe, welche wie ein gesottener Krebs die Haut überzieht, keine Pusteln, sondern bloß rote Flecken nehmen die ganzen Gliedmaßen ein, beim Druck mit den Fingern verschwindet die Röte und es bleibt ein bald sich wieder verlierender weißer Fleck zurück; die Röte erscheint jedoch in verschiedenen Abweichungen, von hell bis ins dunkle Violett, zuerst an den unbedeckten Stellen, an den Händen und Armen und am Halse, dann im Gesichte. Der vorherrschend leidende Teil beim Scharlach ist der Hals, und zwar die Schleimhäute des Schlundes und Rachens, der Zunge, auch der Luftröhren; der Husten ist geringer und seltener als bei den Masern. Der Verlauf ist nur bei gutartigen Epidemien regelmäßig in bestimmte Zeitgrenzen gehalten; gewöhnlich bekommen die Kinder, nachdem sie mit Katarrh und Kopfweh behaftet, besonders über Halsweh klagen, bei mehr oder weniger Fieber am zweiten bis dritten Tage die roten Flecken am Hals oder an den Armen und Händen, seltener im Gesichte, nur die Augen zeigen oft jene verdächtige Röte zuerst. Die Röte steht drei bis vier Tage, aber es kommen immer neue Flecken zum Vorschein, dass sie oft sechs bis sieben Tage im Ganzen dauern. Der Umfang und die Stärke der Röte nehmen fast mit jeder Stunde zu, bis sie auf ihrer höchsten Entwicklungsstufe oft kleine weiße frieselartige Pünktchen zeigen, was indessen eine beginnende Abschuppung oder eine Varietät des Scharlachs ist. Mit der Zunahme des Fleckenausschlags nimmt auch die Angina zu, das Fieber lässt dann allmählich nach, aber der Ausschlag ist sehr flüchtig und verschwindet oft unversehens.

Die Abschuppung beginnt mit dem siebten bis neunten Tage, oft noch später und die Haut schalt sich in großen Lappen ab, an den Händen oft wie ein Handschuh und nun lassen auch die Halsschmerzen mit dem Fieber nach, und es stellen sich Krisen durch häufigen Urin ein, wo nicht, wie denn diese Krisen leicht sehr unvollständig zustande kommen, so entwickelt sich ein Stadium der Nachkrankheiten, die Haut schwillt an und es entsteht die Wassersucht. Besonders das Gesicht und die Hände bekommen ein geschwollenes Ansehen und der Urin nimmt wieder ab; Gehirn-, Brust- und Bauchwassersucht sind gar nichts seltenes beim Scharlach. Zuweilen entstehen Versetzungen, Drüsengeschwüre, Steifheit der Glieder, Karies der Knochen. Keine Krankheit hat so etwas Tückisches wie der Scharlach, und keine geht so leicht in die gefährlichsten Komplikationen ein. Zuerst ist sehr häusig eine Entzündung der Gehirnhäute mit der Halsaffektion verbunden, was leider sehr oft gar nicht erkannt wird, sodass die Eltern erst den Arzt rufen, wenn schon Ausschwitzungen vorhanden sind; der Arzt, der den Verlauf der Krankheit nicht genau kennt, hält es selbst manchmal von keiner großen Bedeutung, und wenn er nach einigen Stunden wiederkommt, findet er das Kind tod. Eine zweite gefährlichere, aber offenere Komplikation sind Nervenzufälle und Krämpfe, bei welchen der Scharlach leicht zurücktritt, worauf Schlagflüsse oder Wassersüchten entstehen. Auch faulichte Erscheinungen und Neigung zu Brand, zu koliquativen Blutflüssen. — Petechien werden nicht selten in Scharlachepidemien wahrgenommen.

Man ersieht aus dieser Beschreibung die Unsicherheit und Gefährlichkeit dieser Krankheit, die noch dazu viel häufiger epidemisch erscheint und viel schwieriger zu behandeln ist als die Pocken. Die allgemeinen Anzeigen zur Behandlung sind übrigens dieselben wie bei den hitzigen Fiebern und den genannten Hautkrankheiten, aber die Aufmerksamkeit und Umsicht muss hier sich verdoppeln, und namentlich am Anfang, wobei es gar sehr darauf ankommt, dass früh genug den entzündlichen Affektionen des Gehirns zuvorgekommen und entgegengewirkt wird. Man rufe daher bei Scharlachepidemien sogleich den Arzt, wenn die genannten Symptome des Unwohlseins sich einstellen, und warte nicht erst, bis der Hautausschlag sich zeigt, wo die rechte Hilfe oft schon zu spät kommt. Man schaffe den Kranken sogleich zu Bett, sorge für Ruhe und kühle gleich temperierte Zimmerluft, und magnetisiere direkt in Distanz und besonders ableitend vom Kopfe, behauche den Hals bei starken Schmerzen desselben und schlage magnetisiert Essigwasser um, sowie man fleißig magnetisiertes Wasser trinken lässt. Wenn das Fieber stark mit viel Hitze den Hautausschlag nicht zum Vorschein kommen lässt, so wascht man den ganzen Körper mit kaltem magnetisiertem Wasser und reibt ihn ab, was den Patienten sehr erfrischt und oft schnell den Ausschlag befördert. Bei Neigung zum Brechen, die besonders bei Gehirnaffektion häufig vorhanden ist, gibt man ein

Brechmittel und wirkt auch magnetisch auf den Unterleib ableitend auf die Extremitäten; im Munde lasse man oft magnetisiertes Wasser nehmen und damit gurgeln. Im zweiten Stadium wird dasselbe, das ausschlagbefördernde Verfahren innegehalten, und man lässt nun noch fleißig trinken, wenn auch das Verlangen danach gering ist, um die Urinabsonderung zu befördern und wirkt dann allmählich etwas stärker positiv, damit die Abschuppung vollständig und die Wassersucht verhütet werde. — Beim Beginn des Besserwerdens halte man den Rekonvaleszenten noch drei Wochen zu Hause und hüte ihn vor kalter Luft sowie überhaupt fleißiges Nachsehen bei keiner Krankheit so notwendig, wie bei dieser ist, weil sie den Zyklus ihres Prozesses bei Weitem nicht so regelmäßig durchmacht, wie die übrigen hitzigen Krankheiten. Was die Komplikationen betrifft, so werden sie auf die schon angegebene Weise behandelt.

Hahnemann hat die Belladonna als Präservativ gegen den Scharlach angegeben und es scheint die Erfahrung, wenn auch nicht absolut, dafür zu stimmen, jedenfalls den Gebrauch dieses einfachen Mittels bei der herrschenden Krankheit anzuraten. Man nimmt einen oder ein paar Gran Belladonna-Extrakt, welches frisch bereitet sein soll, in eine Unze Zimmtwasser, und gibt täglich zweimal einem Kinde von zwei Jahren ein paar Tropfen und mit jedem Jahre einen Tropfen mehr.

4) Die Röteln und der Friesel

Die Röteln gehören nicht zu den häufig und allgemein verbreiteten Kinderkrankheiten, viele verstehen darunter die Masern, es ist aber vielmehr eine Abart des Scharlachs. Nach einer fieberhaften Aufregung entstehen rote Flecken, größer als die Masern, aber kleiner als der Scharlach, darauf bilden sich gruppenweise kleine Pusteln mit Lymphe gefüllt, die heller und gelb werden kann, nach drei bis vier Tagen trocknen sie ab und endigen mit einer Abschuppung von kleinen Hautkäppchen. Halsweh ohne Husten und Wassersuchtanlage ist damit verbunden, erfordert daher die Aufsicht und Behandlung des Scharlachs; die Röteln sind indessen in Rücksicht der Heftigkeit und Gefahr viel milder und seltener, oft nur Nachzügler des Scharlachs.

Der Friesel gehört zu den seltenen, auch erst im 16. Jahrhundert bekannt gewordenen Hautkrankheiten, die aber nicht so allgemein für sich besteht und mehr eine gewisse Fieber, wie das Kindbettfieber, das Faulfieber begleitende Erscheinung ist. Diese Krankheit erfordert daher auch mehr die Beachtung und Behandlungsweise der Hauptkrankheit, auf deren Grund sie als eine Art Treibhauspflanze sich entwickelt. Der Friesel erscheint in kleinen Bläschen oder Pusteln, mit Lymphe gefüllt; der weiße Friesel sieht aus wie Hirsekörner, und zuweilen erheben sich rote Knötchen, die ineinanderfließen, aber beim darüber Streichen sichtbar werden. Die Krankheitsform hat nichts bestimmtes, sie kann gleich anfangs in den ersten Tagen oder erst am siebenten bis vierzehnten Tage eines Fiebers erscheinen, steht dann einen oder mehrere Tage, erscheint ein und mehrere Male nacheinander und der Schluss ist eine geringe Abschuppung. Dem Ausbruch gehen folgende Erscheinungen vorher: der Kranke hat eine große Unruhe, Angst und Schweratmen mit leichtem Frösteln und einem kurzen Husten, worauf mit dem Ausbruch des Friesels ein klebriger höchst unangenehmer Schweiß entsteht, der einen eigentümlichen Frieselgeruch verbreitet, wie faules Stroh oder faule Zitronen, womit ein leises Stechen in der Haut verbunden ist. Der Friesel kann jedes Alter befallen und unter gewissen Umständen auch ansteckend werden, sobald er sich, als ein spezifischer Stoff entwickelt, obgleich er sonst mehr Gelegenheitsursachen als einem selbstständigen Keim seine Entstehung verdankt, wie einer zu profusen Schweißen geneigten Haut, nach übermäßigen Erhitzungen im Beginn von Fiebern durch zu hitzige Diät, durch Federbetten, durch fehlerhafte medizinische Behandlung, durch Unreinigkeit, durch unterlassene Entleerung des Unterleibs, durch epidemische Luftkonstitution, vorzüglich in feuchtkalten Jahren, usw. — Alle gastrischen Fieber, auch Würmer-, Nerven- und Faulfieber, Krankheiten im Wochenbette, unterdrückte Krisen, usw., sind Veranlassungen des Friesels. Es ist leicht einzusehen, dass die Behandlung nach der Art der Krankheit und der Gelegenheitsursachen eingerichtet werden muss. Es gibt auch einen kritischen Friesel in gewissen Fiebern, dann ist er aber mit Besserung gepaart, und der Ausschlag ist zufällig; aber auch dieser kritische Friesel ist gut in Acht zu nehmen, damit er nicht zurücktritt, weil alle Frieselarten leicht zurücktreten und dadurch häufig den Tod verursachen. Zur Kur des Friesels gibt es zwei Hauptanzeigen: 1) Man behandle das Fieber nach seiner Art von Anfang an, dann wird äußerst selten Friesel entstehen. Wenn das Entzündungsfieber, das Nervenfieber, das gastrische, das Kindbettfieber, usw., mesmerisch behandelt worden sind, so wird man den Friesel gar nicht zu sehen bekommen. 2) Man verhüte jede unzeitige Erhitzung der Haut, durch heiße Zimmerluft, Federbetten, durch heiße Getränke; man versäume nie durch die Reinlichkeit in der ganzen Umgebung des Kranken. Zeigen sich die Vorboten des Ausbruchs, so verdopple man die Sorgfalt und hüte sich, den Ausschlag zu befördern, man halte das Zimmer und die Bedeckung noch kühler und magnetisiere direkt um die Lebenstätigkeit zu erhöhen und auszugleichen, während man die Haut mit magnetisiertem Essigwasser waschet und fleißig Wasser, aber in kleinen Quantitäten trinken lässt. Bei Nervenfieber und in sehr großer Schwäche kann man Wein ins Wasser mischen zum Waschen und Baden. Einige Tropfen Essig in magnetisiertem Wasser zum trinken sind bei Faulfiebern gut.

Nach dem Ausbruch des Friesels sehe man zuerst, ob er kritisch oder symptomatisch ist, was leicht an der Besserung oder Verschlimmerung der Krankheit zu erkennen ist. Der kritische Friesel bedarf keiner besondern Behandlung, er ist nicht gerade zu verhindern; der symptomatische aber wird behandelt wie vor dem Ausbruch und mehr in der Hinsicht, ihn zu verhindern. Wer die Verlegenheit der Ärzte kennt und die Ratlosigkeit, die Gefahren des Friesels abzuwenden, der wird wohl nicht anstehen, das wunderbare Mittel des Magnetismus anzuwenden, weil er in allen Formen die sicherste Hilfe leistet, wo der Friesel nicht schon das Zeichen einer wahren Auslösung ist. Nicht nur die direkte Einwirkung in Distanz *à grands courans* in öfterer Wiederholung, aber von kurzer Dauer, sondern auch das unmittelbare Berühren und Streichen mit den Händen, die mit Essig und Wasser befeuchtet sind, bringt die wundervollsten Wirkungen hervor, wie kein anderes Mittel aller Heilmethoden; und hier dürfte wohl ein Hauptbeweis geliefert werden von der Vortrefflichkeit und überall anwendbaren Nützlichkeit des Magnetismus, wo es sich nicht um dünkelhafte Redensarten und starrköpfiges Absprechen, sondern um wahre Hilfe, um Menschenwohl handelt.

Der Zurücktritt des Friesels durch Erkältung, durch Schreck, usw., wird zuweilen durch die Natur des Kranken von selbst dadurch in seiner Gefährlichkeit gemildert, dass Durchfall und häufiger Urin entstehen; auch hier gibt es kein sichereres Mittel, die Natur in diesen Bestrebungen zu unterstützen, als den Magnetismus. Ich möchte wissen, ob die großen Praktiker dabei lieber mit dem ruhigen Zusehen, oder mit Campher und Opium, mit Sinapismen und warmen Bädern ihre Künste und Furchtlosigkeit zeigen gegen den vorhandenen, nicht so leicht das Feld räumenden Feind?

Eine Art Friesel ist auch der Nesselausschlag — *urticaria*; wo kleine rote Flecken, 2 bis 3 Linien groß, mit juckenden Hügeln den Manzenstichen ähnlich, nur zuweilen etwas mit Fieber verbunden sind, da ist es das sogenannte Porzellanfieber — Flugbeutel — *Essera*. das Reiben vermehrt die Röte und das Jucken. Der Nesselausschlag hat größere eckige, härtere Flecken, einen halben oder ganzen Zoll breit, oft sind sie noch größer, mit einem weißen Fleck in der Mitte, wie bei den Brennnesseln, damit ist ein starkes Jucken und Brennen verbunden, in der Kälte tritt es mehr hervor und schwindet in der Wärme. Magnetisiertes Wasser zum Waschen und Trinken vollendet sehr bald die ganze Kur.

5) Die Petechien und die Schwämmchen

Das Fleckfieber oder die Petechien haben mit dem Friesel Ähnlichkeit; kleine Fleckchen, linsengroß und größer in allen Farben spielend, von gelb bis ins violettblaue und braun, usw., in verschiedener Form, ohne Ordnung zerstreut oder zusammenfließend, sehen zuweilen wie Blutstriemen aus, durch Druck verschwinden sie nicht. Die Zeit des Ausbruchs und die Dauer ist ganz unbestimmt und die Art des Fiebers mildert sich nicht dadurch, im Gegenteil die Schwäche nimmt gewöhnlich damit erst zu. Oft erscheinen sie mit dem Friesel vermenget, was ein um so schlimmeres Zeichen ist, weil der Blutaustritt aus den Haargefäßen schon ein Zeichen der Zersetzung ist. Nicht selten werden sie auch von inneren Blutungen begleitet; sie können in allen Fiebergattungen, wie der Friesel, entstehen, jedoch mehr in den Faulsiebern und in den letzten Stadien der Schwäche. Bei Kinderkrankheiten, die auch noch an Würmern leiden, sind sie nicht gar so selten. — Die Behandlung richtet sich hier nicht aus die äußere Form, sondern auf die innere Krankheit, man soll die Petechien wie den Friesel durch ein kühles Verhalten zu verhindern suchen, durch Minderung des hitzigen, raschen Fieberprozesses; des gasirischen, nervösen oder Faulsiebers, indem man immer ein wachsames Auge auf die Schwächezustände der Patienten richtet und jedes Mal durch direkte magnetische Einwirkung der sinkenden Kraft wieder aufhilft. Das magnetisiert Wasser innerlich und äußerlich, mit Rücksicht auf die Funktionen des Unterleibs, ist das Hauptmittel, was durch nichts anderes ersetzt werden kann. Säuren innerlich und äußerlich wurden von jeher heilsam gefunden; Essig in Wasser oder einige Tropfen verdünnte Schwefelsäure in demselben können innerlich und auf der Hand mit einem Schwamm zum Waschen benutzt werden.

Die Schwämmchen — *ophtae* — sind kleine speckartige Geschwürchen am Gaumen und der Zunge, oft tief bis in den Schlund durch den ganzen Darmkanal hinab, wo dann große Beschwerden damit verbunden sind; das Schlucken ist dann sehr erschwert, es stellt sich Würgen und Schlucksen, mit Kolik und Diarrhöe ein, besonders bei Schwindsüchtigen, ein schlimmes Zeichen. Vorhergeht den Schwämmchen eine Trockenheit des Halses, Schläfrigkeit, Betäubung oder Unterleibsstörungen in den Vegetationsprozessen, was die nächste Grundursache ist. Bei Kindern sind die Schwämmchen nichts Seltenes, wo sie mit Unreinigkeit, mit Milch- und Nahrungsschärfen, mit Katarrh und Zahnleiden in Verbindung stehen. Bei Nerven- und Faulfiebern erscheinen sie in Gesellschaft des Friesels, und in chronischen Krankheiten stellen sie sich außer in dem letzten Stadium der Schwindsucht auch zuweilen bei Gallenkrankheiten, beim Skorbut, bei der venerischen Seuche ein. Bei der Behandlung hat man auf die Ursachen und auf die begleitende Krankheit zu sehen und dieselben mit den begleitenden Fiebersymptomen zu behandeln, wobei immer vorzüglich auf die Reinigung des Unterleibs hingestrebt werden soll. Bei Kindern behandle man das Zahnfieber, hebe die vorhandenen Ursachen und magnetisiere durch allgemeine direkte und positive Einwirkung, gebe Esslöffelweise magnetisiertes Wasser und schlage dasselbe in dünnen Läppchen um den Hals, den man behaucht; Wasserklistiere, und den Mund kann man örtlich mit Maulbeerensirup pinseln, auch Salbeitee und Rosenwasser beschleunigen die Vertrocknung. — Bei ganz kleinen, neugeborenen Kindern ist meist das zurückgebliebene Kindspech Schuld der Schwämmchen, welches mit Rhabarbersirup abgeführt und mit gesunder Milch verhütet wird.

II. Die chronischen Krankheiten

Die chronischen Krankheiten sind an keine bestimmte Zeit des Verlaufs gebunden und haben nicht wesentlich Fieber in ihrer Begleitung, welches bei den hitzigen Krankheiten den Hauptcharakter ausmacht. Das Fieber kann jedoch als begleitendes Symptom zur Krankheit hinzukommen, wie z. B. bei der Schwindsucht, geht aber nicht der Krankheit als Hauptprozess vorher. Zweitens haben die chronischen Krankheiten keine bestimmte Krisen, die Natur kommt nur sehr schwer oder zu gar keiner Entscheidung; jedenfalls ist die Bildung, der Verlauf und Ausgang sehr unentschieden und hier kommt es nur darauf an, die Natur zu unterstützen, dass sie den abnormen Prozess zur Entscheidungskrise bringt. Ist es in den akuten Krankheiten mehr die Aufgabe des Arztes, den zu stürmischen Prozess zu mäßigen, so ist es in den chronischen Krankheiten die Aufgabe, der Natur einen

Anstoß zu geben, ihre Kraft zu unterstützen, die gestörte Harmonie der Funktionen wiederherzustellen. In den akuten Krankheiten heilt die Natur durch den Fieberprozess die Krankheit — die gestörte Harmonie — von selbst, wenn sie nicht durch die Heftigkeit der angreifenden Ursachen, oder ihrer eigenen Anstrengung unterliegt; bei den chronischen Krankheiten, wo es an der eigenen Kraft gebricht, bedarf es der Kunst, derselben das rechte Maß der Unterstützung zu geben und sie aus den rechten Weg zu lenken, das Ziel ihrer Bestrebung, die Gesundheit wieder zu erreichen.

Hier kann der wahre Arzt sich zeigen 1) durch die Ausmittelung und Erkenntnis der fehlenden Kraftverhältnisse in den wesentlich gestörten Funktionen und 2) durch die zweckmäßige Darreichung der passenden Mittel, zur Unterstützung der zu schwachen Naturtätigkeit. Scharfsinn mit Besonnenheit und Geduld sind Haupterfordernisse zur Behandlung chronischer Krankheiten, die der magnetische Arzt nicht weniger Bedarf, das richtige Verfahren inne zu halten und dem Kranken beiläufig schon im voraus die Prognose zu stellen, dass er ebenso nicht im Sturmschritt seine Befreiung erwarte, als er oft auch im verzweifelten Fall nicht den Mut verliere. Aber gerade bei den chronischen Krankheiten ist es sehr schwer, gleich bei der ersten Bekanntschaft das Wesen der Krankheit zu erkennen, das sich meistens erst im Laufe der Behandlung herausstellt, und hierin hat die mesmerische Heilart einen großen Vorzug, dass durch das Magnetisieren sich erst recht die wahre Natur der Krankheit und der Konstitution des Kranken herausstellt und zur Erkenntnis der versteckten Ursachen führt, was sonst die Ärzte nur schwierig durch die sogenannten *adjuvantibus et nocentibus* erreichten. Auf diese Ursachen muss immer jede Behandlung zuerst gerichtet sein, wenn dieselben überhaupt noch zu erreichen sind und nicht schon lange in der bloßen Nachwirkung sich kenntlich machen, wie z. B. in der venerischen Krankheit, in der Gicht, usw., was deshalb nicht weniger den Fingerzeig zum richtigen Verfahren gibt. Die magnetische Behandlungsart ist so z. B. bei einem chronischen Kopfschmerz eine ganz andere, wenn derselbe einen Gichtstoff oder das venerische Gift oder einen organischen Fehler im Gehirn zur Ursache hat; die Behandlungsart ist ferner eine andere bei einem blutreichen Sanguiniker, als bei einem schwarzgalligen Choleriker; anders bei einer schwachen, nervösen Reizbarkeit, als bei einer torpiden und phlegmatischen Trägheit.

Bei den chronischen Krankheiten hat der Arzt oft noch zwei andere Anzeigen zu erfüllen, die er bei den akuten Krankheiten nicht bedarf: 1) die Krisen künstlich hervorzurufen und 2) der Krankheit eine andere Form zu geben. So trachtet man innere Teile durch Schweiß, durch Urin, durch Hautausschläge zu befreien; örtliche Blutkongestionen zum Kopf, zur Brust, durch einen Hämorrhoidalfluss zu befreien, oder durch Gichtschmerzen in die Beine abzuleiten, was alles durch ein verschiedenes, geeignetes, mesmerisches Verfahren zu bewirken ist. Man gibt der Krankheit eine andere Form durch ein künstliches Ableiten auf andere Teile, durch ein Herrufen von Krämpfen, ein sehr häufiger und oft als eine wahre magnetische Krise allein zur Gesundheit führender Fall, was die übrigen Heilmethoden gar nicht kennen.

Bei der Behandlung der chronischen Krankheiten stelle man sich jedes Mal einige Gesichtspunkte fest, und zwar sind solche Gesichtspunkte: 1) die Kraftverhältnisse und der Schwächezustand des Kranken und ihre sie begründenden Ursachen, was jedes Mal die positive oder negative Einwirkung bedingt. 2) Die Nervenreizbarkeit, inwiefern dieselbe in der Konstitution oder in der Art der Krankheitsursachen ihren Grund hat, was ein wesentlich verschiedenes Verfahren erfordert, die Natur zu den rechten Krisen zu zwingen. Es ist nämlich ein großer Unterschied, ob im Nervensystem selbst oder in Obstruktionen der Eingeweide oder ob in einer entzündlichen Reizung des Rückenmarks die Ursache zur nervösen, krampfhaften Reizbarkeit liegt. 3) Ein anderer Gesichtspunkt ist der Beschaffenheitszustand der Säfte und des Blutes, als der entgegengesetzte Pol des Nervensystems. Ein Hauptgegenstand sind hierbei die sogenannten Schärfen und Suchten, welche aus inneren und äußeren Ursachen entstehen: die Gichtschärfe, Skrofulose, Wurmschärfe, Säuren, Schleimsuchten, die Bleich- und Gelbsucht; Schärfer unterdrückter Hautfunktionen und Hautkrankheiten; die rheumatische, krätzige Schärfe, aus denen oft die schwersten Krankheiten entstehen, wie die Epilepsie; Schärfen aus Degenerationen der Gebilde, Vereiterungen und Krebsschärfen, überall ist es da die Aufgabe, diese Schärfer durch Getränke zu verbessern, beweglich zu machen und zur Ausscheidung zu bringen. 4) Die Verstopfungen, Obstruktionen der Eingeweide, bilden einen sehr wichtigen Gesichtspunkt, der ausgemittelt werden muss, um ein planmäßiges Verfahren zu befolgen und die Kur zu beschleunigen. Eine langsame, träge Bewegung der Säfte des Lymph- und Venensystems — *stagnatio* — die Plethora, Übermaß der Säfte und Anschoppungen in dem Venensystem oder in einzelnen Provinzen des Leibes, die unterdrückten Se- und Exkretionen des Unterleibs, der Brust, usw., spielen hier eine Hauptrolle als innere Ursachverhalten der Krankheiten.

Indem wir nun speziell, soviel es hier der Raum gestattet und zum Verständnis erforderlich ist, die Behandlung der chronischen Krankheiten durchgehen, müssen wir uns jetzt namentlich mit dem beschreibenden Teil der Formen kürzerfassen und uns hauptsächlich auf die Angabe des praktischen Verfahrens beschränken, nachdem die etwas ausführlichere Betrachtung der hitzigen Krankheiten zur Richtschnur vorausgeschickt, in vieler Hinsicht auch für die Behandlung der chronischen Krankheiten dienen kann. Wir folgen in der Einteilung der Krankheitsformen den organischen Systemen, weil wir damit am besten eine gewisse Gleichförmigkeit für das mesmerische Verfahren gewinnen, indem bei vorherrschendem Ergriffensein des Kopfes und Nervensystems, der Brust- und des Blutbildungssystems, des Unterleibs- und des vegetativen Ernährungssystems, der äußeren Glieder und der Haut mit der gehörigen Unterabteilung, auch eine gleichförmige Behandlungsart stattfinden.

I. Die Krankheiten des Kopfes und Nervensystem

Die Nervenkrankheiten spielen in der Pathologie eine Hauptrolle, weil die Nerventätigkeit nicht nur eigentümliche Funktionen erfüllt, sondern auch weil sich die Nerven in alle Systeme verbreiten und bei allen Verrichtungen der übrigen

Systeme mitwirkend eingreifen. Diese Krankheiten sind es auch, welche in ihren proteusartigen Erscheinungen von jeher den Praktikern die größten Schwierigkeiten darboten und daher gewöhnlich dem Magnetismus überlassen blieben, der nun seine Wunder damit wirken soll, nachdem der erschöpften Kunst weder eine Ein- noch Aussicht übrig geblieben war. Die Nervenkrankheiten sind die häufigsten, am meisten bei allen andern mehr oder weniger im Spiel; sie sind aber auch am schwierigsten zu heilen. Die Hauptcharaktere sind die abnormen ungewöhnlichen Erscheinungen, zunächst in den Sinnes- und Bewegungsorganen; in den Seelentätigkeiten des Denkens und Selbstbewusstseins und endlich in den nervösen Erscheinungen im Reproduktionssystem. Die Verrichtungen des Nervenlebens sind entweder vermehrt, vermindert oder in der Art verändert. In den Sinnesorganen sind die Empfindungen vermindert, verstärkt — Erethismus — oder falsch. In den Bewegungsorganen sind Muskelbewegungen vermindert — Lähmungen, gehemmt — Starrkrampf, verstärkt — Konvulsionen oder in der Art fremdartig der Willkür entzogene Krämpfe. Im System der Ernährung sind es die Anomalien der Hypochondrie und Hysterie. Bei der Seelenkrankheit ist das Denkvermögen geschwächt, Blödsinn — *amentia* —; oder verstärkt in der Jagd der Vorstellungen, Raserei; oder in der Art der Gedankenkombination ein Fixpunkt oder Durcheinander, Melancholie, Narrheit.

Die Nervenkrankheiten sind ursprünglich im Nervensystem gewurzelt, idiopathisch oder sekundär, von andern Systemorganen herrührend, vom Blute, von Fehlern in den Bildungsorganen als deuteropathische Reflexe; sie sind allgemein die ganze Lebensökonomie störend oder mehr örtlich; sie sind beständig in der Dauer oder periodisch vorübergehend. In praktischer Hinsicht sind alle diese Unterschiede von großer Wichtigkeit und ganz besonders für den magnetischen Arzt, aber noch wichtiger ist die Unterscheidung für die Praxis, ob die Nervenkrankheit materiell im Nervensystem durch eine Organisationsveränderung begründet ist, oder ob entfernte Ursachen bloß falsche Reflexe verursachen, und ob Metastasen, versetzte Stoffe, den Lichtströmungen den Durchfluss verstopfen.

Die Entstehung und Dauer der Nervenkrankheiten ist ganz unbestimmt; oft schreiben sie ihren Ursprung von der Geburt her, oft aus den Entwicklungsjahren der Pubertät, und dauern das ganze Leben, besonders jene, die in den fehlerhaften Vegetationsorganen ihre Grundursache hatten. So habe ich chronische Kopfleiden, Krämpfe, usw., sogleich als eigentliche Unterleibskrankheiten erklärt, die Jahre lang gedauert haben, die angeschwollene Leber und Milz datierten sich nachher wirklich von der ersten Kindheit her, wie es die Eltern, darauf aufmerksam gemacht, selbst einsahen, da die Kinder an Verstopfungen, an dicken Bäuchen, an häufigen Krampfzufällen litten. Die Kur wurde in diesen Fällen direkt auf den Unterleib gerichtet, und siehe da, sie gelang nicht selten in wenigen Monaten.

Bei der Kur der Nervenkrankheiten hat man daher auf folgende allgemeine Regeln zu sehen, welche insbesondere der magnetische Arzt sich wohl merken soll. Erstens fragt es sich, ob man eine Palliativ- oder Radikalkur unternimmt; zu einer

Palliativkur, um Schmerzen zu lindern, einen Krampf zu beschwichtigen, bedarf es oft nur einer kurzen magnetischen Einwirkung, aber das Übel kommt wieder, und nicht selten ärger als vorher. Manchmal werden Nervenzufälle durch das Magnetisieren erst recht hervorgerufen, und statt der Linderung erregt man einen Sturm, der sich nicht so bald legt. Es folgt daher, dass man auch zu Palliativkuren sich nicht leichtfertig hergeben soll; schwerlich, wird man dadurch sich einen großen Dank erwerben. — Indessen ist damit nicht gesagt, dass man gar nie zu einer zeitweiligen Hilfe sich entschließen soll, weil Nervenzufälle zuweilen sogar gefährlich werden können, und weil das beruhigende Verfahren oft zur großen Wohltat des Leidenden wird, wie es durch kein anderes Mittel oder durch keine andere Gelegenheit geschehen kann.

Eine dauernde — Radikalkur der Nervenkrankheiten bedarf der Zeit und meistens einer langen Zeit, wenn anders eine solche möglich ist. Man sei daher vorsichtig im Unternehmen und in der Prognose; die Nervenkrankheiten sind für den Magnetismus die hartnäckigsten und keineswegs die geeignetsten Übel, wenn damit nicht gemeint ist, dass doch auch diese Krankheiten zuweilen noch durch ihn gehoben wurden, die man für unheilbar erklärt hatte. Bei der Radikalkur muss allemal den Grundursachen der Krankheit nachgeforscht und die Behandlung muss auf dieselben vorzüglich und nur kurz und im Notfall auf die Symptome zur Beschwichtigung derselben gerichtet sein. Es trifft sich daher fast ohne Ausnahme, dass bei der mesmerischen Einwirkung auf das ursächliche Grundübel die Krankheit anfangs schlimmer wird und die Symptome erst recht hervorgerufen werden, was die Unkundigen erschreckt und manchen leichtfertigen Versuch zuschanden macht, ja, mancher Kranke ist dadurch wirklich um Vieles schlechter geworden, weil er nach solchen unverhofften Erscheinungen im Stich gelassen wurde. Deswegen soll gerade eine Nervenkrankheitskur nie unternommen werden, wenn man die Kur durchzuführen entweder nicht versteht oder nicht die Aussicht hat. Die direkte Einwirkung auf das Nervensystem und namentlich auf das Gehirn muss kurz und mehr ableitend geschehen, dabei sind aber in der Zwischenzeit mit Nutzen in Anwendung zu bringen, und zwar vorzüglich magnetische warme Bäder — nicht kalte, wie es jetzt Mode geworden ist; denn schon Hippokrates erklärte die Kälte für einen Feind der Nerven. Zweitens sind magnetische Baquete, lebendige Bäume und andere nach den Umständen passende Leiter bei den Nervenkrankheiten mit sehr großem Nutzen in Gebrauch zu ziehen, aber man meide vor allem die sogenannten *nervina*, die reizenden und erhitzenden Arome, von der Kamille bis zum Opium und vor allem den Wein, welche als sogenannte Beruhigungs- und Stärkungsmittel in den Schwächezuständen der Nervenkranken noch immer im Schwange sind. Dagegen sind Licht und Luft und Bewegung in denselben unerlässlich, und nicht zu meiden, sondern zu suchen, wo es immer möglich ist; am besten ist die Land- und Seeluft für Nervenkranke, und das Sonnenlicht trägt den wahren Lebensmagnetismus in das geschwächte und zerrüttete Nervensystem. Alle diese Hilfsmittel sind, um so mehr in Gebrauch zu ziehen, da die Nervenkrankheiten allermeisten einen langen Weg und eine lange Zeit bis zur gründlichen Heilung vor sich habe; denn wer da glaubt, dass er so bald einen wahren, günstigen und dauernden Erfolg durch das Magnetisieren bewirke, der täuscht sich, *la marche de ces maladies est lente*, sagt Deleuze, *il n'y à nul inconvénient à différer l'usage des rmédes, et cela par plusieurs raisons*.

Deleuze meint, man soll wenigstens vier Wochen fort magnetisieren, wenn es auch nicht besser werde, und dabei Mittel gebrauchen, um zu sehen, ob diese oder jene wirken, um damit die Wirkung des Magnetismus vorzubereiten und zu unterstützen. Vier Wochen sind sehr kurz, und man wird in sehr alten und schweren Fällen vielleicht in vier Monaten auch noch nicht sehr weit vorgerückt sein; ich habe Kranke drei und vier Monate lang behandelt und keine wesentliche Besserung erreicht, bis es dann auf einmal rasch vorwärtsging. Diese Krankheiten sind es daher vorzüglich, die wohl zur Überlegung auffordern, ob der Kranke geeignet sei, durch Vorsatz, Mittel und Geduld sich einer magnetischen Kur zu unterziehen, und ob er nicht störenden Hindernissen entgegen geht, die das begonnene Werk auch dann noch hemmen, wenn günstige Aussichten vorhanden wären, die Kur zu einem erwünschten Ziel zu führen. Denn vom Magnetismus ist man gewohnt, auch beim Unmöglichen bald etwas recht Auffallendes zu erwarten, während man sonst einer quälenden allopathischen, einer strapaziösen Wasserkur Jahre lang sich übergibt, wenn auch nicht die geringste oder nur scheinbare Besserung erfolgt.

Indem ich nun über die spezielle Behandlung der Nervenkrankheiten etwas näher eingehen will und die häufigsten derselben namentlich anführen werde, muss ich ihre weitere Beschreibung übergehen und die Leser darüber an die betreffenden Schriften verweisen; es kann jetzt nach dem bereits Vorausgeschickten füglich hinreichen, mit kurzen Andeutungen den Weg des richtigen Verfahrens zu zeigen.

1) Von den psychischen Krankheiten

Das unmittelbare Organ der Seelentätigkeiten ist das Gehirn und die von und zu ihm aus- und eingehenden Nerven der Sinn- und Bewegungsorgane. Abnorme Zustände desselben haben immer mehr oder weniger gestörte Seelentätigkeiten zur Folge; es verdienen daher die eigentlichen inneren Gehirnkrankheiten mit den abnormen psychischen Lebensäußerungen die erste Stelle und die tiefste Würdigung in der Reihe der Nervenkrankheiten. Ich sage nicht, dass die psychischen Krankheiten Nervenkrankheiten sind, aber insoweit die Psyche an das Organische gebunden ist, erscheinen ihre objektiven Lebensäußerungen der sinnlichen Empfindungen und Willensbestimmungen zunächst durch das Gehirn und die Sinnes- und Bewegungsnerven bedingt. Ich behaupte nicht, dass die Subjekten, inneren Tätigketten des Selbstbewusstseins eigentümlicher Nervenfibern im Gehirn bedürfen, oder gar, dass sie Ergebnisse — Ausstrahlungen — der Nerven sind; allein die subjektive Seite der Seele kann in ihren Verstandes- und Gemütstätigkeiten der Vorstellungen und Begriffsbildungen, der Gefühle und Triebe nicht in Harmonie — Gesundheit — verharren, wenn die unmittelbaren Organe der objektiven Seite der Seele eine abnorme Beschaffenheit haben.

Es reicht demnach vollkommen hin, die gestörten Hirn- und Nervenzustände der Sinnes- und Willens — willkürlichen — Bewegungsorgane als die eigentlichen Vermittler der Seelentätigkeiten ins Auge zu fassen, und sie therapeutisch als die vorzüglichen Träger der abnormen Seelentätigkeiten zu behandeln, wie es physiologisch hinreicht, die Sinnes- und Bewegungsorgane als die alleinigen unmittelbaren Werkzeuge der Seele gelten zu lassen, worüber, ich in meinem Werke: »der Geist des Menschen in der Natur oder die Psychologie in Übereinstimmung mit der Naturkunde«, weitläufiger die Beweise beigebracht habe.

Uns geht übrigens diese tiefere Begründung hier weniger an, als dass wir zeigen, auf welche Weise am sichersten die abnormen psychischen Äußerungen wieder zur Norm, zur gesunden Tätigkeit zurückgeführt werden können. Dass dieses am sichersten durch die unmittelbare Behandlung des Gehirns und Nervensystems geschieht, wird wohl keiner weitern Verhandlung bedürfen; dass aber der Mesmerismus hierzu ein Hauptmittel, wo nicht das Allervorzüglichste sei, ist theoretisch gewiss für diejenigen begreiflich, welche das Wesen desselben begriffen haben, wie es praktisch bereits auch schon bewiesen wurde, und immer mehr bewiesen werden wird, wenn man einmal allgemeiner von der Wahrheit des Mesmerismus überzeugt, denselben zur Anwendung bringen wird.

Wollte ich die bekannt gemachten Fälle der durch den Mesmerismus geheilten Irren sammeln und alle anführen, so müsste ich ein dickes Buch schreiben; in allen praktischen Schriften über Mesmerismus sind Falle darüber ausgezeichnet, in den Schriften der älteren Autoren, in den *Annales du magnétisme animal*, in Kiesers Archiv 3. Bd. 3. H., 9. Bd., 10. Bd. 2. H., 11. Bd., usw.

Deleuze führt eine interessante, durch einen Andern gemachte Beobachtung an und rühmt den Mesmerismus gerade *dans les aliénations mentales*, die er freilich auch nicht alle heilen werde, *lorsqu'elles sont héréditaires ou tres anciens*. In England sind durch Elliotson und andere viele Heilungen des Wahnsinns durch den Mesmerismus bekannt geworden; Barth sagt: *Insanity is quite curable and easly cured by mesmerisme, when of recent aceession, long standing chronic cases will require time and perseverence*.

Allerdings ist ein frischer Fall schneller als ein chronischer zu heilen, der aber durch Ausdauer auch überwunden wird. Derselbe sagt an einer andern Stelle: *Mesmerisme is especially applicable to cases of insanity and purely nervous diseases, as ther is scarcely any other means of curing.*

Diese von Erfahrung zeugenden Aussagen habe ich in gar nicht wenigen eigenen Erfahrungen buchstäblich bestätiget gesunden. Ich habe mehrere Irre und alle mit Glück behandelt und vollkommen hergestellt; zuerst eine Frau, die infolge eines Nervenfiebers verrückt wurde, und als sie nach einigen Wochen nicht besser wurde und schon das Irrenhaus für sie bestimmt ward, behandelte ich sie mesmerisch und stellte sie in acht Tagen vollkommen her, ohne dass sie je einen Rückfall bekam. Eine andere schon drei Jahre im Irrenhause gewesene Person wurde durch Mesmerismus und Elektrizität in zwei Monaten geheilt. Eine sehr vornehme Dame, die erste, welche ich magnetisch behandelte, war mehrere Jahre abwechselnd irre gewesen und im letzten Jahre fortwährend melancholisch.

Nach einer vierzehntägigen, bloß beruhigenden, negativen magnetischen Behandlung wurde sie heiter und vergnügt, sodass sie nur selten mehr magnetisiert wurde; die Kur konnte nicht gehörig beendiget werden, und doch wurde sie nicht wieder irre. Einen Juden, der schon sieben Jahre irre war, übernahm ich nach langer Weigerung in die magnetische Behandlung zu Wien und stellte ihn in drei Monaten so her, dass er auf Reisen gehen konnte und wieder zu seiner früheren Beschäftigung befähiget wurde. Doch der Fälle dieser Art kommen dem praktischen Arzte zu viele vor, um darüber als von Seltenheiten zu sprechen.

Man sieht nicht selten Irre an gewisse Personen sich halten, denen sie mit Vorliebe willig folgen, und ohne Widerstreben, das sie sonst, besonders gegen die Angehörigen zeigen, und sich von diesen nicht leiten lassen. Dies beweist eine Art magnetische Anziehung, die in der Tat bei der mesmerischen Behandlung erst recht sichtbar wird, wie bei keiner andern Art von Krankheiten.

Bei den heftigsten Akzessen ist der Blick, das Gegenhalten der Hand hinreichend, um sie stehen zu machen und zur Ruhe zu bringen. Das Magnetisieren allein ist oft in kurzer Zeit hinreichend, nicht nur Ruhe, sondern auch Schlaf zu erzeugen, der bekanntlich die Irren Wochen und Monate lang flieht; meist folgt dem Schlaf eine Art Somnambulismus, in welchem der Irre vollkommenes Selbstbewusstsein erlangt, *alors la guerison serait à peu près sûre*, sagt Deleuze mit Recht, und die Geschichte der Heilung des jungen Hebert bei dem Marquis v. Puysegur — in seinen *Mémoires* — ist eine der interessantesten und lehrreichsten, die man über die Macht des Magnetismus, die Nerven zu beruhigen, lesen kann.

Bei der Behandlung der Irren handelt es sich nun ganz besonders um die oben angeführten allgemeinen Rücksichten der Ursachsverhältnisse; das magnetische Verfahren selbst richtet sich nach der Art des Kranken und der Krankheit. Bei dem Kranken sehe man zuerst auf den Zustand seiner Erregung, ob das Nervensystem sehr aufgeregt oder niedergedrückt ist; im ersten Falle muss die Behandlung anfangs kurz und negativ, im zweiten Falle länger und positiv sein. — Ich lasse mich zuerst mit den Kranken in ein freundliches Gespräch ein, und wenn sie auch zu viel oder gar nicht antworten, so suche ich ihr Vertrauen zu gewinnen, indem ich sie ansehe, ihre Hände halte, den Puls recht lang fühle, den Kopf untersuche, die Hand auf den Magen und Herzgrube lege, magnetisiere ich sie, ohne dass sie wissen, was geschieht; ein paar Striche vom Kopf zu den Füßen hinab — in Distanz — vollendet die ersten Sitzungen, die höchstens täglich einmal wiederholt werden, aber das magnetisiert Wasser wird eine gebotene Arznei, die so oft als tunlich dargeboten wird. Ist die Aufregung rein nervös ohne Entzündungszeichen, so lasse ich die Patienten in frischer Luft Bewegung machen bis zur Ermüdung, und dann ein magnetisches Bad gebrauchen; ich behandle solche lieber Abends und des Nachts, als bei Tage. Melancholische und niedergeschlagene Patienten sind meistens mit allem zufrieden, was man mit ihnen vornimmt, diese können stärker und länger magnetisiert werden, und zwar vom Kopf ab *à grands courans* eine Viertelstunde lang mit Auflegen der einen Hand auf den Hinterkopf und der andern auf den Magen. Ich behandle solche lieber bei Tage, als bei Nacht, und unter Umständen lass ich sie an das Baquet sitzen, oder ich elektrisiere sie mit der Magnetelektrizität. Diese Art Kranke müssen viel magnetisiertes Wasser trinken, und wenn es anders möglich ist, aus der Eintönigkeit in die freie Luft gebracht werden. Bäder und kalte Dusche, Bespritzen des Kopfes mit kaltem Wasser durchs die Finger sind wohltätige, die Nerven erregende Mittel, wobei auf die gewöhnlich damit verbundene Darmverstopfung zu sehen ist, die mit starkem Reihen des Unterleibs, mit Wasserklistieren und im Notfall mit Mittelsalzen zu beseitigen ist, und wo es damit schwer gelingt, da gebe ich als ein in diesen Fällen vortreffliches Mittel, das *extract. Taraxici* ein Quintel und *extr. Colocynth.* ein halbes Quintel zu zwei Gran schweren Pillen, eine Pille auf einmal, die gewöhnlich, in magnetisiertem Wasser eingenommen, hinreicht, Öffnung zu verschaffen.

Die Arten der Krankheiten des Irrseins werden gewöhnlich nicht streng wissenschaftlich, sondern nach den äußern Erscheinungen auf eine sehr mannigfaltige Weise eingeteilt, was uns hier eben nicht interessiert. Wir können uns begnügen, die Hauptgruppen dieser Erscheinungen zusammenzufassen, wie sie bei den Äußerungen der sinnlichen Auffassung objektiver Einflüsse und der Rückwirkung der Willensbestimmungen sich offenbaren. Denn auch in den psychischen Krankheiten reflektiert sich das Abnorme der Gehirnerregung in den Sinn- und Bewegungsorganen, als fehlerhafte Sinnesverrichtung oder Willensbestimmung. Die Auffassung der objektiven Einflüsse ist bei den Irren gewöhnlich sehr einseitig und mangelhaft, und ebenso einseitig und unbestimmt ist das willkürliche Zurückwirken. Es werden nur gewisse Gegenstände einseitig ins Bewusstsein aufgenommen und andere wenig oder gar nicht beachtet; die Vorstellungen sind flüchtig oder fix und der Gedankengang unzusammenhängend oder auf einen bestimmten Gegenstand festgebannt; das Selbstbewusstsein in den Lebensverhältnissen, und sogar in der eigenen Verstandes- und Gemütswelt ist getrübt, und dadurch sind die Willensäußerungen von der früheren gewohnten Art sehr abweichend, was dann im Zusammenhang mit der sinnlichen Auffassung die verschiedenen Arten des Irrseins charakterisiert.

Eine mangelhafte und einseitige Auffassung der Objekte mit einer raschen und heftigen Zurückwirkung eines trotzigen Willens, die weder dem objektiven Einfluss noch einer Zweckbestimmung entspricht, heißt man die Raserei oder Tobsucht. Wie diese Art des Irreseins kuriert und nicht kuriert werden soll, dies habe ich zuerst in Paris gesehen. Der Sohn eines reichen westfälischen Edelmanns wurde in Folge einer hitzigen Krankheit irre; der Vater nahm mich von Bonn mit sich, den Sohn zu besuchen, den wir in einem höchst aufgeregten, tobsüchtigen Zustande, antrafen, und der eben im Monat August in einem recht heißen Bade saß, das ihm der Prof. Recamier verordnet hatte; solche Bäder hatte er vor unserer Ankunft mit dem gehörigen Beiwagen von Arzneien schon mehrere gebraucht, natürlich wurde der junge Mann dadurch immer schlimmer. Zu derselben Zeit besuchte ich den berühmten Irrenarzt Esquirol in der Salpetriere, der mir die ganze Anstalt zeigte und mich in alle Abteilungen selbst führte. In einem Hofe waren ein paar Tobsüchtige in besonderen Zwingern in völliger Finsternis eingesperrt. Vor dem Öffnen der Tür machte er mich darauf aufmerksam, dass ich ja ganz ruhig bei ihm stehen bleiben soll, wenn er die Tür öffnen lasse. Der Kranke stürzte etwa sechs Schritte von uns mit der fürchterlichsten Wut hervor, und gegen uns; Esquirol nannte ihn gelassen beim Namen, ohne sich zu rühren, und fixierte ihn fest mit dem Blicke; der Kranke stand stille und folgte nun mit geringem Widerstreben gehorsam den freundlich sanften Worten des Meisters und ging dann wieder nur mit geringem Widerstreben folgsam in seine Zelle. Esquirol sagte mir: er bändige seine Rasenden meistens ohne Aderlass, usw., bloß durch seine ruhige Haltung, nur bedürfen sie des Zwanges auf einige Zeit, um dann durch anderweitige Mittel den Aufruhr der Gehirntätigkeit zu besänftigen und sie meistens in Kürze wieder zur Norm zurückzubringen. — Dies wurde mir eine fruchtbare Lehre, ich heilte den jungen Landsmann auf ähnliche Weise des psychischen Verhaltens und nur mit wenigem Magnetisieren in ein paar Wochen und fand diese Methode immer so bewährt, dass ich die Kranken zwar öfter besuche, aber nur kurz mit einigen Strichen magnetisiere, den Kopf mit Kaltwasser bespritze und viel magnetisiertes Wasser trinken lasse. Es versteht sich von selbst, dass man die Tobsucht von einer akuten Gehirnentzündung und von einer mehr chronischem nervösen Aufregung unterscheiden muss, was dem Praktiker nicht schwer wird und aus der Geschichte der Krankheit erhellt. Tobsüchtige Anfälle kommen bei den psychischen Krankheiten öfter periodisch vor, und da sind es am meisten krampfhafte Gehirnerregungen oder kongestive Blutwallungen zum Kopf, welchen bald mit dem beruhigenden Verfahren und mit der ableitenden Methode der allgemeinen Therapie überhaupt abgeholfen wird. Bei einer offenbaren Entzündung hat man aber weniger einen psychisch Kranken, als eine physische Krankheit vor sich, die nach ihrer Art zu behandeln ist. So viel sei jedoch hier noch angemerkt, dass man in psychischen Krankheiten, auch bei allem Anschein von entzündlicher Aufregung, sich vor Aderlass, usw., in Acht nehmen soll. Zwischenkörper und magnetische Leiter sind hier zu vermeiden. — Es gibt Krämpfe, die mit Somnambulismus und Irresein vorübergehend wechseln, und namentlich bei schlafwachen Personen treten zuweilen solche tobsüchtige Zustände ein, die sie auch meist voraussagen. Man hat in solchen Fällen die Behandlungsart wesentlich in nichts zu ändern, nur ist es besser, einen solchen Wutanfall nicht gewalttätig zu unterdrücken, sondern lieber austoben zu lassen, wobei die Patienten immer sehr genau wissen, was sie tun, aber sie können geistig nicht widerstehen; sie streben zu raufen, sich zu balgen und treiben für den Unkundigen wirklich tolles Zeug. Die hellsehende Petersen (s. Kiesers Archiv 12. Bd. 2. H.) behauptete im Traumwachen, »dass ihr das wilde Herumfahren und das heftige Ringen mit den anwesenden Mannspersonen bis zur Ermüdung notwendig sei, damit sie durch körperliche Anstrengung in Schweiß gerate«. Ein andermal behauptete sie: »dass ihr das heftige Ringen nur mit

Männern gut sei;« gegen Frauenzimmer bewies sie sich artiger, und als sie zufällig eine Dame anpackte, trat sie gleich bescheiden zurück und sagte: »um Verzeihung, es war ein Irrtum.« Den besten, heilsamsten Dienst leistet der Arzt solchen Kranken, wenn er nicht nur sie gehen lässt, sondern sie sogar zu vermehrter, physischer Kraftanstrengung herausfordert, denn diese Erscheinungen sind kritische Naturbestrebungen, die unterstützt und nicht unterdrückt werden sollen. Es geschieht sehr gewöhnlich, dass Melancholische und Irre anderer Art im Laufe einer magnetischen Kur solche Anfälle bekommen, die auch mit Fiebererscheinungen abwechseln; in solchen Fällen bedarf es der Einsicht, Vorsicht und Nachsicht des Arztes, der sich viel mit dem Kranken abgeben muss, wenn es ihm Ernst ist, die Kur einem glücklichen Ende zuzuführen. In Fällen bloß vorübergehender Tobsüchten ist die Baquetwirkung in der Zwischenzeit der Ruhe sehr wirksam, so das Tragen von Salz, Glas, usw., auf dem Magen, das Anhängen eines kleinen Magnets, usw.

Es möchte oft der Nachahmung wert sein, was die hellsehende Petersen des Bende Bendsen (Kiesers Archiv des tierischen Magnetismus 11. Bd. l. H. S. 158), welche an solchen periodischen Anfällen des Irrsinns im Somnambulismus litt und für sich folgendes angab: »Du sollst einen alten, tönernen, ganz schwarz gerauchten Pfeifenstummel nehmen und im Mörser zu Staub zerstoßen; ferner anderthalb Zoll von einer gewöhnlichen Siegellackstange ebenso fein zerstoßen, der Lack muss aber ganz hellrot und von vorzüglicher Güte sein; drittens hast du zu sorgen, dass bis zu derselben Zeit eine kleine Obertassenvoll reiner Tabakasche für dich gesammelt wird; endlich musst du halb so viel zerquetschten, schwarzen Senf und etwas zerstoßenes Campher haben. Alles wird, durcheinander gemischt, in einen leinenen Beutel getan und auf den Scheitel gelegt, nachdem das Fieber zwei Tage gedauert hat, so werde ich nicht irrewerden. Da aber diese Mischung vom Kopfe stark abwärts treibt usw.«

Man erkennt in diesem zusammengesetzten Amulett ein sehr kräftiges, auf das Gehirn gleichsam spezifisches wirkendes und — wie die Kranke selber sagt — von da ableitendes Mittel. — Dieselbe Kranke gibt im 9. Bande 2. Heft S. 148 folgende Behandlung der Wahnsinnigen und Tobsüchtigen an, die in ihrer Unbändigkeit nicht zu zwingen sind. »Man muss sie mit List zu binden suchen, dann tüchtig Blut abzapfen«, damit die Wut gedämpft werde, und sie dann eine Flasche stark magnetisierten Wein trinken lassen, um dadurch Anhänglichkeit zu erwecken. Bei der Behandlung selbst ist besonders kräftig und stetig mit allen zusammengesetzten Fingerspitzen auf den Scheitel und an der Stirn über der Nase einzuwirken. Überhaupt muss hier die Einwirkung überall kräftig sein, weshalb auch nur leiblich kräftige und nervige Menschen sich für eine solche Behandlung schicken.«

Wenn das Wesen der psychischen Krankheiten in der Störung des Selbstbewusstseins besteht, die allgemeinen Verhältnisse richtig aufzufassen und zu erkennen und sich in seinen Handlungen zweckmäßig zu bestimmen, oder was dasselbe ist, in Verlust der freien Selbstbestimmung durch subjektive Täuschung in den Verhältnissen zu den objektiven Einflüssen, so ist die Tobsucht eine der heftigsten, aber am schnellsten vorübergehende Krankheitserscheinung des aufgeregten Gehirns, physischerseits entweder durch entzündlichen Blutandrang oder durch Krampf verursacht. Wie sowohl die Auffassung der Objekte als die Selbstbestimmung nur auf eine gewisse Art einseitig gebunden, aber nicht völlig falsch und bewusstlos geschehen; denn die Kranken wissen meist recht gut, was sie, ohne widerstehen zu können, tun, »ehe sie rasen mit Verstand;« so hat der Arzt es vorzüglich mit diesen zwei Indikationen zu tun: die physische Hemmung durch das Blut oder den Krampf zu beseitigen, was ihm denn auch meist sehr bald gelingt. Anders ist es bei dem wirklichen Wahnsinn, indem der Irre seine subjektiven Vorstellungen für wirkliche äußere Objekte hält und darnach handelt, nicht durch einen physischen Drang, sondern aus bleibend gewordenen falschen Vorstellungen der Einbildungskraft.

Der Wahnsinnige hält seine Wahnvorstellungen für wahr und ist nicht über den praktischen Widerspruch seiner Täuschung zu belehren. Beim wahnsinnigen Irren hat der Arzt andere Indikationen zu erfüllen, als auf den Krampf und den Blutandrang zu wirken, hier wird die Aufgabe schwieriger und mit der physischen Behandlung muss er die psychische geschickt zu vereinigen wissen, was indessen weitläufiger zu zeigen die Aufgabe der Psychiatrie ist. Indessen, der wahre magnetische Arzt soll ein Führer und Lehrer seiner Patienten sein, und wenn er fest und konsequent einen bestimmten Plan befolgt, der ebenso sehr in psychischer als physischer Einwirkung besteht«, so gelingt die Heilung erfahrungsmäßig durch die mesmerische Methode oft schneller, als man es erwartet. Bei dem Wahnsinn ist vorwaltend das sinnliche Vorstellungsvermögen der Einbildung, aber mit Konsequenz; bei der Wutsucht ist es mehr das Reaktionsvermögen des ungebändigten Willens, aber ohne Konsequenz abnorm; sie gehen oft ineinander über, der Wahnsinnige wird leicht heftig zu wutsüchtigem Paroxysmus gereizt, die Wutsucht löst sich leicht in stillen Wahnsinn, wenn nicht gar in Blödsinn auf. Die Visionen, das Geistersehen, Dämonen und Hexenglauben gehören zur Kategorie des Wahnsinns, der sogar seine eigene Persönlichkeit oft verwechselt und sich selbst als ein Tier, als ein Gott erscheint, oder einen äußeren Gegenstand in sich aufgenommen vorstellt.

Eine direkte Einwirkung mit einem sehr bestimmten Willen auf das Gehirn, mit der gehörigen Belehrung vertreibt oft die Sinnestäuschung sehr bald, aber wie das Gehirn in einer falschen Vegetation begriffen zu sein scheint, so fehlt dem Geiste die Selbstkraft, seiner mächtig zu bleiben. Der Arzt ermüde daher nicht in der Geduld und Konsequenz, mit der freundlichen aber kurzen Belehrung eine stärkere aber längere Einwirkung zu verbinden, er besuche den Kranken täglich und lasse ihn in diesem Zustande die Hilfsmittel der Elektrizität und des Baquets mit dem nie zu vergessenden magnetisierten Wasser gebrauchen. Da der Wahnsinn gern in periodischen Zwischenräumen eine Art intermittierenden Charakter der Paroxysmen annimmt, so ist schon damit eine Anzeige eines falschen Vegetationsprozesses gegeben und die Unterleibsorgane sind bei genauerer Untersuchung selten frei von Störungen und Anschoppungen in den Blut- und Lymphdrüsen, vorzüglich der

Leber und Milz. Die genannte mechanische Einwirkung sowohl als die Unmittelbare mit der Hand ist daher um so mehr angezeigt. Der fixe Wahnsinn, der sich vorzüglich mit einem Gegenstand beschäftigt, ist hartnäckiger als der zerstreute — *insania vaga* — derselbe Bedarf daher der Zerstreuung, dieser der Konzentration der Umgebung und Unterhaltung.

Dem Wahnsinn entgegengesetzt ist die Narrheit; der Irre hat den Boden seiner Selbstständigkeit ganz verloren, er fasst keinen Gegenstand richtig auf und das Bewusstsein ist ganz aus den Fugen — verrückt —; die Aufmerksamkeit, die Unterscheidung, das Festhalten in der Erinnerung ist dahin, er hat keine bestimmte Erkenntnis noch Willen der Selbstbestimmung, welchen der Wahnsinnige gegen jede Einrede und Belehrung hartnäckig und einseitig festhält. Die Narrheit ist glücklicherweise eine der seltensten Formen des Irreseins und oft nur vorübergehend; chronisch geworden ist sie am schwersten von allen zu heilen, wenn nicht ganz unheilbar. Der Mesmerismus mit starker positiver Einwirkung, um in dem *perpetuum mobile* vielleicht Ruhe und Schlaf zu erzeugen, ist wohl allein und vorzüglich zu einem Heilungsversuch geeignet. Wie der Narrheit der Wahnsinn, so ist der Wutsucht der Blödsinn entgegengesetzt.

Die Geistestätigkeit des Blödsinnigen ist auf das Minimum herabgestimmt, seine Sinnestätigkeit ist wie sein Wille für die objektive Welt gleichsam tot, das Leben erscheint mehr als eine bloße Vegetation, denn als eine tierische Sinnes- und Bewegungsfunktion. Der Blödsinn hat indessen verschiedene Stufen, von dem angeborenen Idioten, bei dem aller Schein des Vernunftlebens fehlt, bis zu dem Gehirnschwächling, dessen höhere Geistesfunktion entweder durch mangelhafte Entwickelung, oder Wasseransammlung, oder infolge vorhergegangener Gehirnkrankheiten, vorzüglich der Wutsucht, gehemmt sind. In diesen letzteren Fällen hat die neueste Erfahrung gezeigt, was Menschenliebe, Fleiß und unverdrossene geistige Einwirkung vermag, nachdem man früher den Blödsinn und Kretinismus für völlig unheilbar ganz außer aller Beachtung ließ. Jetzt haben nicht nur Ärzte, wie der verdienstvolle Dr. Rösch in Württemberg und Dr. Guggenbühl in der Schweiz, sondern auch barmherzige Schwestern in gewöhnlichen Spitälern gezeigt, dass beinahe völlig verwahrloste Blödsinnige zur Menschenwürde erzogen werden können. Fast das Unglaubliche hat Guggenbühl in seiner musterhaften Anstalt auf dem Abendberge bei Interlaken geleistet, wie man aus seinem Berichte an Lord Astley ersieht, und einzelne Beispiele sind auch anderwärts bekannt geworden, namentlich ein sehr merkwürdiges von den barmherzigen Schwestern zu Koblenz (aus einem Berichte von 1831), wo »ein Idiot — Kretin — sprachlos und von mehr als tierischem Stumpfsinn, der alles wie ein Tier verunreinigte, usw., von den Schwestern zu St. Charles nach einigen Monaten durch ihre Pflege zu geselligen Fähigkeiten, gewisse Arbeiten zu verrichten, sich schicklich zu bekleiden und bei allen Bedürfnissen sich selbst zu helfen, herangezogen wurde. Ja später wurde der Keim seiner Bildungsfähigkeit noch weiter entwickelt, sogar in demselben Grade vor Gott ehrerbietig zu sein, indem er, in die Kirche geführt, vor dem Altar sich beugte.« — Zum Teil noch merkwürdigere Beispiele haben Rösch und namentlich Guggenbühl aufgewiesen, und als ich Letzteren dabei auf das mesmerische Verfahren aufmerksam machte, erklärte er, von einem nur sehr unvollkommenen Versuche allerdings einige Wirkungen gesehen zu haben, wobei er in der Folge sich in diesem Fache näher zu belehren und den Mesmerismus mehr in Anwendung zu bringen zu wollen versprach. Für solche Anstalten, das will ich mit Zuversicht voraussagen, wird der Mesmerismus die physische Seite außerordentlich viel rascher zur Entwicklung und zu dem möglichen Normalzustand führen, besonders wenn neben der direkten magnetischen Einwirkung, die nicht einmal täglich fortzusetzen nötig wäre, auch die Baquetwirkung zu Hilfe genommen wird, sowie die magnetischen Bäder und Waschungen. Blödsinn aus Folge vorhergegangener Krankheiten, des Nervenfiebers, des Schlagflusses, der Wutsucht, der Epilepsie, werden gewiss sicherer durch den Mesmerismus als anderswie behandelt, wie es bereits viele Erfahrungen beweisen, wenn das Übel nicht zu alt und wenn überhaupt ein organischer Neubelebungsprozess noch möglich ist.

Die Hypochondrie und Melancholie zeigen schon durch die Wortbedeutung, dass hier die Krankheit unter den Rippen und in der Galle ihren Sitz habe. Eigentlich gehören diese nicht gerade zu den psychischen Krankheiten schlechthin, da sie weniger mit den genannten Formen des Irreseins in der Mentalsphäre — den Geisteskrankheiten — übereinkommen, als sie mehr Verstimmungen der Gemütssphäre der Gefühle sind; zwar sind trübsinnige Verstimmungen auch häufig mit dem Wahnsinn in Gesellschaft, sowie die Melancholie und Hypochondrie zuweilen in den Wahnsinn und umgekehrt übergehen. Immer ist aber in dieser Art das venöse Blutleben, vorzüglich des Unterleibs, mit im Spiel und der Mesmerismus hat gerade in diesen Krankheiten die auffallendsten Heilungen bewirkt, und wenn es gleich hiebei etwas langsam geht, so kann man wohl beinahe immer einen guten Erfolg voraussehen. Diese Art Kranken vertragen aber eine starke Einwirkung nicht nur mittelst der unmittelbaren, sondern auch der mittelbaren Behandlung durch Maschinen, mit Baqueten und Elektrizität, durch Bäder, Waschungen und namentlich durch das Wassertrinken. Ich habe Gelegenheit gehabt, solche Kranke öfter zu behandeln und indem ich vorzüglich auf den Unterleib mein Augenmerk nehme, bin ich ohne Ausnahme zu einem glücklichen Resultat gekommen. Da der Leser ohnehin schon durch diese Winke den einzuschlagenden Weg kennt, so erspare ich die Beispiele weiter anzuführen; aber daran muss ich besonders aufmerksam machen, dass nach der Individualität der Kranken und der Umwandlung der Krankheit jedes Mal die gehörige Rücksicht genommen und das Verfahren modifiziert werde.

Der Grund, warum der Mesmerismus von jeher vorzüglich für die Nervenkrankheiten heilsam, und wie ich behaupte, vor allem bei den psychischen Krankheiten die besten Dienste leistet, ist übrigens hier nur beiläufig zu bemerken, nicht schwer einzusehen, da der Magnetismus als eine dynamische Potenz oder wenn man lieber will, als unsichtbares Fluidum, wie die Elektrizität, unmittelbar die Nerven und das Blut ergreift. Da nun das Blutgefäßsystem mit seinem Inhalt vorzüglich die Ernährung, das Nervensystem hauptsächlich der Träger der objektiven psychischen Tätigkeiten ist, beide Systeme aber sich als entgegengesetzte Polaritäten der Wechselwirkung bedingen und miteinander in der innigsten Verbindung stehen, so ist ebenso leicht die mesmerische Wirkung zu erklären, als wie bei den psychischen Krankheiten das physische und psychische Einwirken, entweder einzeln oder vorzüglich miteinander vereint, die guten Erfolge zur Wiederherstellung des verlorenen Gleichgewichts, wie zur Erziehung (Vermenschlichung des angeborenen Blödsinns) haben muss. Ebenso brauche ich nur zu erinnern, was ich in dem Werke, »der Geist des Menschen, usw.«, ausführlich behandelt habe: dass die Tätigkeiten der Mentalsphäre sich zu jenen der Gemütssphäre verhalten, wie das Nervensystem der Sinnes- und Bewegungsorgane zu dem Blutgefäßsystem der vegetativen Ernährungsorgane. Dem gemäß sind dann auch die psychischen Krankheiten ganz naturgemäß als Störungen einerseits vorzüglich des Erkenntnisvermögens in der Mentalsphäre, andererseits des Gefühlsvermögens in der Gemütssphäre zu betrachten, deren erkennbare Ausgangspunkte die Sinnes- und Bewegungsorgane sind.

2) Von den Krämpfen

An die psychischen Krankheiten schließt sich unter den Nervenkrankheiten zunächst das große, furchtbare Heer der Krämpfe an, ein Gegenstand, den weder die Physiologie in ihren, rätselhaften Erscheinungen aufgeklärt, noch die Therapie mit allen ihren Methoden zu bezwingen, ja nicht einmal dabei etwas Erkleckliches zu leisten vermochte. Die Krämpfe offenbaren sich vorzüglich in den Bewegungs- und Sinnesorganen, zunächst in den Muskelfasern, deren normale Bewegungen zu den ihnen obliegenden Funktionen gehemmt oder vermehrt und namentlich der Willkür des Geistes entzogen sind. Der Krampf ist also eine falsche, unwillkürlich vermehrte oder gehemmte Muskelbewegung, wie ich schon in meinem Werke, »der Magnetismus im Verhältnis zur Natur und Religion«, gezeigt habe; er ist entweder örtlich nur an einzelnen Stellen und Muskelpartien, z. B. an einzelnen Streckern und Beugern, oder allgemein, Starrkrampf genannt. Der Krampf kann sich auch über alle weiche Teile, über alle zelligen Ausbreitungen und Organe erstrecken, sodass sie so hart wie Horn werden. Das Wesen des Krampfes ist offenbar eine abnorme Polarität zwischen den Nerven und Muskeln, ein falscher Wechseleinfluss jener positiven und negativen elektrischen Faktoren. Denn darüber sind wir jetzt zur Gewissheit gekommen, dass die Nerventätigkeit an sich und namentlich im Gegensatz der Muskeln ein elektrischer Prozess ist, was, wenn wir nicht physiologische Gründe genug hätten, die verschiedenen Arten der Krämpfe augenscheinlich beweisen in der Anziehung und Abstoßung, im Funkengeben, usw.

Das wunderbare Spiel der Bewegungen, welche gegen die Willkür des Individuums in den proteusartigsten Verwandlungen erscheinen, scheint in der Tat etwas Dämonisches zu sein, was leiblichen Besitz genommen hat und Gewalt ausübt, was da den Regeln des gewöhnlichen Naturlaufs zuwider, wie des Exorzismus und des Geisterbannens spottet. Der Mesmerismus ist es nun aber vor allem, der das Wesen derselben zur näheren Erkenntnis gebracht und seine Zauberkraft zu meistern lehrt; denn er ist es, der einerseits ihn oft augenblicklich zu bändigen und an gewisse Stellen zu bannen imstande ist, andererseits in eine andere Form, wie der Fieberbewegungen, umzuwandeln vermag. Die Umwandlung chronischer Krämpfe in Fieber ist schon allemal eine Verbesserung, so wie die Verwandlung des Fiebers in Krampf eine Verschlechterung ist. Im Fieber fangt nämlich schon ein Strömen und Fluten der Stoffe an, was im Krampf gänzlich gehemmt ist; das vom Krampf ergriffene Glied gleicht einer Metallstange, an deren steifen Enden die positive und negative Elektrizität unbeweglich angehäuft ist. Die psychische Kraft des Willens vermag von innen gar nichts gegen die physische Elementarkraft, diese vermag nur der geschickte Techniker von außen, wie beim elektrischen Telegrafen durch Stoß und Gegenstoß der Polaritäten zu- und abzuleiten. Im Krämpfe ist der Mensch so recht eigentlich der wilden Naturkraft preisgegeben, diese, nicht der unterlegene Geist, muss zuerst mit des Menschen Hand gebändigt werden, und wie Franklin Jupiters Blitze abzuleiten, so hat uns Mesmer das elektrische Feuer der Nerven abzuleiten gelehrt. Dass, aber die krampfhaften pathologischen Zustände wirklich abnorme Elektrizitätsverhältnisse der Nerven sind, darüber habe ich auffallendere Beispiele in meinem Werke, »der Magnetismus, usw.«, mehrfach angeführt, von denen ich nur aus der Krankengeschichte der Fräulein Emerich zu Straßburg das Merkwürdigste ausheben will.

»Dieselbe, Schwester eines ausgezeichneten theologischen Gelehrten evangelischer Konfession, der selbst der Berichterstatter ist, litt schon früher, besonders aber in der letzten Zeit ihrer Krankheit, so sehr an Kämpfen, dass sie nur mehr auf kurze Zwischenzeit davon befreit blieb, und zwar litt sie bald in den Gliedern, bald im Kopfe die heftigsten Schinerzen.«

Dieselbe verfiel auch, ohne magnetisiert worden zu sein, in Somnambulismus, in welchem sie prophetische Angaben machte und Gesichte auf weite Entfernungen hin hatte »ohne Hilfe der Augen und Ohren. In einer solchen somnambulen Krise bat sie ihre Schwester, ihr eine Blume zu holen, die sie von einer Freundin erhalten hatte; diese Blume elektrisierte sie eines Nachmittags, indem sie ihre Hand darüber hielt, wobei das Wasser des Glases, in welchem sie aufbewahrt war, in heftige Schwingungen geriet. Zugleich meldete sie, dass sie um 10 Uhr Todeszuckungen bekommen würde, die damit endigen würden, dass die zu große Masse der elektrischen Materie, die sich in ihrem Körper befände, teils in die Blume ausströmen, teils dem Doktor und mir (ihrem Bruder), die allein gegenwärtig sein dürfen, einen heftigen elektrischen Schlag verursachen sollte. Solche elektrische Schläge teilte sie der Mutter in diesen Tagen, der Schwester und mir öfter mit, oft in einer ziemlichen Entfernung. Ich saß z. B. einst in dem Kabinetten meines Vaters ruhig eine Pfeife rauchend und in Augustins Konfessionen lesend, als ich einen heftigen elektrischen Schlag zuerst im Arme, dann mit Blitzesschnelle durch den ganzen Körper empfand. Sogleich lief ich in das sehr entfernte Zimmer meiner Schwester, die mir beim Eintritt entgegen rief: hast du es empfangen? Als sie nun abends in die Krise verfiel, musste ihr die Blume auf ihr Bett gelegt werden, so gekehrt, dass sie den elektrischen Ausfluss aus ihrer rechten Hand mit ihrem Kelche empfangen konnte. Diese Rechte musste sogleich der Doktor fassen, ich stand zu ihren Füßen und erhielt den Befehl, immer meine beiden Hände an ihren Fußsohlen zu halten. Jetzt begannen die Konvulsionen, das Schrecklichste, was ich gesehen, hernach heftiges Zucken; alle Glieder, die Gesichtsmuskeln wurden gewaltsam verzogen, hoch hob sich oft ihr Körper empor, sodass es mir beinahe unmöglich war, immer mit der Hand ihren Fußsohlen zu folgen, durch die jedoch unaufhörlich elektrische Materie in mich einströmte, welches sich dadurch bewies, dass ich unaufhaltsam Harn von mir lassen musste, sodass er sich auf dem Fußboden weit verbreitete. Endlich erhalte ich einen tüchtigen Schlag, der durch die eine Seite mir hinab, durch die andere hinauf zu eilen schien und im Kopf mit einem süßen Gefühl sich endigte. Allein unglücklicherweise hatten die Blume jene heftigen Zuckungen verrückt, sie berührte den Körper meiner Schwester und die ausgeladene Materie war wieder eingeströmt. Zwar hörten die Zuckungen mit jenem elektrischen Schlage, den ich empfing, augenblicklich aus, Sophie richtete sich in die Höhe, aber mit wehmütiger Stimme sprach sie: die elektrische Materie ist wieder in mich eingedrungen, ich muss sie noch einmal in Zuckungen und Schmerzen entladen. Jetzt pumpt sie gleichsam aus jedem einzelnen Gliede auf einen Punkt ihres Körpers zusammen; bei der Ladung und Entladung des Rückenmarks litt sie am heftigsten, endlich tat sie einen Schrei, sie hatte sich ohne unser Zutun entladen.«

Dieses Beispiel wird hinreichen, aus den weiteren Belegen in dem angeführten Werke dem Leser zu zeigen, wie offenbar der Krampf ein elektrischer Prozess ist, ich wüsste kein so sprechendes, gleichsam *in nuce* vereinigtes Beispiel, wie das angeführte, wo die bei physischen Experimenten gezeigten Erscheinungen beinahe alle vorhanden waren, unter andern z. B., das höchst merkwürdige, dass Flüssigkeiten durch sehr enge Röhren in einem Gefäß sogleich in vollem Strahle durchfließen, wenn der elektrische Strom daraus geleitet wird, die ohne dies inwendig stehen bleiben; hier war das unaufhaltsame Fließen des Urins ein solches Experiment. — Die außerordentliche Empfindlichkeit gegen alle Metalle, gegen Katzen, usw., bei allen Krampfkranken, so wie die ungleiche Wirkung derselben bei verschiedenen Individuen und selbst bei diesen zu ungleicher Zeit wird ebenso klar, da die Stimmungen und Polaritätsverhältnisse bei jedem verschieden sind und fortwährend wechseln.

Sehen wir nun noch auf die nächste Ursache des Krampfs, so wird uns das mesmerische Verfahren bei der Behandlung der Krämpfe ganz einleuchten, in Rücksicht seiner notwendigen Wirkungen sowohl, als seiner Heilsamkeit.

Die Ursachen der Krämpfe sind endlich zunächst im organischen Gewebe selbst doppelter Art, wodurch die normale Polarität des Nervensystems aufgehoben wird, entweder sind die Nervenröhren selbst verschlossen oder die Muskelfibern, oder beide zugleich, was in der Länge der Dauer sehr oft der Fall wird. Von Seite der Nerven kann das Übermaß des Lichtstoffes und die zu große Erregung derselben der Grund sein, oder die Polarität der Nerven kann den Grund in der Blutfülle örtlicher Teile haben. Von Seite der Muskeln und Zellfasern findet dasselbe statt: Überfüllung, Stockungen, Verhärtungen hemmen die Ernährung und damit den normalen Lebensstrom der Nerven, deren Einfluss auf die Ernährungsorgane ebenso notwendig ist.

Da nun in dem vegetativen Bildungsprozesse diese Grundfehler meist schon ab *incunabulis* herstammen und durch fehlerhafte Diät und sonst ungünstige Lebensverhältnisse unterhalten werden, so wird der Same schon sehr früh gesät, schlägt vorzüglich in dem Acker des Unterleibs Wurzeln und wuchert unerkannt fort, bis eine äußere Gelegenheit die lockere Spannung der polaren Verhältnisse ganz zerrüttet und der Krampf dann losbricht wie das Gewitter bei der ungleichen Verteilung der positiven und negativen Elektrizität der Erde und Luft oder von zwei einander gegenüberstehenden Luftsäulen; und wie hier die Fantasie das wilde Heer finsterer Mächte hausen sieht, so unterstellt sie dem Krampfe einen magischen Dämon. Unstreitig haben die meisten Krämpfe ihre Grundursachen im Unterleib, wo die Elementarstoffe sich nach Raum- und Zeitgesetzen sammeln und bilden, sodass die Krämpfe wie alle vegetativen Bildungen so häufig den periodischen Charakter annehmen und so selbst Zeugnis ihres materiellen tellurischen Ursprungs geben. Allerdings kann den Anstoß zum Krampf auch die Psyche geben; eine rasch ausglimmende Vorstellung, das Glutfeuer der Fantasie, ein heftiger Trieb und rascher Affekt, Schreck und Zorn, können unversehens den positiven Faktor der Nerven so anspornen, dass der Krampf gleich dem Blitz aus heiterem Himmel, was gar nichts Seltenes ist, ausbricht. Ist die Anlage einmal da, dann bedarf es oft nur scheinbar geringer Ursachen physischer und psychischer Art, das Krampfspiel in schönsten Gang zu bringen, was dann freilich die Tröpfchen und Pülverchen ebenso wenig kurieren, als der Exorzismus.

Dass Krämpfe so schwer zu heilen sind und so leicht wiederkehren, ist nun wohl kein Geheimnis mehr, und dass eine große Ausdauer und Geduld dazugehört, die Krämpfe gründlich zu heilen, ist ebenso klar. Ferner ist es klar, dass eine angefangene aber nicht durchgeführte Kur den Kranken verschlimmern kann, weil die Naturtätigkeit wohl äußerst selten imstande ist, die so tief gestörte Harmonie von selbst auszugleichen.

Um eine eingewurzelte Krampfkrankheit zu heilen, bedarf es nicht Tage und Wochen, sondern Monate und Jahre. Vorläufig muss hier noch bemerkt werden, dass durch das Magnetisieren oft Krämpfe entstehen, wo vorher keine da waren; dies sind aber heilsame, kritischer Krämpfe, welche ich bei inneren Stockungen der Eingeweide durch Ableitungen mit Fleiß zu erzeugen trachte. Der Grund ist auch hierbei kein anderer, als der künstlich hervorgerufene organische Polwechsel, der vorübergehend ist und nie lange und oft nur während der Behandlung dauert.

Die Beschreibung der mannigfachen Erscheinungen der Krämpfe und ihrer außerordentlichen Verwandlungen in physischer und psychischer Hinsicht muss hier unterbleiben, der Leser kann sie in medizinischen Schriften, wenn er sie nicht selbst kennt, leicht auffinden. Das Wunderbare, was man früher wegen der völligen

Unbekanntschaft als etwas Teuflisches ansah *omne ignotum mirum, diabolicum*, wird aus dem Vorstehenden als etwas im organischen Naturprozesse Begründetes begriffen werden.

Der Mesmerismus ist es, welcher neben jenen ungewöhnlichen, fremdartigen Schlafzuständen, auch jene dem Teufel zugeschriebenen Hexengeschichten aufgeklärt hat, durch welche sich die Menschheit Jahrhunderte hindurch eine Hölle zur Verfolgung und Marter der bedauernswürdigen Opfer auf Erden bereitete und zu Fluch und Schande im teuflischen Wetteifer, der sogenannten Frommen und Weisen unterhielt. — Der Leser wird es mir auch erlassen, die unzähligen durch den Mesmerismus an Krampfkranken gemachten Kuren aufzuzählen, was um so mehr für denselben spricht, da aller meist ohne allen Plan und bewussten Endzweck ein ganz verschiedenes Verfahren bei der Behandlung stattfand.

Bei der Behandlung der Krämpfe unterscheide man erstens zwischen Krankheit und Krise, ob der Kranke überhaupt seiner Krämpfe wegen in die Kur genommen wird, oder ob Krämpfe sich bei andern Krankheiten infolge des Magnetisierens einstellen. Diese Letzteren befördert man, während man die Ersteren zu heben strebt. Sobald man nämlich am Gesichte, an den Händen ein leises Zucken spürt, fährt man mit den magnetischen Strichen vom Kopf über die Schultern und Hände weg fort, man blickt den Kranken an und hält seine Hände fest. Werden die Krämpfe aber stärker und allgemein, so gebe man nach und lasse den Kranken in Ruhe, und störe ihn auch im Krämpfe nicht. Sollte er lange dauern oder sehr stark werden, was aber äußerst selten der Fall ist, so kann man durch eine leise Beruhigung dadurch zu Hilfe kommen, dass man eine Hand auf den Kopf oder Magen legt, oder dass man die Hände anfeuchtet und sie auf die Stirne oder auf die Hände des Patienten legt, oder dass man sie anhaucht oder anbläst, gewöhnlich geht es bald vorüber und der Kranke spürt nur zuweilen in der Zwischenzeit des Magnetisierens ein krampfhaftes Zucken, was sich mit dem Fortschritt zur Heilung allmählich ganz verliert. Sollten die Krämpfe länger dauern und stärker werden, so steckt ein verborgenes Übel im Hintergrunde, und die Behandlung richtet sich dann nach der Natur der Krankheit und der Krampfformen. Dieses Hervorrufen der Krämpfe geschah früher durch Gassner, usw., und durch den Exorzismus; man bewirkt sie auch durch das Baquet und durch Metallreize, durch Spiegel, und da sie kritischer Art sind, so beschleunigen sie die Kur. Hellsehende verordnen sich selbst das Aufregen der Krämpfe. Die Witwe Petersen ließ sich dieselben durch Schnellstriche erregen über den Rücken und die Extremitäten hinab, worüber nachher.

Die Behandlung der Krämpfe als Krankheitszustände richtet sich nach den Arten und Formen derselben, nach dem Ergriffensein des Nervensystems im Allgemeinen oder nur in örtlichen Teilen: die Epilepsie, der Veitstanz, der Starrkrampf erfordern eine andere Behandlung, als die Hysterie, der Magen- oder Brustkrampf. Als eine allgemeine Regel in allen Formen mag es gelten, dass man die Kur immer langsam und auf die leiseste Art beginnt; denn die meisten Kranken bekommen ihre Zufälle gewöhnlich sehr bald schon nach den ersten Strichen. Schon die Annäherung, das Halten der Hände, das Sprechen, das Auflegen einer Hand auf den Kopf oder auf die Herzgrube ist hinreichend, einen Anfall hervorzurufen. Im Allgemeinen ist die Einwirkung eine direkte *à grands courans* in langsamen und selten wiederholten Zügen; man fährt dann über die Extremitäten hinweg und vom Kopf nach der Herzgrube, wo man die eine Hand auflegt, während die andere über dem Kopfe oder aus dem Wirbel leise ruht, wenn der Kranke dabei ruhig bleibt. Ferner stellt man sich zur Seite des Kranken und fährt mit der einen Hand vom Genick langsam abwärts über den Rücken bis ans Kreuz, während die andere gleichzeitig vorn über die Brust und den Unterleib — in Distanz — gegenüber gehalten wird. Abwechselnd lässt man die Hände auf dem Magen und gegenüber auf dem Rücken und im Kreuze minutenlang ruhen, und streicht dann über die unteren Glieder hinab. Stellen sich Krämpfe oder Anwandlungen dazu ein, so hört man auf zu magnetisieren und wartet die Entwicklung ab; geschieht nichts besonders, so stellt man nach einer Viertelstunde alle Behandlung ein und hinterlässt zum Getränk das magnetisiert Wasser.

Ich habe in meinem Werke: »der Magnetismus im Verhältnis zur Natur und Religion« die verschiedene Art meiner allgemeinen Behandlung kurz angegeben, was der Leser nachsehen kann; ich werde jetzt die Formen der Krämpfe speziell durchgehen und auch die Verfahrungsarten Anderer angeben, welche behaupten, ein gewisses Gesetz gefunden zu haben, wonach die verschiedenen Formen jedes Mal regelrecht bezwungen werden. Die Erfahrung lehrt allerdings hierbei alle Tage etwas Neues; dazu geben Hellsehende individuelle Modifikationen der Behandlung an; aber gerade damit ist es klar, dass wir bisher noch zu keinem Abschluss gekommen sind, und schwerlich auch so bald dazu kommen werden. Allgemeine Gesichtspunkte werden wahrscheinlich auch in der Folge noch eben so schnell und sicher die schwierige Kur der Krämpfe zum Ziel führen, als es die ausgesuchteste Künstelei und sogenannte physiologische Heilart des Mesmerismus vermag, wenigstens habe ich bisher keine glänzendem Erfolge gesehen, als es die frühere mesmerische Schule auch zu leisten vermochte. Es ist aber immer in hohem Grade verdienstlich, neue Erfahrungen bekannt zu machen, um immer mehr wenigstens festere allgemeine Regeln zu gewinnen.

Teilen wir nun die Krämpfe ein in allgemeine und örtliche, so gehören zu den Ersteren die Gehirnkrämpfe, mit vorherrschender Anhäufung des magnetelektrischen Stoffes im Gehirn; die Epilepsie ist die Hauptform davon; zweitens die Rückenmarkkrämpfe, der Tetanusstarrkrampf ist die allgemeine Hauptform davon. Sowohl vom Gehirn als vom Rückenmark aus entstehen übrigens dann eine Menge der verschiedensten Krampfformen; dort ergreift er zuweilen die Wurzeln der Sinnesnerven, und es erscheinen die verschiedenartigen Visionen in fixen Gesichts- und Gehörbildern, daher auch der Somnambulismus am leichtesten bei zu Krampfen geneigten Personen entsteht, oder ein Krampf in den Bewegungsfasern des Gehirns reflektiert sich in den entsprechenden äußern Muskelfibern. Reize in den einzelnen Gegenden des Rückenmarks verursachen äußere Muskelkrämpfe sowohl als auch durch ihre Verzweigung mit den Nerven der Eingeweide des Sympathikus und des Gangliensystems, Brust und Unterleibskrämpfe, sowie umgekehrt, abnorme Reize und Krämpfe der inneren Rumpforgane sich auf das Gehirn und Rückenmark reflektieren, sodass nicht selten bei Würmern die Epilepsie, bei hysterischen Zufällen Rückenmarkreizungen durch die ganze Säule hinauf entstehen.

Allgemeine Regeln gibt es folgende für die Behandlung der Krämpfe: 1) Man suche die Grundursachen der Krämpfe und der elektrischen Anhäufungen auf, was immer der Hauptgesichtspunkt der magnetischen Behandlung bleibt. 2) Nach einigen wenigen allgemeinen Strichen *à grands courans* wird niemals der leidende Hauptort allein berührt, sondern immer die zunächst untere und entferntere Stelle, von wo dann die Striche ab- und die Anhäufung fortgeleitet wird, um sie zu verteilen und eine normale Strömung einzuleiten, was den Krampf lösen heißt. 3) Von diesen Hauptstellen aus, z. B. vom Kopfe ab bei der Epilepsie, über die Glieder hinweg, von den Schultern und vom Kreuz aus beim Starrkrampf, werden dann eine gewisse Anzahl, 9 – 12 Striche gemacht, worauf man auf den Erfolg sieht, um entweder aufzuhören, oder seltener dieselben zu wiederholen. Gewöhnlich werden die Striche mit beiden Händen gleichzeitig auf beiden Seiten des Patienten hinabgemacht. 4) Da die Nerven des sympathischen Systems fast immer mehr oder weniger in krampfhafter Mitleidenschaft sind, so wird eine Hand auch vor oder auf den Magen gelegt und nach einer Weile über die Füße hinweggestrichen. 5) Das sanfte Halten der Hände des Patienten ist sowohl zur Ableitung als Beruhigung der Krämpfe sehr nützlich. 6) Bei allen Krämpfen ist es ratsam, die Behandlung, wenn sie periodisch sind, vor ihren Anfällen vorzunehmen, und während des Anfalls nur zu beruhigen und mehr passiv zu bleiben. Die Epilepsie, diese von jeher so furchtbare und mit den seltensten Namen und Ansichten bezeichnete Krankheit behandle ich anfangs auf die angegebene allgemeine Art, und wenn in der Folge der Kranke das Magnetisieren ohne Zufälle verträgt, so wird die direkte Einwirkung, jedoch immer mit Vorsicht und in langsamen Zügen verstärkt, und zwar dadurch, dass ich die Hände auf den Kopf und Magen und auf die Stirn und das Genick lege und dann über die Glieder hinweg streiche, wobei ich an den Gelenken anhalte und sie dort etwas ruhen lasse. Werden die Krämpfe seltener, so kann der Kranke sich an das Baquet setzen, durch welches mehrere Kranke allein ohne weitere Behandlung geheilt worden sind, z. B. in Kiesers Archiv 12. Bd. 2. 216. 3. Bd. 2. 30.

Mesmer (Aphorismes 315) sagt: „In der Epilepsie berührt man den Kopf entweder am Wirbel oder auf der Nasenwurzel mit der einen Hand und mit der andern das Genick; durch diese doppelte Berührung löst man bei den Epileptischen die Stockungen im Gehirn auf.« Deleuze sagt: »Von allen Krankheiten ist die Epilepsie, die schrecklichste und allen Mitteln am meisten widerstehende und gerade diese Krankheit liefert, die überzeugendsten Proben von heilsamen Wirkungen des Magnetismus. Mehrere Epileptische sind vollkommen geheilt worden, andere wurden in ihren Anfällen gemildert, aber gewiss ist, dass man bei der Epilepsie mehr als mit allen andern Mitteln ausgerichtet hat, und wenn es Krankheiten gibt, bei denen man es wohl zu überlegen hat, ob sie magnetisch sollen behandelt werden, so ist es bei dieser Krankheit immer schlimmer, sie ohne weiters gehen zu lassen. Denn ein guter Magnetiseur lindert pfast immer sehr schnell den epileptischen Anfall, aber immer bedarf der Magnetiseur bei dieser Krankheit Vertrauen, Mut, Ausdauer und viel Aufopferung.«

Oft entsteht durch das Magnetisieren der Epilepsie der Somnambulismus, diesen hat man zu benutzen, die Kranken geben nicht selten die mögliche Heilung und die Mittel dazu an. Deleuze erzählt, dass er eine Demoiselle von 20 Jahren gekannt habe, welche 9 Jahre an epileptischen Anfällen litt; schon im ersten Monat der magnetischen Behandlung ließen dieselben sehr bedeutend nach, am Ende des Zweiten verschwanden sie ganz und ihre Gesundheit ist jetzt vollkommen. Sie untersagte jede Art von Arzneien, dagegen befahl sie, dass sie noch zwei Monate lang nachher magnetisiert werden, solle und zwar einen Tag um den andern, ohne dies würde die Krankheit wiederkommen. In den Anmerkungen zu Deleuzes Schrift sagt Dr. Koreff: »Durch den Magnetismus habe ich mehr Epileptische heilen gesehen, als durch alle andere Mittel, und zwar ohne Somnambulismus.« Gauthier rät das magnetiseirte Wasser und das Baquet als Hilfsmittel. Das Tragen von Bernstein, von Wurzeln, wie z. B. des Diktamnums als Amulette sind ähnliche elektrisch-magnetische Zwischenkörper, denen man von jeher sehr heilsame Wirkungen zugeschrieben hat. Tete führt auch Heilungen der Epilepsie durch den Magnetismus an, bei denen ein Kranker sehr starke kritische Diarrhöen bekam und darauf nach den heftigsten Anfällen ganz gesund wurde.

In England gibt es eben so viele Lobpreiser des Magnetismus in der Epilepsie. Sandby nennt ihn das größte Spezifikum; bei seiner Anwendung sei aber eine Vorsicht nötig, auf die aufmerksam gemacht werden muss; diese besteht darin, dass man über die starken und häufigen Anfälle nicht erschrecke, die anfangs durch das Magnetisieren zu entstehen pflegen, übrigens aber viel mehr ein günstiges Prognostikon geben. Auch Elliotson erwähnt dieser allgemeinen Erfahrung und erzählt, dass ein Patient drei Wochen lang jedes Mal den Anfall bekam, so bald er zu magnetisieren anfing; er ließ ihn vorübergehen und fing dann den Prozess wieder an, worauf die Anfälle nur mehr monatlich einmal kamen, und endlich nach einer zwölfmonatlichen Behandlung blieben sie ganz aus, dass sie »seit sechs Jahren nicht wieder erschienen.« Es gibt indessen auch Fälle, wo das Umgekehrte der Fall ist, die Kranken bessern sich anfangs und die Paroxysmen werden seltener, wenn man den Kranken »in den mesmerischen Zustand« bringt, wie Elliotson den Somnambulismus nennt, wozu er das Verfahren auf folgende Art angibt: »Bekommt der Kranke den Anfall, so lässt man ihn vorübergehen, und macht dann die Striche über den Rucken und die Brust hinab mit Querstrichen vorn und hinten, als wollte man die Flut von dem Körper wegtreiben, oder was oft besser ist, man behaucht sanft aber anhaltend die Augen, die Nase und den Mund oder die Brust und haltet des Patienten Hände in den Seinigen, und der Somnambulismus — *mesmeric state* — wird sich zeigen, sobald der Anfall überwunden ist.« Zoist vol. 11. p. 199. Dr. Storer in Bristol war in der Heilung von epileptischen Kranken besonders glücklich.

Bende Bendsen gibt in Kiesers Archiv 9. Bd. l. H. S. 109 die Schnellstriche an, welche seine hellsehende Witwe Petersen sich verordnete, teils um an sich Krämpfe hervorzurufen, teils dieselben abzuleiten und zu beseitigen. Bende Bendsen fand sie so wirksam, dass er sie später häufiger und namentlich bei der Epilepsie anwandte. Diese Striche sagt er, von denen ich in anderen Schriften nichts gefunden habe, sind ganz, was der Name sagt, nämlich magnetische Schnellstriche. Am besten kann man sie an den Armen und Schenkeln, so wie auch längs dem Rücken anbringen. Man umfasst hiebei die Schultern des Kranken und fährt am besten mittelst der kontrahierten Digitalmanipulation (die Finger zu einem Kegel zusammengestellt), ohne Absätze in den Gelenken zu machen, so kräftig einwirkend wie möglich, gleichsam pfeilschnell über die Finger hinaus. An den Schenkeln verfährt man ganz auf dieselbe Weise und zieht den Strich, ohne abzusetzen, in einem Zuge von den Hüften bis über die Zehen hinweg. Hierbei muss natürlich der Kranke die Beine so strecken, dass die Knie nicht als Körperwinkelecken dieser Einwirkung im Wege stehen. Am Rücken kann man sich der Pugnalmanipulation (die Faust mit vorgestrecktem Daumen) bedienen und in einem Nu vom Genick zum Steiß hinabfahren, wenn nur diese Einwirkung dem Kranken nicht zu stark ist. Diese Manipulationsart wirkt sowohl erregend als ableitend, sodass man durch ganz gleiche Striche Krämpfe hervorrufen und wieder aufheben kann. Ich habe dieses auch an andern Kranken durch wiederholte Versuche vielfältig erfahren, so z. B. bei einem epileptischen Knaben, an dem man im Paroxysmus äußerlich nur wenig Krampfhaftes bemerkte, brachte ich durch zwei solche Striche über den ganzen Körper augenblicklich den Anfall hervor. Ein anderer epileptischer 17jähriger Knabe fuhr, als ich kaum den ersten Schnellstrich längs den Armen gemacht hatte, dergestalt schnarrend zusammen, dass die Anwesenden aus dem Zimmer flohen. Der Paroxysmus dauerte eine Viertelstunde und das Bewusstsein kehrte wieder, nachher war er zwei Tage vom Anfall frei, da er sonst täglich vier- bis achtmal davon ergriffen war.« Bende konnte die Kur nicht fortsetzen, obgleich die Mutter ihn öfter bat, die Krämpfe hervorzurufen, nach 1½ Jahren später erfuhr er von ihr, dass die Zufälle im Ganzen nur mehr fünfmal wiedergekommen und dann gänzlich ausgeblieben wären. Im zwölften Bande des Kieserschen Archivs beschreibt Bende die merkwürdige Behandlung und schnelle Erleichterung der Epilepsie an einem schon älteren Fallsüchtigen, durch Anwendung vorzüglich der Schnellstriche, der somnambul wurde und die verlorene Sprache wieder erhielt. Eine andere Hellsehende des Bende gab gegen die Epilepsie einmal im Schlafe Folgendes an: »Man soll vor Sonnenaufgang den Tau vom Roggen auffangen, nachdem er körnige Ähren gesetzt hat, und hievon den Kranken morgens nüchtern eine kleine Tasse voll trinken lassen, so oft man ihn haben kann. Der Tau kann in einem flachen Teller aufgefasst werden.« Später gab sie gegen die Epilepsie »das gepulverte Hirn eines Menschen und in Ermanglung dessen eines Elefanten oder Pferdes an, drei Morgen nüchtern nacheinander eingenommen; sie war aber nicht sehr hell. Einem sechzigjährigen Arbeitsmanne, der seit acht Jahren vom epileptischen Anfälle geplagt war, brachte ich mit seiner eigenen Zustimmung, durch vier Schnellstriche längs den Armen, die

Krankheit zum Ausbruch. Weib und Tochter schrien aus vollem Halse: nein, nein! Was Gott ihm zu tragen auferlegt, usw. Schnell blies ich ihm die Herzgrube nur einmal kräftig an, und der Anfall legte sich augenblicklich wieder. Ich habe immer gefunden, dass solche leicht erregbare Zufälle sich durch zweckmäßig angebrachte Einwirkung auch sehr bald wieder stillen lassen, da hingegen die Beschwichtigung der schwer zu erregenden Krankheitsformen mit weit mehr Schwierigkeiten verknüpft ist.

Ein sechsjähriges Mädchen, die Tochter eines Tagelöhners war seit 1½ Jahren mit Epilepsie und Krämpfen behaftet, nach meiner vorläufigen Anweisung unternahm der Vater selbst die Kur und stellte sie in fünf Tagen vollkommen her, dass sich seitdem nicht die geringste Spur ihrer früheren Leiden gezeigt hat. Das erste Mal zeigte ich selbst dem Vater des Verfahrens beim ersten Schnellstrich entstand eine Art von zuckendem Starrkrampf, der jedes Mal dem darauffolgenden Zuge wich. Hielt man bei einer geraden Anzahl von Strichen etwas inne, so saß das Kind ruhig, geschah es bei einer ungeraden Zahl, so dauerten die Zuckungen eine Weile fort. Die Reizbarkeit war so groß, dass in einer Entfernung von 20 Zollen der ganze Körper zuckte, sobald ich nur den Daumen der rechten Hand auf sie hinrichten. (Die Entfernung von 20 Zoll ist sehr nahe und will gar nichts sagen, ich habe öfter, sogar bei Lähmungen zuckende Bewegungen um so stärker hervorgebracht, je weiter ich zurückging.) Übrigens zeigte sich bei ihr nicht die geringste Neigung zum magnetischen Schlaf und sie wurde in der kurzen Zeit bloß durch magnetisiertes Trinkwasser und täglich zweimal wiederholte Behandlung, etwa eine Viertelstunde lang, vollkommen hergestellt.« Diese sehr merkwürdigen Erfahrungen begleitet Bende mit der lehrreichen Bemerkung, dass diese Empfänglichkeit nicht bei allen Kindern stattfindet, und dass er bei andern Epileptischen nichts damit ausgerichtet habe, welche er hingegen durch das gewöhnliche Magnetisieren bald ins Schlafwachen versetzte. Wo die Anfälle nicht hervorzubringen sind, solche Personen können auch durch das stärkste und anhaltende Magnetisieren nicht in den Zustand des Schlafwachens versetzt werden. Ähnliche Erfahrungen hat in Hinsicht der Heilbarkeit der Epilepsie Wolfart gemacht, welcher die Möglichkeit der Heilung am sichersten bei jenen Fällen voraussagt, bei welchen die Paroxysmen durch das Magnetisieren stärker und häufiger hervortreten. Unter 90 Fällen von Epilepsie hatte derselbe innerhalb 8 Jahren nur 18 als vollkommen geheilt entlassen. — (Jahrbuch für den Lebensmagnetismus. 1. Heft.)

Der Starrkrampf erscheint nur akut mit raschem Verlauf, und zwar leider meist mit dem Tode endigend, oder es ist eine wechselnde, dazwischen laufende Form chronischer Krämpfe, wo er immer von einer großen Hartnäckigkeit, aber weniger von Gefahr ist. Es gibt indessen Fälle, wo ein heftiger Gemütsaffekt den Starrkrampf hervorruft, der wohl auch vorübergeht, aber zuweilen auch mit dem Tode endet. Bei akuten Entzündungskrankheiten des Gehirns und Rückenmarks stellen sich oft tetanische Zufälle ein, die dann entzündungswidrig kühlend und ableitend behandelt werden müssen. Zuweilen entsteht der Starrkrampf aus unscheinbaren

Ursachen, aus einer leichten Verletzung am Fuße, durch das Beschneiden eines Hühnerauges, usw., und meist läuft er unglücklich ab. In solchen Fällen bin ich überzeugt, wären magnetische Striche vom Kopfe und vom Rückenmark aus über die Glieder hinweg, Trinken des magnetischen Wassers und Umschlagen desselben auf die verletzten Stellen, das sichere Heilmittel. Bei chronischen Krämpfen verlangt der Starrkrampf die später zu erwähnende Behandlung, bei akuten Fällen, durch äußere Veranlassungen und durch Gemütsaffekte entstanden, wird er auf folgende Art behandelt, wie ich im Buche: der Magnetismus, usw., einen geschichtlichen Fall erzählt habe, der hier abgekürzt folgt. — Da meist eine entzündliche Reizung des Rückenmarks und seiner Haut vorhanden ist, was leicht der Augenschein, der Puls, usw., lehrt, so ist bei jungen und blutreichen Subjekten ein Aderlass sehr gut der magnetischen Behandlung vorausgeschickt, die Behandlung ist allgemein *à grands coourans* in Distanz, ableitend, magnetisiertes Wasser zum Trinken und Waschen des Rückens, Striche von dem Rücken ab- und aufwärts über die Glieder hinaus. Sind bloß einzelne Glieder kataleptisch, so braucht man sie oft nur anzublasen, leise mit der Hand darüber zu fahren oder mit einem Finger zu berühren und der Krampf verschwindet im Nu. Das Anhauchen der inneren Handflächen des Patienten erschlafft oft im Momente die holzstarren Glieder. Jene junge Person — eine Kellnerin — die ich behandelte, bekam aus einem plötzlichen Ärger zuerst den Kinnbackenkrampf, der sich in ein paar Tagen zum allgemeinen Starrkrampf ausdehnte, den zwei Ärzte fünf Wochen lang ohne allen Erfolg behandelten. Sie konnte schon einige Tage nichts mehr genießen, nicht schlafen, usw. Die erste Wirkung eines kurzen Magnetisierens war ein heftiges Weinen, und nachdem ich ihr ein paar Kaffeelöffel voll magnetisiertes Wasser durch eine Zahnlücke eingeflößt und solches zu wiederholen angeordnet hatte, schlief sie schon die erste Nacht ruhig und bekam reichliche Öffnung, die schon lange gefehlt hatte. Ich magnetisiert sie sofort täglich eine halbe Stunde lang durch Auflegen der Hand auf den Kopf, durch Anhauchen des Genickes und des Kopfwirbels, der Herzgrube, durch Striche über den Rücken und die Extremitäten, durch das Halten und Ziehen der Hände. Das magnetisiert Wasser musste ihr als Getränk gegeben werden, als alleinige Arznei, und dabei durfte sie nichts als dünne Suppen genießen, nachdem die Mundöffnung und das Schlucken schon in den ersten Tagen leicht vonstattenging. Ein wohltätiger Schweiß stellte sich schon in den zwei ersten Tagen ein, sowie der Schlaf und die übrigen Funktionen; am zwölften Tag verließ ich sie geheilt ohne irgendein anderes Mittel gebraucht zu haben und sie blieb vollkommen gesund.

Der St. Veitstanz ist eine andere allgemeine Krampfform, welcher häufig bei jüngeren Subjekten aus einer idiopathischen Reizung des Rückenmarks entsteht und von einem leichten Muskelzucken des Gesichts und der Glieder bis zu den furchtbarsten Graden des Werfens und Fallens des ganzen Körpers steigt. Wenn das Rückgrat beim Hinabfühlen sehr schmerzt, was meist an mehreren Stellen der Fall ist, so ist das Ansetzen einiger Blutigel längs dem Rücken gut, um die Kur zu beschleunigen. Das mesmerische Verfahren besteht in direkter Einwirkung *à grands courans* vom Kopf ab in 9 bis 15 Zügen, dann in Streichen des Rückens von oben nach unten, im Waschen desselben und Besprengen mit magnetisiertem Wasser, in magnetisierten Bädern, im Halten der Hände, sowie vom Rücken über die Arme und Füße ableitende Striche gemacht werden. Magnetisiertes Wasser zum Trinken und das Magnetisieren im Schlafe scheint sehr vorteilhaft zu wirken, während welchem die Patienten völlig von ihren Anfällen befreit sind. Das Baquet ist in dieser khronischen Krankheit sehr wirksam. Ich behandelte ein Mädchen von 9 Jahren, welches durch 2 Jahre von Ärzten und Chirurgen kuriert wurde und welches die Krämpfe in so hohem Grade hatte, dass es zuweilen aus dem Bette auf den Boden heraus geworfen wurde; sie wurde der Entfernung wegen nur wöchentlich zweimal magnetisiert und in zwei Monaten geheilt.

Interessante Kuren beim Veitstanz sind in allen Ländern durch den Mesmerismus gemacht worden; eine solche Kur machte der eigene Vater an seinem 9jährigen Kinde bloß durch das Verfahren »in großen Zügen«, der es täglich zweimal eine Viertelstunde lang magnetisiert, welches ihm Professor Nasse angeraten hatte, und in 14 Tagen völlig heilte. (Kiesers Archiv für den tierischen Magnetismus. l. Band 3. Heft.) — Einen zweiten Fall (ebendaselbst 12. Band 3. Heft) und ein geheilter Veitstanz bloß durch das Baquet (Kiesers siderisches Baquet, 10. Band 3. Heft.)

Wir kommen jetzt zu den mehr örtlich wechselnden Krämpfen, die als Schüttelkrämpfe — Konvulsionen — mehr oder weniger den ganzen Körper oder abwechselnd einzelne Teile ergreifen und in den verschiedensten Graden der Stärke, von leisen Zuckungen und Zittern bis zu den heftigsten Stoß- und Schlagkrämpfen, oft ein furchtbares Schauspiel darbieten; oder sie erscheinen in Spannkrämpfen, kataleptischer Art, die nur in einzelnen Gliedern oder Muskeln eine sehr schmerzhafte völlige Unbeweglichkeit verursachen. Zuweilen wechseln die Konvulsionen mit den Starrkrämpfen, erscheinen zum Teil periodisch aus inneren, tiefer liegenden Ursachen, oder sie sind bloße Gesellschafter anderer Krankheiten. Es gibt Kopf-, Brust- und Unterleibskrämpfe: der Kinnbackenkrampf, das Krampfasthma, der Magenkrampf, die hysterischen Krämpfe. Die Behandlung dieser verschiedenen Krampfformen erhellet nach obigem leicht von selbst und es scheint überflüssig, weitläufig in das Einzelne einzugehen. Die allgemeine direkte Einwirkung auf das Gehirn- und Nervensystem, die örtliche Berücksichtigung der ergriffenen Organe und der ursächlichen Verhältnisse, die Ableitung nach entfernten und minder wichtigen äußern Teilen, das Baden und Trinken von magnetisiertem Wasser, die Baquetbehandlung, usw., in chronischen Fällen, sind bereits hinlänglich bekannte Verfahrungsarten. Da jedoch die Erfahrung so manches speziell Abweichende von verschiedenen Seiten gezeigt hat, so ist es hier am Platze, das Wichtigste von denselben zur allgemeinen Kenntnis zu bringen und zur weiteren Nachahmung und Probe aufzufordern.

Bei zu Krämpfen geneigten Personen wechseln dieselben häufig durch die magnetische Behandlung, sie ergreifen den Kopf, die Brust und sitzen dann oft Stunden- oder Tagelang fest, wenn sie nicht abgeleitet werden. Durch die allgemeine direkte Einwirkung werden sie nicht abgeleitet, sie erfordern eine besondere Behandlung. Sind es tetanische Spannkrämpfe in den Gliedern, so weichen sie gewöhnlich durch einige Striche mit den Fingern, durch das Anblasen oder Anhauchen, und nach Robiano mit der Kohle, die man dem Patienten in die Hand gibt, oder auch mit dem Diamant, oder mit Alabaster, womit man die Krampfstellen bestreicht, oder sogar mit einer bloßen Feder; die blauen Pfauen, oder noch besser die weißen Fasanfedern sind die besten. *Ces beaux blancs si gracieux de faisan d'argent. Celles-ci furent les plus puissants et les plus rapides de ces électriques talismans*. Von der Kohle sagt er, dass die größte Steifigkeit sogleich nachlässt: *Je presentais un charbon éteint à mes extatiques les plus isolés les plus convulsives, et à l'instant los membres d'uno rigidité tétanique et de fer tombérent aussi flasques et doliés*.

Bei Kopfkrämpfen, die sich auch bei Somnambulen oft einstellen, ist es äußerst schwer, dieselben vom Gehirn abzuleiten; mir gelang es aber nie sogleich, öfter erst nach einer halben Stunde und noch länger dadurch, dass ich den Kopf zwischen beide Hände nahm, sodass ich die eine auf die Stirne und die andere auf den Hinterkopf hielt und abwechselnd auch auf die Schläfen, was das Gefühl der Patienten gewöhnlich selbst angibt. Der Kopf wird sanft gehalten und abwechselnd stark zusammengepresst und mitunter am Wirbel, im Genick und an der Stirne angehaucht, und dann mit den Händen über die Arme abgestrichen. Auf eine ähnliche Weise hat die Witwe Petersen die sogenannten Pressungen angegeben, die an solchen wandernden Krämpfen so lange litt. Bende beschreibt es in Kiesers Archiv 9. Band Seite 107 also: »Der Körper erstarrte nicht mehr plötzlich, sondern nur allmählich und gewöhnlich begann der Krampf zuerst im Kopfe. Nachdem ich einige Male die Mundklemme durch die magnetisierten Striche von den Mundwinkeln bis zu jedem Ohre gelöst hatte, konnte sie für die Folge fast immer sprechen und wusste dann in diesem Zustande ebenso gut und oft besser den Gang ihrer Krankheit und der Behandlung zu bestimmen, als selbst im magnetischen Schlafe. Hatte nun der Krampf einige Minuten im Kopfe gewütet und den höchsten Grad der Heftigkeit erreicht, so bat sie mich, ihn abzuleiten. Im Gehirn wechselte die Dauer desselben in verschiedenen Anfällen während der ganzen Dauer der Starrkrämpfe zwischen 3 bis 10 Minuten. Aus dem Kopfe wurde er nach ihrer eigenen Anweisung durch wiederholte Pressungen im Nacken und an der Stirne, sowie durch gegeneinander wirkenden Druck an beiden Seiten des Kopfes in der Gegend der Schläfen beseitigen. Die Anzahl der kreuzweisen Pressungen richtete sich nach der Stärke und Dauer des Krampfes, sodass die gelindesten Krämpfe dreimaligem Kreuzdrucke wichen, die stärksten aber 8 bis 10 wiederholte Einwirkungen forderten. War nun auf diese Weise der Krampf aus dem Kopfe geleitet, dann fuhr er beim letzten Druck sogleich langsam in beide Arme, die sich gewöhnlich in gerader Richtung vorwärts, seltener nach beiden Seiten auswärts starrend streckten. Dieses Letztere geschah jedes Mal, wenn sie es vergaß, durch Kraft- und Willensanstrengung den Armen beim Angreifen des Krampfes die vorgeschriebene Richtung zu geben, und ich musste dann den Krampf jedes Mal besonders ableiten. Um mir diese doppelte

Mühe zu ersparen, tat sie sich gewöhnlich Zwang an und streckte die Arme so, dass ich sie beide auf einmal durch rasche Striche wieder krampffrei machen konnte. Der Krampf dauerte hier gewöhnlich etwas länger als im Kopfe und wurde durch eine von ihr selbst jedes Mal genau bestimmte Anzahl von Schnellstrichen beseitiget, nach welchen er aus den Armen in die Hände fuhr, die sich dann mit eingeschlagenen Daumen krampfig zu Fäusten ballten. Die Zahl der Schnellstriche an den Armen wechselte zwischen 4 und 10. Doch habe ich auch 14 bis 16 derselben anwenden müssen, um einige der hartnäckigsten Starrkrämpfe zu heben.«

Ich habe diese höchst merkwürdige und lehrreiche Behandlungsart ganz abgeschrieben, weil sie für ähnliche Fälle maßgebend ist, so namentlich bei hysterischen und hypochondrischen Personen, welche man nicht genug ermahnen kann, ihre eigene Willenskraft zugebrauchen und zu stärken, denn sehr häufig ist eine große psychische Schwäche Schuld, den Leib über sich Herr werden zu lassen. Ich befehle den Kranken zuweilen, den Krämpfen zu widerstehen und sie nicht zum Ausbruch kommen zu lassen, und sind sie ausgebrochen, sie einzuhalten. Es gelingt freilich nicht sogleich, aber durch Übung und anhaltende Strenge geschehen Wunderdinge und der magnetische Arzt leistet dem Patienten durch diese Art Geistesstärkung einen besseren und dauernden Dienst, als durch seine physische Behandlung. Es gibt Beispiele genug, dass Kranke ihre Anfälle in Gegenwart fremder Personen lange zurückhalten können, sie brechen freilich dann später nur um so heftiger aus, aber darum, weil der Geist das Band wieder fahren lässt, was er nicht zu halten gewohnt ist. Ich habe in London von der Frau des Direktors einer magnetischen Anstalt in Bedfordstreet ein merkwürdiges Beispiel gesehen, welche ganz nach Willkür sich einen Arm in Starrkrampf versetzen konnte, der so steif wie eine Holzstange wurde, was sie selbst wieder lösen konnte. Sie war gesund, hatte aber früher an Krämpfen gelitten, wovon sie durch den Magnetismus geheilt worden war. Der Beispiele gibt es übrigens genug, wo Personen willkürlich Ohnmachten, Krämpfe, sogar epileptische simulieren konnten, die indessen zuweilen in wahrhaft abnorme Zustände, ja in den Tod übergingen. In dem Tagebuche einer lebensmagnetischen Behandlung der Hanna Christiansen zu Lindholm von Bende Bendsen (Kiesers Archiv 12. Band 2. Heft) sind über verschiedene Krampfarten, als: Aderkrämpfe, Stickkrämpfe, Magenkrämpfe, usw., ähnliche Beschreibungen und namentlich die Heilsamkeit der Edelsteine gegen die Krämpfe gerühmt. Unter anderm sagte sie einmal, dass bei den Israeliten der Hohepriester vor seinem Eintritt in das Allerheiligste in der Amtskleidung das Brustschildchen mit 12 Edelsteinen sich umhing; von diesen Steinen habe jede Art ihre besondern Kräfte und alle wären in verschiedenen Krankheiten überaus heilsam durch die Eigentümlichkeit des in ihnen fixierten Lichts und ihrer elektros-chemischen Verschiedenheit.

Ich komme jetzt zu der Lehre der sogenannten neuen Schule, man kann sie die Kachlersche heißen von der hellsehenden Auguste Kachler (Mittheilungen aus dem magnetischen Schlafleben, Dresden 1843). Der Graf Szapary, der sie mitbehandelte, wurde ein vorzüglicher Verehrer und Verteidiger der von der Kachler angegebenen Methode, die sich besonders durch die Behandlung der Krämpfe auszeichnet, dieselben abzuleiten und „zu binden". Ausführlicher, aber ohne Zusammenhang, hat Szapary diese Methode in seinem Katechismus des Vitalmagnetismus abgehandelt (Leipzig 1845). Professor Lippich in Wien, mein gelehrter zu früh dahingegangener Freund, hat eine aphoristische Darstellung im Manuskript, »physiologisch sich begründende Heilmethode« hinterlassen und mir persönlich weiter seine Ansichten und Erfahrungen mitgeteilt, was ich hier vorzüglich benutzen werde.

Ich habe schon weiter oben die Unterscheidung von elektrischen und magnetischen Anhäufungen, der elektrischen und magnetischen Personen angemerkt, welche die Kachlersche Schule bei allen Krankheiten annimmt, sowie ich dort schon von der Fingerwahl nach ihrem Entsprechen an bestimmte Sinnorgane bei der magnetischen Behandlung gesprochen habe, wonach der Daumen dem Getaste, der Zeigefinger dem Gesichte, der Mittelfinger dem Ohre, der Ringfinger dem Geruche und der kleine Finger dem Geschmacke entspricht, folglich wird bei schmerz- und krampfhafter Mitleidenschaft des Getastes der Daumen, des Gesichts der Zeigefinger, usw., vorzugsweise angewendet. Dies gilt besonders, wenn Krämpfe in den Muskeln der Sinnorgane örtlich behandelt werden sollen. Aus den von der Kachler selbst mitgeteilten Angaben in Bezug auf die Behandlung der Nervenkrankheiten hebe ich zuerst folgende aus, welche namentlich auf die Lage und Stellung des Bettes und der Kranken beim Magnetisieren ein großes Gewicht legt, was gleichfalls früher schon mitgeteilt wurde. »Bei Nervenkranken ist es sehr gut, dieselben beim Vollmond zu magnetisieren, durch den magnetischen Einfluss hebt man den Überfluss der Elektrizität. Das Besessensein ist nichts anderes als Wahnsinn, ein Streit zwischen Seele und Geist, die Seele erscheint als böses Prinzip, der Geist als Engel. Die Seele sieht ihr eigenes Wesen für den Teufel an und der Geist erscheint getrennt von ihr. Ähnliche Zustände sind auch die Visionen; ich habe Visionen, wo ich mit einem Engel spreche, in einer anderen Stunde habe ich Krämpfe, wo sich eine schwarze Gestalt mir nähert. Wenn man bei Besessenen magnetische Striche von unten nach oben für heilsam fand, so geschah es, dass man die Seele dem Geiste näher brachte. Man erreicht es aber auch, wenn man den Geist zu beschäftigen sucht, auch kann man die Hände auf die Schultern der Kranken halten (Seite 291); beim Starrkrampf lege die rechte Hand nicht auf die Herzgrube, sondern etwas tiefer, sonst strömt die Kraft zu schnell dort hin und erregt einen neuen Krampf. Mit der anderen Hand berühre die Nervenknoten hinter den Ohren und streiche 5 bis 6 Mal den Rücken hinunter, bleibe aber jedes Mal am Kreuze ruhen, so wird er leicht gehoben. In Krampfzuständen darf nicht magnetisiert werden, im Hochschlaf auch nicht, wohl im gewöhnlichen Halbschlafe. Der Gesichtsschmerz muss nicht auf der kranken Stelle magnetisiert werden, sondern wo der Schmerz sich endet, um die Anhäufung von dem kranken Teile abzuziehen. Am erfolgreichsten magnetisiert wird am Sonnengeflecht, mit Halten der Arme über den Ellenbogen an den Händen und an dem Kinn, usw.«

Szavary unterscheidet die allgemeinen und partiellen Striche, erste bei »undezidierten Krankheiten, Suchten und wo die partiellen nicht hinlängliche Austeilung hervorbringen. Als Hauptregel gilt im Allgemeinen, dass bei vegetativen Krankheiten mehr aus dem kleinen Gehirn nach dem Rückenmark, und zwar den hintersten Strängen und seinen motorischen Ganglien, bei sensitiven Krankheiten mehr vom mittleren Gehirn nach den Seitensträngen des Rückenmarks, und bei organischen Krankheiten sowie bei magnetischen Zuständen mehr nach dem *simpathious maximus* und dessen Geflechten gewirkt werden muss« (Seite 217). Ob der Leser aus dieser neuen Schule sehr viel klüger wird, als von der alten unbewussten«, wie sie Szapary nennt, welche bestimmte einzelne Striche lehrt, »die mehr wirken als hundert nach der alten Schule gezogenen?« Indem ich das Weitere bei Szapary dem Leser überlasse, will ich nach Lippichs Grundsätzen das Hauptsächliche anführen.

»Die spezifische Anwendung der Finger, besonders in Krämpfen, ist von der größten Wichtigkeit und die Fingerwahl richtet sich mehr nach dem Ort, wohin die Ableitung geschehen soll, als auf den Ort der Anhäufung. Ist kein besonderes Sinnesmitleiden, so gebraucht man den Daumen — die Pugnalmanipulation der alten Schule; sind mehrere Sinnesmitleiden zugegen, so nimmt man die entsprechenden Finger oder auch alle zusammen — Palmarmanipulation. So z. B. ist es bei der Beizsucht oft nötig, dass man den kleinen Finger dem Kranken in den Mund steckt, woraus sogleich der Mund offen bleibt; schiebt man in der Eile einen andern Finger ein, so wird man gebissen. Das wird wohl das empfindlichste *argumentum ad hominem* sein von der nicht gleichgültigen Fingerwahl.« Der Leser möge es probieren, ob es auch wirklich sich so verhält.

Auf das, Wie der Einwirkung ist, es nun in dieser Schule von, Wichtigkeit, die Hauptknoten — oder Nervengeflechte — zu kennen, auf die mit der spezifischen Fingerwahl gewirkt werden soll. Solche Hauptknoten gibt es neun: 1) an den Schläfen; 2) hinter den Ohren; 3) über den Schlüsselbeinen; 4) an der Insertionsstelle des Deltamuskels am Arme — Vaccinepunkt; 5) in der Achselhöhle; 6) in der Magengrube; 7) in der Leistengegend; 8) am Knie; 9) an der Fußsohle. Ein jeder Strich leitet nur von einer Hauptstelle zur nächsten, daher müssen, um eine allgemeine Wirkung zu erzielen, mindestens neun beiderseitige Körperlängenstriche gemacht werden, welche indessen nicht nötig der ganzen Länge nach jedes Mal gemacht werden müssen, sondern es soll nur von oben herab jeder Strich um die Stelle tiefer anfangen oder endigen und an jeder Stelle etwas anhalten. Eine Hauptsache ist, dass der leidende Ort, besonders wenn er mit einer Hauptnervenstelle zusammentrifft, nie allein berührt, sondern von der über derselben liegenden Stelle bis zur nächst unterhalb befindlichen gestrichen und dann »geknüpft« werden soll. Denn das Binden oder Schließen ist das Endigen: »Nämlich, wenn der Strich zu Ende geführt ist, so ballt man die Hand, noch ehe man sie langsam abzieht, zur Faust, was Abschneiden, Binden heißt, oder der Nervenstrom wird aufgewunden. Es soll die magnetische Tätigkeit festgebunden und allmählich wieder gleichförmig rückgeleitet werden, während bei dem Verfahren der älteren Schule die Tätigkeit nicht völlig in Umlauf gebracht wird.« Dieser Behauptung Lippichs musste ich widersprechen; gerade umgekehrt, durch das mesmerische Verfahren in Distanz in großen Zügen wird vielmehr die Tätigkeit in Umlauf gebracht, so sehr ich in gewissen Fällen diese neue Methode, besonders in Krämpfen, anwendbar finde. Hat man es nun mit den magnetischen Anhäufungen zu tun, die sich meistens in Schmerz- und Krampfanfällen aussprechen, so sucht man diese Anhäufung auszugleichen, wenn nicht Anzeige zur Unterstützung und zum Gehenlassen des Krampfes gegeben ist.

Da sind nun die spezifischen Verfahrungsarten an der Stelle, und zwar »bei allgemeiner, unsteter Anhäufung mit vorwaltender Getastmitleidenschaft oder bei den sogenannten Gefühlskrämpfen, streicht man mit dem Daumen. Sind allgemeine Muskelkrämpfe vorhanden, so macht man, den Sinnesmuskelkrämpfen entsprechend, zwölf allgemeine Striche mit den eigenartigen Fingern nach der Herzgrube hin, diese werden die allgemeinen ausgleichenden Striche genannt.

Die allgemein ausgleichenden Striche sind: 1) drei Striche mit beiden an einander gelegten Daumen, von der Oberhirngegend längs der Mittellinie bis zur Herzgrube; 2) drei Striche mit beiden Zeigefingern, von der Mitte der Oberaugenbraunengegend, über die Augen sanft gebogen, schief nach innen herab, ebenfalls bis zur Herzgrube; 3) drei Striche mit beiden Mittelfingern, von der Hinterkopfgegend; 4) drei Striche beiderseits mit dem zusammengelegten Ring- und Ohrfinger, von der Gegend des Unterkieferwinkels, von hinten und oben, wie oben. Bei diesen Strichen werden die nicht verwendeten Finger eingeschlagen und am Ende des Striches wird der gebrauchte Finger ebenfalls mit eingebogen; an der Herzgrube angelangt, werden alle Finger pyramidenförmig aufgestellt, eine Weile aufgehalten, geschlossen und langsam abgezogen. Ausnahmen sind hier 1) dass wegen schnell aufeinander folgenden Krampfabwechslungen der Sinnesmuskeln, besonders bei Brustanfällen, oft nur ein Strich statt drei, im Ganzen vier statt zwölf gemacht werden können; 2) dass wenn der Strich früher gemacht wird, als der Krampf eintritt, dieser gleichsam herausgefordert wird; 3) dass jede folgende Reihe des Krampfwechsels in Folge durch das Verfahren milder und schneller verläuft.«

Lippich gibt nun speziell das Verfahren bei den verschieden örtlichen Krämpfen auf folgende Art an. »Bei Gehirnanhäufungen werden mit dem Zeigefinger, wenn Gesichtsmitleidenschaft vorhanden ist, mit allen Fingern, wenn die Sinnenaufregung allgemein ist, von den Schläfen an hinter die Ohren zu der Gegend über die Schlüsselbeine, und von da über die Achseln zwischen den Oberarm und Brustseite bis zur Herzgrube, fünf Striche gemacht.« (Eine andere Somnambule gab an, die flache Hand auf die Stirne zu legen.) — »Bei wahnsinnsartigen Krämpfen des Gehirns macht man oft nach vorhergegangenen, zerteilenden Kopfstrichen die vom Kopf ableitenden Striche. Man setzt die Daumen in die Schläfen, spreizt die übrigen Finger mit größter geistiger Intention über den Schädel aus, umfasst dann den Schädel mit diesen Fingern bei feststehenden Daumen, drehend nach rückwärts über das Hinterhaupt, sodass man dieselben sachte hinter den Ohren zum Daumen zurückdreht und sie hier mit demselben in einen Kegel aufstellt. Mit den kegelförmigen, an den Spitzen zusammengefassten, an den Seitenteilen ausgespreizt bleibenden Fingern fährt man in einem Halbkreise über dem Ohr hinweg hinter dasselbe und von da, je nachdem mehr das Rückenmark oder der sympathetische Nerv mitleidet, im ersten Falle längs der Wirbelsäule, im zweiten seitlich von vorne zur Herzgrube herab. Beim Herabfuhren längs der Wirbelfäule zur Herzgrube müssen die Arme des Kranken über die Brust gekreuzt sein.

Sind bei Kopfschmerzen bloß mäßige Schmerzen oder gelinde Störungen der Denktätigkeit vorhanden, so kann der Scheitel mit der flachen Hand kreuzweise von links nach rechts und von vorn nach hinten, zuweilen auch umgekehrt, sieben, neun bis dreizehn Mal und öfter gestrichen werden. Durch diese Striche, die man verteilende nennt, öfters wiederholt kann man einen schwachen Wahnsinnsanfall ohne weiteres mildern. Wird man zu einem Kranken gerufen, der starke Kopfschmerzen hat, so müssen diese verteilenden Striche oft einige Tage lang den eigentlichen ableitend ausgleichenden Kopfstrichen vorangehen. Bei gelindem Kopfschmerz oder bei sehr reizbaren Personen, besonders anfangs, genügt ein mehrmaliges, leises, kühles Anblasen — nicht Hauchen — des Scheitels. Das Auflegen der Hand auf den Kopf ist ein gelindes, das Zusammendrücken des Kopfes mit beiden Händen ein kräftiges Linderungsmittel, besonders wenn einige der genannten Verfahrarten vorhergegangen.

Bei Rückenmarkanhäufungen wird von der Mitte des Rückgrats beiderseits gleichzeitig dreimal nach der Herzgrube gestrichen, bald mit dem Mittelfinger, bald mit anderen, bald mit allen Fingern nach Maßgabe der Sinnesmitleiden und der Strich wie bei den Kopfstrichen geendet.

Bei dem allgemeinen Starrkrampf mit den Armen aus der Brust, oder will bei wahnsinnigen Anfällen der Kranke die Arme nicht aufheben, oder sind sie durch die Zwangsweste an die Brust geschlossen, so setzt man den oder die eigentlichen Strichfinger — meistens den zusammengelegten Ring- und Ohrfinger — beiderseits an die Mitte des Rückgrats schiebt sie quer streichend zwischen Oberarm und Brustseite so tief als möglich mit den Spitzen nach vorne gerichtet ein, lässt sie dort so lange haften, bis man die Daumen bei geschlossenen übrigen Fingern entwickelt, sie über die Arme geführt und mehr hin zur Stelle der früher hingestreckten Finger vorne zwischen Arm und Brust eingeschoben hat, und so fährt man abwärts bis zur Herzgrube, wo man alle Finger ausstellt. Zahl der Striche von 1 bis 21. Wendet man nur eine Hand an, so wird der Krampf nur auf der einen Seite gehoben, legt man aber die andere auf die Herzgrube, während die eine streicht, so weicht der Krampf auf beiden Seiten. Bei Anhäufungen in den Brustnervengeflechten wird von der Oberschlüsselbeinstelle oder von den Achselhöhlen und zugleich von der Oberarmstelle dreimal zur Herzgrube gestrichen, öfter bei heftigen Zufällen. Ist Hustenreiz vorhanden, so spreizt man bei geschlossenen übrigen Fingern, den Zeige- und Mittelfinger gabelförmig voneinander und fährt vom Kehlkopf längs der Luftröhre herab. Ist das Herz mehr ergriffen, so wendet man den mit einer Hand geführten Strich nach der Herzgegend und von da zur Herzgrube. Bei Magenanhäufungen wird die eine Hand aufgelegt und mit nach oben gelehrten Fingerspitzen eine Kreisleitung gemacht gegen die Arm- und Brustseitengeflechte, und da etwas angehalten; fünf Striche genügen oft, auch das Auflegen auf die Herzgrube oder das Anhauchen derselben, manchmal muss man die Hand auflegen. — Nach diesen Beispielen kann die Art des Handauflegens bei den übrigen Teilen leicht gefunden werden.

Ableitungen vom Kopfe, von der Brust, usw., nach den unteren Teilen bewirkt man auch durch das Auflegen der Hand auf die Fußsohle und durch das zwei bis neun Minuten lang dort liegen lassen. Das Starken der Muskeltätigkeit geschieht durch gelind knetende Striche längs der Glieder herab, die Weichteile zwischen den Daumen und die übrigen Finger gefasst und mit dem Herabrücken gelinde drückend.«

Krämpfe und deren Behandlung. Lippich unterscheidet zweierlei Krampfarten bei magnetisch Behandelten, »magnetische und elektrische; erstere gehen unmittelbar von den Nerven aus, letztere mittelbar, indem sie ursprünglich durch das Blut bedingt werden; bei ersteren sind die Hände kalt, bei letzteren warm.« Er führt noch weitere Unterscheidungen an, die wir indessen wohl übergehen können; anschaulicher ist die Definition, dass die Krämpfe als Zurückstrahlungen magnetischer Anhäufungen entweder unmittelbar oder mittelbar vom Blute herstammen; sie können nicht anders gehoben werden, als durch Zerstreuung und Ausgleichung dieser Anhäufungen, was die Krämpfe durch die magnetische Einwirkung selbst bewirken. Der Zweck der magnetischen Krämpfe geht noch höher als auf augenblickliche Ausgleichung; bei bleibend stoffiger Ursache und bedeutender Nervenreizbarkeit kehren sie immer wieder, und es erfolgen sogar stärkere Anfälle im äußeren Sinnenschlaf mit innerer Erhöhung der Geistestätigkeit, wodurch gewöhnlich günstige Veränderungen des Krankheitsprozesses erfolgen. Statt der schmerzhaften Krämpfe entstehen in den Sinnorganen erhöhte Fantasiebilder, usw., kurz die Erscheinungen des Schlafwachens und Hellsehens.

Aber damit sind häufig innere Krämpfe verbunden, welche man trachten soll hervorzulocken, nur aber im Somnambulismus selbst soll man sie ungelöst gehen lassen, weil sie zur Erhöhung des Zustandes beitragen. Wenn aber die magnetischen Krämpfe nicht recht zum Ausbruch kommen und sich doch nicht legen, so muss man sie hervorrufen, dies geschieht durch das Vormachen derselben Krampfbewegungen, die der Kranke hat, z. B. durch Husten, Gähnen, Niesen, Lachen, Weinen oder durch die Anwendung des magnetisierten Wassers und durch die direkte Einwirkung mit der Hand. Werden die Krämpfe nicht zum Vorschein gebracht, so bleiben sie stecken, und es bilden sich allgemeine hysterische Leiden, Krampfsüchtelei, allerhand chronische Stoffablagerungen, besonders Tuberkel, Krebs.

Sind die Krämpfe von übermäßiger Heftigkeit, so macht man die zwölf ausgleichenden Fingerstriche; bessert es sich nicht, so werden allgemein magnetische Striche über den ganzen Körper gemacht, wonach sie gelinder und seltener werden und nach und nach sich lösen. Es gibt Fälle, wo man die Krämpfe unterdrücken, statt herausfordern soll; nämlich man löst den im Ausbruche begriffenen Krampf auf oder hebt ihn schon früher durch allgemeine Striche, um sie so gewissermaßen abortieren zu machen. Nur elektrische oder sogenannte Blutkrämpfe, z. B. epileptische — und auch diese nicht immer — dürfen auf diese Weise zurückgedrängt werden. Ähnlich wirkt das Binden und Halten der Glieder, besser das Letztere, weil mit magnetischer Intention die *aura epileptica* — ein zentripetaler Nervenstrom — unterbrochen wird.«

Mehrere Hellsehende, von denen die meisten, wenigstens abwechselnd, Krämpfe haben, geben die Behandlung derselben an; allein meist betrifft dieselbe nur individuell sie selbst. Es gibt indessen doch auch allgemeingültige Angaben, wie ich denn selbst meine Behandlung größtenteils davon erlernt habe. Es wird indessen eine jede Vorschrift Ausnahmen in individuellen Fällen geben, die der Arzt nach Umständen zu beurteilen hat. Unter anderen hat mir Herr Dr. Zeidler in Wien die Vorschriften freundlichst mitgeteilt, die er von einer an Krämpfen Leidenden im Hellsehen bekommen hatte, und durch welche mehrfach auch Andere geheilt wurden. Ich glaube, dass ich sie hier zum allgemeinen Besten geben darf, weil diese Vorschriften das Verfahren in besondern Krämpfen speziell angeben. Es send folgende:

1) Gehirnkrampf — wird gehoben, indem man die flache Hand auf die Stirne legt.

2) Die Zitterkrämpfe hebt man, indem man die flachen Hände auf den Rücken der Füße legt.

3) Der Rückgradkrampf wird gehoben, indem man die eine flache Hand in das Genick, die andere auf das Kreuzbein legt.

4) Der Unterkieferkrampf, der in einer immerwährenden Hin- und Herbewegung des Kiesers besteht, wird gehoben, wenn man das Kinn zwischen den Daumen und Zeigefinger nimmt.

5) Der Trismus wird gehoben, wenn man mit den zwei Daumen von den inneren Augenwinkeln angefangen, hinab streicht zur Furche der Oberlippe, und hier ein wenig anhält; von da um die Mundwinkel herum zur Vertiefung zwischen der Unterlippe und dem Kinn fährt und ein wenig anhält, und endlich in der Herzgrube abschließt.

6) Der Krampf, wo der Mund nicht geschlossen werden kann, wird gehoben, wenn man mit dem Daumen und Zeigefinger vom äußeren Gehörgange, mit dem Mittelfinger aber unter dem Unterkiefer streicht, bis zur Mitte des geöffneten Mundes und hier abschließt; neun Striche sind gewöhnlich hinreichend.

7) Der Zungenkrampf besteht in einem Schnalzen der Zunge mit gegen den harten Gaumen in die Höhe gezogener Zungenspitze, wird gehoben, wenn man den Zeigefinger an die Zunge selbst oder bei geschlossenem Mund an die Oberlippe hält, während man den Daumen von außen an die Unterzungendrüse hält. Wird aber die kalte und starre Zunge aus dem Munde herausgestreckt, so streicht man längs der Zungenränder mit dem Daumen und Zeigefinger bis zur Zungenspitze.

8) Der Rülpskrampf wird gehoben, wenn man den Fingerkegel auf die Magengrube stellt und selbe anhaucht.

9) Der Drehkrampf des Rumpfes wird gehoben, wenn man die flache Hand so auf den Unterleib legt, dass die Fingerspitzen der Herzgrube entsprechen.

10) Der Drehkrampf der Arme wird gehoben, wenn man die Arme im Handgelenk wie beim Pulsfühlen fasst, sodass der Zeigefinger der inneren, der Daumen aber der äußern Gelenksfläche entspricht.

11) Die werfenden Krämpfe wie 8).

12) Die werfenden Krämpfe der untern Extremitäten werden gehoben, wenn man die eine flache Hand aus der Kniescheibe oder in die Kniekehle legt, während man die andere flache Hand auf die Zehenspitzen legt.

13) Der Augenkrampf wird gehoben, wenn man mit dem Zeige- und Mittelfinger vom inneren Augenwinkel hinter die Ohren streicht.

14) Der Gebärmutterkrampf wird gehoben, wenn man mit der flachen Hand vom Kreuz zur Herzgrube streicht, hier die Finger in einen Kegel zusammenzieht, ein wenig anhält und dann mit den flachen Händen längs der Leistengegend zum Schamberg streicht, hier die Finger wieder zu einem Kegel zusammenzieht, ein wenig anhält und endlich mit den flachen Händen bis zu den Zehen streicht, sieben, neun, elf bis dreizehn Mal.

15) Schreiende Fraisen der Kinder werden gehoben, wenn man den Fingerkegel der einen Hand auf die vordere Fontanelle, den der anderen Hand aber in die Grube setzt, die von der Luftröhre und dem Brustblatte gebildet wird; wenn man hierauf a) mit den beiden Daumen von der vorderen Fontanelle zu der Schläfer streicht, hier ein wenig anhält, dann längs des Unterkiefers zum Kehlkopf, und endlich, nachdem man hier ein wenig angehalten hat, in der Herzgrube abschließt, neun Mal. Oder b) wenn man mit den beiden Daumen von der vorderen Fontanelle zum Scheitel streicht, ein wenig innehält, dann in die Grube unter dem Hinterhauptsbein fährt, und nachdem man auch hier ein wenig angehalten hat, mit dem Daumen zum Kreuzbein hinab streicht und hier abschließt Gut wird es sein, wenn man zuweilen den Scheitel anhaucht.

16) Der Wahnsinn. Zur Hebung der tobenden Paroxysmen gibt die Somnambule folgendes an: a) Man setze den Daumen und Zeigefinger der einen Hand auf die Stirne, dieselben Finger der anderen Hand auf den Wirbel und lasse diesem einschläfernde Striche folgen, doch so, dass man an den Schläfen, hinter den Ohren, in der Schlüsselbeingrube mit den Fingerkegeln ein wenig anhält und dann zu den Fingern ableitet; oder b) man setzt den Kegel der ersten drei Finger in die Herzgrube, während man die andere flache Hand auf die Fußsohlen legt. Der Kranke empfindet dabei eine Kühle im Kopfe, wodurch das Gemüt beruhigt wird. Außer diesen Manipulationen kalte Umschläge zwischen die Schulterblätter. Zur radikalen Heilung rät sie neun bis elf Striche an, die mit den zwei flachen Händen vom Scheitel angefangen bis zum Kreuzbein geführt werden, sodass die zwei Daumen

genau über das Rückgrat laufen. Außerdem kann man früh und Abends ein Pulver aus *opium tart. Emet.* und *Ipecacunnha* geben.

17) Der Gesichtsschmerz. Man streiche an der leidenden Gesichtshälfte mit beiden Daumen von der schmerzhaften Stelle hinter die Ohren und von hier über die Wirbelsäule hinab; außerdem eine Salbe aus Hundsschmalz mit Saft von der Schwarzwurzel, Hauswurz.

18) Die Epilepsie. Man streiche mit den beiden flachen Händen, von den Augenbraunen angefangen über den Kopf und das Rückgrat bis zu den Zehen, neun Striche. Außerdem folgendes: matt nehme Hasenwurzel (*asurum*) soviel als man zwischen drei Fingern nehmen kann, und koche sie mit zwei Obertassen voll Wasser eine Viertelstunde lang, zu Ende des Kochens gieße man auf 13 Blätter derselben Pflanze kochendes Wasser und lasse den Kranken dreimal täglich eine halbe Schale voll trinken. Es soll Brechen und Abführen machen.

19) Der Veitstanz. Man lege die eine flache Hand auf den Kopf, so, dass der Ballen der vorderen Fontanelle entspricht, während man die andere Hand auf die Herzgrube legt. Hierauf mache man Striche vom Wirbel über die Wirbelsäule bis zur Kniekehle. Endlich mache man einschläfernde Striche.

20) Der Blödsinn. Man mache neun ausgleichende Striche vom Kopf bis zu den Füßen, hieraus fasse man den Kopf zwischen die beiden flachen Hände und streiche dann mit der einen Hand so herab, dass der kleine Finger und der Daumen an den Schläfer ein wenig anhält, bis zur Herzgrube herab, während man mit der anderen Hand über das Hinterhaupt bis zum Kreuzbein streicht.

21) Der Tetanus wurde auf folgende Art gelöst: a) indem man neun ausgleichende Striche vom Kopfe bis zu den Füßen machte; b) indem man mit beiden flachen Händen vom Rückgrat aus zur Herzgrube streicht und hier die Finger in Kegel zusammenzieht. Hierauf schließt man mit der einen Hand ab (wie oben von der Kachlerschen Schrift gezeigt), während man den Kegel der anderen Hand auf der Herzgrube lässt und streicht vom Rückgrat bis zur Herzgrube. Hier angelangt bildet man wieder einen Kegel, den man auf der Herzgrube lässt, während man mit der anderen Hand abschließt und wieder vom Rückgrat zur Herzgrube streicht und so beliebig oft abwechselt; c) indem matt die beiden flachen Hände auf die Fußsohlen legt; d) indem man die eine Hand auf den Scheitel, die andere auf die Fußsohle legt. »Diese Letzteren zwei von mir selbst aufgefundenen Arten haben sich — besonders als die am schnellsten wirkenden — bewährt.« Zeidler.

Nach dieser ausführlichen Darstellung der Behandlung und der Verfahrungsarten nach eigenen und fremden Beobachtungen über die Krämpfe und Nervenkrankheiten glaube ich mich nun eines Weiteren füglich überheben, zu können. Die Brust- und Magenkrämpfe, die hysterischen Zufälle sind teils leicht vorübergehend — palliativ — zu heben, teils sind die Ursachsverhältnisse überall mit in Anschlag zu bringen. Bei allen chronischen Nervenkrankheiten sind das Wasser, die Elektrizität, die Baquetbehandlung, die gymnastischen Bewegungen, die psychische Mitbehandlung vorzügliche Hilfsmittel. Dass zuweilen ein Arzneimittel nicht nur bestimmte Indikationen zu erfüllen, sondern auch zum Anstoß, der gesamte Kur sehr vorteilhaft sind, versteht sich von selbst. Die vorteilhaften Wirkungen des Mesmerismus in der Hysterie und Hypochondrie, gerühmt von Deleuze, Puysegur, usw., werden sich bei der zweckmäßigsten Behandlung immer bestätigen.

3) Von den Lähmungen

Die Lähmungen sind aufgehobene Lebensbewegungen aus Erschöpfung der Kräfte oder aus unterdrückter Tätigkeit. Dort ist entweder Mangel des Stoffersatzes oder Entladung, wirkliche Erschöpfung der Lebenskraft; hier liegen Hindernisse der Bewegung im Wege, die Nerven- und Muskelfibern sind verstopft oder zusammengedrückt, dass der Strom der Bewegung aufgehalten ist. Diese Letzteren sind wohl die häufigeren, oft nur sekundäre Mitleiden und Folgen anderer Krankheiten und dann nach ihrer Natur im Ganzen leichter zu heilen, als die Lähmungen aus Erschöpfung, der Magnetismus vermag gegen diese letzteren auch leider sehr wenig. Es gibt nicht nur Lähmungen der Sinn- und Bewegungsorgane, was gewöhnlich darunter verstanden wird, sondern auch der Ernährungsorgane, wenn der erforderliche Nerveneinfluss auf dieselben gehindert ist, wodurch Zirkulationsstörungen und chemische Entmischungen entstehen. — Es wird also für die Kur und Behandlung dieser schweren Krankheiten die gehörige Erforschung und Einsicht sowohl zur Prognose als zum praktischen Verfahren notwendig. Man verspreche bei Lähmungen, Erschöpfungen von Liederlichkeit lieber gar nichts, und gehe nicht an die Kur, weil man seine Mühe in keiner Hinsicht belohnt finden und dem Mesmerismus keinen Ruhm bereiten wird, wie ich mich sattsam davon überzeugt habe; das Unmögliche leistet auch der Mesmerismus nicht. Deleuze sagt zwar, der Magnetismus sei bei allen Lähmungen *dans toutes les espéces de paralysie* angezeigt, er erweckt fast immer die Sinnestätigkeiten und Bewegungen, aber *il faut de la patience*. Gerade jene Erschöpften aus Liederlichkeit haben keine Geduld, diese wollen mit Extrapost fahren, und wenn es nicht nach Wunsch geht, so folgt der Schimpf statt der Belohnung. Hingegen sind andere mit mehr Geduld besser daran: alle jene Gelähmten nach Erkältungen, Schlagflüssen, Gichtanfällen, Krämpfen; es sind wohl auch diese Fälle, welche Deleuze gemeint haben muss, wenn er sagt: *dans les realtions de cures opérées en France, on en trouvé plus de soixante de paralysie, rien ne prouve mieux l'efficacité du magnétisme dans cette maladie.*

In Kiesers Archiv sind mehrere Heilungen angeführt, und Sandby stellt den Mesmerismus bei Lähmungen oben an: *Among the diseases, which are supposed to be influenced by the passes, paralysis occupies a prominent place.*

Teste erzählt sehr merkwürdige Heilungen von Lähmungen mit Atrophie der beiden Vorderarme, von Lähmungen der Beine mit Nervenzufällen, usw.

Bei der Behandlung der Lähmungen ist im Allgemeinen die positive, erregende Einwirkung durch die Hände und durch Hilfsmittel und Zwischenkörper angezeigt, wenn nicht, wie es oft der Fall ist, zugleich große Schmerzen und Reizbarkeit vorhanden sind; denn es kann die Muskeltätigkeit gelähmt sein, während die Sinnesnerven in hohem Grade reizbar sind. Licht und Wärme sind neben dem täglich länger anhaltenden Verfahren Hauptmittel der Belebung, namentlich die Sonne; man setze die gelähmten Glieder ihrem unmittelbaren Einfluss aus. Heiße Kleien und heißer magnetischer Sand sind bei Lähmungen und in der Wassersucht vortreffliche Mittel. Das Baquet von Eisen, damit Tropf- und Tuschbäder auf den Rücken, starkes Reihen der Glieder, zuweilen mit altem Rheinwein. Unmittelbar örtliche Einwirkung auf die gelähmten Glieder und direktes Hinleiten der Ströme, wo es fehlt, und dies ist bei den Lähmungen der Fall sowie die Anhäufungen im Übermaß abgeleitet werden müssen, und dies ist bei den Krämpfen der Fall.

Ein Baquet für Lähmung mit Schwäche des Kopfes hat mir die hellsehende Gräfin M. angegeben. Man füllt einen Eimer bis Dreiviertel mit Eisen, Erde und Glas, und stellt ihn aus eine Zinkplatte, woran der Kranke die Füße stellt. Unter der Zinkplatte soll man unter gewissen Umständen mit Wasser gefüllte Bouteillen legen und über den Kopf eine mit Wasser gefüllte Glaskugel anbringen, wenn bei der Lähmung auch das Gehirn beteiligt ist, welche mittelst Schnüren mit dem Kranken in Verbindung gebracht wird. Bei einem Wassersüchtigen mit Lähmung verordnete sie, dass er auf einen harten Sessel zwischen zwei Eisenstangen gesetzt werdet, vor ihm war eine mit Schwefel gefüllte Glasröhre aufgestellt, hinter ihm eine solche mit Erde und unter den Füßen ein eiserner Konduktor; magnetisiert musste er mit einem Eisenstab werden. — Die Elektrizität ist in dieser Krankheit sehr zu empfehlen und wird oft in bedeutender Stärke vertragen.

Das Verfahren mit der Hand ist bei den Lähmungen vorzüglich aus das kleine Gehirn und das Rückenmark zu richten, man legt die Hand auf den Wirbel und das Hinterhaupt, behaucht das Genick und streicht mit dem Kegel der Finger über das Rückgrat hinab und führt die Züge nach dem oft wiederholten Reiben über die Glieder hinweg. Das Tragen von Metallstreifen, von Eisen und Zink, von Magnetstäben an den Gliedern in der Zwischenzeit des Magnetisierens ist heilsam; innerlich bei Lähmungen nach Schlagflüssen gebe man von Zeit zu Zeit ein paar Tropfen Arnikatinktur, bei reiner Schwäche einen Kaffeelöffelvoll Rheinwein. — Bei der magnetischen Behandlung stellen sich meist zuerst allerlei Empfindungen ein, eine Art Ameisenkriechen, Stechen und Schmerzen, oder entzündliche Zeichen und Krämpfe, was immer ein gutes Zeichen ist.

4) Von den Schmerzen

Es darf nicht ausfallen, ein besonderes Kapitel von den Schmerzen aufzustellen, da diese einmal mit den genannten Krankheiten des Nervensystems allermeisten verbunden sind; da die Schmerzen ohnehin ein Gemeingut der kranken Menschheit sind, und weil endlich gerade der Magnetismus immer die wahre Panazee ist, die Schmerzen zu lindern, wo nicht zu heben. Überdies finde ich hier Gelegenheit, über mehrfache gebrochen zu handeln, die, wenn auch als Symptome tiefer liegender Ursachen, durch eine magnetische Behandlung jedes Mal wenigstens Erleichterung und bei der gehörigen Fortsetzung der Kur wohl auch vollkommene Heilung erlangen. Ich nenne dabei das Kopfweh, die Migräne, Zahn-, Brust- und Magenschmerzen als örtliche große Plagen; es gibt Gliederschmerzen, Bauchschmerzen, ja allgemeine Schmerzen, sogar des ganzen Körpers nicht nur vorübergehend, sondern nicht selten periodisch und anhaltend. Selten dürfte es jemand fehlen ohne alle weitere Mittel, mit dem Magnetisieren eine sehr große Erleichterung zu verschaffen, wenn die Schmerzen nicht gar für immer auf das erste Mal weichen. Es gibt jedoch eine namhafte Verschiedenheit unter den Einwirkenden; einige vertreiben die Schmerzen fast augenblicklich, andere sind nicht so geschwind, aber sie helfen auch, und noch andere, glücklicherweise der seltenste Fall, richten nichts aus, ja ich sah sogar das Übel schlimmer werden. Dies hängt wohl von der individuellen Konstitution ab, von dem Glauben und der Liebe zur Tat, *la croyance et la volonté* des Puysegur und dann wohl auch von dem Geschicke, über den Gegenstand Meister zu sein. Eins aber müssen wir hier laut sagen, dass das fast immer unfehlbare Stillen der Schmerzen durch das Magnetisieren doch die leidigen Gegner schamrot machen soll, welche mit dem ganzen Kraut ihrer Pulver-, Tropfen und Geister das Übel gewöhnlich nur noch ärger machen.

Es gibt allgemeine schmerzhafte Krankheiten, wobei die Patienten nichts weiter anzugeben wissen, als es tue ihnen alles weh. Einige allgemeine Striche in großen Zügen, oft in weniger als zehn Minuten, sind hinreichend, die Schmerzen zu lindern. Ich könnte aus den bewährtesten Autoren hievon eine große Menge höchst auffallender Beispiele anführen, allein es wäre überflüssig, da es ohnehin dem wahren Freunde des Magnetismus selten fehlt, die Probe zu bestehen. Pyne erzählt, dass er anfangs seiner Bekanntschaft mit dem Mesmerismus eine solche ihn in Erstaunen setzende Erfahrung gemacht habe, als er noch gar nicht recht damit umzugehen verstand. Eine Frau litt sechs Wochen große allgemeine Schmerzen, alles half ihr gar nichts, es wurde vielmehr schlimmer. *I magnetised her twica. she was well*, nach zweimal Magnetisieren war sie gesund. Was hier Geistliche zu leisten imstande sein würden, das hat eben Pyne und Sandby, usw., gezeigt, welche schon ihres Amtes halber in psychischer Hinsicht einen so mächtigen Einfluss ausüben. Die Gegenwart des freundlichen, teilnehmenden Arztes ist meist allein hinreichend, dem Kranken Ruhe zu verschaffen und das Halten der Hände, ein paar Striche vom Kopf, besänftigen die heftigsten Schmerzen. Ich habe Herzkranke in dem bedauernswürdigen Zustand gesehen, ganze Nächte konnten sie nicht liegen, zum Gehen waren sie zu schwach, irgendeine falsche Stellung brachte die entsetzlichste Angst, und Schmerzen verursachte die geringste Bewegung. Das Magnetisieren brachte nicht nur jedes Mal eine bedeutende Beruhigung, sondern meist auch Schlaf, und ich habe jüngere Individuen durch eine etwas längere Kur, jedoch nur nach einigen Monaten, so hergestellt, dass sie gar keine Beschwerden mehr hatten und sogar weite Spaziergänge machen konnten.

Das Kopfweh ist nicht ein bloß vorübergehender Schmerz, aus Erkaltungen oder von Magenverderbnissen, der Kopfschmerz ist oft eine chronische und leider gar nicht seltene Krankheit. Wie wenig die gewöhnlichen Mittel und Kuren dagegen vermögen, ist bekannt. Ich habe Viele selbst in die Behandlung bekommen, die bereits seit Jahren alles versucht und die besten Ärzte gebraucht hatten, ohne die geringste Besserung, und ich kann versichern, kein einziger von allen von mir Behandelten, ist ungebessert, die meisten aber sind ganz geheilt worden. Ich habe namentlich jüngere Kranke behandelt, die von Kindheit auf schon periodisch an Kopfschmerzen litten, und es gelang, sie meist in 3 bis 4 Monaten zu heilen. Ich habe bei den allermeisten von mir Behandelten gefunden, dass die kalten Füße und der heiße Kopf ihre Ursachen im Unterleib, und zwar in Stockungen der Blutdrüsen, der Milz und Leber haben, was nicht schwer zu erforschen ist. Ist dieses nicht der Fall, dann hat der Kopfschmerz mehr einen nervösen Charakter und darnach muss die Behandlung eingerichtet werden. Meine Behandlung besteht bei dem Kopfweh, ohne offenbare materielle Ursache, in Folgendem: ich magnetisiere Wasser und lasse gleich zum Anfang wenigstens einen Schluck nehmen und lege dann die Hand leise einen Augenblick auf den Kopf und fahre im großen Zuge hinab der Erde zu, wiederhole die Züge *à grands courans* langsam drei- bis fünfmal, um zu sehen, was der Erfolg ist. Sodann halte ich die Finger auseinander über den Kopf und seitlich vor der Stirne ein paar Minuten lang in Distanz und leite die Züge nach unten. Stellt sich nichts besonderes heraus, so leite ich die Züge herab vom Kopf, welcher nach den paar ersten Malen nicht mehr berührt wird, auf die Achseln herab und lasse die Hände da eine halbe Minute ruhen, fahre weiter auf den Deltamuskel des Oberarms und versuche gleichsam denselben etwas zusammenzudrücken, dann fahre ich bis zum Ellenbogen, halte wieder berührend an, dann zur Handwurzel, ebenso bis zu den Fingern, über die ich dann rasch hinaus streiche. Das Ganze wird meist dreimal wiederholt. Dann mache ich die Striche vom Kopfe ohne Berührung, bis zur Herzgrube halte da mit den Kegelspitzen beider Hände etwas an und leite die Hände über die Beine und Füße hinab, nachdem ich an den Knien etwas angehalten habe. Wenn der Kranke, dessen Augen ich während der genannten Behandlung fixiere, sodann beim Halten der Hände leise Muskelzuckungen im Gesichte oder in den Armen bekommt, so streiche ich mit beiden Händen mehrere Male von den Achseln nach den Händen, die ich immer einige Sekunden halte, um den Krampf absichtlich zu vermehren; bleibt aber der Patient bei allem dem ruhig, so stehe ich auf und nehme den Kopf zwischen beide Hände, so, dass die linke den Hinterkopf fasst, die rechte aber aus die ganze Stirne aufliegt; beide Hände bleiben sanft etwa eine halbe Minute lang liegen, drücke sie dann beide fest an, als wollte ich den Kopf zusammenpressen und wechsle dann auch so die Hände, dass an der Seitengegend und an den Ohren dasselbe Verfahren ein paar Mal wiederholt wird. Die ganze Behandlung dauert gewöhnlich eine Viertelstunde lang, der Kranke bleibt dann noch wenigstens eine viertel- bis halbe Stunde ruhen und trinkt bis zum nächsten Tag magnetisiertes Wasser.

Sind die Kopfschmerzen mehr Folge materieller Stockungen im Unterleibe, dann wird die Behandlung anders vorgenommen. Zwar wird der Anfang immer am Kopfe gemacht, aber gewöhnlich kurz und ohne alle Berührung und nach ein paar Strichen über die oberen und unteren Glieder hinaus fahre ich mit den beiden Händen nach der Magengegend, stelle dort zuerst beide Fingerkegel ein oder zwei

Minuten auf und strecke dann die Finger links und rechts über die Milz und die Leber hinaus, während die Handflächen den Magen berühren, und halte hier 2 bis 3 Minuten an, sodann streiche ich von da langsam über die Schenkel, halte an den Knien wieder an und streiche weiter hinab über die Füße hinweg, meistens alles mit Berührung. Dieselbe Wiederholung mit wenig Veränderung wird wiederholt, dass das Ganze eine Viertel- bis halbe Stunde dauert; einige allgemeine, ableitende Striche vom Kopf beschließen die tägliche Behandlung, wobei aber darauf zu halten ist, dass mehr magnetisiertes Wasser, wenigstens täglich eine Maas, getrunken wird. Mit dieser Behandlung ist es ratsam, Zwischenkörper von Metallen und das Baquet zu gebrauchen; ich ließ öfter 2 bis 3 Zoll im Durchmesser breite Kupfer- und Zinkplatten auf die Milz und Leber legen, welche durch einen dünnen Streifen eines Metalls in Berührung stehen, und lasse sie 1 bis 2 Tage liegen, wenn sie nicht zu viel Unruhe oder Jucken machen. Dies wird eine längere Zeit mit freien Zwischentagen fortgesetzt und dabei vorzüglich auf den Unterleib gesehen, dass keine Verstopfungen anhalten, wogegen der Patient selbst morgens und abends den Unterleib stark reibt, und wenn das magnetisiert Wasser und Abends Kompott nicht durchdringt, so lasse ich gewöhnlich Friedrichschaller oder Bilibitterwasser trinken. Bemerkt wird hier: 1) dass die Kur, besonders bei Kopfschmerzen aus dem Unterleibe etwas langsamer verrückt, das Kopfweh lässt gewöhnlich beim Magnetisieren nach, kommt aber wieder und die Patienten werden nicht selten ungeduldig; die Kur dauert oft 3 Monate, bis eine wesentliche Besserung sich einstellt. Die allermeisten Patienten werden durch das Magnetisieren sehr müde, dass sie oft kaum gehen können, was sie sehr entmutiget, und meistens bekommen sie, in den Armen und Beinen ein krampfhaftes Zacken, was sie für eine Verschlimmerung ansehen, wogegen ich darin den sicheren Beweis des Fortschrittes zum Besserwerden sehe. Eine Besserung merken jedoch die Meisten gleich anfangs darin, dass sich ihre kalten Füße durch das Magnetisieren erwärmen, wozu Deleuze den Kranken magnetisiert Strümpfe tragen lässt, welcher folgendes über die Kopfschmerzen sagt: *Pour guérir les maux de tête accompagnés de froid au pieds, on ose pendant quelques momens les meins sur la tête, on continue par les grands courans. et l'on fait des passes réitérées sur les jambes. Les pieds s'échauffent, la tête se dégage, si le mal de tête est axxindentel il ne revient pas: s'il était ancien et habituel on ferait usage de chaussons magnetisés.*

Bei Gesichtsschmerz habe ich das Verfahren von Zeidlers Hellseherin schon angegeben; ich hatte Gelegenheit, mehrere Fälle zu sehen und zu behandeln und habe nur bei frischen, noch nicht lange dauernden Übeln einen schnellen Erfolg gesehen; veraltete Gesichtsschmerzen sind außerordentlich schwer zu heilen, sie bessern sich, kommen aber sehr leicht wieder. Wenn daher andere Magnetiseure, wie z. B. Pyne, usw., mit ein paar Mal Magnetisieren sechs Monate lange unsägliche Leiden *with the most dreadful anguish and pans inte face, many as a hundred such attacks in a day* völlig vertrieb, so konnte die Frau wohl von wundersamer Linderung und baldiger Heilung entzückt sein, *no return of pain and quitrestored to health.*

Ich bin so glücklich nie gewesen, obgleich auch mir manche Kur gelang. Bei älteren Leuten hat der Gesichtsschmerz so versteckte Wurzeln, dass er unversehens nach einer leichten Erkältung, nach einem Gemütsaffekt wieder da ist. Hier muss das ganze Nervensystem und insbesondere die entfernten Ursachen im Vegetationssystem — Gicht und Hämorrhoiden u. — mit beharrlicher Aufmerksamkeit ins Auge gefasst werden; insbesondere habe ich gefunden, dass der Gesichtsschmerz bei Männern noch viel hartnäckiger ist, welche allerdings, meist Lebemänner, auch die Krankheitsursachen weniger meiden. Ich hatte Gelegenheit, an dem vortrefflichen Erzbischof von Pyrker meine Beobachtungen zu machen und meine Künste zu zeigen, er ließ mich mit einer beispiellosen Geduld gewähren. Wenn die Besserung ein paar Wochen gedauert hatte, flugs war der Stich wieder in der Backe, vor welchem er eine grenzenlose Furcht hatte, wie alle länger an Gesichtsschmerz Leidenden. Ich wandte dann die Elektrizität an, gebrauchte alle die gerühmten Nebenmittel auf sein eigenes Verlangen, doch alles umsonst, am besten half ihm und am längsten dann immer das pure Magnetisieren mit Ausschluss alles anderen. Mein Verfahren besteht darin, dass ich eine genaue Diät, besonders Wärme und Mäßigkeit empfehle, dann am Kopfwirbel zu magnetisieren anfange, mit langsamen, allgemeinen Zügen über den ganzen Körper hinab; sodann wird die Hand in ein paar Zoll Entfernung von der Schmerzensstelle Minuten lang so vorgehalten, dass die Finger lose gebogen auseinander stehen, wonach die Striche seit- und abwärts über die Glieder geleitet werden. Abwechselnd behauche ich meine eigene hohle Hand und lege sie auf die Backe der schmerzhaften Seite, während die andere den Hinterkopf oder das Genick umfasst, Striche über das Rückgrat hinab bis zu den Füßen. Die Patienten müssen nach dem Magnetisieren mehr als andere der Ruhe pflegen, alle äußeren Reize, selbst den starken Lichteinfluss meiden, alle geistigen Getränke absolut meiden, ebenso auch metallene Reizmittel, so die Elektrizität, wogegen bei chronischen Fällen in der Zwischenzeit ein leichtes Baquet aus Wasser und Glas oder Salz und Wasser in Butten an einem Mittelkonduktor so gebraucht werden können, dass man eine Schnur davon um den Leib bindet und eine halbe oder ganze Stunde in Verbindung bleibt; oder dass ein Metallkonduktor an die Herzgrube gehalten wird, wenn der Patient weniger reizbar ist. Magnetisierte Wolle im Genick, auch an der Backe, magnetisierte Hand- und Fußbäder sind gute Hilfsmittel. Nach Gauthier sollen die Hände auf die Schleifen und Ohren aufgelegt werden, mit Zügen sodann aus die Achseln und die Fingerspitzen, Fingerberührung mit dem Daumen, *addigitation pollicarienne* (was ich für zu stark halte)«, Vorhalten der Daumen vor die Augen, *présenter les pouces devant les yeux,* und Querstriche, sowie Kreuzbewegungen mit dem Daumen und dann Ableiten. Sodann lässt er sogar mit dem Kegel der fünf Finger die schmerzhafte Stelle und die Augen berühren, wie die Stirn, die Schläfen, die Nase und Ohren, und magnetisiert während des Schlafs. Magnetisches Wasser zum Trinken und Waschen, das Baquet, *si elle ne fait pas mal au magnetisé*; aber Sitzungen am Baquet, Magnetisieren der Bedeckung des Gesichts, wenn der Kranke eine trägt, und in der Nacht das Baquet. Die Franzosen raten oft die Hände gekreuzt auszulegen, d. i. die linke Hand auf die linke Seite des Patienten, sagt Gauthier auch hier, dass man es bei dem Kinnbacken-Gesichtsschmerz tun soll. Der Schmerz sitzt immer in den Verzweigungen des Gänsefußes des unteren Augennervens; eine direkte Einwirkung unmittelbar darauf ist wohl weniger nach der französischen Vorschrift ratsam, als das Einwirken auf die Nasenwurzel und Ohren und durch ableitende Fingerstriche aus der Nähe nach den Hals- und Armgeflechten, und wie es Zeidlers Somnambule angab. Hingegen bin ich mit dem Anhauchen der Ohren vollkommen einverstanden. *souffle à chaud sur les oreilles, à froid sur le front.*

Die Migräne, das halbseitige Kopfweh, ist ein anderes, sehr schmerzhaftes Übel, das eine Seite oder irgendeinen Teil des Gesichts oft nur so groß als ein Nagelkopf einnimmt und gewöhnlich zu gewissen Zeiten periodisch wiederkehrt. Allermeisten liegt hierbei die Ursache in Magensäure oder Leberstockungen, und wenn die Kur mehr als eine vorübergehende Linderung sein soll, so bedarf sie in dieser Krankheit einer längeren Zelt, wobei namentlich die Diät und die Verbesserung der Säfte im Auge gehalten werden müssen. Solche Patienten sollen viel Bewegung in freier Luft und Reisen machen. Ein Brechmittel gleich anfangs beschleunigt die Kur. Außer Bädern und viel Wassertrinken ist dann neben der direkten Behandlung auch die indirekte Baquetbehandlung angezeigt. Direkt wird in allgemeinen Zügen vom Kopf ab magnetisiert und dann vorzüglich auf den Unterleib und Magen gewirkt, und zwar muss, auch in der guten, schmerzfreien Zwischenzeit und namentlich vor der Zeit des gewöhnlichen Ausbruchs, das Magnetisieren fortgesetzt werden, wenn die Krankheit einen periodischen Typus hält. Die Gewissheit einer wirklichen Besserung erhält man erst, wenn die Anfälle seltener werden oder gar ausbleiben und wenn auch das Gesamtbefinden sich wesentlich gebessert hat. Hat die Krankheit schon Jahre lang gedauert, so bedarf auch die Kur nicht Wochen, sondern Monate zur Heilung. Robiano sagt, dass Ringe von Kupfer und Zink als Gürtel um den Leib die Migräne, sogar erblich, geheilt haben, solche Ringe am Beine getragen hätten Brust- und Unterleibsnervenkrankheiten vertrieben und ebenso die Schlaflosigkeit, *ont ecarté des insomnies opiniâtres et prolongées.*

Nach Mesmer geschieht das unmittelbare Magnetisieren bei den schmerzhaften Krankheiten des Kopfes durch Berührung der Stirne mit der Hand, des Kopfwirbels, der Seiten- und Ohrenteile, der Augenbraunen und der Rasenwurzeln, des Magens und der anderen Eingeweide, welche die Ursachen enthalten sollten. Bei der Migräne berührt man den Magen und die Schläfen, wo der Schmerz sich zeigt, ein sanftes Reiben mit der flachen Hand an der Stirne und den Schläfen hebt auch zuweilen die Schmerzen.

Die Zahnschmerzen und die sogenannten Flüsse rühren meist von rheumatischen Ursachen her, sie werden durch das Magnetisieren fast immer leicht gehoben, aber gegen das Wiederkommen müssen die Erkältungen gemieden werden. Gewöhnlich werden die Zahnschmerzen und die Flüsse durch das bloße Vorhalten der nicht ganz zum Kegel vereinigten Finger vor die schmerzhafte Stelle ein paar

Minuten lang, gehoben; oder man magnetisiert direkt vom Kopf aus durch Handauflegen auf den Wirbel, auf das Genick und die Ohren, auf die Backen und Kiefergelenke und streicht von der schmerzhaften Stelle weg gegen die Achseln und die Arme; Striche vor dem Gesichte in Distanz, Hauchen auf den Schmerz und Halten des magnetisierten Wassers im Munde. Bei den Flüssen dasselbe Verfahren, nur mehr örtlich, mit Ableitung über die Glieder, Reiben, Handbäder und Magnetisieren während des Schlafes, magnetisierte Umschläge, Wolle — Baquet.

Die örtlichen Schmerzen der Brust, des Magens, des Unterleibs (Kolik), der Eingeweide werden, wo es nicht reine Entzündungen sind, meistens sehr bald durch das Händeauslegen und auch durch das bloße Vorhalten der Hand in Distanz gehoben. Mesmer (Aphorismen S. 330) sagt: »Die Schmerzen von Verstopfungen, im Magen, in der Leber und Milz und anderen Eingeweiden verlangen eine gewisse Zeit und Ausdauer nach der Art ihres Umfangs und Alters.« Eine jede chronische Krankheit, welche gewöhnlich Schmerzen mit sich führt, muss natürlich nach ihrer Art behandelt werden, um auch die oft wiederkommenden Schmerzen zum Schweigen zu bringen. Andere örtliche, plötzlich entstandene Schmerzen, wo sie immer sich zeigen, werden sicher jedes Mal schneller mit Magnetisieren als auf jede andere Weise gehoben.

So erwähnt Pyne das schriftlich ihm ausgestellte Zeugnis über eine Heilung der Brustschmerzen, das also lautet: »Ich habe 13 Jahre an heftigen Brustschmerzen gelitten, auch im Magen und in der Seite, wogegen ich geaderlasst und bepflastert und mit Arzneien überhäuft wurde. Ich bin einmal magnetisiert worden und bin nun eine ganz andere Person. Ich hatte seitdem keine Schmerzen mehr, kann die Hände fest auf die Brust legen und niemand glaubt an die Erleichterung, die ich empfinde. Ich bin gesund, und durch Herrn Pynes Güte bin ich auf einmal gesund — *cured at onse.*« Ein zweites Zeugnis lautet ebenso.

Zählen wir ferner dahin die Schmerzen der Sinnesorgane, besonders der Augen und Ohren, von denen Deleuze sagt: »dass er in wenig Tagen Augenentzündungen, habe heilen gesehen, bei welchen die geschicktesten Augenärzte eine komplizierte Behandlung für nötig gehalten hatten, — *dans la plupart des cas il agit plus efficacement que les saignées. les purgatifs et les vésicatoires. Les yeux sont ils affaiblis. il donne da la force.*«

Nicht bloß die Schmerzen, sondern organische Verbildungen hebt der Magnetismus sicherer als die Operationen der Augenärzte; dass der schwarze Star, leichte öfter wiederkehrende Entzündungen, usw., durch ihn gehoben wurden, darüber sind gar zahlreiche Erfahrungen aufgezeichnet, aber weniger bekannt sind Heilungen, wo offenbar schon organische Verbildungen vorhanden waren, wie das von mir in meinem Werke über Magnetismus erzählte Beispiel eines jungen Mädchens, das an skrofulöser Augenentzündung und an einer schon sehr lange dauernden Lichtscheu litt, wo das eine Auge bereits viel kleiner und verdunkelt war; nach einer Kur von 3 bis 4 Monaten bekam sie wieder das volle klare Auge, nachdem die Lichtscheu schon nach wenigen Tagen verschwunden war. Auch Deleuze erzählt, dass er

Flecken auf den Augen durch das Magnetisieren habe vertreiben gesehen. Eine Dame habe durch die Pocken ein Auge verloren und durch das Magnetisieren wegen einer anderen Krankheit dasselbe wieder erhalten (*Instruction* etc. p. 215). Dort selbst erzählt er ein zweites noch merkwürdigeres Beispiel, wo erst nach einer zweimonatlichen Behandlung das Auge anfing, besser zu werden, was nach drei Monaten vollkommen geheilt war. Ein drittes dem meinigen sehr ähnliches Beispiel erzählt derselbe. Auch Pyne erzählt eine sehr merkwürdige Heilung einer Blindheit.

Die Schmerzen der Augen und Ohren werden vorzüglich mit dem ableitenden Verfahren behandelt, und zwar bei den Augen durch das Hinweg- und Zurückstreichen von den Augen mit dem Rücken der Finger gegen die Ohren und den Hals, durch Anblasen und durch Waschen der Augen mit magnetisiertem Wasser. Deleuze rät, dass der Kranke auch eine mit magnetisiertem Wasser gefüllte Flasche in den Händen halte, deren Halsöffnung 8 bis 4 Linien weit vor das Auge gehalten werde. In einer Anmerkung setzt er hinzu, dass er im Kapitel über das magnetisiert Wasser die merkwürdigen Wirkungen desselben zu erwähnen vergessen habe, insbesondere aber einer bei einer inneren Nasenentzündung.

Bei Schwäche oder organischen Verbildungen der Augen wird hingegen direkt mit den Fingern in Distanz und mit Berührung auf dieselben und auf die oberen und unteren Augennerven eingewirkt, gestrichen und gerieben, wobei auch auf den Wirbel des Kopfes der Fingerkegel aufgestellt und über das Genick und den Rücken, sowie über die Arme hinweg gestrichen wird. Bei den Augen gelingt durch den Magnetismus zuweilen fast das Unglaubliche, ich will solche Beispiele hier nicht auftischen, nur eins von Deleuze setze ich noch her, um dem Leser Mut zuzusprechen, solchen Unglücklichen das leichte Mittel auch des bloßen Versuchs halber nicht zu versagen, weil wenigstens nie ein Schaden geschieht.

Dans une goutte sereine, oú depuis sept ans la cécité était total, j'ai rappelé, au bout de quinze jours, la faculté de voir la lumiére el de distinguer certains objets. La pupille a repris la sensibilité, etc.

Ja also eine siebenjährige totale Blindheit hob Deleuze bis zur Lichtempfindlichkeit und Unterscheidung der Gegenstände, freilich verlor es sich zehn Monate nachher wieder, als das Magnetisieren aufgehört hatte. Was beweist nun dies?

Es beweiset, dass der Magnetismus mehr als alle anderen Methoden leistet; dass man aber Geduld und Ausdauer haben muss, wenn man die Früchte recht reif machen will, und endlich beweist auch, dass der Magnetismus wohl Hilfe und Besserung, aber nicht absolute Wunder wirkt und das Unmögliche auch nicht möglich macht. — Endlich sagt Deleuze: »dass er allerdings nicht glaube, einen vollkommen gebildeten Star heilen zu können, indessen habe er zu Corbeil eine Frau gesehen, *dont la cécité etait complette*. Und die in 15 Tagen geheilt ward.«

Die Ohrenschmerzen sind empfindlicher als alle anderen des ganzen Körpers, sie sind aber auch nicht sogleich zu heben, schneller jedoch als mit anderen Mitteln. Bei einer gewöhnlichen katarrhalischen inneren Ohrenentzündung fehlt es wohl selten, die heftigsten Schmerzen sogleich zu lindern, und nach einigen Wiederholungen ganz zu heben, aber nicht so bei einer reinen Ohrenentzündung, welche Gottlob sehr selten ist. Das Verfahren bei katarrhalischen Schmerzen ist einfach; man hält die innere hohle Hand an die Ohren, anfangs in der Entfernung und bald sanft unmittelbar, und zwar einige Minuten lang an die Ohren; macht Striche von den Ohren und dem Genick hinweg über die Arme und den Rücken 7 bis 14 — und haucht dann sanft in die Ohren und was sehr merkwürdig ist, das Anhauchen der inwendigen Hand der Patienten wirkt außerordentlich auf die Ohren, auch in der Taubheit, in der sie oft am besten hören, wenn man ihnen in die Hand spricht. Bei einer reinen wirklichen Entzündung sind Blutegel im Genick und in einiger Entfernung vom Ohre am Halse nötig, dann ableitende Striche, kalte Umschläge von magnetisiertem Wasser und magnetisiert Handbäder, aber keine direkte positive unmittelbare Einwirkung. Das magnetisiert Wasser, ich wiederhole es, tut bei Augen- und Ohrenkrankheiten Wunder und, die Patienten haben ganz besondere Empfindungen davon.

Bei dieser Gelegenheit will ich kurz das Verfahren mitteilen, womit ich die Schwerhörigen seit einer Reihe von Jahren in nicht unbedeutender Anzahl mit Glück behandelt habe. Voraus schicke ich aber die nicht zu vergessenden Bemerkungen, dass die Schwerhörigkeit ein schwer zu kurierendes Übel ist, und zweitens, dass die Schwerhörigen gewöhnlich die ungeduldigsten und undankbarsten Patienten sind. Diese Leute lassen erstens ihr selten von selbst vergehendes Übel ganz gelassen heranwachsen, ohne ernstlich sich zu bekümmern, und wenn sie endlich sich einer Kur unterziehen, so meinen sie auch sogleich eine Besserung verspüren zu müssen; gelingt es aber in einigen Wochen nicht ihren Wünschen zu entsprechen, wenn sie auch besser geworden sind, so bleiben sie weg. Kein Sinnesorgan ist so schwer wieder in den normalen Zustand zurückzuführen, als das Gehör; wer aber den inneren Bau des Ohres kennt, der wird es begreifen, dass eine Verstopfung schon in der eustachischen Röhre und der Trommelhöhle, noch mehr aber indem inneren Ohr des Vorhofs, der Schnecke- und der Bogengänge, eine das Gehör sehr beeinträchtigende und ebenso schwer zu beseitigende Ursache ist, und dass dadurch nach und nach der Gehörnerve in seiner Tätigkeit gehemmt, endlich in eine Art Lähmung übergeht, die wohl unter allen die unheilbare ist. Nach meinen Beobachtungen werden Schwerhörige durch das Magnetisieren beinahe gar alle besser, jüngere bis 20 und 30 Jahren oft ganz gut, wenn sie nicht gar zu lange schon sehr taub gewesen sind; ältere bessern sich bis auf einen gewissen Grad, aber oft erst nach mehreren Wochen, dann bleibt es stehen, dass die meisten die Geduld verlieren; wird die Kur aber Monate lang fortgesetzt, so bessern sich auch diese später noch und behalten wenigstens das erlangte Gehör fort; ganz gut zum Hören sind sie aber nicht mehr zu bringen.

Das Verfahren besteht nun in Folgendem: Zuerst versteht es sich von selbst, dass die Ohren genau untersucht werden müssen, und zwar das äußere Ohr mit dem Ohrenspiegel, das mittlere mit dem Katheter, wenn man den Zweifel nicht sonst beseitigen, dass die eustachische Röhre offen ist, was ich sehr leicht erfahre, und endlich durch die Untersuchung mit dem Stimmschlüssel, usw., ob das innere Ohr und der Gehörnerve die nächste Ursache der Taubheit enthalte, was indessen die eigenen — praktischen Werke über diese Krankheit weiter auszuführen haben. Sind keine Gelegenheitsursachen mehr zu entfernen vorhanden, so lasse ich den Patienten auf einen Stuhl sitzen und ich stelle mich vor ihn und lege die Hände auf den Kopf. Nach einer kurzen Weile mache ich anfangs einige allgemeine Züge (3 bis 5) über den ganzen Körper, dann streiche ich vom Wirbel des Kopfes bis an die Ohren mit den flachen Händen und halte beiderseits etwas an, dann streiche ich ein paar Male über die Schultern und Hände weg. Hernach halte ich die Finger vor die Ohren den Öffnungen gegenüber und stecke wohl auch ein Paar Finger in die Ohren, und zwar ein paar Minuten und länger, wonach von den Ohren hinweg über die Halsseiten nach den Armen abgeleitet wird. Abwechselnd reibe ich die Gegend vor und hinter den Ohren ziemlich stark und hauche in das Innere der Ohren. Auch der Hinterkopf wird zuweilen gerieben und somit jedem Individuum etwa zehn Minuten lang fortgefahren. Nach dem Magnetisieren wird etwas Baumwolle in den Gehörgang gesteckt, was wenigstens bei kalter Luft immer geschehen soll.

Die Schwerhörigkeit fordert eine kühle Diät aber warme Füße, alles Übrige hat aber wenig Einfluss, kein Organ schließt sich so für sich ab wie das Gehör und alle anderweitig gebrauchten Mittel helfen in der Regel gar nichts und sind nur in bestimmten Anzeigen zuweilen vielleicht zur Beihilfe zu nehmen. — Somnambul ist mir kein einziges Mal jemand geworden; mehrere aber bekommen fliegende Hitze im Kopfe, dass anfangs die Behandlung abgekürzt werden musste. Das Rauschen und Sausen, was die Meisten haben, vermehrt sich durch die Behandlung anfangs, aber bessert sich oft bald. Schmerzen in den Ohren werden bald beseitigt. Verstopfungen durch Ohrenschmalz, durch Verschleimung der eustachischen Röhre müssen mechanisch entfernt werden, doch hat sich diese letztere einige Male durch das Magnetisieren und dadurch geöffnet, dass ich die Patienten bei zugehaltener Nase und Mund die Backen stark ausblasen ließ, sodass sie selbst die Luft in die Trommelhöhle trieben, wonach oft sogleich das Gehör recht gut wurde.

Ich habe auch Zwischenkörper aller Art versucht, Magnete, die Elektrizität und andere Reizmittel; aber ich habe wenig Heilsames gefunden, die Hände ersetzt kein anderes Mittel. Das beste sind magnetisiert Fußbäder und das Magnetisieren durch Ableitung vom Kopf, während der Patient die Füße im Bade hat. Die Elektrizität wirkt zuweilen anfangs auffallend gut, aber nur bis auf einen gewissen Punkt, und dann tut sie gar nichts mehr, ja sie wirkte offenbar schädlich durch zu langen Fortgebrauch. Am besten ist die Baquetwirkung bei der chronischen Taubheit, den Eisenstab aus dem Zuber halbe Stunden lang in die Ohren gehalten. Das magnetisiert Wasser in die Ohren raten die Franzosen an, von denen ältere und neuere Autoren, sowie die Engländer mehrere Heilungen von Schwerhörigkeit anführen; die merkwürdigste Krankengeschichte erzählt Teste (*Manuel pratique* etc.) von Herrn M. Adam, Professor der Musik und Dirigenten eines Instituts zu Rouen, der vierzehn Jahre schwerhörig, alle Ärzte gebrauchte und immer tauber wurde, sodass er das Institut aufgeben musste. Teste stellte ihn durch den Magnetismus in zwei Monaten so vollkommen her, dass man seine frühere Taubheit nicht mehr merkte, *que l'on peut causer des heures entiérs avec M. Adam, sans s'aperçevoir qu'il est, on plutôt qu'il a été sourd.*

Das Merkwürdigste bei dieser Kur war aber ein lehrreicher Traum, den Adam dem Doktor erzählte, als er vier Wochen behandelt und schon etwas besser war. »Es träumte mir nämlich«, sagte er dem Teste, »dass ich Sie bat, mir die Füße zu magnetisieren, aber bloß die Füße, und zwar in einem Bade von warmem Wasser. Sie wollten anfangs nicht, allein Sie gaben nach und ich befand mich davon so wohl, dass ich nach einer Viertelstunde so vollkommen gut hörte, als wäre ich niemals taub gewesen.« Teste folgte dem Traume und siehe nach den ersten Strichen auf die Füße fühlte Adam seinen Kopf frei, aber ein eiskaltes Ameisenkriechen fühlte er in den Füßen, und wer könnte die Freude beschreiben, das Erstaunen und die Trunkenheit, als er sah, dass er um so vieles besser hörte als durch die ganze frühere Kur, was dann täglich zunahm.

Ein anderes sehr schmerzhaftes und leider meist gefährliches Übel ist das Hüftweh — *scatique, Coxalgie* — welches, wenn es nicht rheumatisch ist, als Entzündung des Gelenkkopfs sehr traurige Folgen besonders bei Kindern hat; es folgt häufig freiwillige Verrenkung, Hinken und wie ich selbst gesehen, völlige Lähmung des Beines. — Es ist bekannt, dass man bei diesen langsam beginnenden und oft wieder nachlassenden Schmerzen in der Hüfte meist viel zu nachlässig ist, und ebenso bekannt ist es, dass auch die Behandlung derselben meist unnütz und verkehrt ist, aber nicht bekannt ist es, dass der Magnetismus gleich im Anfang die Entzündung rasch zerteilt und das Übel gänzlich beseitigt. Schon der rheumatische, der hämorrhoidale Hüftschmerz weicht dem Magnetisieren unfehlbar nach wenigen täglichen Wiederholungen, aber beim freiwilligen Hinken ist es mit ein paar Mal magnetisieren, nicht abgemacht; dasselbe soll täglich wenigstens zweimal geschehen; dabei sollen magnetisierte Bäder und Waschungen gebraucht werden, und das Magnetisieren muss wenigstens ein Paar Wochen noch fortgesetzt werden, wenn die Schmerzen nachgelassen haben, um die Neigung zur Gelenkentzündung ganz zu heben und die wahrscheinlich vorhandene Ausschwitzung aufzulösen. — Das Verfahren beim Magnetisieren ist direkte Einwirkung, Ableitung vom Kreuz und den Hüften über das Schenkelbein und die Füße, Auflegen der hohlen Hand und gelindes Reihen mit derselben in Zirkeltouren, Anhauchen der schmerzhaften Stelle und vorzüglich unausgesetzte Umschläge von magnetisiertem Wasser. Sobald die Schmerzen nicht mehr bedeutend sind, Baquetbehandlung mit der Schnur, Elektrizität.

Knieschmerzen und Kniegeschwülste sind nichts seltenes, in England nennt man sie *housmaids knee*; die Bänder der Kniescheide, einmal entzündet, werden nicht mehr sobald wieder heil, und da die ganze Last des Körpers darauf ruht und fortwährend beschwert, so ist leicht einzusehen, dass sich da ein chronisches Übel ausbildet, wenn nicht bald geholfen wird. Wie hilfreich hier der Magnetismus ist, hat Pyne bewiesen, welcher ein Paar solche Fälle erzählt, dass er eine an den heftigsten Knieschmerzen leidende Person schnell — *in short* — heilte und eine andere, welche neun Monate in einem Hospital zu London an einer Kniegeschwulst behandelt und endlich für unheilbar erklärt wurde. Sie litt erschrecklich, als er ersucht wurde, sie zu magnetisieren. *Suffering dreadfully*, der Schmerz verließ sie unmittelbar nach dem Magnetisieren, und sie bekam kaum einen Rückfall mehr — *had scarcely any recurrence: I saw her three tims!* — dreimal hat er sie magnetisiert, und nach 18 Monaten schrieb ihm die Frau dieser Magd: »Es wird Sie interessieren, zu erfahren, dass sie vollkommen wohl ist — *perfectly well* — und dass sie sich mit großer Dankbarkeit Ihrer erinnert.« — Freilich solche Kuren, wie sie Pyne macht, sind selten, denn die Schmerzen, wo er sie fand, verschwanden wie weggeblasen. Den Gesichtsschmerz heilte er mit ein paar Mal Magnetisieren; Lähmungen mit Schmerzen; Hüften mit Blutspeien, Chorea, Krämpfe, Blindheiten, Skrofulose, Lumbarabszesse, die Steifigkeit eines Beines bei einer 67 jährigen Frau; Heilungen von Wunden und Hautkrankheiten, usw., in ganz kurzer Zeit, oft mit 2 bis 3 Mal Magnetisieren, solches macht ihm wohl schwerlich jemand nach. Man könnte geneigt sein, hier Aufschneiderei und Scharlatanerie vorauszusetzen, was aber keineswegs der Fall ist, ich habe von allen Seiten gleichlautende Berichte ohne Ausnahme erhalten; allein aller Zweifel schwindet, wenn man Herrn Pyne in Person sieht und spricht und wenn man die Pfarrkinder seines Kirchspiels reden hört. — Wahrlich hier geht in Erfüllung: »Wenn ihr glaubet und mir nachfolget, so werdet ihr diese Wunder — der Krankenheilungen — auch tun, und ihr werdet noch größere tun als diese.«

II. Von den Krankheiten der Brust und des Zirkulationssystems

Zu den Krankheiten der Brust und des Zirkulationssystems rechnen wir hier die organischen Herz- und Lungenkrankheiten, nachdem wir von den Fiebern und Entzündungen bereits gesprochen haben; ferner gehören hieher die Störungen der Blutzirkulation und eigentlich wohl auch der Blutbildung, da die Lunge und das Herz die Hauptorgane der Blutbildung sind. Wir werden jedoch dieselben in der Abteilung des Ernährungssystems betrachten.

1) Von den Herzkrankheiten

Die Krankheiten des Herzens sind mehr akut und vorübergehend als Fieber und entzündliche Zustände oder als krampfige Reizungen, worüber wir schon gesprochen haben, oder sie sind mehr in der organischen Struktur begründete — chronische Krankheiten. Das Herzklopfen hat verschiedene Grade von leichten Abweichungen des normalen Pulses bis zum heftigsten Pochen; von einem leisen Zittern bis zu einem weithin hörbaren Schlagen. Bei ganz gefunden Menschen findet sich nichts von allem dem, etwa ausgenommen einmal bei einer Gemütswallung oder auf einen Schreck. Allein es gibt Personen, die oft und anhaltend an jenen immer belästigenden Erscheinungen leiden, die sich deswegen nicht gerade zu den Kranken zählen, obgleich sie sicher nicht zu den Gesunden gehören, aber was hilft es sie, man achtet gewöhnlich nicht darauf, man lacht sie aus und spricht von Einbildung, als wenn man sich das Herzklopfen und Unwohlsein überhaupt einbilden könnte. Allerdings ist die Einbildungskraft imstande, vorhandene Übel und die Anlage dazu zu verstärken, aber auch zu unterdrücken, wenn dieselbe absichtlich und anhaltend daraus gelenkt wird; allein dies sind gewiss zehntausend Mal seltenere Fälle, als dass wirkliche Herzkrankheiten aus ursprünglich unscheinbaren psychischen — verlachten — Ursachen und dann aus den Wirkungen der über den Kopf gewachsenen Einbildungskraft entstehen und unheilbar werden. *E parva contempla scintilla magnum saepe excitatur incendium* — gilt wohl für nichts so passend als auf das Herz, die kleinsten in das Herz versetzten Fünkchen achtet man gewöhnlich für nichts; aber sie brechen endlich nach langem Lodern ost auf einmal zu einer großen Feuersbrunst aus. Nicht bloß in psychischer Hinsicht wird so oft ein kaum bemerkbarer Same in das Herz versenkt, der versteckt fortkeimt, sondern auch in physischer Hinsicht schleichen sich Herzfehler unerkannt in das Gewebe, bis es überwältigt oder aus den Fugen getrieben wird, dass keine Kühlung den Brand mehr löscht, dass kein Ring den geheimnisvollen Schrein mehr binden.

Die ganze Natur in ihrem weiten Reiche, die vollkommenste Kunst in der ganzen Geschichte hat keinen auch nur entfernt so wunderbar in sich verschlungenen, keinen so fest gebauten Bewegungsorganismus zustande gebracht, wie das Herz, und doch ist es wohl öfter, als man meint, nicht stark genug, alles in sich aufzunehmen, lustig durch sich in alle Teile des Leibes zu gedeihlichem Ansatz hinzutreiben. In dieser dunklen für sich so abgeschlossenen Kammer, dass man ihr bis vor Kurzem sogar das Licht der Nerven abgestritten hat, keimen stille oft von früher Jugend aus die Wurzeltriebe zu den Gemütskrankheiten, wie aus den Elementen des schlecht gemischten Blutes die physischen Leiden, mehr an der Zahl und umfangsreicher an Intensität, als man sie dann zu meistern imstande ist, sobald man ihr Dasein erkennt.

Dass Herzkrankheiten bei psychischem Irresein gar häufig sind, davon kann man sich leicht überzeugen, und nicht bloß sekundäre Wirkungen sind die abnormen Herzbeengungen, wie man gewöhnlich glaubt, so wie denn auch die psychischen Ursachen vorzüglich in den Gemütsbewegungen den Grund des chronischen Irreseins am aller häufigsten legen. Auch physisch ist das Herz viel öfter abnorm, als man es erkennt, worüber Kreisig und Corvisart uns hinlänglich belehrt haben; aber so unbekannt dieses ist, so bekannt ist es, dass die Herzkrankheiten zu den unheilbaren gehören. Wenigstens hat die allopathische Methode bisher wenig Proben gelungener Kuren auszuweisen, und die jetzt so allgemein gerühmten Wasserkuren werden schwerlich sich viel des Ruhmes bei Herzkranken erwerben, wenn diese auch jahrelang misshandelt werden. Dagegen ist es wohl nicht schwer einzusehen, dass eine unmittelbar aus das Herz gerichtete Kraft auch eine direkte Wirkung zur Folge haben muss, und dass dieses der Fall ist, davon habe ich mich mehrere Male augenscheinlich durch die mesmerische Behandlung solcher Kranken überzeugt. Wie rasch das psychische Wort das durch Kummer und Trauer gepresste Herz erleichtert, und wie die psychische Behandlung vorzüglich bei Gemütskranken rasch völlige Heilungen herbeiführt, ist bekannter; aber nicht bekannt ist es, wie augenscheinlich wohltuend und wie verhältnismäßig rasch der Magnetismus bei Herzkranken wirkt. — Ich kann hier über dieses Kapitel nicht mehr weitläufiger werden, als dass ich das Verfahren anzeige und aufmuntere, Herzkranke magnetisch zu behandeln.

Da alle Art Reize, psychische wie physische, eine sehr starke Erregung verursachen, so ist vor allem eine sehr mäßige Diät und das Fernhalten äußerer Einwirkungen, wie des starken Lichtes, der Geräusche, der Bewegungen bei solchen Kranken anzuordnen, vor, bei und nach der magnetischen Behandlung, welche möglicherweise des Abends oder des Nachts vorgenommen wird, wenigstens habe ich zu dieser Zeit die beste Beruhigung verschafft, indem die von mir Behandelten ihre stärksten Anfälle der Beklemmungen vorzüglich des Nachts hatten und gar nicht zum Schlaf kommen konnten. Ich bemerke es sogleich, das magnetisierte Wasser ist ein Hauptmittel, die Kur zu beginnen und fleißig mit ihr fortzugebrauchen, sodann den Rückgrat und die Brust damit zu waschen und Umschläge auf das Herz zu machen; das Magnetisieren darf bei Herzkranken nur kurz und in allgemeinen vom Kopf und der Brust ableitenden Zügen in Distanz geschehen, 5, höchstens 10 Minuten soll eine Sitzung dauern. Ich habe dann gern den Kopf mit kaltem Wasser bespritzt, weil er meistens sehr heiß ist, nämlich durch Eintauchen sämtlicher Finger in kaltes Wasser, und dann durch Anspritzen mit kleinen Tropfen. Die direkte Einwirkung auf das Herz darf nur sehr kurz, einige Sekunden dauern, und dann werden Striche von der Brust beiderseits nach den Armen und Händen gemacht, so wie hernach von der Herzgrube hinab über die Beine gestrichen wird. Alle weiteren Hilfsmittel und unzulässig, wie das Baquet und die Metalle, wohl aber beruhigen kleine magnetisierte mit Wasser gefüllte Fläschchen oder runde Glas- und Kristallscheibchen auch die Herzkranken oft außerordentlich, wenn sie auf einem Schnürchen in der Herzgrube getragen, oder in den Händen gehalten werden, so wie das recht häusige Waschen der Hände mit magnetischem Wasser. Es versteht sich, dass diese Art Verfahren so sorgfältig nur bei wirklichen reinen Herzkrankheiten zu beobachten ist, wo hingegen offenbare Komplikationen, z. B. vorzüglich mit venösen Stockungen in der Leber und im Unterleibe da sind, die häufigen Fälle, da wird daran Rücksicht genommen und besonders eingewirkt.

Die schnelle Erleichterung und sehr wesentliche Besserung bleibt nach meinen Beobachtungen nie ans, wenn auch gänzliche Heilungen bei Herz- und Aorten-Erweiterungen nicht möglich sein sollten. Aber nicht genug sind solche Patienten zu einem ruhigen Verhalten zu ermahnen, wenn dieselben anfangen besser zu werden; alle Erhitzungen und Erkältungen, alle geistigen Aufregungen bringen bei Herzkranken schnell wieder gefährliche Zufälle, wie ich leider bei einem jungen, hoffnungsvollen Patienten erfuhr, der aus Übermut mut sprang und lief, sich aber so erhitzte, dass eine Herzentzündung und der baldige Tod erfolgte.

Unter anderen Kuren an Herzkranken führe ich nur eine wieder von Pyne an. »Ein 28jähriges Frauenzimmer hat eine lange Zeit an einer Herzkrankheit gelitten, sie hatte häufiges Herzklopfen und heftiges Stechen drei Jahre, bevor sie magnetisiert wurde. Der erste Versuch erleichterte ihren Schmerz, das Klopfen wurde schwächer und verließ sie endlich ganz. Ihre Mutter schrieb mir folgende Zeilen: M. vereiniget ihren Dank mit dem meinigen, für die Wohltat, die Sie ihr erwiesen haben seit dem ersten von Ihnen genossenen Beistand. In der Tat, sie ist ganz wieder gesund hergestellt — *restored to health* — und kann wieder Dienste tun.« Die Ohnmachten gehören auch zu den Herzkrankheiten; schon von der ersten Zeit des Mesmerismus wurden die Wunder seiner Wirkungen vorzüglich von Wiederbelebung der Scheintoten und der Ohnmacht geltend gemacht. Ein sehr merkwürdiges Beispiel wird in den *Annales de Strasbourg, T. III. p. 78* erzählt, ferner *Exposé de cures de Strasbourg, article syncope* und bei Reullier, usw. Die Behandlung besteht in dem Auflegen der Hand auf die Herzgrube, etwas Reiben und Drücken, Anblasen der Stirn und Anhauchen der Herzgrube, Anspritzen mit Wasser. (Geschichte der Behandlung und Heilung einer komplizierten Herzkrankheit von Wolfart, Jahrbücher für den Lebensmagnetismus 2. Bd. 1. Heft.)

2) Von den Lungenkrankheiten

Nicht alle Atmungsbeschwerden sind eben Krankheiten der Lungen, diese können an sich gesund sein und doch stockt der Atem; Herzkrankheiten, Krämpfe, Leberstockungen, usw., verursachen sehr oft eine sehr beschwerliche Respiration, allein auch hiegegen ist das Magnetisieren, wie wir gesehen haben, ein vorzügliches Linderungsmittel. Wir verstehen hier die organischen Krankheiten der Lungen selbst, wirkliche Verstopfungen und Zerreißungen der Lungenbläschen und Gefäße; Skrofuloseknoten und Vereiterungen in der Substanz; Blutaustritt und Verwachsungen und endlich die Lungenschwindsucht. Es gibt keine organische Lungenkrankheit ohne Hüften, aber nicht jeder Husten ist Symptom einer Lungenkrankheit. Der Hüften entsteht aus einer Menge Ursachen von entfernten auf die Lungennerven wirkenden Reizen; das Asthma mit Husten hat sehr häufig solche entfernte Ursachen, wo die Lungen allerdings immer beteiligt sind, aber die Kur ist da nicht direkt auf dieselben zu richten. Bevor wir von den organischen Lungenkrankheiten handeln, wollen wir zuerst ein paar Worte von dem Husten insbesondere reden.

Der Husten entsteht vorübergehend am häufigsten von katarrhalischen die Schleimhäute affizierenden Ursachen; die Kur mit Diät und Wärme ist bekannt, aber diese Hausmittel reichen nicht immer hin, den Husten zum Schweigen zu bringen, es bleibt eine entzündliche Reizung zurück, besonders bei schmal gebauter Brust junger Subjekte, die manchmal unversehens sich bis zur Lungenentzündung steigert. Was dagegen nicht alles getan und nicht getan wird? Aber der Husten bleibt hartnäckig, wenn man auch die Entzündung beseitigt. Dies ist kein günstiges Symptom, »ein lange dauernder Husten kann zur Schwindsucht führen«, sagte Hufeland. Ein zeitiges Magnetisieren vertreibt den Katarrh, hebt die Geneigtheit zur Entzündung und vertreibt den Husten wie gar kein anderes Mittel. Man wirkt direkt und positiv auf den ganzen Organismus mit Handauflegen auf den Kopf und dann mit Strichen *à grands courans*, so wie mit Halten beider Achseln und Ableiten über die Arme und Hände von der Brust aus, bis man merkt, dass die vorher heiße und trockene Haut anfängt, feucht zu werden; magnetisches Wasser oder ein Tee von Eibisch, Gerste oder Wollblumen zum Getränk, und wenn der Husten heftig aus der Brust kommt, legt man ein Blatt magnetisierte Baumwolle oder etwas Schafwolle auf. Von der schnellen vorzüglichen Wirkung dieses einfachen Verfahrens wird man sich sehr bald überzeugen, und in der Tat, dieses einfache Verfahren wird manchen vor der Schwindsucht bewahren.

Es gibt eine andere Art sogenannten Magenhusten, der sympathisch aus Unterleibsfehlern, aus Säure und Gallenanhäufungen, aus Leberanschwellungen, Magen- und Zwerchfellreizen entsteht. Es gibt auch einen metastatischen Husten, wenn sich Stoffe von fremden Gegenden auf die Lunge verpflanzen: Gicht, Hautausschläge, Rheumatismus. Es gibt ferner einen nervösen Krampfhusten der Stimm- und Lungennerven, welcher zu den quälendsten von allen und zu den, wie bekannt, am schwersten zu heilenden gehört. Was da nicht für Bücher gegen alle diese Husten geschrieben und für Mittel nach Ellen langen Rezepten ersonnen wurden, die insgesamt völlig überflüssig sind, wenn der Magnetismus zweckmäßig angewendet wird. Und zwar je nach den Ursachen wird die magnetische Behandlung eine aus den Unterleib gerichtete sein, oder sie wird die aus die Lungen versetzten Stoffe nach den Gegenden ihres Ursprungs zurücktreiben, oder sie wird endlich die Kur der Krämpfe vornehmen. Ich spreche hier gar nicht bloß aus der Theorie, sondern aus probaten vielseitigen Erfahrungen, aller der genannten Sorten von Husten, und zwar auch von dem schlimmsten, dem chronischen Krampfhusten. Ich habe eine Dame — eigentlich mehrere — behandelt, welche sieben Jahre lang an einem Krampfhusten mit den seltsamsten Abwechslungen des Lachens und Weinens martervoll gelitten hat; kein Mensch hat ihr helfen können, der Magnetismus hat ihr geholfen. Sie konnte nicht laut sprechen und zuweilen gar nicht. Das Übel stemmte sich gewaltig auch gegen den Magnetismus, die Hilfe bestand lange nur in geringere zeitweiliger Erleichterung, endlich nach etwa sieben Wochen redete, sie auf einmal ganz laut ihre normale Sprache, der Stimm- und Hustenkrampf wurde seltener, bis er etwa nach 5 Monaten ganz verschwand.

Der Keuchhusten ist eine der lästigsten, langwierigen und nicht selten gefährlichen Kinderkrankheiten; auch dagegen hat sich der Magnetismus bewährt. Werden die Kinder in der ersten (katarrhalischen) Periode in gleicher Temperatur zu Hause gehalten, täglich — selbst von den Eltern — ein paar Mal magnetisiert, so verschwindet er in kurzer Zeit. Ist die Krankheit schon in das zweite Krampfstadium übergegangen, wo die Kinder bei dem Hustenanfall brechen, dann wird stärker aus folgende Art magnetisiert. Die Hände werden aus Klon und Magen aufgelegt, und mit ableitenden Strichen über die Arme von der Brust und über die Beine von dem Unterleib weggefahren; man behaucht die Herzgrube und legt magnetisierte ungewaschene Schafwolle, in Ermanglung derselben auch Baumwolle auf den

Magen, und lässt stündlich wenigstens einen Schluck magnetisiertes Wasser trinken. Auch in magnetisiertes Wasser getauchte Tücher auf den Magen gelegt, besonders des Nachts, stillen sehr bald die heftigen Anfälle. Will man irgendeine Arznei noch weiter gebrauchen, so habe ich von der Belladonna in ganz kleinen Gaben (1 Gran Extrakt in 3 Unzen Wasser zweimal einen Teelöffel voll) sehr gute Wirkungen gesehen, wie denn die Homöopathen gleichfalls die Belladonna und die *Drosera* als ein *Specificum* geben, sowie das *veratrum, Ipecac, etc.*

Das Schweratmen, Asthma, ist ein anderes höchst lästiges Übel, welches nicht bloß ein Begleiter der Lungenentzündung, sondern als ein chronisches Übel von verschiedenen Ursachen abhängt. Das Asthma ist nicht immer mit Husten gepaart, oder dieser kommt nur periodisch bei Krämpfen, bei Leberanschwellungen und bei Wassersucht. Es gibt ein Trockenes (*Tuberkel*), ein Unterleibskrampfasthma, oder das feuchte Asthma bei Verschleimung und Brustwassersucht; es gibt eine Engbrüstigkeit infolge von Lungenentzündungen, von Blutaustritt, von Verkleisterung (*Hepatisation*) der Lungensubstanz; von Eiter und Wasseransammlung; das Asthma kommt von Herzkrankheiten, und endlich verdankt es seinen Ursprung Metastasen von Gicht, Schärfe, usw. Alle diese Ursachen müssen ausgeforscht und danach soll die Behandlung gerichtet werden, weil die Engbrüstigkeit überall mehr symptomatisch ist; es gibt aber ein idiopathisches Asthma, das auf dem Bau der Brust und der Lunge selbst beruht, und dieses ist ein gefährlicher Zustand, weil er leicht zur Schwindsucht führt. Solche schmal gebaute und lang in den Hals hinaufgeschobene Brustkasten muss man zu erweitern trachten, diese Individuen getrauen sich nie voll einzuatmen, verlernen dadurch das Atemholen und helfen somit selbst die Schwindsucht heranbilden, indem der Raum zur Blutmischung und Zirkulation immer kleiner wird, wodurch Stillstand, Anschoppung und Entzündung entstehen, die dann in einem schmelzenden Eiterungsprozess sich Luft machen. Hier kann man wirklich Wunder wirken, und zwar dadurch, dass man 1) den Patienten atmen lehrt; derselbe muss sich angewöhnen täglich mehrere Male etwas tiefer einzuatmen, bis es ihn nicht mehr zum Husten zwingt, dadurch erweitert er sich zunächst die Lungensubstanz und somit in der Folge den Brustkasten. 2) Der Magnetiseur unterstützt den Kranken mit seinen Händen, indem er ihm die Schultern und Achseln fasst und rückwärts biegt und dehnt, dann von der Brust über die Arme und Hände hinaus und vom Halse über den Rücken hinab streicht; die ganze Wirkung wird befördert, wenn der Magnetiseur seine Hände befeuchtet und diese Operation unmittelbar über die Haut macht, und wenn man den Patienten selbst sich täglich die Brust mit Öl oder Speck einreiben lässt. Erhitzungen des Blutes durch zu viel Bewegung, durch hitzige Getränke müssen sorgfältig gemieden werden, so wie die Erkältungen, um jede Ansammlung des Blutes in der Lunge zu vermeiden, aber um dasselbe zu verdünnen, vergesse man das Trinken des magnetisierten Wassers nicht.

Eine wichtige Erinnerung finde ich hier Gelegenheit zu machen, die sowohl die Herz- als Lungenkrankheiten betrifft, das ist über das Rückenmark; nicht bloß die Brust- und Herzkrämpfe, sondern insbesondere der Respirationsprozess wird ven dem verlängerten Marke und von dem Rückenmark aus mit bedingt. Ich habe gefunden, dass das Auslegen der flachen Hand auf den Hinterkopf und aus das Genick, so wie das Anhauchen desselben außerordentlich rasch auf die Brustorgane wirkt. Man versäume daher nie auf diese Zentralteile des Nervensystems, zu wirken. Striche über den Hals und Rücken und das Reihen desselben ist eine der wirksamsten Manipulationen. Bei allen Lungenkranken lege man die Hand flach rückwärts aus die Schultern, während die andere vorn 1 – 2 Zoll in Distanz über die Brust gehalten wird, wonach jedes Mal die Striche nach abwärts gemacht werden.

Die Schwindsucht der Lungen reiht sich hier unmittelbar am füglichsten an, da sie aus den aufgezählten Krankheitsvorgängen entsteht oder vielmehr die weitere Entwickelung derselben ist, nämlich von der Entzündung, die in Vereiterung übergeht und von den übrigen das Atemholen und die Blutbildung beeinträchtigenden Umständen. Man wird aus Vorgehendem einsehen, dass die Schwindsucht ihre Entwicklungsstufen hat, wie sie denn gewöhnlich in drei Stadien eingeteilt wird: in das beginnende Bildungsstadium, wozu alle die genannten Vorgänge gehören, wenn dieselben nicht beseitigt werden; in das höher ausgebildete Stadium der bereits mit Zehrfieber begleiteten Schwindsucht und in das letzte Stadium der Schmelzung. Eine Hilfe, wenn die rechte erkannt und gebraucht wird, ist so lange möglich, als noch so viel Lungensubstanz da ist, um der absolut notwendigen Blutbildung vorzustehen und als der Patient noch Kraft besitzt, dem Schmelzungsprozess Einhalt zu tun; eine abgemachte Grenze ist da aber nicht zu bestimmen, wo im letzten Stadium alle Hilfe unmöglich wird, und es kann also auch nicht behauptet werden, dass man immer noch helfen könne. Deleuze sagt daher sehr wahr: *Dans la phthisie pulmonaire parvenue au dernier degré, je ne crois point que le magnétisme puisse opérer la guérison. il est au-dessus de sa puissauce da régénérer un organe essentiel qui est presque détruit.*«

Der Leser wird leicht begreifen, dass, wenn der Magnetismus so höchst auffallend alle Brustbeschwerden erleichtert (wie er z. B. den Husten, die Beklemmung des Atems mindert, die Kräfte hebt und die Schmerzen lindert), er in der Schwindsucht wenigstens dasselbe tut, und da tut er es auf eine sonst ganz unbekannte Weise: Schwindsüchtige sind nicht nur erleichtert und gebessert, sondern völlig wieder hergestellt worden, denen das Leben allgemein abgesprochen war. Ich kenne einen Fall, wobei einem Staatsbeamten durch ärztliches Gutachten die absolute Unheilbarkeit ausgesprochen wurde, worauf die Entlassung erfolgte. Nun, in einem solchen Falle mag man wohl das Ungewöhnliche versuchen, wo das Gewöhnliche nichts mehr fruchtet, und siehe da, der Herr ließ sich magnetisieren (nicht von mir) und wurde in gar nicht langer Zeit so wieder hergestellt, dass er nicht nur weite Spaziergänge machen, sondern auch lustig seinen Dienst wieder versehen kann.

Über die Art des Verfahrens bei der Schwindsucht ist kaum viel hinzuzusetzen zu dem eben Gesagten, der Leser weiß gewiss selbst schon Bescheid, dem Patienten die gehörige Diät zu verordnen, in der rauen Jahreszeit eine gleichmäßig warme

Luft zu atmen (er hat gar nicht nötig nach südlichen Ländern zu gehen, um dort eben so sicher zu sterben als zu Hause), ihn mit kurzer direkter Einwirkung auf die Lungen mehr in ableitenden Zügen von der Brust über die Extremitäten zu magnetisieren; stärker hingegen auf den Hinterkopf und auf das Genick zu wirken, den Rücken zu reiben und die Brust mit Öl; ihm die Milch und die schleimige Nahrung zu magnetisieren und als Getränk das magnetisiert Wasser zu geben.

Herr Dr. Zeidler hat mir eine Verordnung seiner Somnambule gegen die Lungenschwindsucht mitgeteilt, die also lautet:

»Man soll Kreuzstriche machen, d. i. solche, wobei man von der rechten Achsel angefangen mit der linken Hand über die vordere und mit der rechten flachen Hand über die hintere Brustfläche quer hinüber in die linke Seitenfläche streicht, in der Gegend der letzten falschen Rippe die Finger zu einem Kegel vereinigt und abschließt. Hierauf macht man dasselbe von der linken Achsel beginnend, nach Umständen beliebig oft wiederholt.«

Die Witwe Petersen gab für Brustkranke und Schwindsüchtige folgendes an. Alle Zwiebeln der Tulpen, der Oster- und Pfingstlilien, Chalotten und andere Zwiebeln sind am besten zur magnetischen Füllung, nur muss man eine kleine Handvoll Erde unter den Zwiebeln mitnehmen; diese Zwiebeln werden in eine Flasche oder in ein Säckchen getan und auf der Brust gelegt getragen. Auch die Blätter des Wallnussbaumes sind zu einer solchen Füllung gut.

Die chronischen Krankheiten des Halses haben nach der Ähnlichkeit des Baues und der Funktion Verwandtschaft mit den Brustkrankheiten. Die Drüsen- und Hautentzündungen und ihre Folgen erfordern wie die Halsschwindsucht die Behandlung der Brustkrankheiten. Geschwollene und schmerzhafte Wandeln- und Speicheldrüsen und Vereiterungen, Speichelfluss und Skrofulose Knoten, usw. werden direkt und mit magnetischen Wasserumschlägen, und namentlich mit der Baquetbehandlung rasch gebessert und auch geheilt. — Der Kropf ist mir einige Male zur Behandlung begegnet und die magnetische Wirkung ist, wie schon andere berichtet haben, eine sehr günstige; zur Beschleunigung benütze ich aber gern die Elektrizität.

3) Von den Krankheiten des Zirkulationssystems

Wir begreifen hierunter mehr die in die Sinne fallenden Zirkulationsstörungen als die inneren Abweichungen der Grundbestandteile des Blutlebens, was indessen wohl die nächste Ursache der meisten chronischen Krankheiten des Blutgefäßsystems ist, die man füglich dann unter die Suchten rechnen kann. Wir betrachten hier die Blutflüsse als Austritt aus den Blutbahnen und die Unterdrückung der normalen Zirkulationsströmung, sodann die zur Gesundheit nötige Ausscheidung. Zu den Blutflüssen gehören das Nasenbluten, das Blutspeien, das Blutbrechen, die Blasen- und Gebärmutterblutflüsse. Zu den Unterdrückungen der normalen Blutausscheidung gehören die der Menses; aber eine noch viel wichtigere Klaffe ist dahin zu zählen, von der gewöhnlich gar nicht die Rede ist, und die eine Hauptquelle zahlloser abnormer Zustände und Erscheinungen abgibt, auf die ich den magnetischen Arzt ganz besonders aufmerksam mache, dies ist die gehemmte Zirkulationsströmung in den Haargefäßen.

Bei den Blutflüssen wird teils mit den Händen, teils mit äußeren Mitteln zur Stillung derselben also verfahren. Beim Nasenbluten hält man den Rücken der Finger aus die Backen und streicht von den Seiten der Nase rückwärts gegen die Ohren und das Genick, und ebenso streicht man von der Nasenwurzel mit dem Rücken der Finger über die Stirne rückwärts mit der Absicht, das Blut von der Nase zurückzuleiten; es soll aber nur geschehen, wenn das Bluten zu stark wird, weil sonst das Nasenbluten oft eine heilsame Krise ist. Dabei wird die Nase angeblasen und mit kaltem Wasser bespritzt. Nach Gauthier wird ein Pfropfen (*tampon*) in magnetisiertes Wasser getaucht in die Nase geschoben; nach der Angabe der hellsehenden Petersen (Kiesers Archiv 11. Bd. 2. Hft. S. 118) »sei das Bluten der Nase durch einen mit Salz gefüllten und in Essig durchnässten Lappen zu verhüten.« Ein andermal verordnete sie ein Säckchen mit Tabak und Kümmel gefüllt, in Essig durchnässt, unter die Nase zu halten, oder auch mit Kümmel und Salz. Nach anderen braucht der Blutende nur den Arm derselben Seite, wo das Blut ausfließt, in die Höhe zu heben.

Einer der gefährlichsten und leicht zur Schwindsucht führenden Zufälle ist das Blutspeien oder Bluthusten; dagegen wird auf folgende Art verfahren. Man wirkt einige Zoll weit entfernt direkt so, dass man die Hände verkehrt, mit dem Rücken gegen die Brust und mit den Fingern nach oben halbe Minuten lang vor die Brust hält, und dann in Zügen ohne Berührung über die Arme und Hände wegfährt, 5- bis 7mal wiederholt; die Finger taucht der Patient in kaltes magnetisiertes Wasser, und ebenso trinkt er schluckweise öfter davon, sowie kaltes magnetisiertes Essigwasser auf die Brust, und wenn es nicht nachlässt, auch auf die Schultern in Lappen aufgelegt wird; aber oft wiederholt muss es werden, damit die Kälte mitwirke.

Nach Aussage eines Hellsehers, der träumte, dass ein Bekannter Blutspeien habe, soll man schnell die kalte Hand aufs Herz legen. Die Witwe Petersen (Kiesers Archiv 11. Bd. 3 S. 62) verordnete einem zum Blutspeien geneigten Postmeister, als er sie fragte, was er zu tun habe: »sobald Sie wieder Blut husten, sollen Sie sich zu Bette legen, zwei leinene Lappen vierfach zusammenfalten, diese in guten kalten Weinessig durchnässen, hievon einen auf den Scheitel, den anderen aber in die Herzgrube legen und dafür sorgen, dass beide immer möglichst kalt gehalten werden; darauf müssen Sie sogleich ein gutes Weinglas voll von demselben Essig, mit einem Teelöffel voll Kochsalz vermischt, trinken und dies täglich dreimal in der früher vorgeschriebenen Ordnung wiederholen, bis Sie merken, dass alle Gefahr vorüber ist.« Dieselbe sagte ein anderes Mal — früher — im magnetischen Schlafe: »Wenn jemand Blut speit oder aushustet, es sei flüssig oder klumpig geronnen, so lasse man in lebensgefährlichen Fällen, wo schleunige Hilfe nötig ist, einige Tropfen des ausgespienen Blutes in einer Eier- oder Nussschale auf heißer Asche gerinnen. Dies ist zwar ein mir früher bekanntes Mittel, welches aber jetzt in der Buchstabenschrift von selbst hervortritt, ohne dass ich daran dachte.«

Bende macht hier die Anmerkung: »Ich selbst weiß aus Erfahrung, dass eine lebensgefährliche Blutung augenblicklich durch dieses Mittel gestillt wurde, wo andere nicht helfen wollen. Dieses Mittel steht auch unter Thom. Bartolins sympathetischen Kuren.« — Ein anderes schnell das Blutspeien stillendes Mittel ist übrigens auch, 20 bis 25 Tropfen Terpentinspiritus in ein Glas Wasser getan und davon esslöffelweise genommen. —

Das Blutbrechen ist selten gefährlich, oft sogar erleichtert es, wenn gewohnte Blutflüsse unterdrückt sind und bei Milzanschwellung mit venösen Stockungen im Unterleibe. Hier genügt das Handauflegen auf dem Magen, einige ausgleichende Striche über die Beine hinab und Trinken des magnetisierten Wassers; dann die Kur der venösen Anschoppungen. Sollte das Blutbrechen mehr örtlich aus dem Magen kommen, so sind in magnetisiertes kaltes Wasser getauchte Lappen auszulegen.

Blutungen der goldenen Ader wird man wohl selten zu stillen, sondern vielmehr zum Fluss zu bringen haben, durch direktes positives Einwirken auf den Unterleib und Ableitung über die Beine, durch viel Trinken des magnetisierten Wassers, durch Reihen des Unterleibs und des Kreuzes und durch magnetisiert Fußbäder. Es gibt aber auch dabei Blutflüsse aus Schwäche und als Folge vorausgegangener hitziger Faulfieber und Entzündungen; da ist meist Gefahr vor der Hand und man hat die Kur der veranlassenden Krankheit zu besorgen, dabei immer direkte magnetische Einwirkung, magnetisiertes kaltes Wasser trinken und Umschläge. Die Witwe Petersen gab einmal wider die goldene Ader gequetschte Blätter des Meerrettichs mit Kamillen vermischt als Bähmittel an.

Blutungen aus den Nieren und der Blase werden nach den Ursachen behandelt, aus denen sie entstehen, ob sie Folgen Von Entzündungen, Steinen, Hämorrhoiden oder aus Schwächezuständen veranlasst werden. Eine Hellseherin des Professors Kieser verordnete sich gegen Blutharnen Wachholdersaft, worauf sich dasselbe völlig verlor, wobei Kieser die treffende Bemerkung macht, warum Wachholder hier stillt statt treibt, was doch sonst seine Eigenschaft ist, »weil hier s— bei unterdrückten Menstruen — das Blutharnen nur eine falsche Sekretion der Nieren, nur eine unvollständige Krise war, welche der Wachholder in kleinen Dosen reizmildernd und stärkend füllte.« Die Kranke verordnete sich übrigens selbst mehrere Arzneien. (Archiv 11. Bd. 1. Heft.)

Die Mutterblutflüsse sind immer, auch wenn sie zur regelmäßigen Zeit zu stark sind, sehr schwächend und lästig, es ist gut ihnen Einhalt zu tun und das Uterinsystem zu stärken, und hier ist der Magnetismus ein vorzügliches Mittel. Gegen wirkliche Blutflüsse aus Schwäche oder gelegentlichen Veranlassungen, wie auch nach Geburten werden allgemeine Striche in Distanz gemacht, sodann aber gleich zuerst die Hände auf die Knie etwas andrückend gelegt, mit nach oben gekehrten Fingern und damit 2 bis 3 Minuten lang stille gehalten. Sodann werden die Hände auf die Unterleibsgegend ebenso mit den Fingern aufwärts aufgelegt, wo nach 2 bis 3 Minuten die Hände hinauf auf den Magen geführt werden, und von da dann wieder höher, um sie auf die Achseln und nach den Händen zu tragen, welche wieder 2 bis 3 Minuten lang gehalten werden. Magnetisiertes Wasser wird zum Trinken gereicht, nur in kleinen Portionen, aber oft, und Tücher, darin eingetaucht werden auf die Unterbauchgegend oft wiederholt aufgelegt. *La paume de la main appliquée sur la vulve, hâte le fluxe menstruel et remédie aux pertes.* (Mesmer. Aphor. 332.)

Bei Verwundungen stillt man das Blut gewöhnlich sehr bald mit dem Auflegen der Fingerspitze unmittelbar auf die Wunde und mit etwas Andrücken daselbst; Gegenstriche mit dem Rücken der Finger werden das Blut auch stillen.

Unterdrückte Blutflüsse, an welche die Natur gewohnt ist, werden durch direkt positive Einwirkung auf das betreffende Organ wieder hergestellt. Bei unterdrückten Menstruen wird auf das Kreuz und den Unterleib gewirkt, und Striche über die innere Seite der Schenkel bis an die Knie gemacht, auf diesen angehalten, und dann bis zu den Füßen abgezogen, und zwar in öfteren Wiederholungen, namentlich von den Knien hinab, wenigstens eine Viertelstunde lang, am besten einige Tage vor der Zeit, als die Regeln eintreten sollten.

Il faut user de cet action sur les genoux comme d'un excellent procédé pour déterminer le sang à descendre. Il est d'une grande efficacité pour les régles. Bruno.

Noch bestimmter sprechen sich Roullier, Deleuze, usw., aus über Wiederherstellung der Regeln durch den Magnetismus. Hellsehende haben öfter einen Aderlass angeraten, um desto sicherer die Regeln in Gang zu bringen. Die Baquetbehandlung ist in der Zwischenzeit gut, das Tragen eines Magnets, die Elektrizität, magnetisiert Fußbäder. — Kuren bei verhaltenen Regeln, welche eine Menge Krankheitssymptome mit sich führen, und womit gar nicht selten somnambule Erscheinungen sich einstellen, sind mit der magnetischen Behandlung sehr viele gemacht worden, und es kann behauptet werden, dass damit jedes Mal eine solche und meist in kurzer Zeit gelingt, wo nicht absolut organische Unmöglichkeiten im Wege stehen. Eine sehr interessante Kur einer *amenorrhoea completa* durch den tierischen Magnetismus wird von Kieser (Archiv 11. Bd. 1. Heft) erzählt. Nachdem eine Frau fünf Jahre allerlei Mittel, Bäder und Ärzte umsonst gebraucht hatte, wurde sie zuerst von Kieser an sein siderisches Eisenbaqnet gesetzt, woran sie nach und nach einschlief, sich selbst verordnete, hin und wieder mit wenigen Strichen magnetisiert wurde und dann sich, als das Einzige sie in einigen Monaten bestimmt heilende Mittel das Magnetisieren voraussagte, was auch eintraf. Auch ich hatte mehrere Male Gelegenheit, die überaus heilsame Wirkung des Magnetismus zu erproben, und eine der merkwürdigsten Kuren bei einem verzweifelten Fall der Gräfin M. zu machen, worüber mehreres in meinem Werke: »Der Magnetismus im Verhältnis zur Natur und Religion.«

Es wurde schon früher (S. 108) von der Bettlage gesprochen, nach der Anweisung der Auguste Kachler. »Oft ist die Veränderung des Bettstandes hinreichend der zu starken Menstruation Einhalt zu tun, oder die zu schwache zu vermehren. Die Lage gegen Abend vermehrt die Menstruation, die gegen Mittag regelt sie.« Szapary.

Die Störung und Unterbrechung der Zirkulation des Blutes in den feinen Haargefäßen sind nach der geringeren oder größeren Ausbreitung Ursache sehr bedeutender Krankheitssymptome; dahin gehören rosenartige Entzündungen an der Oberfläche des Körpers, wodurch jenes Stechen, Jucken und Brennen, jene Schmerzen, Hitze und Ausschlage entstehen. Stellen wir uns die Stockungen der Zirkulation an den inneren Häuten und in den Eingeweiden vor, so werden uns die vielen Qualen begreiflich, welche mit entzündlichen Zuständen gegeben sind und worüber man sich so schwer eine Rechenschaft zu geben imstande ist, wie von der Hitze, den Schmerzen und wohl auch von den Krämpfen, die nicht selten davon herrühren. Was soll wohl nun aber besser geeignet sein, die beginnende oder schon eingetretene Blutströmung wieder herzustellen, als der Magnetismus, da die direkte Einwirkung eine elektrische Kraft entwickelt und diese unmittelbar von den Blutkügelchen übernommen und weiter getragen wird. Weder so unmittelbar noch so kräftig, noch so willkürlich modifiziert kann sonst irgendetwas wirken, wie es denn auch der Augenschein so deutlich, und zwar gerade in diesen feinen Gefäßstockungen beweiset, wie wir z. B. oben bei der Behandlung des Rotlaufs gesehen halten, und wie es die Augenentzündung, usw., beweisen. Gesäßstockungen und Zirkulationshindernisse durch innere oder äußere Ursachen, wie durch mechanischen Druck, durch einen Fall oder Schlag; Quetschungen und Verstauchungen werden, durch das Magnetisieren und Reiben am schnellsten zerteilt. Das gelinde Reiben ist bekannter, aber nicht bekannt ist es, dass das direkte Magnetisieren mit den Fingern in Distanz weit schneller die Schmerzen lindert und Geschwülste ebenso zerteilt und noch besser, als das starke Reiben, jedenfalls aber schneller mit Waschen und Umschlägen von magnetisiertem Wasser als mit Salben und Pflastern.

Bedenkt man weiter, wie bei inneren Entzündungen nicht nur, sondern ursprünglich wohl bei den meisten beginnenden abnormen Prozessen, solche Zirkulationsstörungen des Blutes und der Säfte in dem feinen Haargesäßsystem die Grundursachen sind, so wird man auch begreifen, wie das Elektrizität erregende Magnetisieren es gerade ist, welches den Blutkügelchen dieselbe erteilt und zur Bewegung und Weiterverbreitung zwingt, was aus keine andere Weise so unmittelbar geschehen kann, und warum gerade durch das Magnetisieren auch die tieferen abnormen Prozesse z. B. bei Entzündungen des Gehirns, beim Irresehen, usw., am schnellsten und sichersten wieder zur Harmonie gebracht werden.

III. Von den Krankheiten des Unterleibs und des vegetativen Ernährungssystems

Das große Heer der chronischen Krankheiten gehört in diese Abteilung; der Unterleib ist die Garküche für die *olla patrida* des Durcheinanders der unzähligen Krankheitsformen, die in den abnormen Prozessen der Säfte und Blutbildung und somit der Ernährung ihren Grund haben. Wird die Aussaugung, Absonderung und Ausscheidung der Stoffe fehlerhaft von der Quelle aus besorgt; werden ungeeignete, scharfe, giftige Stoffe, zu wenig oder zu viel dem Blute zur Verbreitung und

Austeilung beigebracht, dass der Organismus dieselben zu verarbeiten nicht imstande ist; so entstehen zunächst in den Säften der Qualität und Quantität nach Anomalien — Abweichungen — von den Wegen und Stegen, welche sie nach und nach versperren und zerstören, und so entweder Ausstauchungen veranlassen oder neue Bahnen durchbrechen, und somit die Felder des Lebens statt erfrischend zu bewässern und zu befruchten, mit zerstörendem Schutt oder mit völliger Hungersnot versehen.

Anknüpfend an das Vorhergehende wollen wir zuerst die Krankheiten der Lymph- und Blutbildung betrachten, wie dieselben von den vegetativen Organen des Unterleibs bedingt werden, indem die Lymphgefäße und Drüsen verstopft fehlerhaft die Nahrungsstoffe aufsaugen und zu einer abnormen Blutbereitung und Ernährung vorbereiten, so den ganzen Organismus in Mitleidenschaft ziehen und zu einem abnormen Suchen und Versuchen herausfordern, wodurch endlich jene Sucht entstehen, die in der fehlerhaften Blutbereitung und Ernährung ihren Grund haben, als da sind die Bleichsucht, die Skrofelsucht, die Rückensucht — *rhachitis* — die englische Krankheit oder die Verknüpfung, die Darrsucht. — Sodann werden wir die Krankheiten betrachten, bei welchen die Blutbildung und Ernährung mehr von fremdartigen oder zu vielen in den Organismus gebrachten und zurückgebliebenen Stoffen, oder in den Hindernissen durch Anschoppungen und Verstopfungen der Eingeweide ihren Grund haben, wie die Gelbsucht, die Milzsucht, die Bleichsucht — der Gelenkfluss oder die Gicht, die Versessenheit — Anschoppungen, die Lustseuche, der Scharbock — Skorbut, die Wassersucht, die Schleimsucht, die Fettsucht, die Nachttopfschwindsucht — Harnruhr.

1) Die Bleichsucht

Man hat die Bleichsucht sehr bezeichnend das weiße Fieber genannt, wodurch das Wesen als eine Blutkrankheit charakterisiert wird, was sie auch ist; denn fürs Erste ist zu wenig Blut da, die Venen sind beinahe leer, der Faserstoff und die Röte fehlt dem Blute, der Puls ist klein und schnell und damit ist ein Frösteln und Kraftlosigkeit ohne ursprüngliches Leiden des Nervensystems vorhanden. Dazu gesellt sich Appetitlosigkeit und schlechte Verdauung, Verstopfungen und beim Frauengeschlecht Unordnung der Menstruation.

Die Kur ist bekanntlich eine sehr schwierige, sehr Viele werden leider gar nicht geheilt; wohl aber sind durch das Magnetisieren schon viele Bleichsüchtige geheilt worden.

Dans les pâles couleurs ou chlorose, la maladie cède au magnétisme, la guérison s'oprère souvent sans crises apparentes et par une diminution graduelle des symptomes de la maladie, les forces, la gaîté, l'appétit, les couleurs, l'embonpoint, revient peu à peu. Deleuze.

»In der Bleichsucht«, sagte die Hellseherin Auguste Kachler, »soll nicht magnetisiert werden, es würde den Somnambulismus herbeiführen, der oft von selbst aus der Bleichsucht entsteht. Hingegen wird bei der äußeren Anwendung des

Eisens an den Füßen die magnetische Kraft abgezogen von dem Orte, wo sie im Übermaß ist, nach den Füßen« (der Leser erinnert sich, dass Kachler zwischen Magnetismus und Elektrizität im Körper unterscheidet). »Ein besseres Mittel«, sagte sie, »wäre Folgendes: man nehme Quellsand, gieße heißes Wasser in eine Flasche, setze sie in den Sand hinein, dass er erwärmt wird, aber trocken bleibt, und lasse in diesem warmen Sande die Kranke ein Fußbad von 10 bis 15 Minuten nehmen; der Dunst des Wassers darf die Kranke nicht treffen.«

Dagegen schreibt der Graf Szapari, ihr Verehrer und Schüler: »sollte die Bleichsucht einen Schweiß erfordern (?) zur Ausscheidung des mangelhaft oxydierten Blutes, so sind die beiden Hände, die eine nach vorn, die andere nach rückwärts um den Hals zu legen und mit der einen vorn bis zum Ganglion, mit der anderen rückwärts bis zum *centrum dorsale* langsam herabzufahren und hier zu verweilen; dies dreimal, dann beide Hände auf die Achseln zu legen und langsam bis zum Ellenbogen und Handgelenke massierend herabzufahren, bei den bezeichneten Stellen anzuhalten, dann 1 bis 3 Minuten die Person in den Weichen zu halten.

Darauf ist ihr ein magnetisiertes Flanellleibchen anzuziehen, magnetisiertes Wasser zu reichen und dem Naturschweiß zu übergeben. Sind kalte Füße damit verbunden, so ist die magnetische Kraft von den Knien hinabzuleiten oder auch nur mit der flachen Hand die Ausgleichung streichend oder massierend zu unternehmen.« (Katechismus des Vitalmagnetismus S. 331.)

Ein anderer Verehrer der Kachlerschen Schule, mein gelehrter verewigter Freund Lippich schreibt also: »Um ein zu wenig plastisches Blut, wie es bei Bleichsüchtigen oder zur Wassersucht geneigten sich vorfindet, zu stärken, d. h., um ihm mehr plastische Kraft und Zusammenhalt zu geben, streicht man einige Male vom Herzen längs der Hauptgefäßstämme, gleichsam hüpfend nach abwärts, stets dem Laufe der Hauptgefäße folgend. Es ist gut, wenn man dabei auch auf die Gegend der Lungen, Leber und der Milz einige Striche anbringt.«

Ich stimme dieser letzten Vorschrift am liebsten bei«, tue aber noch mehr, und zwar magnetisiere ich *à grands courans* zuerst in mehreren Strichen vom Kopf aus; halte dann an den Schultern mit beiden Händen an, fahre massierend über den Ober- und Unterarm bis an die Hände, die ich halte, und sogar daran ziehe, so dass die Patientin ihre Kraft anstrengten, muss; dann streiche ich über den Rücken und klopfe mit dem Fingerkegel das Rückgrat bis zum Kreuz hinab.

Sodann setze ich mich auf einen Stuhl vor die Kranke und magnetisiere von dem Magen beginnend mit Strichen vorn und seitwärts an die Weichen hinab, von wo mit den Fingerspitzen dann über die Schenkel bis an die Knie zum dortigen Handauflegen hinabgefahren und endlich über die Füße hinaus gestrichen wird.

Auf die Leber und Milz wirke ich gleichzeitig mit Auflegen der flachen Hände auf dem Magen und der Finger beiderseits über die falschen Rippen. Die Patienten bekommen magnetisiertes Wasser zu trinken, ich lasse sie auch öfter ein magnetisiertes Bad nehmen und verordne tägliche Bewegung in der frischen Luft.

Mir wurde ein vorzügliches Mittel für die Bleichsucht mitgeteilt, welches fast immer ohne Weiteres helfen soll. Der Patient isst täglich einen Apfel, in welchem man eiserne Nägel über Nacht hineingesteckt hat. Bekannt ist die sehr heilsame Apfelsäure Eisentinktur in der Bleichsucht. — Der weiße Fluss, ein lästiges Übel, wo es ohne andere Ursachen aus Schwäche, aus Blutarmut entsteht, wird aus eine ähnliche Weise behandelt, vorzüglich aber mit Seitenstrichen von den Weichen nach den Schenkeln bis an die Knie und Tragen von Eisenfeile in einem Gläschen oder Amulett. Eine hellsehende gab dagegen weißen Kleeblütetee an.

2) Die Skrofelsucht

Solch eine langwierige, allgemeine, nicht bloß Kinder und Frauenzimmer befallende Krankheit, wie die Skrofulose, gibt es wohl keine andere mehr. Das Wesen dieser Seuche ist nicht bloß eine Lymphgesäß- und Drüsenverstopfung und ein vom Unterleib ausgehender falscher Ernährungsprozess, sondern die ganze Saftmasse, ja bald der ganze Leib ist ein skrofulöses Gewächs. Auffallend in der reinen Form ist es bei jüngeren Subjekten und vielleicht meist auch aus schlechter vegetabilischer Nahrung, ungesunder Luft, Unreinlichkeit und Mangel an Pflege entstanden; aber verlarvt ist es viel allgemeiner auch bei älteren Leuten, die den Samen schon von der Geburt an, ja von den Eltern in sich tragen, welche durch dasselbe Gift, durch Ausschweifungen, durch die venerischen und anderen Krankheiten geschwächt, den Geist wie die Materie ihrer Sünden fortpflanzen. Die Skrofeln senden sich in den zivilisierten Ländern überall und häufig sogar in allen, auch in den höheren Ständen, nicht immer gerade als Skrofelsucht mit den dicken Bäuchen, mit der feinen durchsichtigen Haut, mit dem aufgedunsenen Gesichte und geschwollenen Drüsen am Halse, an den Lippen oder an der Nase, mit entzündeten Augen und Geschwüren an verschiedenen Stellen des Leibes; aber mit der Anlage in allen Altern ein verwandtes Leiden in sich zu tragen und eigentlich nie gesund zu sein. Eine geschwollene Leber und Milz mit Neigung zur Säure, bald Verstopfungen oder Diarrhöe, Koliken und Krampfzufälle aller Art hat schon das Kind. Das Mädchen und der Bube hat allerlei sonderbare Appetite, Verschleimungen, Ausschläge, Husten, Würmer, Neigung zu Drüsen, Anschwellungen und Verhärtungen am Hals, englische Krankheit.

Die Jungfrau und der Jüngling wachsen blass und bleichsüchtig auf, bekommen leicht Husten, Kopfweh, Hals- und Brustentzündungen, sonderbare Hautausschläge, aufgetriebenen Unterleib, Tuberkelspuren; ja jetzt werden die früh klugen schmächtigen Leiber und dünnen Gesichter überaus erregbar in physischer Hinsicht. Öftere Augen- und Ohrenentzündungen und Flüsse von Schärfen, Schleim und Bluthusten, usw., stellen sich hier und da ein, und wenn die Tuberkelschwindsucht der Lunge oder des Gekröses und der Unterleibsdrüsen sich nicht einstellt, dann treten sie glücklich in das Mannesalter ein, um in einer anderen Metamorphose mit Kopfschmerzen oder mit Leber- und Hämorrhoidalanschoppungen oder mit Stein und Gries oder mit Gicht, usw., den drei leiblichen Geschwistern geplagt ihre Berufsgeschäfte abzumachen, so lang es möglich ist. Man sagt vielleicht: dies sind alles keine Skrofeln, — meinetwegen; aber wenn man bei den meisten dieser Krankheiten den Weg rückwärts verfolgt bis zu ihrer Wurzelstätte, so trifft man von den Seitenästen immer näher auf den Hauptstamm und zuletzt auf eine und dieselbe Wurzel, auf die skrofulöse Anlage. Denn nicht gerade in der äußeren Form einer zutage tretenden Erscheinung, sondern in der inneren Substanz des Blutes liegt der Krankheitskeim, der unvertilgbar fortwuchert wie das Blattergift, ob du mit Schaf-, Schweine- oder Kuhpocken impfest, wenn die Natur oder Kunst denselben nicht völlig auszuscheiden und eine neue Stoffbildung zu erzeugen vermag. — Eine Hellsehende über den Nutzen des Impfens gefragt, antwortete: »Nicht durch das Impfen, sondern durch eine völlige Reinigung des Geblüts wird das Gift aus dem Körper gebracht, das Impfen nimmt nichts fort.« Die Ernährung leidet-, weil die ganze Blutmasse mit Skrofelstoff erfüllt ist, das Blut enthält einen formlosen Eiweiß statt Faserstoff, der Harn scheidet freie Säuren statt die stickstoffreiche Harnsäure aus; statt der tierischen Elemente entwickeln sich die niederen vegetabilischen des Kohlenwasserstoffs und der Kleesäure, häufig auch Benzoesäure. Das Blut hat zu wenig rote Kügelchen, denen die Elektrizität und das Eisen fehlt.

Dass die Skrofeln jetzt häufiger und unter allen Ständen verbreitet sind, leidet keinen Zweifel, die Ursachen davon sind zum Teil in dem Vorausgegangenen enthalten, in dem verpesteten Stoff des Erbteils, in der verkehrten naturwidrigen physischen und geistigen Erziehungsweise, in dem Auswachsen und Verharren eines gesundheitswidrigen Lebens. — Und die Pocken sind diese etwa schuld, wie die Gegner der Kuhpockenimpfung behaupten? Wie du meinst, jedenfalls sind die Pocken nicht verschwunden, aber die Skrofeln vermehrt. Besehen wir uns die Ursachen etwas näher, denn wir können an keine gründliche Kur denken, wenn wir dieselben nicht kennen und beseitigen. Beseitigen? Können wird das Erbrecht aufheben? Können wir das Erziehungswesen mit einem Schlage ändern? Können wir das Familienleben und die Beschäftigungsarten, die Nahrungsmittel umgestalten? Nun so tue ein jeder, was er kann, die Zeit wird mit der besseren Einsicht allmählich nachhelfen. Jedenfalls ist es nicht hinreichend, das Heilgeschäft bloß darin zu setzen, den Skrofelstoff mit veränderter Diät und mit Arzneien zu vertreiben, was im besten Falle wohl bei Individuen möglich ist, aber nicht für das gemeinsame Ganze, was wir hier vorzüglich im Auge behalten und kurz berühren.

Die Erziehung der Jugend soll schon bei der Geburt anfangen, wenn man nämlich das Ziel einer leiblichen und geistigen Veredlung vor Augen hat; die Kinder sollen gehörig genährt, reinlich gehalten, gut verpflegt werden und frische Lust genießen, und zwar schon vom Geburtstage an. Dies geschieht nur mehr mit wenigen Ausnahmen in den Städten und sogar nur noch in einigen Gegenden aus dem Lande, wo die gesunde Bauersfrau ihr Kind selbst stillt, wo das Sonnenlicht es bescheint, wo man reine Luft atmen und frisches Wasser trinken lässt. In den hungrigen Fabrik- und verarmten Landstädten liegen die Kinder verwahrlost tagelang in schlecht geleisteten und finsteren Löchern, mit einem sauren Schnuller statt der Mutterbrust im Munde; mit einem schlechten Kleister und höchstens mit einer gewässerten Milch von einer mit Branntweintrestern gefütterten Kuh, oder mit Kartoffelbrei versorgt. — Statt der freien Bewegung in frischer Luft und des lustigen Tummelns zum Recken und Strecken der Glieder werden die Kinder, bevor sie hinter den Ohren trocken sind, in die Schulen oder in die Fabriken geschickt, wo in dumpfen und stinkigen Räumen die Lungen eine verdorbene Luft atmen und die Muskeln kraftlos zusammenschrumpfen. Das vorgeschlagene und vor Kurzem hier und da emporgekommenen Turnen hat die politische Hyder schon wieder vertrieben, weil sie merkte, dass die Jugend durch die Gymnastik auf die Bäume klettern lernte, und ihr in die Karten sehen könnte.

Das Gängelband und die Ofenbank ist viel bequemer, um die tobsüchtige Jugend bei Zeiten nach Belieben zu leiten und zu zähmen, als das Rutschen und Springen aus dem grünen Rasen und aus freiem Felde den Bogen zu spannen. Wie nun diese Treibhauserziehung alle körperliche Kraftentwickelung hemmet, so stumpft der unendliche Bombast des allen Individuen ohne Rücksicht auf Fassungskraft und Sinnesbedürfnis gleichartig aufgetischten Lehrstoffs den Wissenstrieb ab, und verkrüppelt neben dem verkümmerten Leibe auch die Fantasie des Geistes, und verarmt den Verstand aus Mangel der wahren objektiven Vorstellungen durch zu frühes Überhäufen mit Gegenständen, wozu die Jugend weder Lust noch Geschick hat. Die Bildung des Gemüts zu Charakteren geht gewöhnlich ganz leer aus; doch nein, der sogenannte Religionsunterricht trachtet den Samen des konfessionellen Aberglaubens in die arglosen Herzen zu pflanzen, statt die reinen Gefühle zu dem Schöpfer und Erhalter des Weltalls zu werfen, und dessen Weisheit, Gerechtigkeit, Allmacht und Liebe dadurch zu preisen, dass man allen Nebenmenschen nur Gutes tut.

Wie demnach bei den dicken Bäuchen und dünnen Beinen schiefe Köpfe und leere Herzen aufwachsen und kein gesunder Tropfen Blut durch die Adern kreiset, so sind auch in der Seele nur die niedrigen Begierden der Rest zu den Triebfedern des sinnlichen Lebens, ohne je sich zu den höheren echt menschlichen Ideen der Wahrheit, Schönheit, Gerechtigkeit und Liebe zu erheben.

Nun soll da der Magnetismus Wunder wirken und die Skrofelsucht heilen? Da würde zu viel von ihm verlangt, oder zu viel versprochen. Er kann überall nur das Mögliche leisten, und dieses Mögliche liegt vorzüglich darin, dass er den ganzen Organismus auf eine höchst wohltätige Art erregt, dass er dem Ernährungsprozess aufhilft und der Blut- und Säftebewegung einen lebhafteren Anstoß gibt. Werden damit die Nebenbedingungen, wie die diätetischen Rücksichten, soviel wie tunlich in ihrem weiten Umfange erfüllt, nun so leistet er oft in der Tat mehr als man erwartet. Eine rasche Besserung habe ich bei örtlichen Leiden auf skrofulösem Grunde oft gesehen, auch eine völlige Heilung sogar zum Teil schon für verloren gehaltener Organteile; aber eine völlige Genesung — als eine Umbildung des ganzen Stockes eines skrofulösen Individuums — habe ich nie gesehen. Nun so tue man wenigstens, was man kann, es begegnen uns doch auch mildere und sogenannte akute Fälle, wo die eigene Naturtätigkeit sich der Unreinigkeit zu entledigen strebt, und dieselbe als verbrannte Schlacken an die Oberfläche der Haut oder auf die äußern Glieder wirft.

Um nun die fehlerhafte Blutbildung, die verstopften Lymphgefäße und Drüsen, die käseartige an verschiedenen Leibesteilen abgefetzte Skrofelmaterie als nächste Ursache der Skrofeln zu beseitigen, wird auf folgende Art verfahren: 1) direktes positives Magnetisieren täglich *à grands courans*; Striche vom Kopf auf die Achseln mit Anhalten daselbst, Massieren mit Herabfahren über den Ober- und Vorderarm, Halten der Hände; 2) Halten des Kopfes auf dem Hinterkopf und der Stirne, Striche über Rücken und Brust bis an das Kreuz und den Magen, sodann Auslegen der Hände auf den Unterleib mit nach der Leber und Milz gestreckten Fingern; 3) Striche vom Magen seitwärts über die Beine hinab mit Massieren der Oberschenkel und Anhalten an den Knien; 4) täglich wenigstens eine Maas magnetisches Wasser zu trinken, wöchentlich wenigstens zweimal ein magnetisiertes warmes Bad mit starkem Reiben des Unterleibs und des ganzen Körpers; 5) Baquetbehandlung an einen mit Eisenschlacke und Glas gefüllten Zuber, wenn man kein allgemeines Behältnis hat; die Elektrizität und der Mineralmagnet; oder im Sommer lebendige Bäume; Magnetisieren mit einem Eisenstab, Tragen von mit Kräutern, mit Salz gefüllten Sackamuletten. Örtliche Anschwellungen, Entzündungen, Ausschläge werden örtlich behandelt, mit magnetisiertem Wasser öfter gewaschen und gereinigt; örtliche Hand- und Fußbäder zum Ableiten. Verstopfungen werden mit Klistieren von magnetischem Wasser beseitigt. Entzündliche Zustände der Lungen durch skrofulöse Knoten werden wie schon oben bei der Schwindsucht gezeigt, behandelt, durch ableitende Striche von der Brust über die Achseln und Arme, durch Umschläge und Trinken des magnetischen Wassers, durch Handhaben — Die Nahrung überhaupt wenig, aber kräftige Fleischnahrung, wenigstens gute Suppen, keine Kartoffel, schleimige Suppen von Reis, Haber, Gerste, von Kräutern, Kresse, Löffelkraut, Rübenkörbel, Portulak, Sauerampfer, Zichorienwurzeln, Löwenzahnwurzeln und der Saft der Stängel, Spargel, Hopsen, Rettig und Zwiebeln, Meerrettich, gekochtes und recht reifes Obst. Tägliche Bewegung in freier Luft und vorzüglich in höheren Gegenden, Gebirgen, wo das reine, kohlensaure Wasser allein schon mit dem mehr elektrischen und beständigen Luftwechsel ein gesundes Blut bildet, wie denn in Gebirgsgegenden äußerst selten die Skrofelsucht angetroffen wird.

Wenn ich die auffallenden Kuren lese, welche die Franzosen schon früher, Wolfart, Deleuze, usw., gemacht haben, so kann ich nur die leichteren Skrofelarten darunter verstehen, wo die Natur mit einer einfachen zweckmäßigen Unterstützung sich zu helfen imstande ist, sonst begreife ich nicht, wie Deleuze sagen kann:

Lé magnétisme a opéré guérisons étonnantes dans les maladies scrophuleuses; er setzt aber dann doch hinzu: *Lorsque les maledies sont anciennes et invétérées, il faut une grande patience; lorsqu'elles sont héréditaires, je deute qu'on puisse les guérir radicalement.*

Ein anderes ist es hingegen, wenn man unter Stockungen und Verstopfungen der Drüsen nur einzelne Teile oder Eingeweide versteht, wie Verhärtungen der

Mandeln, der Brustdrüsen, usw., da stimme ich mit Deleuze ganz überein, dass es kein mächtigeres Mittel gebe als den Magnetismus; *dans les obstructions ou engorgementes des viscéres, le magnétisme est le plus puissant de tous les remédes.*

Auch die Behandlung gibt er an, wie bei diesen Fällen zu verfahren ist: man hält den Fingerkegel vor, macht Kreisbewegungen, um zu zerteilen, haucht an und leitet ab. Hier bemerke ich, dass das Vorhalten der Fingerspitzen oft zu stark ist, ich halte lieber zuerst die flache Hand vor und gebrauche die Finger mehr zum Ableiten; es stellen sich durch das Magnetisieren gewöhnlich flüchtige Stiche oder Schmerzen ein, was nur der Beweis einer zerteilenden Tätigkeit ist, ich lasse deshalb nebst dem Trinken auch das magnetische Wasser umschlagen. Auf dieselbe Weise werden auch die Drüsengeschwüre behandelt. Bei den Verstopfungen größerer Eingeweidedrüsen, wie der Leber und Milz, wird das Verfahren angewendet, wie es oben beim Kopfweh angegeben wurde. Bei Drüsenanschwellungen und Verhärtungen des Unterleibs ist es die Kur der Atrophie, wovon nachher.

3) Von der englischen Krankheit

Die Verknüpfung, Rachitis oder die zuerst vom Englander Glisson beschriebene sogenannte englische Krankheit hat Verwandtschaft mit den Skrofulose, ist meist mit ihnen verbunden, und hat mehr oder weniger dieselben Ursachen; sie tritt vom ersten bis dritten Jahre auf, und ergreift vorzüglich die Knochen der Wirbelsäule und der Glieder; die Knochen werden weich und schwellen an den Gelenkköpfen an, daher Doppelglieder, Zwiewachs genannt. Der äußere blassschmutzige Habitus und die Muskelschwäche, usw., ist ähnlich den Skrofeln, wozu die Knochenerweichung und Verkrümmung besonders des Unterschenkels und des Rückgrates kommt; die Knochen wachsen nicht mehr, weil sie ihre gehörige Nahrung, den Knochenstoff des Phosphorsäuren Kalkes aus dem Blute nicht erhalten, so wie die übrigen Salze ebenso mehr oder weniger zu fehlen scheinen. Dabei haben die Kinder eine völlige Störung im Verdauungsprozesse, meist eine große Esslust zu saurer und Pflanzennahrung, bald mit Verstopfungen, bald mit Durchfällen; immer ist die Leber und Milz angeschwollen, skrofulöse Lymph- und Drüsenkomplikationen sind oft, aber nicht immer da; Neigung zu Würmern, zu krampfhaften — epileptischen — Anfällen, oft sind sie sehr gescheit, oder auch Idiotismus, also eine fehlerhafte Gehirnentwickelung, ist damit verbunden. Die ursächlichen Verhältnisse sind nicht allein in äußeren Gelegenheits-Schädlichkeiten sondern wie bei den Skrofeln öfter in den prädisponierenden des Erbteils enthalten. Podagrische, venerische Eltern haben sehr häufig rachitische Kinder, die Krankheit ist daher in höheren Stauden nicht seltener; in England und Holland, wie in allen großen Städten sehr häufig. Allerdings sind feuchtes Klima und feuchte Wohnungen und die genannten Ursachen der Skrofeln in nördlicheren Gegenden zugleich mitwirkende Ursachen, je weiter nach Süden, desto seltener erscheint diese Krankheit. In seltenen Fällen kommt die Rachitis auch bei Erwachsenen vor, dann ist es ein schlimmes Zeichen, meist bringt sie in kurzer Zeit den Tod. Hingegen ist sie bei Greisen gar nicht so selten, bei denen sich der Rücken und das Brustbein zu krummen anfängt. Eine noch schlimmere Form ist die völlige Knochenerweichung — *osteomalacia* — wo der Phosphorsäure Kalk in großer Menge durch den Harn abgeht und dem Knochensystem also der Nahrungsstoff ganz entzogen wird. Es kommen auch bloß örtliche Knochenentartungen vor, eine Art Fleischgewächs am Knochen — *osteosarcom*, meist bloß auf dem Schädelknochen oder aus den Kinnladen, offenbar sind solche Fälle aller meist venerischen Ursprungs.

Die Behandlung beruht ganz auf den allgemeinen Anzeigen wie bei den Skrofeln, auf Diät und künstlichem Verfahren. Bei Rückgratskrümmungen, sobald man es merkt, Striche über den ganzen Rücken und die Glieder; Reibungen, Bäder, Waschungen mit warmem Wein, usw. — Herr Dr. M. Beneke, Direktor des deutschen Spitals in London, hat mir die interessante Erfahrung mitgeteilt, dass der Phosphorsäure Kalk in der Rachitis sowohl als in allen Krankheiten mit großer Abmagerung, vorzüglich in der Rekonvaleszenz ein vorzügliches Mittel sei, ganz besonders auch bei Knochenbrüchen, täglich einige Grane mit Zucker gegeben. —

Ich habe mich bei diesen mehr die heranwachsende Jugend befallenden Krankheiten etwas länger verhalten, als es notwendig scheinen möchte, der Grund ist aber kein anderer als die Ursachsverhältnisse einer falschen Zivilisation, wo man nur immer kann, aufzudecken und ohne Scheu mit lauter Stimme auszusprechen; andernteils aber auch um die Verbesserung, wo die vollkommene Heilung nicht angeht, zu ermöglichen. Denn ohne genaue Rücksicht auf die Ursachen und deren Entfernung kann kein günstiger Erfolg erzielt werden. Freilich bleiben große Wahrheiten in der Wüste verhallende Stimmen, die Herzen sind zu verstockt und die Priester zu verkehrt, den alten Götzen abzusagen.

Dass aber der Magnetismus gerade in diesen drei Arten von Krankheitsformen des jugendlichen Alters eine nach allen Erfahrungen so übereinstimmende Heilsamkeit zeigt, darüber ist der physiologische Grund nicht schwer zu entdecken. Die abnorme Flüssigkeit des Blutes ist in seinen Bestandteilen an den belebenden Elementen beeinträchtigt, nämlich die Menge der Blutkörperchen ist gegen das Wasser, als den zwei Hauptbestandteilen des lebendigen Blutes, außerordentlich vermindert, dadurch gleicht das Blut einer strohgelben Flüssigkeit und die belebenden Faktoren der Elektrizität, des Eisens, des Faserstoffs mangeln, daher der schleichende Lauf, die mangelnde Röte und die Müdigkeit samt der Schwäche der Muskeln. Die Wärme, die Elektrizität werden von dem Blut und von jedem einzelnen Kügelchen desselben, samt der Frische und der Farbe in die Provinzen des Leibes getragen als *aura vitalis*. Nun wird die *aura vitalis* des Lebensstromes in den Nerven und vom Blut durch nichts so unmittelbar in Bewegung gesetzt, als wie durch das Magnetisieren, wie dieses schon die physikalischen Induktionsapparate zeigen; der so unmittelbar aufgeregte milde Lebensstrom belebt die Kügelchen, dringt in die ganze flüssige Masse und treibt sie zu einer besseren Mischung, zu neuem Stoffansatz durch die Arterien und Venen zu den Nerven- und Muskelfibern. Durch nichts kann die direktive Kraft so unmittelbar, so milde belebend, so nachhaltig zu der inneren gegenseitigen Anziehung der Nahrungsstoffe, zur Abstoßung des fremdartig Gewordenen angeregt werden, als durch die Elektrizität, Wärme und Leben erzeugenden Magnetismus. Betrachtet man endlich die große Masse der Flüssigkeit im Körper, welche alle Teile, alle Fibern durchdringt; kennt man den Hunger aller Flüssigkeiten nach den elektrischen Einflüssen, so dürfte wohl auch das Rätsel dieser heilsamen durch nichts zu ersetzenden Wirkung gelöst sein.

4) Das Ungedeihen oder die Abmagerung (atrophia)

Die Abmagerung als chronische Krankheit kommt außer der Darr- und Schwindsucht vorzüglich bei Kindern in Folge der Gekrösskrofeln vor; die Gekrösdrüsen (Bauchspeicheldrüse) sind verstopft, verhärtet bei hartem ausgetriebenem Leib und bei Schwäche der Verdauung. Bei aufgedunsenem Gesichte magern die Glieder sehr ab, bei Hartleibigkeit oder Durchfall, Mattigkeit und empfindlichen Launen zeigen sich Fieberbewegungen, Schweiß und meist stinkender Odem; Blähungen mit Bauchgrimmen, oft Erbrechen und stille Fraisen.

Es sind also die Erscheinungen der ursprünglichen Skrofelanlage und erfordern die Behandlung der Skrofeln, jedoch anfangs im milderen Grade und vorzüglich ratsam sind fortwährende Umschläge von magnetisiertem Wasser aus dem Bauch; Milchbäder und das Tragen eines angehängten Magnets in der Zwischenzeit. Abmagerungen entstehen übrigens aus verschiedenen Ursachen von verschiedenen Vergiftungen, des Bleies, des Arseniks, usw., und von inneren Ursachen gestörter, der Ernährung dienender Organe; ferner die Abmagerungen nach vorausgegangenen Schwächungen des Nervensystems, der Schwelger, der Onanisten; die Rückendarrabmagerung nach zu starken anhaltenden Ausleerungen, zu langem Stillen der Kindern, bei welchen überall nach den ursächlichen Verhältnissen selbstverständlich zu verfahren ist.

Abmagerung und Hektik findet sich häufig auch bei Drüsengeschwülsten der Brust und der Eierstöcke, bei welchen, wie schon früher gemeldet, der Magnetismus schon öfter Außerordentliches geleistet hat, wie ich mehrere Erfahrungen selbst gemacht habe, und zwar eine der merkwürdigsten an der in meinem Buche, »*Der Magnetismus in Verhältnis zu Natur*« erwähnten Gräfin Moravska. Auch Koteff erzählt die glücklichen Kuren:

Sur la tuméfaction des glandes mammaires et celles des ovaries trés souvent dissipée pur l'influence du magnétisme, après avoir resisté aux remédess les mieux choisies. Ce qu'est une des preuves les plus irréfragables que cette action pénètre dans les organes intérieurs et qu'elle modifie même les métamorphoses organiques, que l'on croyait lui être tout-à-fait soustraites.

Zu der genannten Verwandtschaft gehören die verschiedenen Arten der Schwind- oder Darrsucht, *tabes*: als der tuberkulosen, eiterichten, usw., der Lunge, der Leber, Nieren, des Gehirns, des Rückenmarks — Rückendarre, des Darmkanals, usw., für welche die Behandlungsart sich leicht aus dem vorigen entnehmen lässt. Eine sehr merkwürdige Heilung einer galoppierenden Lungen- und Halsschwindsucht in Wolfarts Jahrbücher für den Lebensmagnetismus 1846. 2. Heft.

5) Magenkrankheiten

Die Wichtigkeit des Magens als Garküche für die Ernährung liegt vor der Hand, und ebenso ist die Unzahl von schädlichen Einwirkungen und Unbilden zu begreifen, denen derselbe ausgesetzt ist, weshalb der Magen denn auch sich eine Menge von Krankheitsnamen erworben hat, wie kein anderes Organ des menschlichen Körpers. Von dem verdorbenen Magen an gibt es eine kaum zu übersehende Stufenleiter von Zuständen der Überladung, der Schwäche, der Reizung, der Entzündung, des Fiebers, der Säure, der Verschleimung, der Eiterung, des Schmerzes, der Unreinigkeit, der Blähung, des Krampfes, des Hustens, des Brechens, der Geschwüre, des Brandes, der Erweichung, der Ruhr bis zur Durchlöcherung oder Verhärtung und der Magendarre. — Was sollen wir nun darüber sagen, wo anfangen und enden. Die vorübergehenden und mehr in den äußeren Veranlassungen liegenden Fehler lassen wir unberücksichtigt, sowie die in der Konstitution des Individuums begründeten Zustände, dagegen wollen wir die mehr örtlichen und idiopathischen Übel mit einem Blick übersehen.

Von den Schmerzen haben wir im Allgemeinen schon gesprochen, es gibt aber eine fortwährende schmerzhafte entzündliche — chronische — Magenreizung, die so häufig und allgemein, wenigstens in gewissen Ländern sein muss, dass sie gleichsam als die Wurzel aller Krankheiten angesehen wurde, sodass bei allen Krankheiten, um die entzündliche Reizung zu heben, gleich anfangs der Kur ein paar Dutzend Blutigel auf den Magen gesetzt wurden. Solche fortdauernde und ohne besondere Veranlassung immer wiederkehrende schmerzhafte Reizungen hängen häufig von Säure, von Galle, von Verstopfungen ab, auf deren Beseitigung vor allem zu sehen ist. Wo hingegen jene Ursachen nicht vorhanden sind und der Magen bei leichtem Drucke schmerzt, und jede Nahrung belästigt, da wird das Magnetisieren mit direkter Einwirkung und mit Auflegen magnetisierter Wolle oder Tücher und mit magnetisiertem Wasser, sowie mit Reiben des Magens und ableitenden Zügen nach den Füßen sehr bald helfen. Der Magen ist zuweilen so empfindlich, dass der Patient durch das Auftreten auf dem harten Pflaster Schmerzen bekommt, ja sogar das Herannahen von Gegenständen nach dem Magen fordert die Hand gleichsam zur Abwehr vor den Magen zu halten auf. In solchen Fällen ist jedenfalls der Magen der Zentralpunkt des Leidens, wenn auch die entzündliche Reizung vielleicht weiter auf die Leber oder das Zwerchfell oder auf die Bauchhaut reicht. Bewunderungswürdig hilft hier das Vorhalten der flachen Hand 1 bis 3 Minuten lang, aber in einer Entfernung von mehreren Zollen; beim Abziehen der Hand nach der Seite zu den Beinen werden dann die Finger in einen Kegel zusammengestellt, um den Strom damit langsam über die Füße hinaus zu leiten. Das Anhauchen bei der äußersten Empfindlichkeit ist noch wohltätiger, sowie ein angehauchtes Schnupftuch oder eine Serviette in der Zwischenzeit sehr beruhigt. Diese schmerzhafte, oft bis in die Brust, bis in den Rücken sich hinziehende Empfindlichkeit zu heben, lehrte schon Bruno, einer der sinnigsten und am tiefsten das Wesen des Magnetismus auffassenden Schüler Mesmers:

L'application de la paume procure du relâchement, de la détente. La paume presentée à la distance d'une, deux ou trois pouces. porte une action très douce. Je m'en sers pour apaiser des douleurs trop fortes et pour diminuer la trop grande irritation des fibres. Je me suis toujours servi avec succés de les deux procés dans les maladies aigües, et surtout dans les fluxions de poitrine.

Magenschwäche mit Unverdaulichkeit, Geneigtheit zum Brechen aus örtlicher Ursache lässt sich durch Vorhalten und Auflegen der Hand auf dem Magen sehr schnell lindern, aber nicht sobald ganz heben; dazu gehört eine längere Kur durch direkte Einwirkung und Ableitung, durch magnetisiertes Wasser zum Trinken und Umschlagen, durch Baquetbehandlung und Tragen von Stoffen auf dem Magen, wie Kräuterkissen, kleine Magnete oder das *Elixir balsam. Hofmanni.* wie es die Witwe Petersen gegen Magen- und Unterleibsbeschwerden und gegen den weißen Fluss angab, was sich häufig schon bewährt hat, Kiesers Archiv 10. Bd. 1, S. 139. Man nimmt die Tropfen innerlich einen Teelöffel voll in Wein, — der übrigens nicht nötig ist — oder wie sie später für sich verordnete, bloß in einem Gläschen auf der Herzgrube getragen. Dieselbe gab auch eine magenstärkende Flasche mit Wasser an, in das etwas Salz und eine Handvoll Wermut und Mutterkraut — *matricaria parthenium* — getan wird, man stellt sie in die Sonne oder an einen Ofen, und haltet sie dann auf den Magen.

Voulez-vous guérir un mal d'estomac, posez quelques minutes les mains sur l'estomac et descendez jusqu'aux genoux. Vous accumulez le fluide en tenant vos mains immobiles; en descendant, vos entraînerez à la fois le fluide et le mal. Deleuze.

An einer anderen Stelle rühmt er die stärkende Wirkung des Magnetismus in der Magenschwäche:

Dans les maux d'estomac qui viennent de faiblesse. l'application de la main sur l'estomac produit une chaleur tonique et curative. S'il y a irritation, ce procédé ne convient pas; on doit agir à distance par les procédés les plus calmants.

Die Geneigtheit zum Erbrechen ist bei chronischen Unterleibskranken oft bloß symptomatisch, aber auch gegen ein solches wirkt der Magnetismus ganz wundersam. Ich behandelte eine Dame mit einer sehr komplizierten Unterleibskrankheit, von der ich schon gesprochen habe, welche einige Wochen lang eine ungewöhnliche Neigung zum Erbrechen hatte, das sie sehr ermattete und wovor sie eine solche Furcht hatte, dass sie schon zu schwitzen anfing, sobald sie die Anwandlung verspürte. Ich konnte es ihr jedes Mal sogleich stillen, wenn ich gegenwärtig war und ihr nur die Hand gegen den Magen hielt. Etwas später hörte das Brechen sogleich auf, sobald ich in das Zimmer trat, noch etwas später hörte es auf, wenn ich in die Haustür kam, worüber sie im ersten Stocke wohnte, und einige Tage später versuchte ich, sobald ich gerufen wurde, aus meiner Wohnung in die Ferne auf sie zu wirken und das Brechen hörte jedes Mal auf, bis es sich nach und nach ganz verlor. Krampfhaftes Erbrechen stillt man durch ableitende Striche sehr bald. Kommt hingegen die Brechneigung von Unreinigkeiten und Gallenüberfluss, so säume ich niemals, ein Brechmittel zu geben und damit die Kur zu beschleunigen, was schon Mesmer (Aphor. 310.) nicht zu unterlassen riet:

Si l'estomac est tapissé de bile ou de sabure, ce qui s'annonce par l'etat de la langue. le magnétisme ne dispense pas d'un émétique ou d'un purgatif.

Dieselbe Erfahrung über die wunderbare Heilsamkeit des Magnetismus gegen das Erbrechen hat auch Deleuze gemacht:

On a vu le magnétisme produire des effets merveilleux dans vomissement essentiel et chronique, lorsque tous les moyens de la médicine avaient échoué.

Er erzählt eine Kur von einem Herrn zu Reims, der 20 Jahre lang mit dieser schrecklichen Krankheit geplagt ward. Aus Deleuzes Rat ließ er sich magnetisieren, am zweiten Tag hörte das Brechen auf und eine zweimonatliche Behandlung verschaffte ihm die vollkommene Gesundheit. Im Hotel Dieu waren zwei Mädchen, von denen die eine seit 10, die andere seit 15 Monaten das Erbrechen hatte, bei der einen und der anderen ließ es bei der zweiten Sitzung nach. (Dupotet expériences sur le Magnetisme animal fait à l'Hotel Dieu de Paris. 1820.)

Hierher sind die Krankheiten des Darmkanals, die Verstopfungen und Durchfälle zu zählen, welche indessen je nach ihrer Art der Ursacheverhältnisse, der Komplikationen, usw., behandelt werden müssen, worüber wir eines weiteren wohl überhoben sind. Die Durchfälle sind zu unterscheiden, ob sie Folge anderer Krankheiten, z. B. der Schwindsucht oder ob sie eigentümliche Darmzufälle sind. Durchfälle nach Erkältungen lassen sich mit der magnetischen Behandlung schnell heben, und mir ist ein Fall der wirklichen Ruhr vorgekommen, mit den aller heftigsten Schmerzen; ich legte die Hand unmittelbar auf die Bauchhaut nach einigen allgemeinen Strichen, nach einer Viertelstunde fing die Patientin an zu schwitzen und die Durchfälle ließen nach. Die Witwe Petersen gab ein Mittel gegen allzu heftigen Durchfall an, selbst wenn starker Blutgang dabei stattfindet. »Man nehme 1) frisches Franzbrot, schneide es in Scheiben und röste es, bis sie dunkelbraun werden, schneide die versengten Kanten sorgfältig ab und gieße dann kochendes Wasser auf die Brotschnitte. Nebenbei koche man ¼ Pfund Reis in Wasser, schöpfe letzteres mit einem Löffel sorgfältig ab, gieße es unter das Brotwasser, trinke die Mischung und esse, die Brotscheiben nach. Zum Reis darf nur das zum Kochen nötige Wasser genommen werden. Es folgt keine Verstopfung, sondern natürlicher Stuhlgang.« Das Mittel hat sich vielfach erprobt.

In einer zweiten Reihe stellen wir die Krankheiten auf, welche mehr in unausgeschiedenen und zurückgebliebenen Stoffen, und in Anschoppungen der Eingeweide ihren Grund haben. Dahin zählen wir:

6) die Gelbsucht

Wir rechnen zur Gelbsucht, deren Ursache die unausgeschiedene im Blute zurückgebliebene Galle ist, auch die Leberanschwellungen und Verhärtungen sowie die Milzsucht, weil sie eine gleiche mesmerische Behandlung erfordern. Das magnetische Verfahren besteht in der direkten positiven Einwirkung, immer anfangs vom Kopf und namentlich vom kleinen Gehirn aus, in mehreren allgemeinen Zügen, sodann auf die Leber und Milz durch Auflegen der flachen Hände auf den Magen mit seitwärts Ausstrecken der Finger, nachdem vorher Minuten lang die Fingerspitzen vor der Leber in Distanz gehalten worden sind. Diese Art Kranken vertragen ein stärkeres und längeres Magnetisieren, man kann in den ersten Tagen eine halbe Stunde dazu verwenden. Nicht selten vermehrt sich die Übelkeit und der bittere Geschmack durch das Magnetisieren, es entsteht wohl gar Brechreiz, dann rate ich, ein Brechmittel zu geben, es entleert sich eine große Masse von Schleim und Galle. Sodann muss das magnetische Wasser in reichem Maße getrunken werden, die Baquetbehandlung, magnetisiert Bäder und Umschläge auf die Leber beschleunigen die Kur. Die Diät muss streng gehalten werden bei dieser langwierigen Krankheit, alle Nahrungsmittel müssen gemieden werden, welche das zähe Blut und die Verdickung desselben verschlimmern; Mehlspeisen, grobe Gemüse, Kuchenwerk, Fett und Gewürze, Käse und Bier, saure Speisen und Früchte müssen gemieden werden, auch die scharfen Wurzelgewächse, wie Rettiche und Zwiebeln, Senf, machen zu Magenkrämpfen geneigt, wodurch die Galle und Gallensteine, die nur verdickte Galle sind, noch mehr eingeklemmt werden und jene großen Schmerzen verursacht werden. Dagegen sind dienlich folgende das Blut verdünnende und auflösende leichten und milden Nahrungsmittel: als die Gerste, Haber, Reis und Gries in Wasser oder nur in sehr dünner Fleischbrühe.

Das Gerstenwasser mit Honig ist bei den Schmerzen von Gallensteinen gleichsam spezifisch schon von Gerard van Swieten gerühmt, wonach gewöhnlich eine Menge Galle und oft mit Steinen entleert wird. Von den Kräutern und Wurzeln sind von vorzüglicher Wirkung die Skorzonere, Fenchelwurzel, Grindwurzel, Spargel, die Löwenzahn-Röhrlen und Wurzeln, die jungen Nesseln, der Sauerampfer, Lattich, Bachbunge und das Kerbelkraut, Artischocken. Wo diese Kräuter zu haben sind, ist der ausgepresste Saft davon schon für sich allein sehr heilsam, aber mehr als um die Hälfte schneller erfolgt die Heilung in Verbindung mit der magnetischen Behandlung, welche nicht so lange dauern wird, wie jene Kur des berühmten van Swieten, welcher einen ganz armen an der Gelbsucht leidenden Menschen mit Gras kurierte.

Dieser Mensch kochte nämlich das erste zarte im Frühjahre sprossende Gras, und so oft es nach dem Schnitte wieder wächst, in Fleischbrühe und genoss diese Speise einzig und allein fast zwei Jahre lang, nur im Winter eine Zeit lang ausgenommen, und wurde von seiner hartnäckigen Krankheit gründlich geheilt. —

Auch die Molken und die süßsauren Früchte, vorzüglich die Melonen, frischer Gurkenfast, Erdbeeren, Kirschen, Maulbeeren sind sehr heilsam.

Da alle Leber- und Milzkrankheiten sehr langwierig sind, so hat man auf diese diätetischen Mittel ganz besonders zu achten, welche indessen allein nicht imstande sind, dieselben zu heilen. Mehrere Heilungen von Gelbsucht, Leberverhärtungen finden sich in den *Annales du Magnétisme animale*, besonders eine von de Lausanne, Cahier 25. 1816. etc. Leichtere Fälle von Gallsucht und Leberanschwellungen sind mir mehrere begegnet, und ich wurde jedes Mal längstens in vier Monaten damit fertig.

7) Anschoppungen (Infarkten)

An die vorigen Krankheitsformen reihen sich die Blutgefäßstockungen des Venensystems, die goldene Ader und die davon abhangenden Beschwerden, Kopfschmerzen, Schwindel, Wallungen und sehr häufige Nervenzufälle. Die Behandlung ist auf die nämlichen Anzeigen wie bei den vorigen gegründet: direktes Magnetisieren, Baquetbehandlung, viel magnetisiertes Wasser trinken, Bewegung, Land- und Gebirgsaufenthalt, das Tragen von Schwefel und Salz in einem Fläschchen und Diät. In allen diesen Krankheitsformen ist das erste Gebot, die Vollblütigkeit zu vermeiden und das Blut nicht zu erhitzen. Man mache daher nicht zu anstrengende Bewegungen, meide viele Fleischnahrung, sogar die kräftigen Brühen und die zu sauren und gesalzenen Speisen, den Wein und Branntwein, die hitzigen Biere, Kaffee und Gewürze. Es haben vorzüglich die trockenen, mageren und mehr hitzigen Naturen diese Regeln zu befolgen, wohingegen die etwas schlafferen hin und wieder einen mäßigen Genus davon vertragen. Diese Regeln sind ferner, um so strenger zu halten, wenn die Anschoppungen, z. B. die blinden Hämorrhoiden schmerzen und die Zufälle dringender sind; zu dieser Zeit ist es am besten, die festen Speisen ganz zu meiden. Unter den Speisen gilt das vorhin Gesagte. Wenn die fließende goldene Ader stockt, so nehmen die Zufälle bedeutend zu; am schnellsten und ohne alle weitere Nebenwirkungen hilft dagegen die magnetische Einwirkung auf das Kreuz und den Unterleib mit dem Trinken des magnetisierten Wassers, auf jeden Fall ist es dem gerühmten Hausmittel der ganzen Pfefferkörner vorzuziehen, welche, um das Blut wieder in Fluss zu bringen, 3 bis 12 Stück täglich genommen werden sollen, wovon diese Art Kranke so gute Hilfe erlangen sollen. Es wurde schon angeführt, dass eine Hellsehende gegen die Schmerzen der goldenen Ader gequetschten Meerrettich mit Kamillen vermischt als Bähmittel angeraten habe.

8) Die Gicht

Die Gleichsucht oder der Gelenkfluss, *Arthritis*, ist eine mit den Hämorrhoiden sehr verwandte Krankheit; denn ihren ursächlichen Sitz hat sie im Pfortadersysteme, worin meist, wenn nicht aus erblicher Anlage, wegen zu viel eingenommenen und nicht verarbeiteten Nahrungsstoffs, ein krankhaftes stickstoffreiches Produkt gebildet wird, das aus Phosphor- und Harnsäure, zuweilen auch aus Milch- und rosiger Säure besteht, und im Magen saures Aufstoßen, im Harn, in den Häuten der Hand, der Hüften, der Knie- und Fingergelenke einen harn- und Phosphorsäuren Kalk abscheidet, und die bekannten Gichtknoten und Schmerzen verursacht, die weniger klopfend als schneidend, brennend, schießend, prickelnd und oft wie brennendes Feuer und als würden die Knochen auseinander gedehnt, gefühlt werden. Je nach der Anlage, Dauer und Entwickelung der Krankheit sind die Schmerzgefühle von einer Art Taubheit, Kribbeln und Jucken bis zu der heftigsten Pein. Die Krankheit entsteht von innen und nicht von außen, daher der wesentliche Unterschied vom Rheumatismus; sie sitzt zuweilen auch innerlich in einem Eingeweide und ist nicht so leicht zu erkennen; das Herz, der Magen, die Blase und das Gehirn leiden mancherlei Unbilden davon, die oft nicht ohne Gefahr sind. Stein und Gries der Blase ist ein Bruder der Gicht und der Hämorrhoiden. Gewöhnlich sind es jedoch die Gelenke der Hand, der Knie, der Füße — Chiragra, Gonagra, Podagra, auf welche das Krankheitsprodukt sich wirft und sie nicht selten unbeweglich macht und sogar lähmt. Da die Verdauungsorgane der ursprüngliche Herd der Gicht sind, so ist der Magen auch allemal dabei sehr beteiligt. Appetitlosigkeit und Unverdaulichkeit sind nicht bloß die Vorboten, sondern auch ihre Begleiter. Die Gicht hält es besonders mit dem männlichen Geschlechte, mit Lebemännern, mit wohlgenährten vornehmen Leuten, *in vino et venere lautis*, und nistet sich fast unlösbar an durch Ausschweifungen »entnervte« Naturen.

Sehr merkwürdig ist, dass die Gicht eine Art pflanzliche jährliche Lebensentwicklung durchmacht, wenn sie einmal Wurzel gefasst, und sich gleichsam einen Stamm im Organismus gebildet hat. Denn wenn die Bildung des Krankheitsstoffes in dem Pfortadersystem ein gewisses Maß erreicht hat, dann treten die eigentlichen Erscheinungen der Gicht ein, die Natur sucht nämlich den überschüssigen Stoff auszustoßen, und zwar in zwei Richtungen, entweder durch die Arterien, wo dann jene Fiebererregungen und das eigentliche Podagra entsteht, gewöhnlich gegen das Frühjahr, wenn die Pflanzenkeime zuerst angeregt werden; oder es geschieht durch die Venen, und dann kommen jene proteusartigen Schaaren der Hämorrhoidalzufälle, *quorum historia difficile enarrand.* Nur einen merkwürdigen Umstand muss ich noch erwähnen, das ist das Eigentümliche der Periodizität der Anfälle; das Podagra steht unter dem Einfluss der Sonne, es kommt mit dem Tierzeichen des Widders alle Frühjahre, wenigstens anfangs, solange der Stamm noch die gehörige Lebenskraft hat; später bleibt es das ganze Jahr zu Hause, die rechte ausgebackene Gicht stirbt nur mit dem Tode aus, wenn sie nicht durch die Fortpflanzung sich unsterblich macht. Jedenfalls hat die Gicht ein Zeugungsprinzip in sich, denn sie besitzt die Kraft der Ansteckung.

Die Hämorrhoiden halten es mit dem Monde, und zwar bei den Männern nicht weniger als bei den Frauen; sie richten sich nach der Periodizität und meistens sogar nach den Mondfasen. Hier sind es vorzüglich die Schleimhäute des Darms, der Urinwerkzeuge und die Gefäßhäute; dort sind es die fibrösen und die Gelenkhäute, wo die Gicht ihre Materien hinbettet. Wir müssen die interessante Lebensgeschichte der Gicht hier abbrechen, ich hielt indessen Vorstehendes für nötig, um eine magnetische Kur planmäßig nach den vorhandenen Anzeigen einzurichten.

Wenn wir diese Bildungsgeschichte erwägen, so lassen sich die verschiedenen Aussprüche von der leichten oder schweren Heilbarkeit der Gicht leicht erklären; solange die Krankheit noch im Entstehen und der überschüssige Stoff im Blute in geringer Menge vorhanden ist; solange das Individuum noch jung und kräftig ist, und auch weniger die Anlage als Erbteil mitbekommen hat; ferner so lange die Krankheitsprodukte bei jedem Paroxysmus, ohne sich irgendwo als bleibendes Denkmal niederzusetzen, ausgestoßen werden, so lange wird eine Linderung der Zufälle und eine heilsame Unterstützung der Natur nicht schwer sein. Wenn aber einmal sich mehrere Sonnenringe angesetzt haben, wenn das Wohlleben zunimmt und die Jahre abnehmen; wenn die Kräfte durch die Dauer und Strenge der Krankheit zu schwinden beginnen, und wenn endlich gar der Puls durch seine Eile die Kleinheit des Umfangs und der Ausdehnung zu ersetzen strebt, wenn also ein hektisches Fieber sich schon eingewintert hat, dann kann man wohl noch mildern und besänftigen, aber schwerlich mehr heilen. Mir sind die Fälle in allen Formen der gezeichneten Skala vorgekommen, und ich bin einige Male ganz erstaunt gewesen über den raschen Erfolg meiner magnetischen Behandlung; andere Male ging es bei weitem nicht so rasch, wie ich es nach der gemachten Erfahrung wahrscheinlich gemacht hatte, und endlich zu meiner Beschämung muss ich es bekennen, wo die Patienten auf Krücken mir entgegen kamen, und wo man mich gar im Bette mit heißen Händen und matter Stimme empfing, da blieben die Patienten, mit zeitweiliger Erleichterung, so ziemlich beim Alten; eine völlige Genesung eines echten Gichtpatienten, der bereits einen beständigen Fieberpuls und wenig Kräfte mehr hat, halte ich für unmöglich. Ganz dieselbe Erfahrung spricht auch Deleuze aus: »Ich zweifle«, sagt er, »dass der Magnetismus die Gicht heilt, sobald sich Knoten gebildet haben, aber ich sah einen so heftigen Gichtanfall, dass der Patient den Fuß nicht auf die Erde setzen konnte, schon in der ersten Sitzung lindern, und in der dritten war er geheilt, sodass er 18 Monate nachher nicht wieder kam. Ich sah auch eine Somnambule ihren Arzt innerhalb 14 Tagen heilen, der lange die Gicht in den Knien und den Füßen hatte; sie tat weiter gar nichts, als dass sie Striche längs der Beine hinab machte, täglich eine Viertelstunde lang; da seit jener Heilung noch erst sechs Monate verflossen sind, so weiß ich nicht, ob die Hellsehende wahrgesagt hat: dass die Gicht nicht mehr wieder komme. Der Zurücktritt der Gicht zum Kopf wird durch das Magnetisieren rasch wieder zu den Füßen gezogen, *trois expériences que j'ai faites dans ce cas m'ont parfaitement réussi: il est vrai que la malade était très sensible au magnétisme et parfaitement en rapport avec moi.*

Eine der merkwürdigsten Kuren einer völlig ausgebildeten Gicht (*goulte sciatique, maux de tête, étourdissement, insomnie, etc.*) erzählt Teste von Mesmer an Pater Herviert: *Docteur en sorbonne et bibliothécaire des grands Augustins à Paris 1788, aus dem Lettres sur la découverte du Magnétisme animal* von eben diesem Herviert. welchen er aus Dankbarkeit und als einer der eifrigsten Schüler Mesmers nach seiner Heilung geschrieben hat, nachdem er früher nicht nur zu den Ungläubigen, sondern zu den *moqueurs* des Magnetismus gehört hatte. Herviert litt so sehr an seiner Gicht, dass er nicht nur seine Arbeiten aufgeben musste; sein Gesicht war so geschwächt, dass er höchstens eine Stunde lesen konnte; er hatte die heftigsten Kopfschmerzen und unerträgliche Pein in der Hüfte, bei der geringsten Wetterveränderung.

Le pére Herviert avait tout essayé pour se guérir et rien n'avait réussi, ni les bains, ni les aux minérales, ni la dissipation, ni les voyages qu'on lui avait aussi conseillés, ne lui avaient procuré de soulagement, etc.

Eine Besserung stellte sich schon bei den ersten Versuchen ein, vorzüglich durch eine ungekannte Wärme in den Eingeweiden, die Kopfschmerzen, usw., verloren sich nach und nach, und sogar das Gesicht stellte sich wieder ein, und nach sechs Wochen konnte er schon bei der öffentlichen Behandlung erscheinen, *il était plus que convalescent.*

Noch eine andere Kur führt Teste aus jener ersten Zeit an, welche Deslon an einem Gichtpatienten machte. Eine Menge sehr auffallender Kuren unter dem Namen »Gicht« werden anderwärts erzählt, die aber mehr Rheumatismen waren, was indessen der ausgezeichneten Heilkraft des Magnetismus in diesen verwandten Krankheiten nichts nimmt. So werden mehrere solche Heilungsgeschichten in den *Annales du Magnétisme animale,* in Wolfarts Jahrbüchern, in Kiesers Archiv, usw., erzählt. Einen interessanten Fall unter anderen im 11. Bd. 2. Heft von Kieser, wo die heftigen herumfliegenden Gichtschmerzen vorzüglich durch »Schnellstriche immer tiefer nach den Füßen hinab und endlich bei den Zehen hinaus fuhren.« In den *Exposé de cures etc.* bei der *Rélation du traitement operé par M. de Bruno*, findet man viel Lehrreiches.

Nach der Kachlerschen Schule ist bei der Gicht das Blut elektrisch. »Wenn das Blut vorherrschend Elektrizität zeigt«, sagt Lippich, was durch »Jucken, Beißen, Brennen, Hautausfahren, Geschwüre, Gichtschmerzen, katarrhalische und andere Flüsse erkannt wird, so muss gleich beim Beginn der Kur ausscheidend darauf gewirkt werden; das Verfahren hiebei ist Folgendes: »Man legt die Finger auf die Hüftknochen an, fährt an der Außenseite des Fußes gegen die Knöchel und über den Vorderfuß und die Fußzehen bis an die Fußsohle, wo man den Strom abschneidet oder bindet. Wenn man dies neunmal fortsetzt, stellt sich in einigen Tagen Schweiß, der gewöhnlich an den Füßen anfängt, oder eine andere kritische Entleerung oder ein Hautausschlag ein.« Dass zur Heilung der Gicht, wenn es nicht ein bloß vorübergehender leichter Anfall ist, mehr als ein wenig Streichen erforderlich ist, geht aus der oben angeführten Naturgeschichte der Gicht hervor, welche ich absichtlich vorangestellt habe. Die ganze Lebensweise, was wir unter dem Namen Diät begreifen wollen, muss dazu eingerichtet werden, und zwar nicht bloß in physischer Hinsicht, auch die psychische Seite des Lebens spielt hier eine Hauptrolle mit.

Vinum. venus otium et crapula sunt primi parentes calculorum et podagrae. omnia remedia podagricis proscripta inutilia propemodum erunt, nisi temperantius usurpentur. Baglivi.

Wenn nicht Maß und Ziel in allen Verhältnissen des Genusses, der Bewegung und Beschäftigung schon von Haus aus beobachtet wird; wenn statt einer ernsten Beschäftigung des Geistes sowohl als des Körpers schon die Jugend sich keine anderen Fackeln bereitet, als welche die Gemächer der Grazien und des Bacchus erleuchten; keine andere Pfeile in den Bogen spannt, als um zarte Herzen zu treffen (*veneribus, non vulneribus*). so wird sie den einst sicher nicht ausbleibenden Feind nicht in die Flucht schlagen, sondern in die Arme schließen, *non in fugam sed in amplexum vertet hostem*.

Wer nach dem überstandenen Anfall der Gicht seine gewohnte Straße in der früheren Art fortwandelt, der wird zu der gehörigen Zeit, nur vielleicht etwas früher, die alte Bekanntschaft wieder treffen, nur aber schon etwas zudringlicher. Wer die Mäßigkeit und Nüchternheit nur beobachtet, wenn er krank nicht unmäßig sein kann, dem wird eine strenge Diät später die Ruine seines Leibes auch nicht mehr aufbauen. Also wer von der Gicht befreit ist, der sündige hinfort nicht mehr, damit ihm nicht etwas viel Ärgeres widerfahre. Eine fleißige Beschäftigung in geistiger und leiblicher Hinsicht, Mäßigkeit in allen Genüssen und vorzüglich Enthaltsamkeit von Wein und hitzigen Getränken, von vielem Fleisch und namentlich auch vom Kaffee, muss ein jeder sich zum Gebote machen, welcher seine Anlage zur Gicht verlieren will, und welcher dann allerdings auch vom Magnetismus mehr und schnellere Hilfe erwarten kann, als durch jede andere Methode. Die Behandlung besteht nun in Folgendem.

Alle Gichtpatienten werden anfangs mit allgemeinen Zügen vom Kopf bis zu den Füßen in Distanz mehrere Minuten lang behandelt. Sodann hält man die Hände vor dem Magen und streicht seitwärts gegen die Hüften, fährt langsam an der Außenseite hinab mit leiser Berührung bis über die Füße hinaus in 5 bis 9 Zügen. Die örtlichen Schmerzen werden damit gar nicht besonders berücksichtigt, erst nachher, da dieselben meist durch das Magnetisieren heftiger werden, werden die örtlichen Stellen besonders behandelt, indem man die Finger ein paar Zoll entfernt vor dieselben hält, Kreistouren macht und zuletzt immer nach den Füßen der Erde zuleitet; das Anblasen und Anhauchen lindert am meisten. Nach dem Magnetisieren werden die Stellen mit magnetisiertem Wasser auf Lappen umgeschlagen, auch bloß magnetisiert Charpie oder Leinwand ist sehr schmerzlindernd; das gewöhnliche Baquet mit der Stange an der Herzgrube ist oft zu stark; schon die wollene Schnur ist hinreichend um den Leib gewickelt, vorzüglicher aber ist eine solche an einem Baume befestigt, etwa an einem Pomeranzenbaume, den man ins Zimmer stellt. Eine Flasche mit Wasser und Salz an die leidenden Stellen gehalten, lindert die Schmerzen.

Die Gräfin M. hat mir gegen die Gicht mit Verstopfungen im Unterleibe und gegen Hypochondrie folgende Maschine für einen polnischen Fürsten angegeben, die sehr wohltätig wirkte. Ein Eimer wird auf vier grüne Bouteillen gestellt, zwischen welchen in der Mitte ein dickes Eisen unten an dem Boden befestigt wird. Der Boden des Eimers wird mit einer Glasplatte belegt und dann mit Eisenschlacken, Glas, mit birkenen Sägespänen, Tonerde und Wasser gefüllt. Aus den vier Bouteillen gehen vier Glasröhren zur Höhe des Kopfes hinauf; von diesen Röhren sind zwei mit Salz und zwei mit Schwefel gefüllt. Auf einem starken Mittelkonduktor, mit einer langen Nase versehen, ist eine mit Wasser gefüllte Kugel. Die Röhren werden mit Schnüren miteinander verbunden und mit den Kranken in Verbindung gebracht. Die ganze Maschine wird aber mit Schnüren, am besten durch zwei Fenster, wo es angeht, mit der äußeren Luft in Verbindung gebracht.

Eine große Menge geheime und offenbare Haus- und Hofmittel gibt es gegen die Gicht, ich habe aber, so weit meine Beobachtungen reichen, gefunden, dass die genannte Behandlung und namentlich zum Stillen der Schmerzen das magnetisiert Wasser das beste und jedenfalls das Sicherste mit keinen Nebenwirkungen verbundene Mittel ist. Eins kenne ich noch, was bei sehr heftigen Schmerzen die Patienten in der Zwischenzeit mit großer Erleichterung gebrauchen, das ist der Essigäther und gereinigtes Kohlennaphta zu gleichen Teilen, mit einer Feder oder mit einem Pinsel damit die Stellen zu bestreichen.

Nachdem wir jetzt mit der Kur der Gicht fertig sind, habe ich noch einen guten Rat auf die Reise mitzugeben, was die Diät in der Nachkur betrifft; denn da gibt es auch mit dem besten Willen oft sehr verkehrte ärztliche Ratschläge. Man hat oft eine gänzliche Milchnahrung zur Ausrottung des Podagra empfohlen; allein dies hat seine großen Schwierigkeiten, denn es gibt Naturen mit einer Art von Fischmagen, die absolut eine Fleischnahrung bedürfen, die daher mit bloßer Pflanzenkost und Milch nie behaglich sein werden. Andere gibt es, die einen schwachen Magen haben und zu Krämpfen geneigt sind, die ein phlegmatisches Blut und eine rechte Schleimnatur haben, diesen wird die Milch und die reine Pflanzennahrung eben so wenig gut bekommen, als alten Leuten und solchen, die lange an hitzige Weine, an Roastbeefs und Straßburger Pasteten gewohnt waren, bei solchen könnte die neue ausschließliche Milchdiät leicht schlimmere Zufälle verursachen als das Podagra, das wenigstens ein alter Bekannter ist. Eine gar zu strenge Diät halte ich überhaupt niemals und bei der Gicht am wenigsten für heilsam, ich glaube vielmehr, dass die gewohnte Lebensart von Jugend her nicht ganz abzulegen ist, sondern, dass man die Quantität der Nahrungsmittel um ein bedeutendes mindert und die Qualität in soweit ändert, als die Natur ohne wirklichen Nachteil verträgt.

Ein anderes ist ferner eben so wichtig zu erinnern, nämlich der Wein und das Getränk, bei welchen allerdings die Podagristen eine sorgfältige Wahl zu treffen haben. Unstreitig ist das bloße Wasser das heilsamste Getränk, aber wo ist der Podagrist, der am Wasser eine Freude hat? Mit Unrecht hat man solchen Patienten ohne weiteres recht viel Wasser zu trinken empfohlen; wer es nicht von Jugend auf gewohnt ist, der lernt es nicht so bald, und alten Leuten ist es zu kalt, — *vinum est lac senum*. Das Wasser mäßig trinken, besonders täglich morgens und abends beim Schlafengehen, das kann wohl jedermann lernen, auch ein Podagrist, aber es muss ihm erlaubt sein, in der Zwischenzeit etwas Wein in das Wasser zu mischen, und einmal jedoch die reine Naturgabe zu genießen, etwa zu Mittag bei Tisch. Nun aber was trinken wir? Da sitzt es, wegen der Weine ist eine sorgfältige Wahl bei Gichtnaturen notwendig.

Die weinsteinreichen, sauern und schwefligen Weine und vor allem der Rheinwein ist ein Gift für den Podagristen, ein guter Moselwein ist unter den deutschen

Weinen der beste; merkwürdig, an der Mosel sind sowohl die Gicht als der Stein und Gries beinahe gar nicht zu finden. Ferner ein alter Franzwein ist auch gut, welcher den Schwefel hat verrauchen lassen, oder noch besser, der nicht hitzende, den Magen erwärmende Bordeaux, wie ein leichter Medoc, St. Esteph, usw., oder auch ein Glas spanischer Wein, von den ungarischen aber nur die leichtesten Sorten. Biere sind nur mit großer Mäßigkeit zulässig und dann nur gutes, ausgegorenes Weiß- oder Braunbier.

Zum Getränk während des Krankheitsanfalls ist, wie gesagt, das magnetisiert Wasser das Beste und mäßig angefangen, auch am leichtesten zu ertragen; ferner süße Molken, Reiswasser — 1 Loth Reis und ein Quart Wasser eine halbe Stunde gekocht, dünner Haber- oder Gerstentrank, der Birkensaft und andere verdünnende Kräuterweinen.

9) Das kalte Fieber

In dem *Expasé de cures de Busancy etc.*, in dem *Rapport au roi etc.* von Jussieu, sind schon auffallende Kuren des Wechselfiebers angeführt und Deleuze gibt eine vortreffliche Vorschrift dasselbe zu heilen, welche in der Übersetzung so lautet: »Beim Wechselfieber wendet man die großen Züge über die Arme hinweg an, und dann legt man die Hände auf den Magen, von wo man gegen die Füße ableitet. Man soll den Zeitpunkt wählen, wo der Anfall beginnt, und man wird oft die Genugtuung haben, das Fieber das erste Mal schon aufzuhalten, bloß die Hitze wird noch kommen. Zugleich magnetisiert man an den fieberfreien Tagen; sehr gewöhnlich hört das Fieber nach den ersten Sitzungen auf, zwischen der dritten und sechsten nämlich. Es ist dienlich, noch einige Tage nach dem Aufhören zu magnetisieren und magnetisiertes Wasser trinken zu lassen, um einen Rückfall zu verhüten.«

Im Kieserschen Archiv 10. Bd. wird das kalte Fieber mit viel magnetisiertem Wasser trinken und mit Schnellstrichen zu kurieren gelehrt.

Mir sind Fieberkranke dieser Art auch in allen Arten vorgekommen, auch solche, welche durch ein jahrelanges Leiden den sogenannten Fieberkuchen behielten und dann nicht mehr am Fieber, aber an anderen noch viel schlimmeren Übeln zu leiden bekamen. Ich habe schon ein paar Fälle in meinem früheren Werke angeführt, wo zwei holländische Offiziere an den fürchterlichsten Kopfschmerzen und sogar an Konvulsionen infolge dieses Kuchens litten, nachdem sie vor 5 und 7 Jahren in Belgien das kalte Fieber mit allen erdenklichen Mitteln nicht los werden konnten. Ich habe diese Herren beide in drei Monaten glücklich geheilt; der eine blieb von da an völlig gesund, der andere kam nach einem Jahre wieder, nachdem er durch einen beständigen Felddienst etwas unwohler geworden war, wurde aber bald wieder ganz geheilt. Bei diesen Herren würden wahrscheinlich weder die Schnellstriche noch vielleicht auch Deleuze's Anweisung hinreichend gewesen sein, den Fieberkuchen zu schmelzen, der in ungeheueren Anschoppungen der Milz und Leber bestand. Ich glaube daher, dass aus die Art der Komplikation des Fiebers mit dem vorhandenen Krankheitszustand eine vorzügliche Rücksicht zu nehmen ist, und dass bei solchen Fällen, wo bedeutende Anschoppungen vorhanden sind, wie denn im kalten Fieber vorzüglich das Pfortadersystem der Sitz des Übels ist, erst eine auflösende Kur vorausgehen muss, bevor man imstande ist, mit dem Stillen des Fiebers auch die Krankheit aus dem Leibe zu bringen.

Immer wird das viele Trinken des magnetisierten Wassers das Hauptmittel zum Auflösen und zum Fortschaffen der verbranntem Stoff aus dem Blute sein, aber man wird mit leichten Purgiermitteln, von Zeit zu Zeit mit Bädern, mit der Hilfe des Baquets, usw., wie es, oben bei den Anschoppungen gezeigt wurde, schneller zum Ziele gelangen.

Bei einfachen, noch nicht sehr lange dauernden Fieberanfällen stimme ich ganz mit Deleuze überein, und wie ich nur mit einer unwesentlichen Veränderung verfahre, so habe ich damit eben dieselben schnell heilsamen Wirkungen erfahren.

Ich will nur noch ein paar diätetische Bemerkungen machen:

1) Beim Anfall des Fiebers rät man sonst recht warme Getränke, von Zitronenschalen, Ehrenpreis, Kamillen, Flieder, usw., zu reichen, um den Schweiß desto eher hervorzurufen; dies tue ich nicht, ich gebe gleich frisches kaltes Wasser und lasse die Patienten nach Herzenslust trinken. Freilich sehr oft brechen sie sehr bald, aber gerade dieses ist mir recht, damit erspart man sich ein Brechmittel, welches eigentlich im Anfang dieser Krankheit immer sehr gut ist. Der Schweiß, usw., folgt jedenfalls eben so gut, wo nicht besser, als mit den warmen, noch obendrein erschlaffenden Getränken. In der Hitze gebe ich wieder nichts, als frisches magnetisiertes Wasser. Nach dem Fieberanfall sind diese Patienten außerordentlich matt und hinfällig, da gebe ich dann statt des bloßen Wassers lieber gerade frisch zu einen schluck Wein mit etwas Zwieback oder einen leichten Zimttee oder einen schwarzen holländischen, oder Zichorietee, aber keine Fleischbrühen, wie es gerne geschieht, welche sie gewöhnlich auch nicht mögen.

2) Man hat eine Menge Hausmittel, das kalte Fieber zu heilen, wie Gewürze in heißen Wein, Branntwein, heißen Punsch, usw., wonach man sich eine starke Bewegung machen soll, wenn man nämlich kann, um recht zu schwitzen. Bei kräftigen Naturen mag es angehen und kann vielleicht auch helfen, aber bei schwachen, und bei den sogenannten trockenen Naturen wird es keine guten Folgen haben, man hat das Fieber vielleicht vertrieben, aber die Entkräftung blieb und es entstanden sogar Doppelfieber und andere gefährliche Zufälle. Der heiße Punsch und die Gewürze taugen jedenfalls niemals für schwache Lungen.

3) Nach dem Aufhören des Fiebers ist die Diät von Wichtigkeit, und da ist eigentlich alles in dem Gebote enthalten: vermeide das Fasten, wie die Überladung; nimm öfter, aber in kleineren Portionen etwas zu dir, um den heftigen Hunger zu stillen, meide aber mehrere Wochen Fische, Milch und Backwerk, und genieße die gewohnte Kost, aber mäßig, nur vermeide schwer verdauliche Sachen, wie geräuchertes Fleisch, Käse, usw., eine längere Zeit ist das kalte Baden zu meiden.

10) Die Wassersucht

Zu den kalten Krankheiten der Schwäche gehört die Wassersucht; das Blut- und Lymphsystem ist krank, das Blut wird wässerig, leichter; das Eiweiß, der Faserstoff und die Farbe nimmt ab, daher gibt es in allen Provinzen des Leibes zuweilen eine abgegrenzte Wassersucht, Kopf-, Brust-, Bauchwassersucht, vorzüglich aber überall in den serösen Häuten. Sie entsteht als Folge von Entzündungen, z. B. von der Gehirnentzündung die hitzige Gehirnwassersucht, nach Herz- und Lungenentzündungen, Herzbeutel- und Brustfellwassersucht, Bauchwassersucht, Eierstockwassersucht, Wassersucht, nach dem Scharlachfieber, usw. Sie entsteht aber häufiger als Folge vorausgehender chronischer Krankheiten, der Skrofulose, der Leber- und Milzverhärtungen, von organischen Herzkrankheiten, usw.

Da immer in der Wassersucht der Ernährungsprozess und die Säfte Zirkulation gestört ist und die Kräfte fehlen, so ist leicht zu begreifen, dass der Magnetismus in dieser Krankheit vorzüglich heilsam sein muss, da er so unmittelbar belebt, die Zirkulation der Säfte, und somit die Ab- und Aussonderungen befördert. Der Magnetismus hat sich daher auch von jeher in der Wassersucht ganz vorzüglich bewährt, wenn er gleichwohl auch nicht alle Wassersüchtige heilt. So habe ich erfahren, dass er in ganz verzweifelten Fällen, nicht nur sehr schnell Linderung und Neubelebung verschaffte, sondern sogar ganz unerwartet die Wassersucht völlig heilte. Ich habe aber hingegen auch gesehen, dass bei örtlichen Wassersüchten, z. B. bei einer Eierstockwassersucht, wo noch sogar ziemlich viel Kraft da war, der Magnetismus nur eine Erleichterung, aber keine Heilung bewirkte; es lässt sich erachten, dass die Wassersucht bei einer Leberverhärtung, bei einer organischen Herzkrankheit unheilbar sei. Bei der Haut- und Bauchwassersucht, wo mehr eine Schwäche des Lymphsystems oder seiner vorausgegangenen Entzündungskrankheit die Ursache ist, da wirkt der Magnetismus wunderbar schnell. Es treten sehr bald vermehrter klein, Diarrhöen oder Schweiß ein, ohne nur irgend das geringste Mittel zu gebrauchen. Ich habe in meinem Werke (*Der Magnetismus ...*) mehrere Beispiele von sehr auffallenden Wirkungen aus der eigenen Erfahrung mitgeteilt. Eines der merkwürdigsten Beispiele sieht in dem Detail *de cures de Busancy:*

»In dem *Spitale la Charité* lag ein Soldat ohne Hoffnung an der Wassersucht (*la malade était sans ressource*), man gab ihm eben die letzten Sakramente, als der Graf de Latour-Dupin, von dem Pater Gerard begleitet, das Spital besuchte. Der Graf ersuchte Herrn Gerard, den Magnetismus zu versuchen, um den Kranken wenigstens zu erleichtern. Herr Gerard unternahm den Versuch nur mit Widerstreben, in der Furcht, der Kranke möchte in seinen Armen sterben. Allein in der folgenden Nacht ließ der Mensch eine große Menge Urin, was er 24 Stunden nicht mehr getan hatte, und ging dreimal zu Stuhl. Von diesem Tage an erhielten sich die Ausleerungen, die Arme und Beine, welche eine ungeheure Ausdehnung (enorme grosseur) hatten, kamen auf ihre natürliche Größe, und der Kranke bekam Appetit und Kräfte. Alle Offiziere dankten dem Pater und der Graf de Latour ließ dieses Wunder in allen Provinzen verkünden.«

Dans les maladies d'atonie, dans celles du système lymphatique. employez le magnétisme avec tout l'énergie possible, aidez vous de la chaîne, si vous en avez la facilité. On a de nombreuses exemples de la guérison de l'hydropisie, j'en ai moi même guéri trois. Le magnétisme produit des crises de sueur ou d'urine. Vous pouvez cependant seconder la nature par de légers sudorifiques ou diurétiques, que vous choisirez d'après l'avis du médecin, et que vous aurez soin de bien magnétiser, ils agiront alors, quoiqu'ils eussent cessé d'exercer une action, lorsqu'on les donnait à plus fort dose avant le tractement magnétique.

Diese Stelle ist zu merkwürdig, als dass ich sie nicht ganz mit des Autors eigenen Worten mitteilen sollte, 1) wegen der heilsamen Krisen, welche durch den Mesmerismus entstehen; 2) wegen der Art der stärksten positiven Anwendung, sogar durch die lebendige Kette, wie sie Deleuze lehrt, und 3) wegen der Art, Hilfsmittel bei der Wassersucht zu gebrauchen. Über 1) und 2) bleibt nichts zu erinnern übrig, aber aus 3) muss ich einen Nachsatz bringen, und zwar erstens: ich sehe nicht ein, warum man Schweiß und Urin treibende Mittel geben soll, wenn das Magnetisieren allein solche Krisen erzeugt; ich lege der Natur ungern eine Last auf, wenn sie ohnehin sehr schwach ist, irgendetwas zu tragen, und da um so weniger, wenn sie selber schon leistet, was ich eigentlich mit Mitteln bezwecken will. Mittel sind aber immer eine Last für die kranke Natur, wenn sie nicht offenbar derselben bedarf, um ein größeres Übel mit einem kleineren zu beseitigen. Aber überaus wichtig ist der Nachsatz, den Deleuze macht, dass man nämlich die Mittel, um die Natur zu unterstützen, erst magnetisieren soll, weil sie dann erst wirken, nachdem sie vorher es nicht mehr getan haben und selbst in den größten Dosen nicht. Diese überaus wichtige Wahrheit wird von den Magnetiseuren zu wenig befolgt, von anderen bezweifelt und natürlich von den Gegnern belächelt.

Das magnetische Verfahren ist bei der Wassersucht, wie Deleuze lehrt, die stärkste direkte Einwirkung: in großen allgemeinen Zügen, sodann in allgemeinen Zügen mit Berührung vom Kopf bis zu den Füßen, Handauflegen auf den Hauptstellen der Wasseransammlung und Ableitung davon. Sodann namentlich direkte Einwirkung auf den Rücken und die Nieren, so wie auf den Unterleib. Man gebrauche den Eisenstab, bringe den Patienten mit dem Baquete oder mit einem Baum in Verbindung, und ganz besonders wohltätig wirkt die Elektrizität in der Wassersucht; ich habe gesehen, dass ganz schwache Kranke unmittelbar nach der Anwendung des Rotationsapparats sich viel kräftiger fühlten. Die Gräfin M. gab mir für einen Wassersüchtigen ein Baquet an, welches aus einem mit Glas, Eisen, Sägemehl und Erde ohne Wasser gefüllten Kübel bestand; dieser wurde an einigen Stellen durchlöchert und in ein größeres mit Wasser gefülltes Gefäß gestellt, aus welchem das Wasser in den Kübel eindrang. Andere Mittel außer frisches, kaltes, magnetisiertes Wasser gebe ich nicht, außer, wenn die Patienten selbst gern wollen, was auch meist der Fall ist, einen Urin treibenden Tee aus Petersilien und vorzüglich aus frischen Brennnesseln oder von der Kreuzdornblüte; wo gar nichts Entzündliches, ist der Wachholder, auch der Arnika Tee vorzüglich. In allen Arten der Wassersucht, und sogar bei Leberverhärtungen, habe ich den vor einigen Jahren in Polen empfohlenen Zitronensaft vortrefflich gefunden. Man nimmt täglich alle zwei bis drei Stunden einen Esslöffel voll Zitronensaft und trinkt mit Zitronen gesäuertes Wasser, genießt nur etwas wenig weißes Fleisch mit etwas Weißbrot, oder noch besser statt des Fleisches, wenigstens anfangs nur dreimal eine Tasse Hühnerbrühe. Ein Esslöffel voll Mosel- oder Rheinwein ein paar Mal des Tages ist bei Schwäche ohne Entzündung sehr heilsam. Überaus wohltätig ist das Auslegen von warmen Tüchern oder von Schafwolle, die erst recht magnetisiert werden, auf den Unterleib.

In Kiesers Archiv 11. Bd. 3. Heft ist von Bende Bendsen eine interessante und sehr zu empfehlende Behandlung eines an der Bauchwassersucht leidenden 14jährigen Knaben angegeben, die in kurzem Auszug im Folgenden besteht. Die Mutter des Knaben solle aus guter reiner Schafwolle zwei filzartige Kissen, die den Unterleib bequem bedecken, ganz locker zusammenheften. Hiervon solle sie das eine zuerst 12 bis 24 Stunden auf dem nackten Unterleib tragen, und es dann des Morgens im Bette gleich nach dem Abnehmen dem Sohn auf den Bauch legen. Dann solle sie den zweiten Filz auflegen, und durchs Tragen magnetisch machen, um mit dem anderen abzuwechseln. Ferner soll der Knabe wenigstens acht Tage hindurch im Bett und gut zugedeckt bleiben, wo er eine magnetische Flasche ihm schicken werde, die er täglich Vor- und Nachmittags eine Stunde auf die Herzgrube gelegt, auf sich wirken lassen solle. Diese Flasche besteht aus Wasser, Flintensteinen und Glas, mit zwei Loth Quecksilber verstärkt; wenn es angeht, so müsse die Flasche jedes Mal an die Sonne gestellt oder wenigstens auf dem Feuerherd oder am Ofen erwärmt werden, dass sie lau anzufühlen sei. Durch das Anlegen dieser Flasche fühlte er sehr bald eine angenehme Wärme den Rücken hinaufsteigen bis zum Kopf. Es brach starker, warmer Schweiß an der Stirn aus, auf dem Unterleib fühlte er eine strahlenförmige Strömung von der Flasche ausgehen, es entstand ein anhaltender Schweiß und ein ruhiger, nächtlicher Schlaf. Bei einem Besuche machte ihm Bende zuerst einige Schnellstriche und reichte ihm ein Glas magnetisiertes Wasser; mit der Fortsetzung dieses Gebrauches von Anfang September bis Mitte Oktober wurde der Knabe vollkommen gesund; die Wolle wurde nur einige Tage ausgelegt.

11) Die Krankheiten der Harnwerkzeuge

Die Krankheiten der Nieren und Blase in den Fehlern der Urinabsonderungen erfordern zum Teil eine der Wassersucht ähnliche Behandlung, die Wirkungen des Magnetismus zeigen sich nicht minder wohltätig. Bei Kindern treten oft Harnverhaltungen infolge von Krämpfen und Würmern ein. Das Magnetisieren und Auflegen magnetisierter Umschläge von Wolle, Kleien oder Wasser hilft gewöhnlich sehr schnell. Überaus heilsam sind hierbei die warmen magnetisierten Bäder. Harnverhaltungen stellen sich häufig bei Nervenfiebern und bei Krampfkrankheiten ein, wogegen nach mehrfacher Erfahrung die magnetische Einwirkung sicherer als jedes andere Mittel hilft, freilich jedoch nicht immer sogleich. Bei entzündlichen Blasenzuständen ist nach der schon bekannten Angabe zu verfahren.

Die Witwe Petersen gab einmal im magnetischen Schlafe ungefragt folgendes an: »Wenn irgendeine Person männlichen oder weiblichen Geschlechts an Harnverhaltung leidet, so braucht man nur schwarze, fettige Wolle zu erwärmen und diese so heiß als möglich auf den Unterleib und übers Schambein zu legen; dies ist in gelinden Fällen schon hinreichend. Ist aber die Verhaltung hartnäckiger und dringende Hilfe vonnöten, so koche man eine gute Handvoll Petersilienwurzeln unter einer dichten Stürze (bemerke dies wohl), lege die Wurzeln in einen leinenen Lappen dem Kranken ganz warm übers Schambein und lasse ihn zugleich das Wasser trinken, so heiß er es vertragen kann. Dies hilft selbst in den hartnäckigsten Fällen innerhalb einiger Stunden, in der Regel weit schneller. Es darf aber nicht mehr Wasser dazu genommen werden, als gerade zum Kochen der Wurzeln erforderlich ist, »denn wenig kräftiges wirkt viel besser, als viel mattes.« Kiesers Archiv 11. Bd. 2 Heft S. 36. Ein anderes Mal gab sie für sich selbst an: »Eine Hand zerquetschtes Petersilienkraut und einen Teelöffel voll zerstoßenen Pfeffer in einen Lappen aufgelegt; es wird gleich helfen, dies treibt stärken.« Kieser selbst behandelte einen 21 Jahre alten jungen Mann an einer nach einem Wechselfieber entstandenen, aber früher verkannten Harnruhr (*diabetes insipidus*) anfangs durch die magnetische Manipulation und dann durch sein siderisches Baquet; er bekam schon in der ersten Sitzung einen ruhigen tiefen Schlaf von 1½ Stunden, später jedes Mal auch am Baquet ohne weitere Manipulation. (5. Bd. 2. Heft.)

Bei Lähmungen der Blase ist die Kur der Lähmungen, sowie bei dem unwillkürlichen Harnabgang, worüber mir übrigens keine Erfahrungen bekannt sind, ebenso eine direkt stärkende Behandlung angezeigt ist. Bekannt ist mir hier die vortreffliche Wirkung der *nux vomica* bei Kindern sowohl als bei alten Leuten in kleinen Gaben.

***

Ich breche jetzt mit der speziellen Aufzählung der Krankheiten des Vegetationssystems ab, indem wir die verschiedenen Klassen in hinlänglicher Ausdehnung nach allen Formen der Krankheitszustände kennengelernt haben. Die Leser werden ohne Zweifel selbst das passende Verfahren jetzt einzuschlagen wissen, wenn sie eine magnetische Kur bei Krankheiten unternehmen, die hier nicht namentlich angeführt sind, wie z. B. die venerischen, die Wurmkrankheiten, usw., bei welchen der Magnetismus mit großem Erfolg angewandt wird.

Bei der Wurmkrankheit der Kinder lässt es sich schon erwarten, dass der Magnetismus durch Stärkung der Ernährungsorgane die Geneigtheit, diese Parasiten zu beherbergen, aufheben werde, wobei schon das magnetisierte Wasser als Getränk und in Klistieren unfehlbar zur Vertreibung derselben dient. Gegen den Bandwurm gab die Witwe Petersen einmal im Schlafe folgendes Mittel an: »Durch zwei Loth Teer in drei gleiche Gaben verteilt und hiervon drei Morgen nacheinander eine Portion in Milch genommen, gehen die Bandwürmer lebendig ab; aber dieses Mittel erregt starkes Laxiren.« Kuren bei venerischen Krankheiten hat Wolfart gemacht, und in Kiesers Archiv 12. Bd. 1. Heft wurde die venerische Krankheit und ihre Folgen, die durch Quecksilbergebrauch bedeutend waren, durch das siderische Baquet geheilt.

IV. Von den äußeren Krankheiten der Haut und der Glieder

Nachdem wir die akuten Hautkrankheiten ausführlicher berücksichtigt haben, so bleibt uns die große Familie der chronischen Hautkrankheiten wenigstens in Kürze zu erwähnen übrig, die wir hier freilich in den vielen Gattungen und Arten nicht ausführlich betrachten können. Es mag hinreichen, zu bemerken, dass der Magnetismus in allen Arten von falschen Bildungen auf der Haut, von dem Jucken, von Knötchen, Furunkeln an bis zu den Geschwülsten und Geschwüren sich heilsam erwiesen hat. Es versteht sich, dass die sekundären Hautfehler innerer konstitutioneller Krankheiten, wie der Skrofulose, der Gicht, der venerischen Krankheit die allgemeine Behandlung und Rücksicht voraussetzen. Ebenso kann ich nur die Behandlung im Allgemeinen hier anzeigen, wie verfahren werden soll, und da wohl äußerst selten eine bloß örtliche Verbildung oder ein falscher Vegetationsprozess stattfindet, so ist überhaupt immerdar die allgemeine direkte und positive Einwirkung angezeigt, worauf das örtliche Verfahren folgt, bei dem wohl als Universalmittel das magnetisierte Wasser überall in Anwendung kommt, innerlich sowohl als Getränk wie äußerlich zum Waschen und Umschlagen. Bei allen Hautübeln ist das Netzen der Finger und die unmittelbar örtliche Berührung mit Bestreichen das Wirksamste.

Nachdem schon Mesmer die Heilsamkeit des Magnetismus nicht nur in den inneren, sondern auch äußeren Hautkrankheiten, ausgesprochen hatte, findet man keinen praktischen Schriftsteller, der nicht Erfahrungen hierüber gemacht und jene Behauptung bestätigt hätte. Deleuze sagt, dass der Magnetismus für alle Hautkrankheiten dienlich sei:

Ja crois que le magnétisme convient à toutes les phlegmasies cutanées.

Ausdrücklich lehrt er, die Gesichtsknötchen (Mitesser) nicht bloß örtlich, sondern *à grands courans* zu behandeln, mit allgemeinen Zügen bis über die Beine hinab. Bei den Furunkeln magnetisiert man sogleich bei Anfang der Entzündung, wodurch man die Zirkulation befördert und die Zerteilung; ist aber der Furunkel schon gebildet, so beschwichtigt man die Schmerzen und beschleunigt die Zeitigung durch die örtliche Einwirkung, *j'en ai plusieurs fois fait l'essai avec un succés complet.*

Bei dem Fingerwurm (*panaris*) muss man die Striche längs des Armes bis zu dem Finger machen, auf welchem man die Wirkung konzentriert und dann nach außen leitet, und wenn man einen besänftigenden Umschlag macht, so sorge man, ihn erst wohl zu magnetisieren. Gegen den Kopfgrind meint Deleuze, dass der Magnetismus vielleicht nicht hinreiche, eine vollkommene Heilung zu bewirken, jedenfalls aber rät er, vorerst es zu versuchen, bevor man zu medizinischen Mitteln greift. Ein Kind von sechs Jahren habe er in zwei Monaten heilen gesehen durch

Striche *à grands courans*, durch das Baquet und vorzüglich durch das magnetisiert Wasser, was stark laxirte, *qui le purgeait beaucoup*.

Den Beweis, wie der Magnetismus bei dem Grind und bei anderen Hautkrankheiten wirkt, hat niemand so geliefert wie Pyne; er sagt: »Ein 15 Jahre altes Mädchen hatte einen Schorfkopf (*a scald head*) von der schlimmsten Art seit zehn Jahren, sie stand unter mehreren Ärzten ohne Erleichterung, ihr Kopf war in einem so schreckbaren Zustand (*such a dreadful state*), dass sie mir sagte: sie wundere sich, wie er es nur ansehen könne. Sie wurde fünf oder sechsmal magnetisiert und ganz kuriert (*quite cured*). Die Haare wuchsen dann alle nach und der früher so schmerzhafte Kopf ist nun ganz frei vom Ausschlag.« Demselben wurde in einem Briefe folgendes Zeugnis geschrieben: »Ich war fünf Jahre lang im ganzen Gesichte mit bösen Pusteln (*sores*) fast ganz bedeckt, kein ärztliches Mittel brachte es weg, ich wurde immer schlimmer. Herr Pyne wurde vor kurzem zu mir gerufen, um mich zu behandeln; er hat mich geheilt, ich danke ihm herzlich.« Sein Vater setzte hinzu: »Das Obenstehende ist wahr und mein Sohn ist nun angestellt; der Junge litt im Frühjahr ein wenig an dem zurückgekehrten Übel, allein seitdem ist es wieder ganz verschwunden.« »Eine Frau, die acht Monate eine Hautkrankheit an den Händen, Armen und dem Kinn hatte, was ihr einen außerordentlichen Schmerz und Reiz verursachte, magnetisiert ich viermal, woran sie meiner Kirche ihren Dank abzustatten wünschte; sie wurde vollkommen geheilt.« »Eine Frau von 27 Jahren hatte eine Geschwulst an dem linken Schienbein, was seit 12 Monaten heranwuchs; sie konnte die Berührung nicht ertragen, nicht einmal das Gewand, das darauf fiel. Nachdem sie einmal magnetisiert worden war, verließ sie die Entzündung und sie konnte die Berührung ertragen so gut als auf dem anderen Bein. Die Geschwulst blieb, aber sie ging mit Leichtigkeit und hielt sich selbst für geheilt.« Pyne.

Ich halte es für überflüssig, mehrere Beispiele über magnetische Heilungen von Hautkrankheiten von verschiedenen Seiten anzuführen; der Leser wird sich schon hiemit hinlänglich aufgefordert fühlen, Versuche zu machen, und er wird sich nicht getäuscht finden. Ich will nur noch die spezielle Vorschrift von Gauthier mitteilen, wie solche Krankheiten behandelt werden sollen: »Den Anthrax (die Brandbeule),« sagt Gauthier, »behandelt man *à grands courans* und mit Händeauflegen (imposition) eine Weile, und sodann Abziehen über die Extremitäten; Vorhalten der ausgestreckten Finger und Spargiren; sodann Vorhalten (*présentation*) der Hand, um zu beruhigen; Berühren und Ableiten. Magnetisiertes Wasser zum Trinken, örtlich zum Waschen und Umschlagen, was auch für die Nacht geschehen soll.«

»Gesichtspickelchen (*boutons au visage*): direktes Einwirken, Striche *à grands courans* und örtlich berühren, kalt anblasen, magnetisiertes Wasser.« Auf eine ähnliche Art behandelt er die Flechten, welche, wenn sie mehr örtlich und weniger aus der ganzen kranken Blutmasse kommen, auch geheilt werden. Magnetische Bäder sind in allen Flechtenkrankheiten sehr heilsam, sowie bei solchen, meistens mit inneren chronischen Krankheiten verbundenen Hautübeln die Baquetbehandlung.

Wenn wir schon bei den inneren Stockungen und Geschwülsten den Magnetismus so heilsam gefunden haben, um wie viel mehr muss dies nicht äußerlich der Fall sein, wo man unmittelbar das Übel örtlich behandeln kann, wie wir eben von Pyne ein merkwürdiges Beispiel sahen. Bei Verrenkungen, Quetschungen, bei Drüsen- und Hautgeschwülsten wird auf die eben angezeigte Art verfahren und die Besserung erfolgt meistens sehr schnell, besonders bei den erstgenannten Zufällen. So erzählt Pyne: »dass ein Gentleman von London ihm über seine Nichte schrieb, die vor fünf Jahren eine Verrenkung im Handgelenke erlitt, was sehr schmerzhaft sei und ihr den Gebrauch der Hand verhindert. Bei ihrer Ankunft war eine starke Entzündung am Gelenk und sie sagte, dass sie seit fünf Jahren und besonders die letzten sechs Monate beständig gelitten und in der letzten Woche gar nicht geschlafen habe; sie habe allerlei versucht: Pflaster, Blutigel, Salben, aber alles umsonst. *She was cured immediatly*, sie war auf der Stelle geheilt; ich sah sie ein zweites Mal, allein ganz wohl, und neun Monate später sagte mir ihr Onkel: wunderbar zu erzählen, aber wahr, von den ersten zehn Minuten ist sie gesund, als sie in Ihrer Anstalt war. Dieses wäre ihm der rührendste Umstand gewesen, der ihm je vorgekommen sei, und wenn er auf diese Kur zusprechen käme, habe er oft sich nicht der Tränen enthalten können.«

Von Wunden brauche ich nur die Erwähnung zu tun, dass dem Magnetismus nichts gleich kommt an schneller Heilsamkeit; eine kurze direkte Einwirkung, magnetisiertes Wasser und bei größeren Wunden Charpie angehaucht und bestrichen, macht alles weitere überflüssig. Es gibt aber auch alte Wunden und Geschwüre, die freilich oft tiefere Ursachen zum Grunde haben; allein auch hierüber gibt es der auffallendsten Heilungen oder wenigstens Besserungen, wie ich davon mehrere Erfahrungen kenne.

Der erste ist schon Mesmer, der (Aphorismen 320) davon Folgendes schreibt: »Die Wunden und Geschwüre erfahren ausgezeichnete Wirkungen. Die Waschungen mit magnetisiertem Wasser, örtliche Bäder mit solchem kalten oder lauen Wasser und die gewöhnliche Behandlung, Handauflegen und Ableiten von den kranken Stellen, machen einen erstaunen würdigen Effekt.«

Deleuze führt mehrere für unheilbar gehaltene Fälle an und sagt: »Man hat dem Magnetismus mehrere Male Geschwüre heilen gesehen, bei denen sich die Medizin erschöpft hatte.« Diese Beispiele sind höchst merkwürdig, von denen ich endlich nur ein Paar noch anführen will. In den *Exposé de cures, mot ulcères, etc.* finden sich mehrere Heilungen von Wunden und Geschwüren. Teste erzählt in seinem *Manuel pratique* eine Beobachtung über die Heilung einer Fistel mit Geschwüren und Verengerung des Mastdarms aus den *Annales du magnétisme animal* mit folgenden Worten: »Die Größe des Falls, die Komplikationen, die lange Dauer (*la chronicité*) des Übels, das eingestandene Unvermögen der Kunst, es heilen zu können (die Dame litt elf Jahre), alles das musste der Heilung den Anschein eines wahren *Mirakels* geben.« Geheilt wurde Madame Perier von ihrem eigenen Mann im Jahre 1813.

Heilungen und Fälle magnetisch behandelter Desorganisationen in Wolfarts Jahrbücher für den Lebensmagnetismus I. Bd. 1. Heft. Ebendaselbst im III. Bd. 1. Heft steht ein Krankheitsfall »einer mit allgemeiner Kachexie verbundenen und in ein offenes, sehr heftig blutendes, krebsartiges Geschwür übergegangenen Geschwulst. Es könnte Epoche in verschiedener Rücksicht machen,« heißt es dort, »als ein Inbegriff von Missgriffen und von eigentümlichen physischen und psychischen Erscheinungen. Der Magnetismus hat hier mehr getan, als nur irgend erwartet werden konnte, er hat nämlich vollkommene Heilung, bei dem entsprechenden chirurgischen Verfahren da noch endlich möglich gemacht, wo nur Erleichterung und Hinhaltung nach allen Gründen der Wissenschaft zu hoffen stand; auch zeigte sich an diesem Fall, was Beharrlichkeit und Geduld vermögen.«

Endlich kommt noch einmal Pyne mit ein paar merkwürdigen Heilungen: »Eure Frau von mittleren Jahren hatte vom Knie bis zum Fuß ein böses Bein mit Wunden und einer rosenartigen Entzündung über das Bein, über dem Körper und das Gesicht. Sie konnte nicht schlafen vor den schrecklichen Schmerzen und musste in mein Zimmer gefahren werden, als sie zuerst gebracht wurde. Sie wurde ohne Besserung ärztlich behandelt; von mir wurde sie in allem sieben Mal magnetisiert. Die Rose und Entzündung verschwanden und das Bein ist ganz geheilt und sie kann ganz gut gehen.« Ein anderer Fall ist folgender: »Ein Mann von 60 Jahren lag an einem bösen Bein mit zwei Wunden krank, die am Schienbein ein paar Zoll lang und halb so breit waren, mit einer handgroßen Ausbreitung eines schwarzen Fleckes rund um das Bein. Die mich holende Frau sagte mir: der Arzt fürchte, dass er sterben könnte und dass man das Bein abnehmen müsse; die Krankheit schien Skrofulose zu sein. Beim Magnetisieren sah ich, dass es besser wurde, den folgenden Tag brachte ich ihn in Schlaf, nachdem er früher nicht schlafen konnte, und von nun an schlief er im Allgemeinen gut, die gesunde Farbe erschien wieder. Ich sah ihn das erste Mal an einem Sonntag, am Freitag kam er die Stiege herunter und sagte: eine solche Veränderung hätte er bei niemand erwartet. Die Kur dauerte drei Wochen und war vollkommen.« In einem Briefe schrieb er: »Mein Bein ist durch die Sorge des Herrn Pyne jetzt ganz gesund.« »Ein junger Mann wurde von einem Lastwagen überfahren; ein Rad ging ihm über den Oberteil des Schenkels und quetschte ihn sehr stark. Er war einige Zeit in ärztlicher Behandlung. An dem Tag, als er magnetisiert wurde, (es war etwa ein Monat nach dem Zufall) sagte er zu seiner Mutter: ich dachte nicht, dass ich je wieder ohne Krücken und Stock würde gehen können; fünf Minuten nachdem er magnetisiert war, ging er ohne beide und hat sie nicht wieder gebraucht.

Ich breche jetzt ab über die Behandlung chronischer Krankheitsformen mich weiter zu verbreiten, nachdem wir alle Klassen und Familien wenigstens in den Hauptformen durchgegangen sind, bei denen das spezielle Verfahren überall nach den bewährtesten Erfahrungen der Autoren gezeigt worden ist. Es wäre überflüssig, über einzelne hier nicht genannte Zufälle mehr zu sagen, da der Leser für alle mögliche Erscheinungen der Funktionsstörungen wohl mehr als hinlänglich unterrichtet ist, und ohne Zweifel Geschick und Mut genug erlangt haben wird, wenn es ihm vielleicht auch nicht gelingt, so direkte und fast unmittelbare Heilungen zu bewirken, wie der Pfarrer von Surbiton-Hill, Herr Pyne. Diese höchst merkwürdigen, wahrhaft an die apostolischen Wunder sich anreihenden Kuren des Herrn Pyne, von denen ich absichtlich zuletzt einige anführe, dürften vielleicht von den Einen als Übertreibung und Aufschneiderei, bei den Anderen als eine übernatürliche göttliche Wunderwirkung gehalten werden. Keines von beiden ist der Fall bei Herrn Pyne, und man braucht ihn nur in Person zu sehen, um alles so ganz wahr und für nichts weiter, als eine völlige in den NatururSachen gegründete Wirkung anzunehmen. Mir wird die in seinem reizenden Landhaus mit ihm gemachte persönliche Bekanntschaft unvergesslich bleiben. Nicht die Lehren etwa oder die Ermunterung für die Sache des Magnetismus sind es, die ich von ihm erhielt, — Pyne ist kurz in Worten und nicht eben redselig — noch sind es von ihm erlernte neue Kunstgriffe für die Behandlung — ich sah ihn gar niemand behandeln; das Unschätzbare für mich ist weder die Wissenschaft noch die Kunst, noch sonst ein mir irgend aus diesem Besuche hervorgegangener Vorteil, sondern lediglich das Sehen der Person. Nun was hast du denn gesehen?

Wird mancher Leser fragen. Ich sah einen ganz einfachen, ruhigen, wahren, charakterfesten und gesunden Mann, in dessen Ansichten und Handlungen die Überzeugung herrscht. Ich muss gestehen, solche Leute sind selten; ich habe wenigstens unter den Magnetiseuren keinen gefunden, eben so selten sind aber auch solche Wirkungen; ich habe keine solchen gesehen, und doch ist hier weder ein Wunder noch eine Übertreibung, sondern eine ganz natürliche Wirkung, für welche Herr Pyne sie auch selbst ansieht. Dass übrigens die Erzählungen von seinen höchst auffallenden Heilungen wahr sind, dafür bürgt der Augenschein, die Zeugnisse der Geheilten und die ganze Nachbar- und Bekanntschaft des Herrn Pyne und endlich dessen Person selbst. Pyne ist kein Gassner, kein Greaterik, der sich in eine Mystik einhüllt und durch Exorzismus zu wirken vorgibt, er bekennt selbst, oft auch keine besondern Wirkungen hervorzubringen, und dass Leute auch ungeheilt fortgehen (weil es ihnen wahrscheinlich nicht nach Wunsch schnell genug geht); Pyne ist nichts weiter als ein sehr kräftig wirkender Magnetiseur.

Es wäre jetzt am Platze, eine Erklärung der genannten Wirkungen zu geben, um das Unbegreifliche und den noch herrschenden Zweifel aufzuklären, was aber unseres lediglich praktischen Vorwurfs halber hier nicht geschehen kann. Uns liegt es hier auch nicht daran, neue seltsame und bisher unbekannte Erscheinungen aufzuhäufen, die in einer Menge Beobachtungen und neuer Schriften fast täglich veröffentlicht werden. Des Materials ist in diesem Gebiet schon so viel vorhanden, dass man den Wald vor den Bäumen so schon nicht mehr sieht, oder dass man vor lauter Bäumen an den Wald nicht glaubt. Durch Vermehrung von Tatsachen gewinnt weder die Sache des Mesmerismus, noch wird dadurch die Erklärung erleichtert. Die Erklärung ist indessen ganz einfach und leicht mit Wenigem gegeben für alle in diesem Buch angeführten Wirkungen und auch für alle noch künftig neu hinzukommenden. Man hat dabei nur die zwei Gesichtspunkte ins Auge zu fassen: das Wirkende und das Gewirkte. Nehmen wir sogleich die oben zuletzt genannten auffallenden Heilungen, da die gewöhnlichen und minder auffallenden Wirkungen jetzt ohnehin schon wohl ziemlich allgemein zu den begreiflichen Dingen gezählt werden, so haben wir in erster Hinsicht gerade an Herrn Pyne ein rechtes Muster von Wirkendem.

Herr Pyne ist ein gesunder kräftiger Mann von einem ruhigen, wahren und festen Charakter, dessen Handlungen von Überzeugung geleitet werden. Dazu ist Herr Pyne ein sehr würdiger einfacher Geistlicher, der als solcher ein besonderes Ansehen genießt. Soll dies nicht schon hinreichend sein, gerade in magnetischer Hinsicht stärkere Wirkungen hervorzubringen, als es Andere in der Sache unsicher, ohne rechte Überzeugung und Festigkeit, dabei wankelmütig und vielleicht selbst physisch nicht gesund, zu tun imstande sind? Ich halte das geistige Element des positiv Wirkenden für das Maßgebende und also wichtiger als das physische, welches für das allein Wirkende häufig genug selbst von Magnetiseuren gehalten wird. Allerdings ist die Wirkung nichts weiter als eine physische, aber nicht auch das Wirkende; der Wille des Gedankens darf überhaupt nie fehlen, sonst wird gar nicht gewirkt; denn niemand kann eine Probe machen, wenn er auch nicht glaubt, ohne zu wollen die Hand in Bewegung zu setzen und Striche zu machen. Nun frage ich, wird der zweifelnde, charakterlose, wankelmütige, unruhige und vielleicht auch noch falsch und ungesunde Magnetiseur eben solche Wirkungen hervorbringen als Herr Pyne? Außerdem ist es leicht möglich, ja sogar wahrscheinlich, dass Herr Pyne auch noch physisch besonders kräftig elektro-magnetisch wirkt; denn es gibt in dieser Hinsicht eine große Verschiedenheit unter den Menschen, was eben auch erst der Mesmerismus recht ausgedeckt hat. Ich habe selbst einen Arzt gekannt, dessen Haare beim Streichen nicht nur Funken gaben, sondern der solche durch die Knöchel seiner Finger ausströmen konnte. Nun ist es bekannt, wie gerade solche elektrische Menschen ungemein stark auf andere einwirken, Rheumatismus und Schmerzen, usw., sehr schnell vertreiben.

Was nun die zweite Rücksicht betrifft, so habe ich schon öfter im Fortgange dieses Buches geäußert: dass die Wirkungen nichts weiter als elektrische sind; das ist der physische Hergang bei dem Prozesse der mesmerischen oder magnetischen Heilwirkungen und nichts weiter. Wer mit den Wirkungen und Erscheinungen des Magnetismus und der Elektrizität bekannt ist, der weiß, wie die Berührung, sogar in Distanz, einen Prozess veranlasst, der freilich in der unorganischen Natur mit der aufgehobenen gegenseitigen Berührung meist, nicht immer, wieder aufhört, was aber bei den organisch belebten Körpern nicht der Fall ist. Bei diesen verschwindet die aufgeregte elektrische Wirkung im Inneren des Prozesses nie sogleich, ja die Wirkungen erstrecken sich sogar auf entfernte, nicht unmittelbar in die Berührung gebrachte Systeme. Nun ist der Einwirkende der positive elektro-magnetische Erreger, der gar nicht ohne Wirkung einem Andern gegenüber bleiben kann, und im negativ Erregten muss ein Prozess entstehen, wenn die Wirkung anhaltend und stark genug ist. Schon dir bloße Gegenwart kann nicht ganz ohne Wirkung sein, und hierin liegen die Ursachen jener oft sehr auffallenden Erscheinungen der Sympathie und Antipathie. Es kann also durch das Magnetisieren, wie es geschieht und wie wir es nach allen Rücksichten weitläufig kennengelernt haben, gar nicht anders sein, als dass gewisse Wirkungen, und zwar an dem Kranken erfolgen; es ist da gar nichts Wunderbares: im Gegenteil, es müsste in der Tat ein Wunder genannt werden, wenn keine Wirkungen erfolgten; die Wirkungen sind nun aber nichts weiter, als die im Inneren des Organismus aufgeregten Prozesse.

Nun was ist denn dieser Prozess und welches sind seine Folgen? Davon haben wir im praktischen Teile das Historische mitgeteilt, das Genetische des Prozesses zu erklären wäre eigentlich die Aufgabe der Chemiker; an ihnen wäre es, die Aufklärung zu geben; sie lassen es aber bleiben aus dem einfachen Grund, weil sie es, wenn sie den Prozess auch anerkennten, was sie von dem Magnetismus nicht für möglich halten, aus dem heutigen Standpunkte ihrer Wissenschaft gar nicht imstande sind. Denn die Chemiker, nur mit sehr wenigen Ausnahmen, stecken noch ganz in der unfruchtbaren Atomlehre, aus der sie nie und nimmermehr ein Licht zu wahren Aufklärungen gewinnen werden.

Nun wird aber ein jeder Prozess im unorganischen Mineralreich so gut wie im organischen nur durch die Elektrizität aufgeregt und ein jeder chemische Prozess ist nichts weiter, als ein elektrischer Strom, dessen Wesen der Gegensatz aufeinander wirkender Prinzipien ist, welche den Prozess der Strömungen beherrschen. Chemische Prozesse entstehen aber auch nur durch Berührung und alle Berührungen sind elektrischer Natur und durchaus immerdar gar nichts anderes. Wie also alle gegenseitigen Berührungen elektrische Wirkungen haben, so sind diese eben in den Prozessen auch nichts anderes, als die elektrische Natur gegenseitig sich anregender Prinzipien. Das Magnetisieren ist nichts weiter als eine gegenseitige Anregung, sowohl durch die Einwirkung in Distanz, als wie durch die unmittelbare Berührung und durch das Reihen, auf welches notwendig ein Prozess irgendeiner Art erfolgen muss. Der elektrisch erregte wird im Inneren ein chemischer Prozess, und zwar muss er es dort werden, wo abnorme Zustände von Stoffmischungen und Anhäufungen in örtlichen Teilen, gleichviel in Drüsen, Häuten oder Nerven stattfinden; denn in gesunden Teilen kann wohl durch Elektrizität eine vorübergehende Erregung, aber kein dauernder Prozess eingeleitet werden, wenn nicht durch eine zu starke Einwirkung in dem gesunden Organismus künstlich durch Zerstörung eine Abnormität erzeugt wird.

Damit wird dann ferner alles Weitere der Wirkungsarten der Elementarkräfte sowohl, als die Wirkungen mit Zwischenkörpern und magnetischen Leitern sich erklären lassen, wie namentlich die Wirkungen der Metalle und anderer äußerlich und eigentlich wohl auch innerlich gebrauchter Stoffe, was uns indessen, wie gesagt, ausführlich zu begründen hier nicht aufgegeben ist. Soviel ist aber durch diese Bemerkungen gewiss klar geworden, dass gerade der Magnetismus begreiflicher wird, der nach den bestimmten Gesetzen der Elektrizität auch notwendig die angeführten Wirkungen, wenigstens in physischer Hinsicht herbeiführen muss, als es von allen anderen und namentlich von den innerlich gebrauchten Mitteln weder so bestimmt zu erwarten, noch auch leichter zu erklären ist, wie denn der eigentliche Hergang eines chemisch wirkenden Arzneistoffs noch niemals erklärt worden ist.

Viertes Hauptstück

Von der Behandlung des Schlafwachens und Hellsehens

Ein so recht offenbarer Beweis, wie wenig die Ärzte die tiefere Natur des Menschen zu beobachten und die abnormen Zustände zu behandeln wissen, ist ganz besonders das Schlafwachen oder der früher sogenannte Somnambulismus, worunter sie alle im Schlafe und überhaupt bei Krankheiten vorkommenden ungewöhnlichen psychischen Erscheinungen inbegriffen, die ihnen gar keine weitere Bedeutung hatten, als dass der Mensch eben nicht bei Sinnen ist, was übrigens ein völlig gleichgültiges Symptom bleibt, wogegen oder wofür nichts weiter zu tun ist, als den Kranken auszuwerfen, oder die vorhandene Krankheit so gut es geht, physisch zu behandeln. Zu dieser Kategorie, man muss es sagen, gehört der aufgeklärte Teil der Ärzte, welche wenigstens nichts Übernatürliches dabei annahmen.

Die Geistlichkeit und der große Teil der Laien nahmen hingegen die Sache ernster; wo solche Zustände eines völligen Erwachens des inneren Sinnes mit Bewusstsein und Sprache sich zeigten, da war es nicht mehr geheuer, da denkt und handelt der Kranke nicht mehr aus sich selbst, sondern ihn treibt eine fremde, übernatürliche Macht, oder sie hat wohl gar in ihm Besitz ergriffen, kurz, das war die eigentliche Besessenheit, von welcher der Leser des Erbaulichen über das Dämonen- und Hexenleben weitläufig genug sich in meinen Schriften (Geschichte der Magie oder des tierischen Magnetismus, erster Teil, oder in dem Werke: der Magnetismus im Verhältnis zur Natur, usw.) holen kann. Die Geistlichkeit blieb aber nicht bloß bei der Annahme einer fremden Geisterwirkung, sie nahm die Sache auch praktisch sehr ernst in die Hand, ganz im Gegenteil von den Ärzten; ihr war der physische Zustand eine unbedeutende Nebensache, der Geist war es, und zwar nicht der eigene Geist des Menschen, sondern der fremde, der da aus dem Besitze gegen göttliches Recht und Fug vertrieben werden muss, durch Exorzismus und Teufelsbeschwörung!

In der Tat, man weiß wirklich nicht, wie man diesen geschichtlichen Gegenstand nehmen soll, von der Seite der Lächerlichkeit oder des Jammers über die Blindheit und Torheit des Menschengeschlechts.

Ohne allen Widerspruch ist es nun aber der Mesmerismus, welcher diesen in Rede stehenden Gegenstand völlig aufgeklärt und überdies eine Erleuchtung über das Wesen und die göttliche Natur des Menschen gebracht hat. Der Gegenstand ist indessen noch so neu, dass sich die Naturforscher und die Männer des Faches eben nur selten damit beschäftigen, ja Mancher hält eine solche Beschäftigung wohl noch für anstößig oder wenigstens für überflüssig; er weicht lieber aus, damit ihm nicht die Gelegenheit zur Verlegenheit diene. Für diejenigen nun, welche den Mesmerismus als Heilmittel in die Hand nehmen, wird es indessen häufig vorkommen, dass sich außer den physischen Wirkungen auch ungewöhnliche psychische Erscheinungen einstellen, die freilich nicht notwendig erfolgen; denn das Schlafwachen und das höhere Hellsehen hangen wesentlich mit dem Magnetismus nicht wie die Wirkung und Ursache zusammen. Aber es geschieht zuweilen und man kann durch eine absichtliche spezielle Behandlung wirklich jene psychischen Erscheinungen öfter hervorrufen, welche dann einer besondern Aufsicht und Leitung bedürfen, wenn sie zum Heilung gedeihen sollen. Eine solche Anleitung soll nun hiermit gegeben werden, damit der praktische Magnetiseur sich in allen vorkommenden Fällen ohne Verlegenheit zurechtzufinden weiß. Ich muss aber von der wesentlichen Beschaffenheit dieser psychischen Erscheinungen, von der Geschichte der Seele im Schlafe nämlich, wie wir sie summarisch im zweiten Hauptstück aufgezählt haben, absehen, und die Erklärung derselben hier übergehen, die übrigens nicht schwieriger ist, als die Erklärung der physischen Erscheinungen, über die wir uns eben kurz recht gut eine Rechenschaft gegeben haben; denn es kommt in diesem Schlafleben der Seele nichts vor, als was überhaupt in der Anlage des menschlichen Geistes gegründet ist, und was auch im wachen Zustande, wenn schon seltener und nur bei einzelnen Individuen, vorkommt. Das Seltsame und Wunderbare dieser geistigen Lebensäußerungen im magnetischen Schlafe gibt erst recht Zeugnis von dem hohen Adel und der göttlichen Beschaffenheit des Menschen in seiner ursprünglichen Natur, sodass es auch das äußere wache Leben besser aufzuklären geeignet ist, welches eigentlich die rechte Spur dazu fast verloren hat, und sich in dem vollen Besitze seiner vernünftigen Herrlichkeit wähnt.

Le Somnambulisme est une maladie sui generis, comme il peut être un des symptomes du delire, c'est à promptement parler une electricité du genre nerveux, produit par une cause morale ou physique.

Durch diese Worte des Leibarztes des Königs Ludwig XVI., in einem Brief an die medizinische Gesellschaft zu Paris 1786 ist eine merkwürdige Erklärung in physischer und psychischer Hinsicht gegeben: dass der Somnambulismus eine eigentümliche Krankheit sei, indem er sowohl ein Symptom der Verrücktheit in physischer sowohl als auch in geistiger Hinsicht sei, das ist, um es kurz auszudrücken, eine abnorme Elektrizität des Nervensystems. Diese abnorme Elektrizität des Nervensystems führt sowohl die Erscheinungen des Krampfes in der Verrücktheit als auch der höchsten geistigen Offenbarung mit sich und wechselt sehr häufig durch gegenseitigen Übergang. Was haben nicht die Irren für Wahrheiten gesagt und für Offenbarungen gemacht, und wie leicht schlägt nicht selbst das höhere Hellsehen wenigstens in ein vorübergehendes Irresein um? Aber der Mesmerismus hat diese Symptome seiner wahren Natur nach aufzufassen, zu deuten und zu leiten gelehrt, dass wir jetzt das verwandte Irresein des Wachens in einem geregelten Zustande des Schlafes umzuwandeln, und die abnorme Elektrizität des Nervensystems in eine normale umzuändern vermögen. Und wie eine physische oder moralische Ursache den Somnambulismus erzeugen kann, so weiß jetzt der Mesmerismus nicht nur vermittelst dieser sonderbaren Erscheinung diesen Ursachen genau auf die Spur zu kommen, sondern er vermag in dem physisch kranken Subjekte die höchsten moralischen Stimmungen anzuregen und sein geistiges Bewusstsein zu wahrhaft göttlichen Prophezeiungen heranzubilden. In der Tat, durch die Erscheinungen des Schlafwachens und Hellsehens ist nicht nur in der Naturgeschichte der Krankheiten und ihrer Heilmetode eine große Aufklärung herbeigeführt worden, sondern auch auf dem Gebiete der Psychologie ist eine Sicherheit gewonnen worden, jene fabelhaften Schlafzustände der Besessenheit und des Hexentums als Produkte einer krankhaften Fantasie zu klassifizieren; die wesentlichen Eigenschaften des Geistes von den zufälligen Abirrungen zu unterscheiden. Aus den bis jetzt gewonnenen Resultaten lässt sich mit Sicherheit voraussetzen, dass noch immer neues Licht über die Wirkungen der Naturkräfte sowohl, als über die Entwicklungsfähigkeit des menschlichen Geistes durch den Mesmerismus herbeigeführt werden wird.

Der Leser sieht schon, dass die vorausgegangene ausführlichen Darstellung der mesmerischen Behandlungsmethode nicht ausreicht, auch bei den psychischen Erscheinungen ihn zurechtzuweisen, die zuweilen mit den physischen sich einstellen, er bedarf auch hierüber eine Anleitung, wenn er nicht selbst schon aus eigener Erfahrung auf diesem Gebiete heimisch ist. Ich werde nun die Hauptfragen, die er sich etwa machen kann, der Reihe nach durchgehen und so gut als ich es nach eigener Erfahrung und fremder Autorität vermag, beantworten.

Über die Erzeugung des magnetischen Schlafwachens

Die erste, und zwar eine Hauptfrage ist: soll man durch das Magnetisieren das Schlafwachen zu erzeugen trachten? Ich habe mich hierüber schon oben mehrere Male ausgesprochen, dass das Schlafwachen eine bloß zufällige Erscheinung des Mesmerismus sei; dass dasselbe nicht notwendig und wesentlich mit dem Magnetismus zusammenhänge; dass dasselbe auch mehrfache Schattenseiten habe. Allerdings kann der Somnambulismus einen großen Nutzen in vielfacher Hinsicht durch kluge Leitung desselben bringen, aber er muss ohne Zwang erfolgen.

Die erste Regel lautet daher: lass der Natur freien Spielraum zu wirken, und gehe nicht daraus aus, jedes Mal das Schlafwachen zu erzeugen, verhindere es aber auch nicht, wenn die Natur des Kranken dazu hinneigt. Es gibt jedoch auch hier Ausnahmen, wo sowohl das Hervorbringen des natürlichen Schlafes als des Schlafwachens angezeigt ist: bei sehr großer Reizbarkeit, bei Geisteskranken, bei Schlaflosigkeit ist der Schlaf die größte Wohltat und das beste Heilmittel, der natürliche Schlaf ist daher immer wünschenswert, wenn es gelingt, ihn hervorzubringen. Bei natürlicher Hinneigung, bei sehr zweifelhaften Ursachen chronischer Krankheiten, bei verzweifelten, für unheilbar erkannten Fällen, um vielleicht noch ein Mittel auszuforschen; bei auszuführenden chirurgischen Operationen, um vielleicht durch den magnetischen Schlaf die Unempfindlichkeit zu erzeugen und große Gefahren abzuwenden, ist das Schlafwachen sehr erwünscht, wenn der Kranke darin hell genug wird.

Dass durch das Magnetisieren häufig eine gewisse Schläfrigkeit und oft sogar Schlaf entsteht, wenn für die gehörige Ruhe gesorgt wird, ist bekannt, viel seltener aber ist es, dass auch das Schlafwachen entsteht, aber immer nur auf dem Grunde des Schlafes, welcher wenigstens anfangs vorausgeht. Es gibt allerdings eine Kunst, nicht nur den Schlaf, sondern auch das Schlafwachen unmittelbar zu erzeugen; man trachte daher zuerst, den Schlaf zu veranlassen und dann aus diesem jenes herauszubilden. Nur ein solches naturgemäß entwickeltes Schlafwachen hat eine Bedeutung und eine solche naturgemäße Entwickelung erfolgt, wenn man zuerst den natürlichen Schlaf vollkommen eintreten lässt, und dann durch leises, ruhiges Fragen über das Befinden, über die Gefühle, über das, was im Innern des Kranken vorgeht, das Erwachen im Schlafe ausforscht und anregt. Es gelingt indessen durch gewisse Verfahrungsarten schneller zuweilen ein künstliches Schlafwachen zu erzeugen, wie z. B. durch die oben angezeigte Methode des Engländers Braid, wo durch jenes Fixieren leicht ein Gehirnkrampf und somit gewöhnlich schon das erste Mal in 3 – 4 Minuten eine Art Schlafwachen entsteht; allein jener exaltierte Zustand muss meistens bald wieder aufgehoben werden, und wie viel auf ein solches Schlafwachen zu geben ist, ist leicht begreiflich. Die Engländer und Franzosen magnetisieren häufig auch nur zu dem Zwecke, um sofort Schlafwachen zu erzeugen; ihnen ist das kuriose Spiel die Hauptsache, mag dann erfolgen, was da will, sie wirken deshalb sehr stark fast ausschließlich auf das Gehirn mit Vorhalten der Finger vor die Stirne und Augen; mit Spargiren auf dieselben und mit Fixieren der Augen, wodurch es ihnen gelingt, schon in den ersten Sitzungen mehrenteils eine Art Schlafwachen hervorzubringen. Ich halte diese englische Methode für schädlich, die Wirkung konzentriert sich auf das Gehirn und häuft das Blut da an. Einfache Striche vom Wirbel herab zur Nasenwurzel mehrmals wiederholt macht schläfrig, von da dann bis zur Herzgrube und dort anhaltend, bringt Schlaf, wenn der Kranke dazu Neigung hat. Einen natürlichen Schlaf zu erzeugen, soll man die Striche (magnetischen Ströme) vom großen Hirn ab- und dem kleinen zuleiten.

Auf eine noch andere Art wurde der Somnambulismus rasch und fast ohne Ausnahme erzwungen, aber eben nicht ohne nachfolgende Unannehmlichkeiten. Dies geschah durch die Methode des Abbé Faria, welcher zuerst damit ein Schauspiel eingeführt hat, das seitdem von Franzosen mit Somnambulen in verschiedenen Ländern aufgeführt wurde. Er konnte den Hellschlaf — *sommeil lucide* — sehr schnell erzeugen und willkürlich durch ein besonderes Verfahren denselben zu seinen Vorstellungen modifizieren. Seine Methode war folgende: er ließ die Person, welche sich seiner Behandlung unterwarf, auf einen Stuhl setzen und befahl ihr die Augen zu schließen und sich in ihren Gedanken zu sammeln; hernach sprach er plötzlich mit einer starken befehlenden Stimme das Wort: **schlafe**; was gewöhnlich auf die Person einen so lebhaften Eindruck machte, dass der Körper eine leichte Erschütterung bekam; dass eine bedeutende Wärme und Schweiß und zuweilen auch sofort der Somnambulismus entstand. Wenn der erste Versuch misslang, so nahm er einen zweiten vor, einen dritten und sogar einen vierten, wonach er die Person für unfähig erklärte in den Hellschlaf zu treten, wenn es dann nicht gelang.

Matt sieht leicht ein, dass ein solches Verfahren möglicherweise schneller als durch irgendeine andere Methode den Somnambulismus erzeugen, dass aber damit der Gesundheit unmöglich ein guter Dienst geleistet werden konnte. Man reizt und überladet das Gehirn, um einen unnatürlichen Zustand, den Somnambulismus, hervorzurufen, man bedenkt aber nicht, dass man physisch gesehen das Blut im Gehirn ansammelt, um eine sogenannte Krise zu erzeugen, die keine Krise ist.

Man bedenke ferner die psychische Seite: dieses plötzliche Versenken in die Finsternis, diese ungewohnten Eindrücke mussten im Nervensystem eine rasche Revolution hervorbringen, die notwendig in Krampf, und psychisch auf das luftige Feld der Fantasie ausschlagen musste. Faria rühmte sich, durch seine Methode über 5000 Menschen in Somnambulismus versetzt zu haben. »Dies mag Übertreibung sein, sagt Bertrand (*du Magnétisme en France*) aber es ist Tatsache, dass es ihm sehr oft gelang; hier hat der moralische Eindruck plötzlich bewirkt, was sonst mit einem physischen Verfahren langsamer und progressiv ins Spiel gesetzt wurde,« Ob Faria von 5000 *Crisiaques* wohl 5 davon wirklich geheilt hat?

Berühmt hat sich in neuerer Zeit ein Herr Lafontaine aus Frankreich gemacht, welcher mit einer Somnambule durch die Welt reiset, um öffentliche Vorstellungen zu geben, indem er in Frankreich, Deutschland und Italien eine Person künstlich in Schlaf versetzt und dann verschiedene Künste zeigt, wie ein warmer Schüler von ihm in einer vor Kurzem erschienenen Schrift ausführlich bekannt gemacht hat: *Saggio intorne ai principali fenomeni del mesmerismo del C. Prof. Taddeo dei Consoni. Pisa 1849.*

Diese Künste sind nun, wie es Consoni beschreibt: »Schlaf, Ekstase, *il furore e la danza* mithilfe der Musik, Anziehung und Abstoßung in beträchtlicher Entfernung, Lähmung der äußeren Sinne, vollkommener Starrkrampf des ganzen Körpers, oder nach Belieben der oberen oder unteren Glieder, gänzliche Erstarrung der Glieder bei gleichzeitigem freien Gebrauch der Geistestätigkeiten und der Sprache.«

Betrug ist es eben nicht; der mit Lafontaine reisenden Person ist der Somnambulismus zur Gewohnheit, zum Geschäft geworden, und deshalb bedarf er gewöhnlich nur wenige Striche, um sie darein zu versetzen. Sein ursprüngliches Verfahren ist weniger eigentümlich, als das des Abbé Faria, wie er es seine Schüler lehrt; er lässt die Person sich gegenüber auf einen Sessel setzen, fixiert sie, lässt die Hände auf ihre Knie legen, welche er zwischen seine Beine stellt, ohne sie zu berühren; dann nimmt er ihre Hände und bringt sie auf seine Knie herüber, fasst ihre Daumen mit den seinigen und hält sie unbeweglich fest und blickt scharf in ihre Augen, was 10 bis 15, zuweilen 20 Minuten dauert. Es erfolgen dann die bekannten krampfhaften Symptome, zuerst an den Augen usw., wie wir sie oben bei Braid kennengelernt haben, wobei Lafontaine seine Operationen nach den Umständen fortsetzt. Von allen diesen Verfahrungsarten muss man mit Deleuze sagen:

Il est resulté delà que le magnétisme a souvent éte employé, non pour guérir, mais pour obtenir le somnambulisme.

In England bringt Dr. Haddock, welcher erst in der neuesten Zeit ein eifriger Verteidiger des Mesmerismus geworden ist, seine Patienten auf folgende Weise sehr bald nach seiner Versicherung in Schlaf, den er, wie die meisten seiner Landsleute, hauptsächlich bezweckt. (*Somnolisme and Psycheisme etc.* by J. Haddock, M. D. Second edit. London 1851, ist auch deutsch übersetzt von Merkel. Leipzig 1852.)

Herr Haddock lässt den Patienten sich gegenüber hinsetzen, nimmt seine beiden Hände in seine linke Hand und legt dann die rechte auf den Kopf des Kranken; gleichzeitig ermahnt er das Subjekt, sich willig dem Einflusse hinzugeben, und seine ganze Aufmerksamkeit auf ihn durch anhaltendes Fixieren seiner Augen, zu konzentrieren. Treten die Folgen nicht bald ein, so versucht er einige Striche von der Stirne abwärts, oder vom Hinterkopf längs der Wirbelsäule zu ziehen, worauf gewöhnlich nach einer halben oder ganzen Stunde der Schlaf erfolgt, wenn dazu Anlage da ist.

Manche schlafen schon nach 5 – 10 Minuten. Man sieht hier Braids gemilderte Methode. Bende Bendsen sagt: »Die beste, stetige Einwirkung, um den Schlaf herbeizuführen, besteht darin, dass man die Fingerspitzen der einen Hand kegelförmig vereint, in die Herzgrube des Kranken setzt und mit den Fingern der anderen Hand eben so auf den Scheitel oder dicht über und an der Nasenwurzel einwirkt, was aber bei gehöriger Anstrengung sehr ermüdet.«

Durch alle solche Verfahrungsarten entsteht aber ein erzwungener Zustand, natürlich ist der Schlaf nur, wenn er durch die gewöhnliche Behandlung und durch das angezeigte Verfahren von selbst entsteht.

Genug von solchen Bemühungen das Schlafwachen zu erzwingen, uns soll dasselbe nichts weiter sein, als eine kritische Erscheinung, welche die Natur von selbst hervorbringt, die wir pflegen und uns auch dann davon bedienen wollen, ohne dabei den Hauptzweck, das Wohl des Kranken, aus den Augen zu verlieren. Wir wollen es auch nicht einmal zu verlängern suchen, weil es immer eine abnorme Erscheinung ist und mit der eigentlichen Bestimmung des Menschen nicht übereinkommt. Dagegen wollen wir allerdings Bedacht nehmen, den natürlichen Schlaf zu bewirken, weil derselbe in den meisten Krankheiten sehr heilsam ist, und weil dann daraus das Schlafwachen zuweilen von selbst sich entwickelt. Wir bedürfen dazu nur die konzentrierte Aufmerksamkeit während der Behandlung des Kranken, Ruhe und Ausschluss fremder Personen und Einflüsse, wobei allerdings das Verfahren, um Schlaf zu erzeugen, nicht ganz gleichgültig ist. Wir wollen hierüber einige Stimmen und Vorschriften vernehmen.

Es ist hier am Platze, zuerst Puysegur zu hören, welchen man als den Entdecker des Somnambulismus ausgibt, was indessen nicht der Fall ist; er hat ihn vielmehr nur zuerst öffentlich bekannt gemacht. Puysegur sagt: »Sobald du einen Kranken berührst, mit dem Verlangen, seine Leiden zu lindern oder zu heilen, und man soll ihn nicht anders berühren, so fange damit an, eine oder beide Hände über die Gegend zu halten, wo er den meisten Schmerz empfindet. Leidet er keine

Schmerzen, so lege eine Hand auf den Magen und die andere gegenüber auf den Rücken.

Diese Berührung ist nötig für den Rapport. Nachdem du nachher einige Zeit die Hände auf den Kopf und vor die Augen des Kranken gehalten hast, so wirst du merken, dass seine Augendeckel schwer werden; dies soll dir immer ein bedeutsames Zeichen sein von dem Eindringen dritter heilsamen Kraft.« (*Recherches physiolog*)

Dies ist die ganze, aber wichtige Lehre Puysegurs; er gibt keine weitere Vorschrift den Somnambulismus zu erzeugen, wenn man nicht etwa seinen Wahlsprach hinzunimmt: *croyez et veuillez*, was allerdings nicht ohne Bedeutung ist, Puysegur hat aber auch keinen weiteren Ausspruch über die Notwendigkeit, den Somnambulismus zu erzeugen, getan. Die Wirkung des Willens schlagen Neuere, besonders Engländer, sehr hoch an, wie Barth, Haddock, usw., wenn einmal der Rapport ganz hergestellt ist, und die Kranken schlafen. »Wenn einige Operateurs«, sagt Barth, »Gebrauch von ihrem Willen machen, sieht das Gesicht des Patienten aus, als wenn es mit einer violetten Lichtwolke bedeckt wäre; dies habe ich an mir selbst bemerkt, wenn ich stark die Willenskraft gebrauchte, *exercised my willpower*, bei Patienten, mit denen ich ohne zu sprechen durch bloße Zeichen Versuche machte.«

Le somnambulisme est connu, il se présente souvent à la suite du magnétisme. Le premier conseil que je donnerai, c'est celui de ne jamais chercher à produire le somnambulisme, mais de le laisser venir naturellement, pour en profiter, s'il a Lieu. Deleuze.

Bende Bendsen schreibt in dem Nachtrage zu der Krankengeschichte der Witwe Petersen (Kiesers Archiv 12. Bd. 1. Heft): »Für diejenigen Leser, welche selbst magnetisieren, will ich in aller Kürze folgendes beifügen. Die menschliche Einwirkung macht Kranke am ersten und leichtesten traumwach. Sind sie es aber einige Mal gewesen, so kann man sich verschiedener Erleichterungs- und Ersatzmittel bedienen, und sie durch diese allein ins Schlafwachen versetzen.

Wie sich hier aber durchaus keine allgemeine Regel geben lässt, so gerät auch der Eine nach seiner Empfänglichkeit leichter als ein Anderer in den Traumzustand. — Außer dem Stahl, dessen ich früher erwähnt habe, dienen hiezu blühende und grüne Hollunderbäume, unter welche man die Kranken nur hinführen darf, um die Nachtseite des Lebens ohne weitere Mithilfe hervorbrechen zu lassen.

In manchen Fällen reicht die fein geschabte grüne Rinde dieses Baumes, aus den Scheitel oder die Herzgrube gelegt, ganz allein dazu hin. Besonders ist mir aber folgende Füllung in eine Schweinsblase getan und auf die Herzgrube gelegt, sowohl bei Krampferregungen, als zur Herbeiführung des Traumwachens von ganz besonderem Nutzen gewesen: a) grüne geschabte Fliederrinde 2 – 3 Lot; b) fein geschnittenen Knoblauch 2 – 4 Loth; c) Moschus 4 – 8 Gran; d) stinkender Asant 2 – 3 Loth; e) Opium 12 – 20 Gran; f) Pfeffermünze 2 Loth; g) Safran ½ Quentchen; h)

Quecksilber 4 – 6 Loth. Dies ist eine sehr stark wirkende Füllung, mit der man äußerst vorsichtig verfahren muss; denn Einige können das ganze, Andere kaum das halbe, noch Andere kein Drittel oder Viertel dieser Füllung vertragen. Ich rate daher die äußerste Behutsamkeit bei der Anwendung dieses Beutels an.«

Die hellsehende Petersen gab in Folge der Kur noch öfters gewisse Verfahrungsarten an, Kranke schneller in den Schlaf zu bringen, die jedoch immer für solche bestimmt waren, welche schon geschlafen haben. Für solche, welche schon geschlafen haben, und ohne Beisein des Arztes nicht in Schlaf kommen, oder die später überhaupt schwer einschlafen, gab dieselbe, zwar zunächst für sich, doch auch für Andere, nach Verhältnissen stärker oder schwächer brauchbar Folgendes an: »Für 2 Schillinge (dänische) Asant, für 2 Schill. Pfeffermünz, 1 Loth Quecksilber, 1 Gran Moschus, in einer Lammblase auf die Herzgrube gelegt.

Einige ertragen das Doppelte, ja das Vierfache. — Den Sperrsinnigen und Sperrigen, welche sich dem Einflusse desselben widersetzen und die Wirkung durch Mithilfe ihres Willens nicht in sich aufnehmen wollen, brauchst du dann bloß deine Hand auf den Scheitel zu legen, so soll der magnetische Schlaf schon erfolgen, wenn sie nicht durchaus unempfänglich dafür sind. Ein noch besseres Mittel ist aber, ihnen 2 – 4 Loth reinen Stahl in die Herzgrube zu legen. Wenn sie dadurch nicht einschlafen, so ist es ausgemacht, dass sie die Wirkung vorsätzlich von sich abstoßen, aber das verstehen doch nur wenige.«

Bende macht hiezu die Anmerkung, dass er seitdem den Stahl auch bei anderen Kranken mit dem überraschendsten Erfolge angewandt habe, besonders bei Einer, auf die er oft Stunden lang stetig einwirken musste, um sie traumwach zu machen. Wieder ein andermal sagte die Hellsehende, »dass man den Stahl am besten in eine dicke parabolische Platte zusammenschmieden lässt, welche für die Herzgrube passt, die aber auf beiden Seiten poliert oder geschliffen werden muss. Hier noch eine gut magnetisiert Flasche auf den Scheitel und eine ganz unbedeutende Einwirkung mit der Hand.«

Noch ein andermal sagte sie: »Zink, Bismut und Glasgalle machen auch schlafen.« Einmal hatte ihr Bende, um sie leichter einzuschläfern, einen grünen Flieder Ast in die Hände gegeben. »Durch diesen Ast,« fuhr sie fort, »bin ich nun auf einmal mit allen Bäumen der ganzen Insel (Langeland) in Rapport gesetzt, und kann unter jedem derselben traumwach werden, sobald ich meine Lorbeerblätter mit anlege. Aber am stärksten wirken die Hollunderbäume auf mich, so wie sie überhaupt auf Schlafwachende am stärksten einschläfernd wirken. Wenn ich aber ausgeschlafen haben werde, so fällt auch dieser Rapport weg.« — Der Mond wirkte auf sie auch einschläfernd. Magnetisierte Wolle auf dem Kopf, unter die Haube gelegt, machte sie schlafen, das Wegnehmen aufmachen. In einem früheren Schlaf gab sie einmal an: »Jetzt kann ich Ihnen ein Verfahren angeben, mich auch abwesend in Schlaf zu setzen, aber Sie werden es lächerlich finden. Nun, so geben Sie genau Acht, damit Sie es in der gehörigen Ordnung auffassen. Sie machen 8 Striche, entweder mit den Daumenspitzen, mit geballten Fäusten oder mittelst der vereinigten Fingerspitzen, von den inneren Augenwinkeln nach den äußeren an jeder Braune hin, blasen hierauf dreimal durch jede Faust besonders und schlagen zuletzt mit beiden Händen dreimal vor sich hin, als ob Sie etwas von sich wegscheuchen wollten, gerade wie beim Anfächeln, so muss ich in den Schlaf fallen.« Ein ähnliches Verfahren mit den Daumen ist auch in England hin und wieder üblich, um einzuschläfern. Gauthier lehrt ausdrücklich, nur mit Einem Finger zu magnetisieren, wenn man den Somnambulismus erzeugen will:

On magnétise avec un doigt, quand on veut déterminer le somnambulisme; on present le doigt devant le front, au dessus du nez entre les deux yeux. Ce procédé a encore plus d'effet sur certains sujets que l'imposition des pouces ou magnétisation pollicarienne.

Eliotson sagt: »Das Hinspitzen eines Fingers gegen die Augen in ein paar Zoll Entfernung ist stärker für den Effekt, als Striche machen. Um den Schlaf zu erzeugen, ist das Hinhalten eines Fingers vor die geschlossenen Augen das Beste, *a most efficacious method.*« Sandby.

Robiano gibt mehrere Verfahrungsarten und Hilfsmittel an, den Schlaf zu erzeugen. Man soll den Kranken beim Magnetisieren isolieren, wenigstens den Kopf: »So schläfert man sanfter und viel schneller ein Subjekt ein, nachdem es schon durch das Fluidum vorher geladen ist, wenn man ihm den Kopf mit einem seidenen Sacktuch bedeckt, man hindert die Zerstreuung und wirkt stärker positiv. Für solche, die schon zum Schlaf geneigt sind, ist die Kohle allein hinreichend, den tiefsten Schlaf zu erzeugen, gleichviel, ob das Subjekt ein Stück in die Hand nimmt, um es wirken zu lassen, oder ob es sich ans Baquet setzt, das Kohlen enthält, oder bloß die Füße an dasselbe anstützt.« Anderswo sagt er: »Die Kohle gleicht, dem Golde, ein Stück in beide Hände genommen, schläfert ein und beruhigt außerordentlich, und ebenso weckt sie schnell und hebt den Krampf, selbst bei Kataleptischen.«

Wir sehen nun aus allen diesen Vorgängen und Mitteln, die gebraucht werden, künstlich einen Menschen in Schlaf zu versetzen, nichts anders hervorbringen, als eine bedeutende unnatürliche Nervenreizung und eine gewaltsame Störung des inneren Gehirnlebens und sekundär dann auch des Gangliensystems. Ist eine solche gewaltsame Aufregung überhaupt angezeigt und ist sie so allgemein die Aufgabe der Behandlung? Danach scheinen die Magnetiseure gar nicht zu fragen, welche, wie in England fast allgemein und häufig auch in Frankreich, den Magnetismus wirklich zur Heilung von Krankheiten und nicht bloß des Spaßes halber und zur Unterhaltung anwenden. Mir scheint schon die erste Frage jedes Mal sehr wichtig zu sein, über die der Arzt im voraus im Reinen sein soll: ob nämlich dieser und jener Patient gerade die nämliche Behandlung erfordere; ob nicht dieser beruhigt und jener aufgeregt werden soll; ob nicht bei diesem der Schlaf zu vertreiben, bei jenem zu bewirken sei? Am verkehrtesten und wohl auch verderblichsten ist aber jener allgemeine Wahn, dass der Schlaf und Somnambulismus der Zweck des Magnetisierens sei; jene blinde Kurzsichtigkeit, welche den sogenannten Somnambulismus mit dem Magnetismus verwechselt und welche da glaubt, dass ein solcher erzwungener Schlaf, eigentlich ein bloßer Scheinschlaf, allemal auch eine heilsame Krise, also etwas Wünschenswertes sei. Nichts ist der Sache des Magnetismus nachteiliger gewesen und hat der richtigen Erkenntnis desselben mehr geschadet, als jene Verwechslung und dieser Wahn. Jener Schlaf ist nur scheinbar und das Wachen bei geschlossenen Sinnen den Meisten unbegreiflich. Der erzwungene Somnambulismus hat vielleicht den Wenigsten wirklich genützt.

Überhaupt ist man bei der ganzen Sache und mit dem ganzen Vorgang so im Unklaren, dass man diesen künstlichen Schlafzustand mit jenem eines Nachtwandlers verwechselt und sodann ihn auch geradezu Somnambulismus nennt, womit der magnetische Schläfer gar keine Ähnlichkeit hat, als dass die äußeren Sinne geschlossen sind; denn der magnetisch Schlafwache ambuliert nicht und handelt nicht bloß unbewusst für sich selbst, ohne mit jemand Anderem die geringste Notiz nehmend in Verkehr zu treten wie der Mondsüchtige. Ebenso unpassend ist die allgemeine Benennung *Clairvoyance* (Hellsehen), weil die allerwenigsten in das wirkliche Hellsehen übergehen und die allermeisten jener erzwungenen Schlafzustande bloß ein unvollkommenes Schlafwachen sind, eine Art Scheinwachen, welches in der Tat nicht der Mühe wert ist, seine ganze Tätigkeit darauf zu verwenden, um ein solches Kunstwerk hervorzubringen.

Wir nennen Schlafwachen ein inneres Selbsterwachen eines Kranken, bei geschlossenen äußeren Sinnen, worin er mehr oder weniger deutlich sich seines Zustandes bewusst wird, und mit seiner Umgebung in einen gewissen, jedoch noch beschränkten Verkehr tritt.

Der Kranke gerät von selbst in dasselbe oder wird mit leichter Beihilfe dazu von außen veranlasst. Es ist eine Art gewöhnlicher Traumzustand mit einer etwas höheren Lebhaftigkeit, aber mit einem geringeren Grad des Selbstbewusstseins als beim äußeren Wachen.

Das Hellsehen ist hingegen ein höherer, aus dem Schlafwachen entwickelter Zustand, mit einer in verschiedenen Stufen größeren Klarheit des Selbstbewusstseins in seiner Lage und seinen Verhältnissen zur Außenwelt, wenigstens der nächsten Umgebung, in welchem ihm sonst verborgene Dinge und Verhältnisse seiner selbst und der Außenwelt zur Anschauung kommen. Dieses Hellsehen ist aber eine noch viel größere Seltenheit und kein Mensch in der Welt vermag im voraus zu bestimmen, dass er bei diesem oder jenem dasselbe hervorzurufen imstande sei, noch viel weniger aber, ob er durch ein solches Hervorrufen diesem oder jenem Patienten gerade einen Dienst erweist. Der Leser möge daher entscheiden, ob und inwiefern er die ihm reichlich angezeigten Mittel in Gebrauch ziehen soll. Jedenfalls erinnere er sich der ersten oben gegebenen Regel: lasse der Natur freien Spielraum zu wirken und gehe nicht darauf aus, den Schlaf jedes Mal oder das Schlafwachen zu erzeugen; verhinderte es aber auch nicht, wenn die Natur des Kranken dazu hinneigt.

Was nun die Behandlung des Schlafwachens, jenes etwas deutlicheren Traumlebens betrifft, wenn es wirklich vorhanden ist, so ist bei demselben als solchen nicht viel zu tun, da es nur eine Art inneres Sinnen ist, nur schaffe man Ruhe dazu, wenn der Schlafwache selbst ruhig ist, und merke aus jenes Sinnen immerhin, weil auch die Träume oft eine Bedeutung haben und weil ohnehin schon die Temperamentsanlage und Gemütsstimmung eines jeden Menschen und die krankhafte Konstitution insbesondere einen bestimmten Ausdruck mit sich bringen, was für den Arzt zum Aufschluss dienen kann, teils über das Ursächliche der Krankheit, teils über die einzuschlagende Behandlung. Ist der Schlafwache aber nicht ruhig, dann sehe man weniger auf die Träume, als auf die Beruhigung desselben. Diese Unruhe hängt oft von Dingen ab, die nicht den Wachen, wohl aber den Schläfer stören; so vertragen viele kein Tier in der Nähe, und die meisten reizbaren magnetisch Vehandelten vertragen den offenen Spiegel im Zimmer nicht, der verhängt werden soll, wenigstens in der Zeit des Magnetisierens verharrt der Kranke durch das Magnetisieren wiederholt im Schlafwachen, dann wird es zur Aufgabe des Arztes, dieses Traumwachen zu erhalten und den Kranken zum höheren Hellsehen zu bilden, und gleichsam zu erziehen, was wir insbesondere besprechen werden.

Vorerst müssen wir den niederen verwandten Zustand des wahren Somnambulismus, — die Mondsucht — kurz in Erwägung ziehen, und zwar weniger mit Rücksicht auf dessen wesentliche Naturbeschaffenheit und Verschiedenheit vom magnetischen Schlafwachen, als in praktischer Hinsicht.

Die Mondsucht

Der Nachtwandler ist wie der Träumer ganz in sich zurückgetreten, als gebe es gar keine Menschen um ihn; man nennt schon im gewöhnlichen Leben zurückgezogene, sich um den Laus und das Geräusch der Welt wenig bekümmernde Menschen, Träumer. Solche Menschen haben in ihrer Sonderbarkeit der äußeren Erscheinung doch allemal eine gewisse Verwandtschaft mit den sogenannten Sensitiven oder magnetisch gestimmten Naturen, es sind eine Art Visionärs, die in einer überwiegenden Neigung zum Nachtleben offenbar nicht ganz gesund, ein verstimmtes Gehirn- und Nervensystem haben, auf welches vorzüglich der Mond eine starke Einwirkung ausübt. Das Nachtwandeln spricht sich in Anfällen aus, die sich nach den Phasen des Mondes richten und zurzeit des Vollmondes am auffallendsten werden, indem besonders jüngere Personen in der Entwickelungsperiode zum Mannesalter, in ihren Träumen aufstehen, nach dem Monde sehen und dann ihre oft gefährlichen Spaziergänge machen, daher der Name Somnambulismus.

Mit dem unwiderstehlichen Trieb der Ortsbewegung kehren sie bei geschlossenen Augen das Gesicht dem Monde zu und streben durch Klettern und mit einem oft ganz unbegreiflichen Steigen in die Höhe ins Freie, daher aus die zerbrechlichen Dachgiebel. Sie bekümmern sich um die ganze Welt und alles was darin ist, nicht im Geringsten, sondern nur um den Mond, in den sie wirklich, wie man sagt, versunken und ganz entzückt sind, — auch psychisch in einer Art Mondekstase, welche sie mit einer Art grinsendem Lächeln auch als ihren höchsten Genuss aussprechen, wenn es gelingt, mit ihnen in Wechselgespräch zu kommen. Dabei denken sie an sich selbst gar nicht, weder an ihren inneren, noch äußeren Zustand, weder auf Zukunft noch Vergangenheit; beim Zurufen oder Nennen ihres Namens werden sie aber leicht erweckt, erstaunen über ihre Lage und Stellung oft in der größten Gefahr, in der sie meist auch verunglücken, nachdem sie vorher darin ganz sicher gewandelt. Wunderbar ist hier eine Art Mondanziehung oder eine spezifische Wechselwirkung mit ihm; ob aber der Körper des Mondsüchtigen auch wirklich leichter ist als im Wachen, wie die Kachler behauptet, ist schwer zu untersuchen und könnte wohl nur durch den Mesmerismus versucht werden, wodurch man sich mit ihm in Rapport setzen könnte, so wie dieser wohl das sicherste Heilmittel desselben ist. Die Verschiedenheit der Mondsucht vom magnetischen Schlafwachen springt von selbst in die Augen (und ist oben bei den Erscheinungen des Schlafwachens ausführlich angegeben), bei welchem eine freiere Geistestätigkeit sowohl schon auf der niedersten Stufe stattfinden. Die Mondsucht ist ein alle höhere Geistestätigkeit unterjochender tierischer Trieb, eine Art kataleptischer, bloß auf eine Richtung hin gespannter Zustand, der durch kein Mittel einer Erhöhung fähig, sondern durch ein solches nur von der physischen Spannung erlöst werden kann.

Es gibt aber auch magnetisch Schlafwache, welche vielleicht schon von früher her mondsüchtig waren, die eine große Hinneigung zum Monde haben, und also wirklich an einer krankhaften Mondsucht leiden. Aber alle Schlafwache zeigen einen periodischen Typus nach den Mondphasen in ihren Zuständen. Die Heilung solcher Somnambulen ist immer etwas langwierig, sie gelingt nur dann, wenn matt die Geduld und Gelegenheit zum Ausharren hat, was bei der natürlichen Mondsucht wohl noch weniger der Fall ist.

Die Kur der wirklichen Mondsucht wird mehr auf das Blut, und zwar auf das Venensystem zu richten sein, worin der eigentliche Grund der Abnormität zu suchen ist, wie es die Periodizität und das übrigens im Wachen gesunde Sinnesleben beweist. Vor allem aber suche man solche Individuen vor dem Mondeinflusse zu schützen durch Verschließen der Fenster; abends dürfen sie nur sehr wenig und kein Fleisch essen. Die Elektrizität und das Streichen mit einem starken Magnet, besonders vor der Zeit des Neumondes bis gegen das letzte Viertel. Sodann würde eine positive magnetische Einwirkung aus dem Unterleib, mit einer mäßigen Kost und mit das Blut verdünnenden Getränken, vorzüglich des magnetischen Wassers, so wie eine stärkere Baquetbehandlung angezeigt sein. Solche, die in der Nacht aufstehen und wandern, müssten überwacht und zuerst psychisch beim Schlafengehen eindringlich ermahnt werden, ja in der Nacht nicht aufzustehen; es werden dann vom Kreuze zu dem Gehirn hinaus geleitete Striche, mit der Absicht, die unwillkürliche Bewegung von dort aus zu hemmen, gemacht. Auch im Schlafe sollen sie magnetisiert werden. Sollten sie aber doch ausstehen, dann würde ich sie weniger zu wecken trachten, als sie magnetisch anzubannen, was durch ein positives Verfahren mit Fernstrichen geschieht, die der kräftige Wille direkt auf die Augen und Stirne richtet, da anhält und gegen den Scheitel aufwärts und dann rückwärts aufs kleine Hirn und Genick und endlich bis zu den Fußsohlen hinabführt und dort stritt. Bende bannte seine Kranken durch stets 3 Minuten langes Fixieren der Kreuzbeine mit den Daumenspitzen. Ist etwas Krampf da, so sind Gegenstriche von den Füßen bis zu den Hüften mit den Daumen zu machen und anzublasen.

Es wird ferner vor dem Kranken auf dem Boden mit dem Finger ein Querstrich gemacht, mit dem Willensgebote, denselben nicht zu überschreiten. Kann es einige Mal wiederholt werden, so wird der Mondsüchtige einschlafen.

Dem Professor Lippich gab eine Hellsehende eine sehr langwierige Streichkur zunächst für solche an, die mit dem magnetischen Schlafwachen periodische Anfälle der Mondsucht haben. Eine andere, die früher selbst mondsüchtig war, gab ihm Folgendes an:

»Man soll zuerst vom Haarwuchs zum kleinen Gehirn Striche bis in die Mittellinie machen, dann von da quer zu den Schläfen und von da bis zur Herzgrube streichen, allemal 4 Striche, und an Tagen, wo der Mond mehr auf sie wirkt, macht man mehr Striche. Der letzte Strich muss immer bis zu den Fußsohlen verlängert und dort abgeschlossen werden.«

Das Sperren der Zimmer und das gewaltsame Zurückhalten ist aber kein Heilmittel, im Gegenteil, es verschlimmert den Krankheitszustand.

Das magnetische Schlafwachen

Wir haben schon oben im zweiten Hauptstück die Erscheinungen des magnetischen Schlafwachens ausführlich angegeben, wir kommen jetzt in praktischer Rücksicht darauf zurück, um dasselbe vorteilhaft zu leiten und zu benutzen. Bei diesem Erwachen im Schlafe infolge des Magnetisierens zeigt sich sogleich die bemerkenswerte Verschiedenheit von dem Idiosomnambulismus und der Mondsucht, dass bei jenem der körperliche Zustand eine Art Erleichterung gewinnt, dass also dieses Schlafwachen eine Art Krise ist, die daher in praktischer Hinsicht ganz anders zu beurteilen ist. Man soll auf die Vorgänge bei demselben genau Obacht geben, so dunkel und unbestimmt die Geistestätigkeit des Schlafenden noch sein mag. Die eigentümlichen Gefühlsausdrücke der Sinnesäußerungen sowohl, als die Körperbewegungen der Schlafwachen geben dem Arzte gewisse Zeichen an die Hand, teils für die Diagnose, teils für die weitere Behandlung.

Treten die Schlafkrisen nach jedesmaligem Magnetisieren täglich ein, so ist schon hiedurch eine gewisse Regel in dem Verlaufe des Krankheitsprozesses angedeutet und man wird gleichsam aufgefordert, die Natur jetzt in dieser eigentümlichen Krise zu unterstützen, wozu sie nicht durch eine vorhergehende Behandlung absichtlich gezwungen wurde. Es gibt noch einige eigentümliche Kennzeichen dieser bestimmten Schlafkrise, die bei einer bloß vorübergehenden Erscheinung nicht erfolgen, und die durch Simulation nicht nachgemacht werden können.

Erstens ist schon der bestimmte Eintritt und Verlauf mit der sich gleich bleibenden Mimik sehr wichtig, es folgt ein veränderter physiognomischer Ausdruck des Gesichts oder der Haltung; zweitens stellen sich damit eigenartige Krämpfe oder Steifigkeiten ein, im Schlunde, vor den Augen, an den Händen, usw., welche gewöhnlich ganz kühl anzufühlen sind, wobei man den krampfigen Puls nie übersehen soll. Die Herzgrube ist meist sehr empfindlich, oder es zeigt sich eine zuckende Bewegung, was beim natürlichen Schlaf nicht der Fall ist. Das Auge bleibt bei Schlafwachen immer hell und glänzend, der Augapfel ist nach oben und innen gekehrt und gegen den Einfluss des Lichtes wenig oder gar nicht empfindlich. Nach der Auguste Kachler ist für Herzsomnambulen, d. i. bei solchen, wo das elektrische Element des Blutlebens vorherrscht, der Augapfel nach unten gekehrt, jedoch nicht ohne Ausnahme, ein Krampf in einem Augenmuskel kann ihn quer oder nach unten richten, und außerdem gibt sie an, dass man eine Somnambule am sichersten erkenne durch das Lenken des Augapfels mit einem Stahl.

Es gibt ferner gewisse Zeichen des ersten Erwachens im Schlafe, wenn sie auch nur momentan, gleichsam blitzweise erscheinen, die sowohl auf das ursächliche Leiden, als auf die Art der künftigen Ausbildung im Hellen hindeuten. Höhere geistige Äußerungen und religiöse Stimmungen deuten mehr auf im höheren Nervenleben des Gehirns sitzende Ursachen; Beschäftigungen hingegen mit körperlichen Gefühlen und weltlichen Angelegenheiten deuten mehr auf Störungen im Ganglien- und Vegetationssysteme. Mitunter stellt sich nach kurzen Andeutungen des inneren Erwachens ein Tiefschlaf ein mit völliger Unbeweglichkeit, und wenn sie wieder entweder magnetisch oder ganz erwachen, so klagen sie über Kopfweh.

Ein bedeutender Unterschied ergibt sich aus dem freiwillig entstehenden und dem künstlich, gleichsam gewaltsam, erzeugten Schlafwachen. Das von selbst sich durch ein bloß allgemeines Magnetisieren entwickelnde Schlafwachen ist fester und lässt sich weniger von der Willkür des Magnetiseurs leiten; die Andeutungen, die man von dem Schlafwachen erhält, sind verlässlicher, denn ihn treibt das eigene Naturbedürfnis, er kann durch eine nun folgende richtige Erziehung und Behandlung zu reineren Anschauungen des höheren Hellsehens geleitet werden, ganz besonders für die eigenen und wahrscheinlich auch für fremde Krankheitszustände und Heilerfordernisse.

Nach dem jedesmaligen und namentlich nach dem ganzen Ablauf der Schlafkrisen bleiben selten Übelstände, Unbehaglichkeiten, Nervenreizbarkeiten zurück. Es findet allerdings auch eine gewisse gradweise Stufenleiter dieses Zustandes statt, die aber äußerst unbestimmt in der Dauer und Höhe, unmöglich einer Klassifikation unterliegt. Von den Symptomen des Tiefschlafes und dem leisen Erwachen mit erkennbaren Veränderungen im Ausdrücke von den leisen Muskelbewegungen bis zur beginnenden Gedankenmitteilung durch Gebärden oder Worte und bis zu einer freieren Bewegung in helleren Bildern, meist in Visionen mit und ohne Sprache; und endlich bis zu extatischen Zuckungen, würde dieser und jener eine ganz verschiedene Einteilung machen, die aber nur in ihrer Ansicht und Willkür, aber nicht in der Übereinstimmung der Natur einen Grund haben; wir halten uns dabei gar nicht weiter auf, sie sind ohne praktischen Wert. Die Behandlung richtet sich nach den Haupterscheinungen, die aus den Funktionsstörungen und aus den allgemeinen Andeutungen des Schlafwachens und Hellsehens sich ergeben. Es ist jedoch während der Schlafkrise selten weiter viel zu tun, als in größter Ruhe teilnehmend bei dem Kranken zu bleiben so lang es immer möglich ist; denn die Gegenwart des einwirkenden Arztes ist notwendig, einmal als heilsame Einwirkung überhaupt, und zweitens um das Erwachen im Schlafe zu erfahren und zu pflegen. Zudem wird er eintretende Krämpfe und die begleitende Unruhe beschwichtigen, und überhaupt schon für die Zukunft eine Art Vorsorge und Vorbereitung zu treffen Gelegenheit finden. Bemerkt man das innere Erwachen des Patienten, so enthalte man sich, denselben mit Fragen zu drängen, er bedarf gerade in dieser ersten fremden Welt der Ruhe, sich zurechtzufinden. Aber man versäume auch nicht ganz, sich seines Zustandes zu vergewissern. Man frage leise: verstehen Sie mich? Schlafen Sie? Ist Ihnen wohl? Er wird Zeichen mit dem Kopf oder Händen geben, mit Worten wird er äußerst selten antworten.

Sehr oft sind die ersten Erscheinungen des Schlafwachens, besonders bei krampfhaften Personen, Visionen aller Art, sie kommen und verschwinden, stellen sich aber auch in der Folge wieder oft, sogar im höheren Zustande des Hellsehens, wieder ein. Sie sind, nicht ohne Bedeutung, obgleich es Täuschungen der Fantasie sind, welche die Schlafwachen, besonders auf den niederen Stufen, für Wirklichkeiten halten, in den höheren aber selbst als Täuschungen, oder doch als bloße Bilder anerkennen. Die Visionen beziehen sich gewöhnlich auf Gegenstände der Lebensumgebungen der Individuen, auf lebende Menschen und Tiere, zuweilen wohl auch auf Erscheinungen von Geistern Verstorbener oder auf Genien und Engel, usw.

Der gute, feste, nicht gar leichtgläubige und schon geübte Arzt wird mancherlei Urteile zu bilden veranlasst werden: ob da etwa bloße Lüge Falsches vorgibt; ob Laune, Eigensinn, Eitelkeit, oder ob wirkliche Wahrheit dahinter steckt, darüber wird er sich bald vergewissern. Er wird sogar bei der Kenntnis der Krankheit in der Vision eine Art Rester des Zustandes oder eines kommenden Ereignisses in der Krankheitsentwicklung erblicken. So sind z. B., Erscheinungen von lieblichen oder hässlichen Tiergestalten, von Vögeln und Tauben, von Hunden, Katzen und Bären, usw., gewöhnlich Begleitungen angenehmer oder unangenehmer Empfindungen, sehr oft als Vorgefühl eines künftigen Paroxysmus. Schwarze Gestalten bedeuten immer das Gegenteil von weißen, und zwar etwas recht Unangenehmes, häufiger jedoch in bloß körperlicher Hinsicht. »Es kommt mir allemal in meiner Fantasie vor, wenn die Krämpfe sehr schmerzhaft sind, sagt die Auguste Kachler, »als ob eine schwarze, hässliche Gestalt mich ermorden wollte, und da mag ich dies wohl auch durch Gebärden kund tun; doch dies ist wahrscheinlich nur die Angst.«

Ganz dasselbe sagte Selma, eine jüdische Seherin (Berlin 1838), eine der merkwürdigsten: »Ich lag ganz allein in meinem Bette, da sprang plötzlich die Tür auf und ein großer schwarzer Hund kam herein, und sprang auf mein Lager zu, er trug den Schwanz zwischen den Beinen geklemmt, die Zunge weit aus dem Rachen gestreckt und mit Geifer bedeckt. Ich erschrak heftig und fiel in Krämpfe. Der Hund war das Symbol und bedeutete meinen Krampf.« Ähnliche Erscheinungen wird jeder Magnetiseur genug beobachtet haben. Vögel und Tauben bedeuten immer mehr ein unschuldiges, ruhiges und sanftes Fantasien eines schwachen, aber eben auch kranken Nervensystems; nur aber scheint mir aus der, allgemeinen bisherigen Erfahrung hervorzugehen, dass die Grundursachen des zerrütteten Nervensystems auch vorzüglich in den niederen animalischen Funktionsstörungen liegen. Über Traumbilder als Symbole und ihre Auslegung siehe interessantes Bemerkungen von der Witwe Petersen (Kiesers Archiv 12. Bd. 1. u. 2. Heft).

Beim ersten Erwachen im Schlafe können nicht alle sogleich sprechen, manche wollen nicht sprechen. Um dieses zu erleichtern, weil es oft ein Schlundkrampf verhindert, reiche man ein Glas magnetisches Wasser, wodurch man es sogleich sehen wird, sie können es nicht schlucken. In diesen Fällen behauche man das Genick und den Hals, und streiche in der Richtung des Laufs des Stimmnerven zu beiden Seiten vom Halse nach der Herzgende herab, lege die angehauchte Hand auf den Hals und spreche leise vor. Da das erste Schlafwachen dem Wesen nach mit dem Traume ganz übereinkommt, so ist leicht zu begreifen, dass die Bilder wechseln; schöne und angenehme Bilder verwandeln sich in Schreckgestalten aller Art; auch Bilder von Verstorbenen, von Geistern und Gespenstern treten auf. Der ganz ungebildete Schläfer und jener auf den niedersten Stufen des Wachens wird die Erscheinungen für Wirklichkeiten halten, wie der Aberglaube; der unwissende Ungläubige schreit von Lüge und Betrug, beide sind auf falscher Fährte, nur ist mir der erste Kurzkopf lieber als der zweite Starr-, oder Dummkopf.

Der Magnetiseur hat genau auf diese Traumbilder Acht zu geben und danach zu fragen, nach Gestalt und Farbe oder Stimme, ob sie in gebietenden oder verbietenden Zeichen erscheinen; welches das anfängliche und Hauptbild sei; ob der Schläfer sie verstehe, und wie er sich dabei fühle. Angenehme Bilder, verklärte Gestalten, die freudige Ruhe bringen, sind Zeichen einer freien inneren Gehirnbewegung, eines wohltätigen kritischen Schlafes und eines sehr wahrscheinlich guten Fortgangs. Das Gegenteil bedeutet das Gegenteil. Aus schwarzen Farben hat sich noch kein Somnambule etwas Gutes prophezeit und du kannst versichert sein, es folgt ein Sturm nach. Die Bilder sind sehr ungleich, bei den Meisten ist es ein Sehen, bei Andern ein Hören, bei noch Andern beides oder mit Wechsel, das hängt von der Konstitution und von der Art der Krankheit ab. Die Schaubilder sind dem scharfen Beobachter immer sehr bedeutsam, sie zeigen jedenfalls immer mehr eine Erregung des großen Gehirns an, wohin die höheren Lichtscheine oder die schwarzen Schatten der Unterwelt sich reflektieren. Niedere, Alltagstraumbilder, Töne und Sprachzeichen, wenn sie nicht idealer Art sind, deuten mehr auf eine Erregung des kleinen Gehirns und des mit ihm näher zusammenhängenden sympathischen Systems. Fehlt es nicht an einer vernünftigen Leitung, so wird der Schlaf sehr bald tiefer und sie geben selbst irgendeine Art Aufklärung. Geschieht gar nichts und lässt man sie gehen, so kommt auch das verkehrteste Zeug zutage, und der Kranke wird durch eine solche falsche Krise in seiner Kur aufgehalten. Hat sich also das innere Erwachen bereits angekündigt, so bleibe man ebenso ruhig und ernst im Fragen, um 1) etwas zu erfahren und 2) den Schläfer zu erziehen; die Fragen darf aber nicht die Neugierde, das Erstaunen, sondern lediglich die Lage des Kranken und der wohlmeinende Ernst des Arztes diktieren, und zwar kurz und mit wenig Worten. Z. B., können Sie sprechen? Ist Ihnen der Schlaf gut? Werden Sie öfter schlafen? Wie lange werden Sie schlafen? Ist die Behandlung so recht? Wann werden Sie wieder schlafen und sprechen? Können Sie mir etwas ansagen über Ihren Zustand? Was sollen wir sonst tun? Wie lange dürfen Sie schlafen? Müssen Sie geweckt werden? Glauben Sie gesund zu werden?, usw.

Es kommen, zwar selten, Fälle vor, wo die Schlafwachen, selbst die schon etwas höher Stehenden, bei einer Fülle von Bildern und bei deutlicher Anschauung, nicht einmal recht wissen, wenn sie gefragt werden, wie und womit sie sehen. Eine sehr helle Seherin sagte selbst: sie sehe eigentlich nicht, wie man sonst sehe, aber es sei ihr so, als sehe sie es. Bende äußerte seiner hellen Petersen einmal seine Verwunderung darüber, dass sie ihm nicht recht angeben könne, wie sie sehe, worauf sie ihm mit folgender Frage in die Quere kam: »So! Das scheint dir wunderbar, womit siehst denn du, wenn du träumst?« Daran wusste er nichts zu antworten. »Nun, so ist es gerade jetzt mit mir, nur dass ich im Traume wach bin, statt dass du im Traume schläfst, darauf beruht der ganze Unterschied.«

Das Schlafwachen ist nicht immer eine Entwicklung aus dem natürlichen Schlaf, oder dieser geht nicht durchaus notwendig vorher. Ganz unerwartet, ohne eigentlich recht im Schlaf gewesen zu sein, geben sie zuweilen, nachdem sie einige Mal magnetisiert worden sind, Zeichen des inneren Wachens; allemal aber geht auch in solchen Fällen eine Art krampfige Spannung voraus, eine gewisse Unruhe und wenigstens einige tief aus der Brust aufsteigende Seufzer. Diese Seufzer sind wichtig für den Arzt, er bleibe jetzt ja bei dem Kranken und lasse ihn nicht allein, damit versäumt er wahrscheinlich, einen guten Wachschläfer zu bilden; aber nur mit Geduld und Ruhe lässt sich der Schatz heben, der stürmende Wunderjäger zertritt den schwellenden Keim, ohne die rechten Blüthen und noch weniger eine reife Frucht zu erleben. In diesem ersten Erwachen betrachte man den Patienten als ein Kind, als einen Unmündigen, der an sanfter Hand geleitet und nach seinen Anlagen entwickelt werden soll, die ihm abgelauscht und hervorgelockt werden müssen. Nur mit kluger Vorsicht, mit liebevoller Nachhilfe und nicht mit anstrengender Spannung lässt sich etwas Gedeihliches bilden. Will es mit dem Erwachen im Schlafe nicht recht vorwärts und treten die Anschauungen nicht deutlich hervor, so hilft das Drangen und Fragen ebenso wenig als das starke, anhaltende Magnetisieren zu diesem Zwecke; dies erregt höchstens eine Art Krampf und ein erzwungenes Wachen, das nicht viel wert ist. Man warte auf einen künftigen Schlaftag, um den man jedoch immer fragen soll, wenn sie auch noch nicht recht wach sind, weil gerade dieses Fragen das allerbeste Weckmittel der inneren Sammlung ist. Ich hatte ein 13jähriges Fräulein in der Behandlung, diese gab mir auf meine Fragen ganz genau die nächste Schlafzeit nicht nur auf Tage, sondern auf Stunden und Minuten an, wo ich kommen und gegenwärtig sein müsse, wenn gleich sie mir sonst sehr wenig zu antworten wusste, bis sie erst nach einiger Zeit sehr genau die Behandlungsart auf Monate hinaus bestimmte, die zum besten Ziel, nämlich zur Gesundheit führte.

Den Leser brauche ich wohl nicht noch besonders darauf aufmerksam zu machen, dass er der leitende Herr bei Scharfblick und wohlgestelltem Ernst bleibt, und dass er nicht durch Täuschung am Ende der Geleitete wird. Denn gerade auf dieser niedrigsten Stufe kommt es daraus an, das Unkraut mit der Wurzel auszurotten, und gerade auf dieser niedrigsten Stufe können solche Schlangenköpfe der Verstellungssucht, der Eitelkeit und des Lügengeistes im Grase sich am leichtesten verstecken.

Nach dem Erwachen solcher ersten Schlafwachen spricht man am besten gar nicht mit ihnen über das Vorgefallene, als etwa, ob sie sich keines Traumes erinnern; ebenso hüte man sich, davon zu Anderen zu sprechen, weil leicht unangenehme Erregungen veranlasst werden.

Eine andere Regel bei der Behandlung des Schlafwachens ist die, dass matt die Schlafenden bei der gehörigen inneren und äußeren Ruhe auch nicht zu sehr isolier, damit sie nicht jeden fremden Eindruck empfinden und sich zu sehr abschließen, besonders sollen sie sich wenigstens an jemand der nächsten Umgebung gewöhnen, damit in vorkommenden Fällen die Abwesenheit des Arztes eine Mittelperson ersetzt und dieser nicht der Sklave seiner Kranken wird. Dies ist eine ebenso heilsame Vorsicht, als jene, dass man gerade in der ersten Zeit der Schlafkrisen keine Fremde zulässt und am allerwenigsten Fragen an sie zu richten gestattet, siehe oben S. 96. — Wecken lasse man sie aber nie jemand fremden und anderen, wenn nicht ausdrücklich die Art und Zeit angeordnet ist; gewöhnlich erwachen sie von selbst zur rechten Zeit, wenn sie gewöhnt werden, allein oder in Umgebung der nächsten Angehörigen zu bleiben. Fällt der Kranke durch das Magnetisieren in einen bloß ruhigen natürlichen Schlaf, so lasse man ihn ruhig ausschlafen, ohne das Ende desselben abzuwarten. Antipathien gegen Personen, die nicht gut beständig ferne bleiben können, trachte man auszugleichen durch das in Rapportsetzen; man nimmt dazu irgendeinen Gegenstand, ein Schnupftuch, usw., magnetisiert es durch Halten in den Händen und überreicht es dem Kranken, oder man berührt den Fremden und den Kranken und magnetisiert ersteren mit ein paar Strichen und nähert beide einander.

Diese Bemerkungen und Regeln sind hinreichend, die Kranken auf den niedersten Stufen des natürlichen Schlafes oder des beginnenden Schlafwachens entweder schlechtweg zu behandeln, oder dann weiter zu führen, wenn ein höherer Zustand in Aussicht steht oder bereits eingetreten ist. Hier handelt es zunächst sich bloß um die Frage, ob der Patient wirklich schläft, oder ob er beim Schlafe der äußeren Sinne innerlich mehr oder weniger zu wachen beginnt. »Fragt man den Kranken, ob er schläft«, sagt Deleuze, »so erfolgt von drei Dingen eines: entweder erwacht er, dann ist es kein Schlafwachen und er wird in dieser Sitzung nicht mehr darein kommen; oder er antwortet nicht, da ist es ein natürlicher Schlaf und das Schlafwachen ist möglich (wenn auch nicht wahrscheinlich); antwortet er aber, ohne zu erwachen, und erinnert er sich nach dem Aufwachen des Vorgefallenen nicht, dann ist es das wirkliche Schlafwachen.«

Das Hellsehen

Dieser überaus wichtige, bisher seiner Naturbeschaffenheit nach ebenso wenig hinlänglich erkannte, als wie in praktischer Hinsicht erkennbare Gegenstand verdient unsere ganze Aufmerksamkeit; die eigentliche Behandlung beginnt erst jetzt, um das Hellsehen aus dem Schlafwachen zu entwickeln und zu erhalten, und sowohl dadurch dem Kranken gehörig beizustehen als auch anderweitig davon Nutzen zu ziehen. Wir werden nun die verschiedenen Gesichtspunkte ins Auge fassen, und darüber von dem Standpunkte der bisherigen Erfahrung aus, dem Leser eine Anleitung des Verhaltens zu geben versuchen, wobei wir jedoch uns nur kurz an das Allgemeine halten können; für alle möglichen Spezialfälle, die ins Unendliche gehen, wird der uns nachfolgende Praktiker nach den Umständen schon selbst Rath finden und vielleicht besseren, als man ihm geben kann. Wir wollen zuerst die Heranbildung aus dem Schlafwachen und das Hellerwachen besprechen, sodann das Verhalten und den Umgang mit den Hellsehern ins Auge fassen, ferner die Beratung und Befolgung ihrer Aussagen abwägen, und endlich über die Weckungsmittel aus dem Schlafe und die Dauer desselben handeln.

Ist ein Patient hinlänglich magnetisiert; sind die etwa örtlichen Störungen durch ein allgemeines Verfahren ausgeglichen und kommen die Schlafzeichen eines schon kundgegebenen Schlafwachens, ohne jedoch in dasselbe Recht auszugehen, so ist mit Umsicht und Vorsicht vorzugehen, um dasselbe besser auszubilden. Mit Umsicht, um die Ursachen der Hindernisse aufzusuchen, warum er nicht recht erwacht; steckt irgendwo ein Krampf? Ist der freie Durchgang in den Gefäßen und Nerven irgend gehindert, flutet das Blut, sind gar zu enge, unbequeme Kleider schuld? Ist ein fremder Einfluss, irgendein Geruch, ein Tier, ein Mensch in der Nähe, das störet? Oder ist ein psychischer Grund, der dem Kranken zuerst im Schlafe begegnet und ihn beunruhiget? Mit Vorsicht: weil die Stufen der sukzessiven Entwickelung der schlafwachen Eigenschaften nicht so abgemessen auseinander und übereinander sich auswickeln, um sogleich bei den ersten Regungen auf das unfehlbare Wunder schließen und nicht vielmehr das Ganze verderben zu können. Gerade jetzt bedarf es der Klugheit, der Langmut, des Abwartens, der Schonung der Person bei der Strenge der Prüfung. »Fragen wir die Natur,« sagt Robiano, »aber plagen wir sie nicht; warten wir, bis sie geneigt ist, uns zu antworten.«

Wenn der magnetische Schlaf bei der Gräfin M. nicht recht eintreten wollte, so musste ich ihr die Fingerspitzen auf den Scheitel halten und langsam quer über die Seitenwandbeine und dann über den Hals nach der Herzgrube hinab streichen, aber nie vorn über die Stirne, wo sie wohl zuweilen einmal angehaucht wurde.

Sehr merkwürdig erscheint mir, diesem analog, eine Stelle bei Haddock, wo seine sehr hellsehende Ema, eine der ausgezeichnete, Folgendes angibt. »Meine Gläser sind geschwärzt (so nannte sie das Dunkelwerden ihrer Hellsichtigkeit), oder sie haben meine Gläser weggenommen. Gleichzeitig fand ich oft, sagt Haddock, dass ich durch Streichen vom oberen Teile des Kopfes quer über die Nachahmungsorgane nach den Seitenteilen des Kopfes herab die Kraft der Hellsichtigkeit hervorrufen und steigern konnte, was sie durch den Ausruf zu erkennen gab: ah, jetzt wird es hell, während durch Längenstriche, die ich vom Scheitel über das Vorderhaupt und das Gesicht zog, ihr Sehorgan augenblicklich verschlossen und sein innerer Zustand von Finsternis versetzt wurde.«

Man sieht hier die Bestätigung meiner obigen Angabe, dass die Striche über die Stirne und das Gesicht schläfrig, aber nicht hellsichtig machen, wozu übrigens der physiologische Grund in den Blutleitern des Gehirns liegt, und wodurch eher eine Ansammlung durch obiges Verfahren auf dem Gehirngrunde, als eine Entleerung des Blutes bewirkt wird, was hier nicht erörtert werden kann. Eine hieher Bezug habende, merkwürdige und lehrreiche Stelle findet sich in Kiesers Archiv, 10. Band, 2. Heft, Seite 11, welche von der hellsehenden Petersen als Antwort auf die Frage gegeben wurde: »Ist dir in der letzten Nacht, etwas klar geworden? Ja, ich habe weiter darüber nachgedacht, wie sich der magnetische Schlaf auch bei denjenigen, welche schwer in denselben zu bringen sind, durch stärkere Einwirkung dennoch ziemlich tief machen lässt. Überhaupt hängt derselbe teils von der Anlage dazu, aber noch mehr von der Beschaffenheit der Krankheit ab. Wenn diese darnach ist, so tritt das Schlafwachen, ja sogar die Hellsichtigkeit ohne viel Mühe gleichsam freiwillig ein. Der letzte Zustand ist jedoch nur in seltenen Fällen zur Heilung nötig, und nie da, wo in den niederen Schlafzuständen die Anschauungen zur gehörigen Klarheit erhoben werden können. Wo diese aber dunkel oder verworren bleiben, da kannst du dich noch folgender Mittel bedienen, um sie deutlicher hervortreten zu lassen. Schon vor der Manipulation musst du ein Taschentuch durch Tragen in der einen Achselhöhle magnetisch machen. Wenn du nun den Sitzenden durch die früher beschriebenen Wechselstriche bis zur Selbstermüdung behandelt hast, und nur nicht vergisst, bei jedem Laufe eine Weile stetig auf den Scheitel gegen die Stirne und Herzgrube einzuwirken und nachher deine Brust auf die seinige zu legen, bis er eine durchdringende Wirkung davon spürt. Wenn sich dann, wie bei mir, das Licht an dem unteren Teile der Stirnmitte entwickelt, so musst du ihm das magnetische Tuch so um den Kopf binden, dass es die Stirne bis auf den untersten Rand umschließt; hieran die Daumen über die Nase ansetzen, die Haut daselbst dehnend voneinander ziehen und auswärts über die Augenbraunen hinstreichen.

Mit diesen Strichen ist fortzufahren, bis es dem Schlafenden heller wird. Sollte aber der Schlafende durch andere Teile des Körpers sehen, so wird er es dann leicht selbst angeben können; denn wo sich das Licht entwickelt, dahin verlegt sich der magnetische Anschauungssinn. Auf diesen Teil ist dann besonders zu wirken.«

Dieselbe Kranke sagte ein andermal auf die Frage ihres Magnetiseurs, ob sie ihm kein Einschläferungsmittel angeben könne, da sie einmal nur mit vieler Mühe in Schlaf gebracht werden konnte: »Ich könnte Ihnen wohl eins sagen, da ich aber nur ungern schlafe, so verschweige ich auch das Mittel.« Etwas später; »da ich aber doch notwendig schlafen muss, so wäre es doch großes Unrecht, wenn ich Ihnen nicht Ihre Mühe möglichst erleichtern wollte. Sie brauchen mir nur Ihr Taschentuch über den Kopf zu werfen, so wird der Schlaf sehr bald erfolgen,« was auch der Fall war, und sie erwachte eben so bald wieder, wenn er dasselbe vom Kopf nahm.« Dieselbe sagte ein andermal: »Um sehr nachdrücklich auf solche einzuwirken, die schwer einzuschläfern sind, verfährt man am besten auf folgende Weise: der Handhabende wirkt in jedem Gelenke so lange stetig ein, bis er sowohl selbst, als auch der Empfangende eine starke Wärme spürt, jener in den Händen, dieser in den Gelenken, zieht hierauf die Mittelstriche zwischen den Gliedern kräftig und geschwind und gibt nach einer solchen Tour einen Schnellstrich über den ganzen Körper. Es versteht sich von selbst, auf dem Scheitel, über der Nasenwurzel und der Herzgrube ist auch länger zu verweilen. Die Schnellstriche sind an den Armen wie bei den Krampfableitungen, die anderen müssen aber von der Nasenwurzel über die Brust und den Unterleib nach den Schenkeln und Zehen gezogen werden. Wer durch diese Wechselstriche nicht einzuschläfern ist, möchte schwerlich in magnetischen Schlaf zu bringen sein.«

Einschläferungsmittel anderer Art, als durch die Einwirkung des Magnetiseurs, zum Teil vielleicht mit den schon früher genannten Mitteln, halte ich nicht für ratsam, wenn es nicht von einer Hellsehenden angeordnet wird. Hat der Kranke Neigung zum Schlafen und hat er schon geschlafen, so gelingt das Einschläfern eher mit Ruhe, als mit Drängen. Die bloße Gegenwart, der stetige Blick, der Befehl: Schlafe; manchmal das Zurücktreten auf einige Schritte in der Entfernung, mit ein paar Längenstrichen, bringt ihn gewöhnlich bald in Schlaf.

Fragen soll man anfangs nur mehr um das innere Schauen zu merken, als Geheimnisse zu erforschen, dieses wird weder dem Kranken noch dem Frager etwas nützen, bevor nicht ein fester Stand des inneren Erwachens da ist; im Gegenteil, man leitet den Geist in seiner fremden Anschauungswelt auf Irrwege und verdirbt vielleicht die ganze Zukunft. Der Zustand des inneren Erwachens soll in möglicher passiver Ruhe sich entwickeln, ein erzwungenes Reflektieren gibt keine Sicherheit, es ist Zeit genug dazu, wenn das Hellsehen sich entwickelt hat. Wie man also physisch nicht auf englische Art die magnetischen Ströme auf den Kopf konzentriert, um diesen zu überladen, so überhäufe man den Kopf auch nicht psychisch mit unzeitigen Fragen, diese sind eben nichts anderes, als unfruchtbare und mehr schädliche Experimente, was um so störender wird, wenn man gar fremden, neugierigen Personen solche Fragen zu stellen erlaubt.

Lieber lasse man den Schläfer auch jetzt noch allein bis auf das nächste Mal, denn es ist wünschenswert, dass der Patient allein zu bleiben sich gewöhne auch in diesem neuen Zustande; versäumt man diesen Umstand anfangs, so ist es gewöhnlich, später nicht mehr gut zu machen.

»Es ist wichtig«, sagt Sandby, »zu bemerken, dass man den Patienten anfangs im Schlafe nicht zu viel nachgebe; *Somnambulists are very encroashing and exigeant, and the more that their fancies are complied with, the more will they require*«, — sie sind anmaßend und fordern um so mehr, als man ihrer Fantasie zugibt. Ich wiederhole demnach auch hier die in meinem früheren Werke über Magnetismus gegebenen Regeln, von denen die vierte und fünfte also lauten: stelle wenige und keine unnütze Fragen; trage nichts Fremdartiges in die Anschauungen der Hellseher. Bei diesem Fragenstellen muss immer nur zunächst das Befinden und der eigene Zustand des Kranken ins Auge gefasst werden, aber immer und jede Frage sei so gestellt, dass er nicht darin gleichsam die Antwort schon enthalten hat. Zeigt sich hingegen eine große Bereitheit zu antworten, so kann diese in geschwätzt Lust ausarten, wenn man sie gehen lässt, oder Leichtgläubigkeit verrät. Der Arzt stelle sich daher nie als Lehrling, sondern immer als Meister, obgleich jeder Meister fragen darf und auch etwas lernen kann. So sehr also einerseits die Anregung zum inneren Erwachen gegeben werden soll, so sehr ist andererseits der feste Zügel anzuhalten, die aufstrebende Kraft zu mäßigen. Von besonderer Wichtigkeit ist aber, dass gerade anfangs keine Fragen gestellt werden, die nicht zur Sache gehören, eben so schädlich sind die Fragen übersinnlichen Inhalts. Der Hellseher wird sich seiner Anlage gemäß freier entwickeln und jedenfalls tiefer schauen und zuverlässiger werden. Man glaube ja nicht, dass Hellseher alles wissen und dass sie in allen Dingen unfehlbare Orakel sind; sie müssen sich in diesem neuen Zustande auch erst eingewöhnen, und sich eine Zeit lang ihre eigentümlichen Kräfte gleichsam einstudieren, wie man die Objekte des Auges im gewöhnlichen Leben erst begreifen lernen muss, bevor man mit dem rechten Gebrauche vertraut ist.

Mit der Befolgung dieser Regeln wird man sich einen zuverlässigen Wachschläfer erziehen, und ihn nicht so leicht verleiten, auf Irrwege zu geraten, die auch hier, wie in der ganzen Welt, möglich und gar nicht so selten sind. Der Schläfer legt seine angeborenen Eigenschaften nicht ab, und warum sollen sie nicht gerade jetzt zum Vorschein kommen, wenn sie sonst bisher keine Veranlassung fanden, sich zu offenbaren. Erblickt er noch dazu einen gefügigen, leichtgläubigen und nachgiebigen Begleiter in seinem Magnetiseur, so bekommt die Laune, die Lebendigkeit der Fantasie auf dem neuen Felde der Vorstellungen und Gefühle freien Spielraum; ein bischen Eitelkeit, auch einmal etwas zu gelten, wird gleichfalls wach, und warum sollen sich nicht die natürlichen Triebe regen und zu Neigungen aufsteigen, wenn sie keinen Widerstand finden? Die Erbsünde ist und bleibt ein Gemeingut für alle Erdenkinder, und auch die Hellseher zeigen die schwarzen Flecken derselben mehr oder weniger bei verschiedenen Gelegenheiten kritischer Vorgänge, besonders bei Krampfanfällen. Launen, Eitelkeit, Verschmitztheit, Verstellung, Eigensinn, Verheimlichung, sogar tückische Schadenfreude sind Verfinsterungsphasen der Hellsichtigkeit, denen oft nur mit Geduld und Ernst zu begegnen ist, und die um so leichter gleichsam organisch einwachsen, können, wenn anfangs der rechte Erziehungsweg verfehlt wurde.

Si aggiunge a tutto ciò che la lucidezza dei somnambuli è capricciosa e fugace. e che il loro amor proprio li spinge a vantare oltre missura la loro potenza di vedere e di sapere, e che spesso dicono piu di quello che vedono e sanno: e cosi operando non sono nè previdenti nè retrovidenti. ma fanno vaghi ragionamenti e congetture vaghe, dedotte dalle proprie idee. Stanno anch' essi i loro neri intervalli per alluzinazioni ed aberrazioni, o siano prodotte da cause interne o da esterne influenze.a Guidi.

Ein höchst interessantes Beispiel liefert uns hierüber die Krankengeschichte der Witwe Petersen, eine der vorzüglichsten Hellseherinnen, die manchmal ihrem Magnetiseur viel zu schaffen machte, und alle möglichen dunkeln Schattenseiten zeigte.

»Einmal, als sie sehr heftig und ungezogen war, nahm ich ihr das Schlaf wirkende Haarsäckchen vom Kopf, in der Furcht, es möchte sie zu viel aufregen.

Was fehlt Ihnen, rief sie, dass Sie mir die Haube vom Kopfe gerissen haben?

Ich sagte ihr, wie es mit dem Abgleiten gegangen sei. Da sie aber dennoch mit ihrem Schreiweinen fortfuhr und heftig trotzte: ich solle sie sogleich wieder einschläfern, so sagte ich ihr kurz, dass ich nach meiner Überzeugung handle und nicht nach ihren Launen. Ich werde sogleich einen vernünftigen Mann herbeirufen, der sowohl Zeuge ihres Betragens, als meiner Behandlungsweise sein könne, und dieser soll von nun an jeder Sitzung beiwohnen, wenn sie nicht augenblicklich sich vernünftiger betrüge. Dies wirkte so nachdrücklich, dass sie von Stunde an ruhig und freundlich war, und mich flehentlich bat, ihr diesen Schimpf zu ersparen. Als sie wieder eingeschläfert war, schien sie kaum mehr dieselbe Person zu sein, so verändert war ihr ganzes Wesen. Ich bitte dich, fing sie im freundlichen Tone an, sage es doch keinem Menschen, dass ich mich oft so schlecht betragen habe, ich will künftig ganz anders werden, und alles tun, was ich soll. Nach einigem Sinnen rief sie ganz fröhlich, als wenn sie die größte Entdeckung von der Welt gemacht hätte: jetzt habe ich ein unfehlbares Mittel gefunden, mir das ekle Lügen im Schlafe zu verwehren und dies hilft bei allen lügenhaften Schlafrednerinnen. Wenn man nämlich denselben ein Stück neues Sohlenleder vor den Mund hält, so sind sie nicht mehr imstande, eine Unwahrheit hervorzubringen. Dasselbige ist der Fall, wenn man ihnen einige Scheitelhaare abschert und sie sogleich verbrennt.

Ein Paar Tage später, nachdem sie die ganze Zeit, auch im Wachen, ganz gelassen geblieben war, obgleich es an Veranlassung zum Ärger für sie nicht gefehlt hatte; sagte sie im Abendschlafe: Meine vorgestrige Anschauung über die Mittel für unwahrhaftige Schlafrednerinnen ist jetzt noch vollständiger geworden. Man muss ihnen erst einige Haare vom Scheitel scheren, ihnen hier auf die Auswüchse der Nägel an Händen und Füßen abschneiden, diese sorgfältig in den Haarbüschel wickeln und dann beides miteinander verbrennen, so ist ihr ganzer Wille dahin und sie müssen gehorchen.«

Bende setzt in der Anmerkung hinzu: »Das Beten war für sie von sehr guter Wirkung und sie fühlte sich immer dadurch gestärkt. Ich gab ihr fast jeden Abend den Rath, sie möge nur beten, besonders wenn ihr im Schlafe etwas Unangenehmes einfiel, doch tat sie es nur selten.«

Ich habe hier eine Anmerkung zu machen, dass ich die Wirkung des Haarabschneidens gleichfalls, aber anderweitig gesehen habe, bei dem Mörder A. Moll, dessen Lebens- und Todesgeschichte ich ausführlich in einer eigenen Schrift mitgeteilt habe: über die nähere Wechselwirkung des Leibes und der Seele mit anthropologischen Untersuchungen über den Mörder A. Moll, Bonn 1825.

Dieser Moll hat einen dreifachen Mord begangen, an einem Schneider, des Geldes wegen ihn zu berauben, dann an seiner Stiefmutter und seinem Halbbruder. Ich habe diesen Menschen Monate lang sehr genau im Gefängnis, wozu ich freien Zutritt hatte, bei den Geschworenengericht und bei seiner Hinrichtung durch die Guillotine in Köln beobachtet. Er behielt bei allen Gelegenheiten immerfort eine beispiellose Gleichgültigkeit, auch noch nach der Eröffnung des vom Könige bestätigten Todesurteils, was er durchaus nicht erwartet hatte, weil er gehört hatte, der König bestätige kein Todesurteil. Ganz ergeben hörte er den Spruch des Richters, unterhielt sich mit dem Geistlichen und in der letzten Nacht auch noch mit mir, frühstückte ganz munter mit gutem Appetit eine Stunde vor dem Gange zum Hochgericht. Kaum hatte ihm darauf der Scharfrichter mit der Schere die Haare vom Scheitel geschnitten, so versank die physische Kraft auf einmal wie der geistige Mut noch im Gefängnis; er hatte für gar nichts mehr einen Sinn, als mit dem Geistlichen inbrünstig zu beten.

Überaus wichtig scheint mir, um reine Resultate zu erhalten von einem in sich selbst erwachten und gleichsam zu einem neuen Selbstbewusstsein gekommene Subjekte, dass man seine eigenen Ansichten und vorgefassten Meinungen besonders in der ersten Zeit streng zurückhalt, und zwar in religiöser und medizinischer Hinsicht. Ein Arzt soll schon ohnehin eine gewisse Verschlossenheit beobachten und nie Parteilichkeit verraten, welcher natürlich der sympathisierende, und von ihm behandelte Kranke leicht folgen wird. Es ist eine bekannte allgemeine Erfahrung, dass Schlafwache, so wie sie in das hellere Leben Einblicken oder sobald ihr Inneres hell wird, meist in eine religiöse Begeisterung ausbrechen. Eine völlige Gleichgültigkeit in dieser Richtung ist wohl noch nie vorgekommen, aber die Offenbarungsweise ist bei den meisten sehr nach der konfessionellen Erziehung verschieden, sodass nur in den höchsten Graden der Ekstase das niedere, gleichsam das alltäglich getragene Gewand abgelegt, und in reinem Schmucke die unverhüllte Sonne der Wahrheit beinahe bei allen fast gleichartig aufgeht. So fand ich Reformierte, Lutheraner, Katholiken nur wenig verschieden in ihren Äußerungen über das höchste Wesen der Gottheit und Selma, die jüdische Seherin, würde man für eine wahre Christin halten müssen, wenn man sie nach ihren Aussprüchen im Hellsehen beurteilt. Derselbe fromme Sinn offenbart sich auch bei Idiosomnambulen, aber strenge nach den Gebrauchen der gewöhnlich sie umgebenden Gläubigen. Wie den Sehern alle Gegenstände des Lebens, die freie Natur, die Pflanzenwelt, die Tiere, der Mensch in einem helleren Lichte und in einer prangenden Fülle erscheinen, wie soll ihnen nicht noch vielmehr das Wogen ihrer Gefühle in der religiösen Begeisterung in Schaubilder der höchsten Entzückung aufgehen, in der alle Leiden des geplagten und kranken Lebens verschwinden. Für den ruhigen und unparteiischen Menschenbeobachter ist es tröstlich, bei solchen unverstellten Naturen, wo die Vorurteile, das menschliche Machwerk und die Gewohnheit schweigen, die ungeschminkte Wahrheit im Glanze der Gerechtigkeit und wahren Liebe, die allein wahre Zeichen des Göttlichen sind, anzutreffen. Bei allen höheren Zuständen des ekstatischen Hellsehens finden sich folgende Wahrheiten ohne Abweichung: 1) die Weisheit, Allmacht, Liebe und Gerechtigkeit eines ewigen Schöpfers; 2) die Unsterblichkeit des Menschen für ein Leben der Zukunft nach dem guten oder schlechten Betragen auf Erden; 3) eine göttliche Vorsehung und Leitung des Menschengeschlechts; 4) die Notwendigkeit der Liebe und des Gebets, um mit Gott in Verbindung zu bleiben; 5) die Gemeinschaft verwandter Geister, und das Wiedersehen derselben. In allen diesen Dingen weicht kein wahrer Hellseher von dem anderen ab, und ich glaube, man kann damit zufrieden sein, und matt soll nicht weiter dieses helle Licht mit Zweifel und eitler Neugierde seines unklaren Kopfes verdunkeln. Du wirst durch allerlei Fragen nichts gewinnen, du wirst vielleicht Antworten erhalten, aber damit wirst du den Seher aus seiner Sphäre rücken, und Fragen über Religion und Pflichten, über Tun und Lassen richte an deine gesetzlichen Vorschriften und nicht an entzückte Schläfer. Bist du nicht damit zufrieden, wenn du die reinsten Ideen des Göttlichen aussprechen hörst, welche bei allen eben so weit von Mystizismus, als Materialismus, von Intoleranz und Unglauben entfernt sind?

Ich teile dem Leser eine lehrreiche, hieher bezügliche Stelle von Bende Bendsen mit, worin er sich über seine sonst nicht immer so gar fromme Seherin Petersen ausspricht: »Tröstender und erhebender« sagt er »war bei der obigen Kranken die Richtung ihres Geistes auf das Höchste unter den größten Leiden, in denen ein gottergebenes Gemüt so unverkennbar sich aussprach, und ließe sich wohl ein schöneres, erhabeneres und der Gottheit würdigeres Bild denken, als das einer überirdischen Sonne im reinsten Verklärungsglanze? Die Kranke redete nämlich in ihren größten Leiden mit Gott, den sie als eine Sonne im hellen Glanze sah. Gott eröffnete ihr oft genau vorher, was haarscharf eintraf. Es trifft aber auch ein, wenn Schlafwachen ein anderes Bild etwas voraussagt, oder andeutet, z. B. es würde eben so genau eingetroffen sein, wenn ihr der Teufel gesagt hätte, dass er sie auf die vorbeschriebene Art so lange peinigen wolle. Die Bilder haben nur im Allgemeinen folgende, aber ziemlich sichere Bedeutungen. Ein schönes, freundliches Bild verkündet in der Regel eine glückliche Krankheitswendung und erfreuliche Zustände; Schreckbilder aber das Gegenteil. Die Schaubilder sind übrigens ewig wandelbar, daher man sich weniger über die vom Satan und dessen Legionen Besessenen zu wundern hat, als über ihre Erklärer und Ausleger, von denen einige wirklich in dem tollen Wahn zu stehen scheinen, dass Teufel so mitunter in den Leibern der Menschen ihre Qual- und Folterbank ausschlagen, um nur mit satanischer Wut und Wollust die armen Kranken aufs Grässlichste zu martern. Dass sich aber schon durch zufällige, nicht einmal absichtliche Einwirkung fremder Personen feindselige Bilder in die Fantasie der Schlafwachen hineintragen lassen, habe ich durch die Erfahrung bestätigt gefunden. Wenn nun dies schon von anderen Personen möglich ist, um wie viel mehr lässt sich dies von ihrem Magnetiseur erwarten. Ich glaube daher nicht unrecht so zu schließen: hätte ich meiner Kranken in den dafür empfänglichen Zuständen nur eine unsinnig religiöse Mystik eingepelzt, so würde ihre Fantasie schon Teufel zusamt den Namen geschaffen und die religiösen Mystiker in Erstaunen gesetzt haben. Aber weshalb soll der gute Geist dem bösen untergeordnet werden, und warum wollen die Teufelsgläubigen lieber den Satan, als Gott? Fast sollte man meinen, dass bei ihnen der Teufelsglaube den Gottesglauben überwiege.

Bei allen Besessenen, d. h. bei den dafür Gehaltenen, möchte man ganz besonders darauf zu achten haben, ob nicht ihre eigene Fantasie schon im voraus ein wenig besessen gewesen, was wohl vielleicht immer der Fall sein mag. Kommt nun hierzu noch die stärkere Aufregung der Einbildungskraft durch den Magnetismus oder die Krankheit selbst, was Wunder dann, dass jene dem Kranken lauter Irr-, Schreck-, Zerr- und Teufelsbilder vorspiegelt. Oder hat man schon die Erfahrung gemacht, dass Gebildete, nicht mystisch Befangene sich je für besessen gehalten haben? Dass Deuter und Ausleger es von jeher taten, wo es nicht der Fall war, und besonders da, wo sich in Krankheiten freitätiges Schlafwachen entwickelt, ist dagegen eine ausgemachte Sache.«

Da bei den Schlafwachen und Hellsehern, wenigstens anfangs, das innere Erwachen häufig nur ruckweise auf Momente erscheint und mit Krampfzuckungen oft abwechselt, so muss man erst das innere Gleichgewicht herzustellen trachten, und deshalb ist auf ihre Äußerungen nicht so sehr zu bauen. Dieser innere Kampf drückt sich in allen Bewegungen und Gebärden aus, und wird durch eine plötzliche Wendung im Gespräch über einen die Aufmerksamkeit reizenden Gegenstand und vor allem durch den Klang der Musik augenblicklich gehoben. Durch Anschlagen eines passenden Akkords, einer Melodie kann man die ganze Stimmung wie durch einen Zauberschlag umwandeln und das innere Wachen sehr bedeutend steigern.

Leider stehen dem Ärzte in der Privatpraxis solche Mittel nur sehr selten zu Gebote, würden aber in einer allgemeinen Anstalt Unerwartetes leisten. Nicht nur die religiöse Stimmung, sondern auch die Hellsichtigkeit erhöht sich damit außerordentlich; man wird daher vorzüglich solche Momente wählen, um sie über ihren Zustand und die Mittel, denselben zu verbessern, zu fragen; ganz besonders aber über die Art der Behandlung, ob man das richtige Verfahren und die rechte Zeit anwende; sie sind gerade hierüber ohnehin meistens klarer, als in der Angabe der Mittel, die man etwa sonst noch gebrauchen könnte. Die Antworten enthalten gewöhnlich wenig Tröstliches für den Magnetiseur, sie sind gar nicht blöde, mehr zu fordern, als man erwartet, die Geduld und der Mut des Arztes wird meist auf die Probe gestellt. Allein die Forderungen sind meistens begründet, und will man eine Kur glücklich zu Ende führen, so müssen stürmische Krisen häufig entwickelt, und mit Zeitopfer, des Magnetiseurs erkauft werden. Wer den Magnetismus anwendet, um schwere Krankheiten zu heilen, der verzichte im voraus auf Bequemlichkeit und mache sich bereit zu viel Arbeit und zu viel Zeit, die er gerade bei Hellsehern brauchen wird; denn Deleuze, sagt sehr richtig: *la plupart du temps la nature travaille seul pendant le somnambulisme*.

Ja dieser Somnambulismus ist gerade in dieser Hinsicht so merkwürdig, dass die Natur eine Revolution nur allein in ihm und durch ihn beginnt, um einen völlig neuen Prozess in dem abgenutzten faulen Mechanismus der Gewohnheit herbeizuführen, was sie ohne begleitendes Auge und Hand eines Andern durch sich selbst nicht vermag. Der Arzt ist das begleitende Auge und die rechte Hand; er braucht nur im Zimmer zu sein, oder zuweilen eine Hand, einen Fuß zu berühren, aber er muss auch bereit sein, oft die volle Kraft anzuwenden, um den Aufruhr eines tobenden Muskelspiels der Krämpfe einer bis zur Wut entzündeten Fantasie, zu mäßigen. Jeder praktische Magnetiseur wird diese Auftritte kennen, wird sie bei Irren und Nervenkranken aller Art als sehr gewöhnliche, aber notwendige Krisen erklären; er wird aber auch das heilsame Ende derselben nur in der Ausdauer und rücksichtsvollen Geduld des Arztes und der Umgebung erkennen. So wie eine solche Krise sich von selbst bildet, und nicht absichtlich hervorgerufen wird, so darf sie auch nicht absichtlich unterbrochen oder verlängert werden, die eigene Natur ist hier unfehlbar der beste Lehrmeister.

Es braucht kaum bemerkt zu werden, dass Visionen und Aussagen in solchen kritischen Aufregungen über andere Dinge, als was die Kranken selbst betrifft, keinen Wert haben. Was von übersinnlichen Erscheinungen, von Verstorbenen, von Aufschlüssen der Zukunft ihrer Fantasie erscheint, ermangelt überhaupt jeder Kontrolle, und es kommt und verschwindet wie die Meteore. Von höheren Eingebungen kann also eben so wenig die Rede sein, welcher Art sie immer sein mögen, als von Teufelsbesitzungen jener Marterzustände und jener Blendwerke der Finsternis. Auch die Andeutungen und Verordnungen für sie selbst sind nur als Fingerzeige in solchen Aufregungen, aber nie maßgebend zu halten, sie sind aber meist wahre Hellblitze, die der sinnige Arzt zu deuten und festzuhalten verstehen wird. Zu einer wahren, sicher führenden Verordnung gehören ruhige Augenblicke, die dann um so zuverlässiger sind, je freiwilliger, ohne durch Fragen erpresst, sie gegeben werden. Die Hellseher sind übrigens sehr verschieden nach ihrer Anlage in der Art ihres inneren Erwachens; wenn sie nicht von außen verleitet werden, so bekümmern sich die meisten zunächst um ihren Zustand und ihre Umgebung der Angehörigen; wenigere geraten sogleich auf das lustige Feld von Anschauungen ferner oder zukünftiger Dinge; wieder andere haben die Gabe, den Gesundheitszustand anderer auszuforschen oder versteckte Geheimnisse zu entlocken. Man wird daher gleich anfangs durch mehrfache Fragen die Anlage der Schläfer auszuforschen suchen. Am wenigsten aber rate ich, sich mit jenen zu unterhalten, die in fremden Welten reisen. Interessanter und oft nützlich ist die Gabe, geheime Verborgenheiten, z. B. Diebstähle, auszuforschen, was gar nicht selten vorkommt, aber auch hierbei sei man vorsichtig und lasse die Kunst der Offenbarung nicht laut werden, weil man sonst des Zudrangs der Neugierde und beteiligter Parteien sich nicht mehr wird erwehren können.

Sehr merkwürdige Erfahrungen hat in dieser Hinsicht Dr. Haddock mit seiner hellen Emma ganz neulich in England gemacht, wovon hier ein kurzes Beispiel gegeben wird. Einem Kaufmann in der Nachbarschaft wurde eines Abends aus seinem Comptoir die Kasse samt Inhalt gestohlen, er wandte sich an die Polizei und ergriff andere Vorsichtsmaßregeln, die Diebe zu entdecken, aber ohne alle Spur; nur auf ein Individuum hatte er einen gegründeten Argwohn. Er wandte sich an Dr. Haddock, von dessen Experimenten man damals aber noch nichts wusste, nur soviel, dass seine helle Emma einer entfernten Kranken die Ursache und das Heilmittel der Krankheit angegeben hatte. Haddock machte mehr aus eigener Neugierde über Emmas Fähigkeiten den Versuch, sie in dieser Angelegenheit zu fragen, obgleich er Bedenken trug, dieselbe in einer solchen Angelegenheit zu verwenden.

»Zu diesem Endzwecke ließ ich am folgenden Morgen den Kaufmann W. kommen, um ihn mit Emma in mesmerische Verbindung zu setzen und dann ihre Aufmerksamkeit auf die Geldkasse zu richten. Ich sagte zu ihr, Herr W. Habe seine Kasse verloren, ich wünschte, sie möchte, wenn sie könnte, uns sagen, wo die Kasse weggenommen worden sei? Emma blieb einige Minuten stumm, auf einmal begann sie mit einem eingebildeten Subjekte, zu sprechen. Sie hatte den Dieb in der Tat entdeckt; sie beschrieb uns, wo die Kasse hingeschafft worden sei, was sie alles enthielt, wobei sie mehrere Dokumente spezifizierte, die darin waren, alles nach W.'s Zeugnis vollkommen richtig; wie der Dieb die Kasse wegnahm; dass er sie nicht auf einmal fortschaffte, sondern an einer Tür versteckte. Hieraus bezeichnete sie die Richtung des Orts, wo die Person sich aufhielt und wo sich die Kasse selbst befand. Ihre Beschreibungen waren so lebhaft, dass W. in denselben eine Person erkannte, auf die er zuletzt Verdacht geworfen hätte.

Der Täter war richtig entdeckt, zur Emma geführt, die durch einige mesmerische Striche in Schlaf versetzt, dem Manne genau alles verhielt, wie er es gemacht hatte, und ihm unter anderem sagte: dass er ein schlechter Kerl sei, dass er jetzt nicht dieselben Kleider trage, welche er beim Diebstahl der Kasse gehabt habe, usw. Erst nach langen Prozeduren, die Herr W. mit seinen Eltern vornahm, und von diesen gedrängt, gestand er alles nach der wörtlichen Angabe der Hellseherin.

Ein solcher Fall machte natürlich ein großes Aufsehen und Gerede, dass der Doktor bald von nahe und ferne angegangen wurde, ähnliche Geheimnisse zu entdecken, was er mit einem gleich merkwürdigen Erfolge noch ein paar Male auch getan hat, wobei besonders eine arme Frau über hundert Meilen weit herkam, wo Emma in ihrem Leben nie gewesen, der ihre ganze Baarschaft gestohlen worden war. Emma sagte ihr auch jetzt wieder genau die Art, wie das Geld gestohlen wurde, wer der Dieb sei und wo das Geld sich befinde, was auch richtig nachher sich genau so fand. Herr Haddock stellte aber dann diese Konsultationen ein, weil er, außer dem Überlaufen, durch solche fremdartige Anstrengungen seiner Hellseherin offenbar schadete.

Hat man sich von der Hellsichtigkeit seiner Patientin und von der Art der Entwicklung derselben überzeugt, so benutze man dieselbe mit Maß und Ziel durch Fragen, welche geeignet sind, Vorteile zu ziehen, ohne die Hellsichtigkeit zu beirren. Man lasse sie, wie ihre religiösen Stimmungen, so ihre Anschauungen frei aussprechen, z. B. über ihren eigenen Zustand und die Mittel dafür, oder über andere Kranke, von denen sie selbst sprechen, oder über, welche man etwas wissen möchte. Ein unparteiischer Rückhalt der eigenen einstudierten Methode, z. B. der Homöopathie, lässt den Seher unzweideutiger die Wahrheit sagen in der Verordnung dieses oder jenes Verfahrens, dieser oder jener Mittel. Der behelfende Arzt beobachte insbesondere bei den medizinischen Verordnungen als leitender Oberaufseher ebenso seine Würde, als jene der Kranken, die er nicht mit unnützen Fragen überhäuft, nicht mit oft überhäuften Forderungen ermüde. Es ist gut, wenn der Arzt durch ein solches Abschließen seiner eigenen Willensmeinungen den geistigen Rapport gleichsam aufhebt, welcher unzweifelhaft sehr oft zwischen ihm und dem Schlafwachen besteht, sodass eine Hellseherin eines homöopathischen Arztes, usw., nur homöopathische Mittel verordnet, wie solche Fälle genug vorkommen; andere hingegen verordnen die allergrößten allopathischen Dosen von Arzneien, von Aderlässen, usw., die kein Arzt auszuführen sich getraut, und die durch die genau befolgte Anwendung die beabsichtigten, vorausgesagten, bestimmten Wirkungen zur Folge hatten. Hierbei sind die Anschauungen so individuell, aber sobald man sich durch Proben des Hellsehens überzeugt hat, so verlässlich, dass sowohl in Bezug auf sie selbst, als für andere Kranke, die Verordnungen die sicheren Wirkungen hervorbringen. Ob auch homöopathische Mittel von Kranken verordnet werden, die nie solche gebrauchten, und die auch keinen mit der Homöopathie vertrauten Magnetiseur haben? Diese Frage höre ich vielseitig aufwerfen von Lauen und Kalten, d. h. von Zweiflern und Halbgläubigen und von abgesagten Leugnern und Gegnern der Homöopathie.

Ich will hier dem Leser ein bestimmtes Urteil mitteilen, nicht mein eigenes, dies könnte parteiisch oder nicht gewichtig genug erscheinen, der ich das Prinzip der Homöopathie anerkenne, aber die Ausführung äußerst schwierig und höchst unsicher halte; ich will ein paar Fälle anführen, nach denen der Leser sich selbst das Urteil sprechen kann, welche von einer völlig unparteiischen Wahrheit Zeugnis geben.

Der englische Magnetiseur G. H. Barth, kein eigentlicher Arzt irgendeiner Methode, und ganz unparteiisch, schreibt in dem Appendix zu seinem Werke Folgendes: »Ich vermute, dass alle homöopathischen Praktiker nur Mesmeristen sind, so wie Hahnemann, der Gründer ihres Systems, ein Mesmerist war, der den Mesmerismus in einigen Krankheiten selbst verordnen. Es ist ein Faktum, dass einige Hellseher solche homöopathische Kügelchen verordneten, und dass dieselben eine medizinische Kraft hatten. Sie verschreiben aber nicht ausschließlich in der

Praxis solche Mittel, denn sie bleiben gelegentlich auch bei der Notwendigkeit von Dosen der alten Medizin, von Pflastern und Aderlässen, die sie den homöopathischen Mitteln verziehen. Ich genieße die Freundschaft einer medizinischen Hellseherin, jetzt der Frau eines Chirurgen mit ausgedehnter Praxis, welche eine der besten Homöopathen ist im Schlafwachen, im Wachen nicht das Geringste davon versteht. Ich selbst habe nur eine sehr geringe Kenntnis von diesen Mitteln, probiere aber öfter die Macht derselben, indem ich der Schläferin ein Fläschchen von ungefähr in die Hand gebe, ohne beiderseitig vorher die Aufschrift zu lesen, noch ihre Wirkungen zu kennen. Ich verglich dann die Aussagen der Schläferin mit den Kenntnissen der Homöopathen über diese Wirkungen und fand sie übereinstimmend. Ein solcher Praktiker nahm ganz von ungefähr unter 800 Gläschen eines und gab es in ihre Hände, sie beschrieb genau die Eigenschaften desselben, ohne den Namen zu wissen. Meine kleine Magd F., die so ungebildet ist, dass sie nicht schreiben und nur schlecht lesen kann, war einmal hellsehend im beträchtlichen Grade (neuerdings habe ich nicht versucht). Ich fragte sie einmal, als sie im Schlafe war, welche von den kleinen Pillen einer Frau gut tun würden? Diese Frau litt nämlich an hartnäckigen Verstopfungen, wurde aber durch den Mesmerismus geheilt. F. antwortete sogleich durch die Empfindung: gebt ihr Grafit und Opium.

Sie würde erstaunen über die Worte: Grafit und Opium, im wachen Zustande, was sie heißen; sicher hat sie keine Kenntnis von ihren Eigenschaften. Der Homöopath erkennt aber, dass die Mittel für den Fall passen. Meine älteste Tochter, ein Mädchen von 16 Jahren, wurde zufällig hellsehend, versteht aber eben so wenig von der Homöopathie, als vom Hebräischen im Wachen. Eines Morgens stand sie auf und kam an mein Bett in das Zimmer, und forderte die Schlüssel. Ihre Mutter bat mich, sie in Schlaf zu versetzen, um zu fragen, ob einer unserer Freunde zu Derby, der gefährlich krank war, noch am Leben sei. Ich rief sie an unser Bett, nahm ihre Hand und setzte sie in Schlafwachen — into sleep-waking — schickte sie nach Derby und erhielt die verlangte Nachricht. Während meiner Fragen fiel mir mein Halsweh ein, das ich hatte, und ich fragte sie dabei, ob sie mir sagen könne, was für ein homöopathisches Mittel dasselbe kurieren würde. Sie antwortete: Vater, wie soll ich das wissen, ich bin ja kein Doktor. Ich erklärte ihr, Miss H. könne es tun, wenn sie mesmerisiert werde, vielleicht könne sie es auch, wenn sie wolle. Ich will es versuchen und nachdenken, aber ich glaube, ich möchte fehlen. Nach einige Minuten langem Nachdenken sagte sie: du musst zwei Kügelchen von derselben Medizin nehmen, welche du mir Dienstag nachts gegeben hast. Diese Medizin war die Belladonna, die ihr ein Freund verordnet hatte, der sich mit homöopathischen Mitteln abgab, um ihr das Kopfweh zu lindern.

Ich lehnte ihre Verordnung ab mit den Worten, dass ich keine solche Schmerzen habe; du irrst, meine Teure, das ist nicht die rechte Arznei, glaubst du, dass du sie finden würdest, wenn du das Arzneikästchen hättest? Sie wisse es nicht, aber sie wolle es versuchen, wenn ich es wünsche. Sie ging dann in ein anderes Zimmer und brachte drei Brieftaschen, welche die Kästchen mit 70 verschiedenen Arzneien enthielten, setzte sich nieder und befühlte ein Kästchen mit der flachen Hand, sie warf es sogleich weg mit den Worten, da ist nichts darin, was deinen Hals kuriert. Sie fühlte das andere auf dieselbe Weise und mit der gleichen Bemerkung. Sie fühlte das dritte Kästchen und sagte, hier ist die Arznei darin, die deinen Hals kuriert, wenn ich sie finde.

Dann öffnete sie das Kästchen und hielt auf jedes Fläschchen den Finger nach der Reihe, fing noch einmal von vorn an und hielt bei dem sechsten Fläschchen, reichte es mir mit den Worten: ich fühle, dass dieses deinen Hals heilen wird, nehmt aber nur zwei Kügelchen. Ich nahm das kleine Fläschchen aus ihrer Hand und las die Aufschrift: Belladonna.

Ich schluckte die zwei Kügelchen und mein Halsweh verging in zwei Stunden. Sie wusste nicht, was sie genommen hatte, aber es war ein schönes Beispiel des Instinkts; sie wusste auch nicht, dass sie Belladonna gegen ihr Kopfweh genommen hatte, aber es war die rechte Medizin.

Ein anderer, nicht weniger merkwürdiger Fall findet sich bei Haddock von der hellen Emma erzählt. Emma hatte das Vermögen, die innere Beschaffenheit des Körpers zu sehen und sogar von weit entfernten Kranken, die sie nie gesehen, zu beschreiben. »Das erste Mal, dass sie eine Perzeption in Distanz der inneren Beschaffenheit des Organismus verriet, war in dem die Frau eines Arztes betreffenden Falle. Aber am 29. September 1848 bot sich eine Gelegenheit zu einer ganz neuen und unerwarteten Äußerung der Fähigkeiten Emmas dar, und zwar in einem weit ernsthafteren Falle.

Ein sehr achtbarer Herr in Manchester hatte eine Tochter, die an einer Gehirnkrankheit damals auf eine bedenkliche Weise darniederlag. Die Krankheit spottete aller gewöhnlichen ärztlichen Behandlung und hatte als Zugabe zu den Leiden des Körpers auch noch einen Zustand von Wahnsinn hervorgerufen. Dem Vater wurde geraten, er, möchte versuchen, ob nicht mittelst des Hellsehens eine Kur ausfindig zu machen wäre. Er kam zu mir am 28. September.

Da aber Emma gerade in Verzückung war, so konnte er nicht die gewünschte Aufklärung sogleich erhalten. Er ließ jedoch ein Papier mit einigen Bleistiftskizzen seiner Tochter zurück, um als Mittel zur Bildung eines Verbindungsmediums dienen, zu können. Am 29. September gab ich Emma das Papier und fragte sie, ob sie die Person auffinden könne, welche die Skizzen gemacht habe, und ob sie angeben könne, wie es mit ihr stehe. Ich sagte nichts über die ihr zu schaffende Hilfe, denn ich hatte damals noch keine Idee von ihrer Methode, Heilmittel auszuwählen. Sie fand das Fräulein bald, beschrieb genau die äußeren Symptome der Patientin, so wie ihre Wahrnehmungen hinsichtlich der inneren Beschaffenheit ihres Gehirns, aus welches sie die ganze Ursache der Krankheit bezog.

Nachdem sie verschiedene mesmerische Striche empfohlen hatte, rief sie, gleichzeitig nach der Decke des Zimmers weisend: »Da ist das, was das Fräulein zugleich mit dem Mesmerismus kurieren wird. Ah, was für kleine Fläschchen!«

Sie beschrieb diese so, als ob sie kleine Dinger, wie Streuzuckerkügelchen (Thousands) enthielten. Ich fragte: Habe ich dergleichen Dinger in meiner Offizin? Antwort: »Nein, Sie haben nichts dem Ähnliches.« Wo sind sie zu bekommen? »Dort, wo ein Kopf im Fenster steht, dort werden sie in einer Schublade aufbewahrt.« Ich wäre schwerlich auf die Medizin gefallen, die sie meinte, wenn ich nicht den Monat zuvor, als ich in London war, bei einer Dame, die sich für Mesmerismus und besonders die höheren Phänomene des Hellsehens sehr interessierte, eine kleine homöopathische Apotheke gesehen hätte. Ich kann mich nicht erinnern, jemals eine solche gesehen zu haben, und war damals überhaupt völlig unbekannt mit der Bereitungs- und Gebrauchsweise homöopathischer Mittel. Ich bin auch überzeugt, dass Emma im wachen Zustande nichts von solchen Medikamenten weiß oder je welche gesehen hat. Der Laden gehört, wie ich in der Folge erfuhr, Herrn Turner, homöopathischem Chemiker, Picadylli Manchester, und im Fenster dieses Ladens steht eine Büste Hahnemanns. Ich wusste aber damals kein Wort davon, dass sich eine solche Apotheke dort befand, da ich selten Gelegenheit hatte, nach dieser Seite der Stadt zu gehen.

Ich schrieb an jenen Herrn und teilte ihm Emmas Bemerkungen mit, der nach Empfang meines Briefs in Turners Laden ging; er kaufte ein Etui mit homöopathischen Arzneien und kam nach Bolton herüber, um das Weitere zu erfahren. Nachdem Emma mesmerisiert worden, wurde das versiegelte Kästchen ihr in die Hände gegeben. Sie legte es auf ihren Kopf (wodurch sie immer alles sah und las) und sagte, das Kästchen enthalte die Arznei, von der sie gesprochen, bezeichnete genau die Lage des einen Fläschchens in demselben. Nach Öffnung desselben wählte sie das Fläschchen mit der Signatur *Ipecacuanha*, welches genau unter der Stelle, die sie auswendig berührt hatte, lag, und kostete die Kügelchen durch das Glas, ohne den Kork herauszuziehen. Bei diesem Versuche war das Fläschchen auf eine andere Stelle geraten und andere fielen unerwartet in ihre Hand, aber sie entdeckte diese Veränderung sofort, indem sie die Mittel durch das Glas hindurch kostete und das Fläschchen aus ihr Vorderhaupt hielt. Sie wurde ganz ärgerlich bei diesen Verwechslungen und meinte, wir würden wohl das Fräulein mit dem Fläschchen vergiften.

Ich holte ein Streukügelchen *Ipecacuanha*, gab es ihr und fragte, ob es das rechte sei; sie sagte, es sei etwas davon darin nebst noch zwei anderen Dingern und etwas Süßem. Dies offenbarte eine merkwürdig genaue Wahrnehmung der Zusammensetzung dieser Kügelchen, welche bekanntlich aus Milchzucker, Mehl und der Tinktur eines Arzneikörpers bestehen, welche mit Weingeist verdünnt ist. Von dieser Zeit an wurden die verordneten Kügelchen täglich gebraucht und auch die mesmerischen Striche regelmäßig vom Vater der Kranken gemacht. Das Resultat war die völlig wiedererlangte Gesundheit des Fräuleins; sie ist seit zwei Jahren vollkommen gesund geblieben.«

Haddock macht dazu die Bemerkung, dass bis dahin dies der einzige Fall dieser Art geblieben sei in seiner Praxis und dass Emma, wenn er sie gefragt, was sie darauf gebracht habe, diese Mittel zu wählen, erwidert habe, dass ihr geholfen und gezeigt worden sei, was das Fräulein kurieren werde. Haddock selbst wurde dadurch veranlasst, die homöopathische Heilmethode genauer zu studieren.

Die Kunst zu fragen

Die Behandlung des Hellsehens besteht vorzüglich in der Kunst, zu fragen: 1) fragt es sich um das wirkliche Erwachen im Schlaf; 2) um die Art des Hellsehens; 3) um die Fragen nach dem eigenen Zustande des Hellsehers, den Verlauf der Krankheit und die Mittel zur Heilung; 4) um die Fragen für andere Kranke; 5) um Angelegenheiten der Umgebung, der Verwandtschaft und endlich um auswärtige Fragen.

Es wurde schon gesagt, dass die ersten Fragen mehr den Zweck haben, das Schlafwachen zu erwecken und auf die rechte Bahn zu leiten, dass sie daher mit Vorsicht und Ruhe angebracht werden müssen; dass man keine Fragen stellt, in denen die Ansichten des Fragers oder die Antwort gleichsam enthalten sind; ferner, dass nicht voreilig die Aufmerksamkeit des Schlafwachen auf Gegenstände gelenkt werde, die wohl den Frager, aber den Seher nicht interessieren, wofür dieser vielleicht gar keinen Sinn hat. Nicht selten ist das Schlafwachen eine Art Träumerei in Bildern, welche er erst bei gehöriger Tiefe des Schlafes in verständliche Schaubilder umzusetzen imstande ist. Diese Symbole sind meist sehr bedeutsam, der Arzt wird durch passende Fragen den Seher in dieser Bildersprache zurechtzuführen trachten. Das viele Gespräche mit Fragen stört übrigens den Gang der Krise und die naturgemäße Entwicklung des inneren Schauens; man soll daher in kurzen Gesprächen sich des fraglichen Gegenstandes versichern und dann sofort dem Kranken Ruhe lassen, wenn er nicht selbst zu einer Fortsetzung auffordert. Da aber der nächste Zweck des Magnetisierens und des Schlafes die Heilung des Kranken ist, so dürfen zunächst immer nur den Kranken selbst angehende Fragen gestellt werden, und nie andere, um die eigene oder anderer Neugierde zu befriedigen, dies ist unerlaubt, sobald der Kranke selbst eine anderweitige Anlage und Neigung verrät, seine Aufmerksamkeit dahin zu richten. Ich pflege daher das Hellsehen so lange wie möglich geheim zu halten, was für den Kranken einen doppelten Nutzen hat und auch für den Arzt; die innere Entwicklung geschieht ruhig und naturgemäß und die Mühe und Arbeit ist einfach für beide.

Hat ein Schläfer Proben eines bedeutenden Hellsehens gegeben, auch für andere Kranke zu raten, so sei man auch hierbei vorsichtig und langsam; man spreche nie im Wachen mit dem Patienten über das im Schlafe Vorgefallene oder über die Absichten, die man mit sich bringt; man schläfere jedes Mal den Kranken erst gehörig ein, und sorge dann für den Rapport zwischen dem Hellseher und den fragenden Personen, welche entweder abwesend oder gegenwärtig sind. Abwesende Personen müssen etwas aus ihren Händen überschicken, z. B. eine Haarlocke, ein getragenes Sacktuch, am besten etwas Geschriebenes, was man den Kranken im

Schlafe übergibt, ohne die Krankengeschichte zu erzählen. Gegenwärtige dürfen nicht zu nahe an den Kranken kommen, sie müssen durch den Arzt in Rapport gebracht werden, welcher allein mit dem Kranken spricht, ohne dem Fremden eine Frage und noch weniger Unterhaltungen zu erlauben, wenn nicht der Hellseher ihn selber anspricht.

Mehrere Fremde zugleich lasse man nie zu. Es kommt vor, dass mit solchen Kranken Angehörige oder der Arzt derselben mit kommt; hier sei man noch strenger gegen die Neugierde und nicht selten Frechheit solcher Besuche. Man erlaube nie die unmittelbare Annäherung solcher Fremdlinge oder von ihnen vorgelegte Fragen und am allerwenigsten etwa den Versuch, auch einmal zu magnetisieren, sonst ist es vielleicht um das Hellsehen deiner Patientin für immer geschehen. Solche halb zweifelnde Andränger sind den Schläfern höchst zuwider, und es gibt Beispiele, die auch Deleuze erzählt, dass dadurch die ganze Kur völlig unterbrochen wurde, worüber der Visitenmacher dann noch den Helden der aufgedeckten Scharlatanerie spielt. Ist der Schläfer geneigt zu antworten, so frage man das Notwendige und nicht mehr, und lasse nicht eine weitläufige Unterredung zu, sie ermüdet und stört den Kranken mehr als er in diesem Zustande selbst glaubt. Auch von dem gegenwärtigen Kranken muss man vor dem Fragenstellen dem Schläfer etwas in die Hand geben, was er getragen hat. Beim baldigen Entfernen der Fragenden gestatte man nicht, dass diese einen Dank ihrer Erkenntlichkeit weder in Worten noch viel weniger in Geschenken aussprechen. Frage den Seher, ob er in der Folge ferner darüber zu sprechen notwendig habe.

Der Magnetiseur enthalte sich der Fragen sowohl für seine Person, als in Dingen der Seher, was nicht die Gesundheit unmittelbar angeht; denn der Seher merkt sogleich die eitle Schwäche der Neugierde, und es ist um die wahre Autorität geschehen, die der Arzt auch bei dem ihm überlegenen Seher nie aufgeben darf. Am allerwenigsten forsche er nach Geheimnissen des Schläfers; sagt dieser von selbst Dinge, die er im Wachen verschweigt, so werde nie im Leben ein zweiter Zeuge davon.

Zuweilen schweifen die Schlafwachen unbestimmt über verschiedene Gegenstände hin und her, und sie haben auch eine ungleiche Klarheit; der Arzt leite sie daher zum Hauptgegenstand ihres gewöhnlichen Schauens; jedenfalls sind dann solche Augenblicke nicht geeignet, auf die Unfehlbarkeit der Verordnungen zu halten, die sie etwa für sich oder für Andere geben. Überhaupt hat der Arzt immer seine Kranken in dieser Hinsicht zu überwachen, und nur dann die Verordnungen über Arzneien und ihre Dosen zu befolgen, wenn man sich von der Zuverlässigkeit überzeugt hat. Äußerst selten irren indessen Schlafwache, und Hellseher vielleicht nie, in der Wahl der Mittel, die ihnen schädlich werden könnten; allein wenn ihnen Gegenbemerkungen und Vorstellungen über auffallende oder zweifelhafte Mittel gemacht werden, so gehen sie oft leicht darauf ein und ändern dann selbst die Vorschrift. Sie nehmen solche Vorstellungen merkwürdigerweise gern aus, und sie werden dadurch nur um so heller; bestehen sie aber auf ihrer ersten Aussage, so hat man sich, um so sicherer darauf zu verlassen. Sehr oft sind sie in der Anschauung des Krankheitszustandes und der nötigen Abhilfe sehr bestimmt, aber nicht so im Auffinden der rechten Mittel, sie finden den Namen und den Ort derselben sehr schwer. In dieser Hinsicht hat sie der Arzt zu unterstützen, durch Nennen verschiedener Namen, durch Beschreibung oder Vorlage von Mitteln zum Berühren oder Kosten, was sie durch die Gläser hindurch tun.

Man frage immer genau nach der Dose und Zeit des Gebrauchs. Die Hellseher verordnen sich oft ein ganz eigentümliches Verfahren, was nicht immer leicht auszuführen, und sogar ermüdend ist; auch hierbei mache man die geeigneten Vorstellungen, wenn den Forderungen schwer entsprochen werden kann; aber man muss sich viel gefallen lassen, denn solche Prozeduren, woran sie bestehen, sind meistens sehr wesentlich zur Beschleunigung der Kur. Zuweilen wünschen Hellseher diesen oder jenen Kranken zu sehen und zu sprechen, was zuzugeben ist, wenn keine weitere Unannehmlichkeiten und Ermüdungen zu fürchten sind; oft wollen sie selbst Hand anlegen und Kranke magnetisieren, was nur zuzugeben ist, wo der Rapport bereits hinlänglich hergestellt, oder wo die Bekanntschaft durch die magnetische Behandlung selbst gemacht wurde. Eine solche Behandlung der Hellseher übertrifft — freilich jede andere, hat überaus lehrreiche Eigentümlichkeiten, denn sie passen jedes Mal dieselbe den individuellen Zuständen an, und schaden dem Hellseher selbst nicht. Ich habe in meinem Werke »Der Magnetismus im Verhältnis zur Natur und Religion, einen solchen Fall erzählt, wo eine Hellsehende eine andere an Krämpfen leidende Person auf eine sehr merkwürdige Weise behandelte und kurierte.

Es gibt Hellsehende, die gar keine Neigung haben, weder für sich, noch für andere nach Heilmitteln umzusehen, denen ihre Gesundheit die letzte Angelegenheit ist. Es ist wahr, solche Fälle sind sehr selten, aber sie kommen vor, und dann ist es immer das Zeichen einer aufgeregten Fantasie oder Folge einer anfänglich vernachlässigten Leitung. Man versäume nie, eine solche Abirrung zu hemmen und statt sich in eine Bewunderung fortreißen zu lassen, seinen Willen geltend zu machen, dass die fremdartigen Gesichte sich auf die Gesundheit konzentrieren; gelingt es nicht, so unterbreche man lieber einen solchen Schlaf durch Gegenstriche, um einen natürlicheren Zustand herbeizuführen, so wie ein solcher Schlaf immer eher verkürzt als verlängert werden muss.

Mit allen diesen Vorsichten und Beschränkungen ist jedoch nicht gemeint, dass jede natürliche Neigung, in die Ferne und Zukunft zu schauen, unterdrückt werden müsse; im Gegenteil, wenn dies in Harmonie und Seelenruhe geschieht, so überlasse man dem frei gewordenen Geiste sein Feld der Anschauungen, nur aber sei man immer mit dem Fragen und Forschen sparsam, um mehr innezuhalten, als anzutreiben. Dasselbe gilt von den Gesichten der Hellseher in ihrem eigenen Innern. Fragen und Examina über die Form und Lage der Eingeweide ermüdet die Schlafwachen mehr als alles Andere und bringt gewöhnlich nicht mehr heraus, als was ihnen unmittelbar von selbst erscheint, jedenfalls bringt es niemand einen Nutzen.

Jene Künste des Brieflesens bei verbundenen Augen und jene angestellten Proben aller Art der bekannten seltsamen Erscheinungen, namentlich jene phrenologischen Künste, dürfen nie als Schaustücke der Neugierde aufgeführt werden; will man hin und wieder eine solche Eigenschaft jemand zeigen, wenn sie vorhanden ist, so muss es selten geschehen, aber nie um Ungläubige damit bekehren zu wollen oder bloßer Neugierde Unberufener ein Staunen abzulecken. Was liegt an fremder Bewunderung und an dem Unglauben feindseliger Gegner? Ihr Unglauben hebt die Sache nicht auf, so wenig, als sie ihr Glauben weiter bringt. Alle überflüssigen, nicht zur Sache des Kranken gehörigen Fragen und Forschungen sind vom Übel.

Doch gibt es eine Ausnahme, wo das Fragen ein dringendes Erfordernis wird; dies ist in der hohen Verzückung, wo der Geist in den sogenannten Hochschlaf, der irdischen Umgebung entrückt, ganz in sich versinkt. In diesem muss man die Kranken anfangs sich selbst überlassen, aber nicht zu lange, sie müssen durch leise Fragen und Erinnerungen wieder nach und nach zurückgeführt und an die äußere Welt geknüpft werden; man nennt aber den Seher nicht bei seinem Namen, um ihn nicht zu grell und plötzlich zu erschrecken und ans seiner Entzückung aufzustören.

Jacet autem corpus dormientis ut mortui, viget autem et vivit apimus. Cicero. — Dormiens in contemplatione deum somniat. St. Bernard.

Man glaube nicht, dass diese strengen Aussprüche eines tieferen Grundes ermangeln; denn das Hellsehen, so selten es aus dem niederen Schlafwachen sich zu den höheren Graden erhebt, ist für den Kranken und auch für die gesellschaftlichen Verhältnisse und namentlich für den Arzt von großem Belange. Durch die mindeste Vernachlässigung oder Dazwischenkunft störender Einflüsse kann die Ruhe Aller gestört werden und solche liegen oft außer aller Berechnung. Wenn da nicht gehörig vorgesehen wird und wo die entsprechende Behandlung fehlt, da können unheilvolle Folgen leicht zurückbleiben. Es möchte daher wohl die Regel im Allgemeinen gültiger sein, das Hellsehen gleich anfangs lieber zu verhindern als hervorzutreiben, wenigstens lieber die Natur anzuhalten, als diese höheren Geisteszustände aufzuregen. Ich lasse der Naturtätigkeit ihren Lauf und habe deswegen nur sehr selten Hellseher gehabt, sodass ich erstaunt war, in England nur von Somnambulismus, *Phrenomagnetismus*, *Clairvoyance* und *Lucidity* reden zu hören.

Je mehr man das Schlafwachen künstlich in das Hellsehen zu erhöhen und dieses aus dem alltäglichen Leben hinauszurücken strebt, statt die darniederliegenden Leibeskräfte behutsam zu heben und die gestörten Funktionen zu regeln, desto schwieriger wird es, den Kranken wieder in den natürlichen Zustand zurückzuführen und ihn von einer fremden Reizbarkeit zu befreien.

Da das Schlafwachen sich gewöhnlich bei Krampfkranken entwickelt und mit Krämpfen häufig wechselt, so ist es hinreichend, die Behandlung der Krämpfe allein im Auge zu haben und kein weiteres Verfahren vorzunehmen als die Striche, um die Krämpfe zu beruhigen, und zwar am besten die einfachen Striche vom Kopfe zur Herzgrube und zu den Füßen.

Das Heben der Krampfneigung und nicht das Schlafwachen oder Hellsehen ist die Aufgabe des Arztes. Wer besondere Neigung hat, der schläft naturgemäß durch die gewöhnliche Behandlung, durch ein Glas magnetisches Wasser, usw., besonders dann, wenn der Schlaf sich als Krise einmal eingestellt hat. Die niederen Stufen des Hellsehens sind weit vorzuziehen, weil der Geist mehr bei dem eigenen Zustand bleibt und die wahren heilsamen Krisen rascher und entscheidender sind. Noch ein, wie mir scheint, ganz unbekannter Umstand ist bei dem höheren Hellsehen zu merken: die Gemütsseite ist bei solchen Kranken im Wachen und im Schlafe ganz außerordentlich empfindlich; die unbedeutendsten Widrigkeiten, die ihnen begegnen, welche im häuslichen Leben nun einmal nicht zu vermeiden sind, verursachen höchst unangenehme Auftritte, welche dem Kranken und der Umgebung das Leben verbittern.

Hierbei kann nur der Arzt einschreiten, er allein vermag etwas und am meisten, wenn er von diesen höheren Zuständen gleich anfangs lieber zurückhält, als darauf treibt. Wo dieser höhere Zustand aber einmal da ist, da hüte man sich, den Kranken vor dem Schlafe zu ärgern oder auch nur zu reizen, und was noch wichtiger ist, der Arzt lege vor dem Eintritt in das Krankenzimmer seine Missstimmung des Gemüts völlig ab, welche er vielleicht nicht ohne Ursachen mitbringt, was ihm oft sehr schwer fallen dürfte. Kurz, der Arzt muss hier als Führer und Meister das wahrhaft Göttliche, nach dem Gebote des Hippokrates, an sich haben, um durch Milde und Ernst den in einer zweifachen Welt hinüber und herüberirrenden Menschen zu leiten, nicht aber zu bewundern und sich leiten zu lassen. Denn diese Zustände fangen bei schwachen Naturen oft mit einer Art naivem Seelenzustand an und enden im höheren mit zu tiefem Ernst einer in sich versunkenen Kontemplation mit abwechselnden Krampfparoxysmen. Ein wahres dazwischen laufendes Irresein ist gar nichts Seltenes, was nicht zu verwundern, denn die Neuheit dieser ungewohnten Zustände überreizen ein schwaches Gehirn und plötzlich sinkt der Mensch wieder in die finstere Niedrigkeit des erbärmlichen Alltagslebens zurück.

Der Arzt übernimmt hier eine schwierige Aufgabe und eine große Verantwortlichkeit, was er wohl zu überlegen hat; in solchen vorkommenden Fällen soll er dann aber auch als ganzer Mann seines Faches dastehen, um das Werk zum gedeihlichen Ende zu führen, und nicht wie es bei dem abenteuernden Scharlatan geschieht, das gewissen- und verstandeslos überreizte Subjekt gleich dem gehetzten Reh seinem Schicksal zu überlassen und ihm dann vergesslich den Rücken zu kehren.

Treten die höheren Erscheinungen des Hellsehens ein, nun so lasse man die Seher gewähren und störe sie nicht, und zwar einen jeden nach seinen Geistesgaben, die sehr verschieden sind, wie schon der Apostel sagt: »Der Eine hat die Gabe der Weissagung, der Andere Wunder zu wirken durch Heilung von Krankheiten. Dieser hat die Gabe der Erkenntnis verborgener Dinge, Jener die Neigung zum Dichten.« Man zeige aber ebenso wenig Enthusiasmus der Hochschätzung, als eine wegwerfende Geringschätzung. Man versäume nie ein Tagebuch zu führen und die Äußerungen, wenigstens in der Hauptsache, niederzuschreiben, und besonders jede

Vorhersagung künftiger Krisen und Verordnungen zu notieren, die oft sehr weit in die Zukunft reichen; ein selbst erlebtes Beispiel möge hier Platz finden.

Die sehr helle Gräfin M., welche erst nach einem dreijährigen Magnetisieren schlafwach geworden ist, und deren Schauen vorzüglich in der Erkenntnis der Krankheiten und ihrer Heilungen bestand, sagte mir im Schlafe auf der Reise nach Karlsbad, sie würde dort einmal beim Baden in Gefahr des Ertrinkens geraten, ich möchte daher wohl aufpassen, denn nur allein ich könnte sie retten, weil sie in einem Krampfanfall von jemand anderen gar nicht berührt werden dürfe. Nach ihrer Verordnung gebrauchte sie dann schon Wochen lang das Karlsbader Wasser zum Trinken und öfter auch zum Baden, wobei ich jedes Mal das Bad erst magnetisieren musste und dann meiner Wege gehen konnte. Da niemals etwas Besonderes vorfiel und ich während ihrer magnetischen Schlafkrisen zu Karlsbad auch keine weitere Mahnung erhielt, so dachte ich nicht mehr an jene früher im Reisewagen gehabte Anschauung. Ich pflegte gewöhnlich auf die Berge zu steigen, sobald die Gräfin ins Bad ging, und an einem schönen Morgen war ich eben im Begriff, dasselbe zu tun, als ich in der Nähe des Sprudels veranlasst war, in ein Haus zu treten. Ich war nicht lange dort, als der Bediente in der größten Hast mir nachlief und mich glücklich erfragte, ganz, in Verzweiflung, dass die Gräfin ganz rasend im Bade sei und gewiss ertrinke, niemand dürfe in ihre Nähe kommen, usw.

Erst jetzt erinnerte ich mich ihrer Vorhersagung; ich fand die Gräfin mit einem Leintuche umhüllt, aber um den Hals verschlungen, in den fürchterlichsten Krämpfen noch im Bade, und zwar in einer bis dahin noch gar nicht bemerkten wahren Wut. Meine Angst war mit der Not gleich groß, denn sie wollte auch meine Annäherung nicht dulden. Besänftigende Worte und das ruhige Halten ihrer Hände brachte sie aus dem gefährlichen Paroxysmus und nach und nach wieder zur Ruhe. Ihre ersten Worte waren: »Habe ich dir es nicht vorausgesagt? Nimm es dir zur Lehre für die Zukunft!«

Das Fragenstellen bezweckt also: 1) das Wecken des inneren Erwachens; 2) die gehörige Leitung nach einem bestimmten Ziel; 3) die Beruhigung des Kranken und zugleich den Einhalt von der Verirrung; 4) die Erforschung der Krankheit und der einzuschlagenden Behandlung; 5) vielleicht Mittel und Aufschlüsse für Andere; 6) das wahre und reine Abhängigkeitsverhältnis zwischen dem Patienten und Arzt zu erhalten; der Arzt muss in moralischer und leiblicher Hinsicht den positiven Charakter bewahren, um vor dem Kranken wie vor der Außenwelt im fleckenlosen Rufe dazustehen.

Um die Hellseher vor Täuschungen zu hüten, ist es gut, wenn man sich nicht immer so Geradeweg mit der ersten gegebenen Antwort begnügt, sondern wenn man ihre Aufmerksamkeit anspannt, durch die weiteren Fragen: warum, wie so, bist du gewiss? Man glaube aber auch nicht mit Fragen alles ermitteln zu können; sie müssen mehr die Sicherheitswache bilden, als das Verborgene zu erforschen und den Kranken als sein absolutes Wahrheitsorakel anzusehen; alle Fragen wird die höchste Ekstase nicht beantworten. Nie lasse man weder ein Lob noch Tadel über ihre Sehergaben vernehmen, im Schlafe so wenig als im Wachen.

Es versteht sich übrigens von selbst, dass der Arzt auch mit dem wahren Hellseher sich in ein Gespräch einlassen soll, was für diesen zur Nahrung und Stärke, für jenen zur Belehrung dienen kann. Jedoch bedenke man, dass das Gespräch nicht in ein unabsehbares Gespinst ausarten darf; denn einmal im Schwunge, ist die Redseligkeit groß und der Seher achtet nicht auf das Tempo; der Arzt hat für den Takt — gleichsam für die regelmäßige Einteilung der Tonfolge in der Zeit — zu sorgen, damit die innere Harmonie der Gedanken in der rechten Entwicklung der Sprachtöne und die Kraft des Leibes auch in Zukunft das gut gestimmte Instrument bleibt. Verstünde man dieses gut, so würden die falschen Töne gleich dem Unkraut in den regelmäßig angepflanzten Gärten verschwinden. Zwar gehört so manches schöne Blümchen auch unter dem Unkraut dem heimischen Boden naturwüchsig näher an, als die Küchenkräuter und die verkünstelten Blumen, gleich wie jene ungewohnten Sprachtöne Vielen nur deswegen falsch erscheinen, weil sie sich zwischen die abgesteckten regelmäßigen Tonweisen des Tageslebens als unverkünstelte Urtöne eindrängen.

Der Leser wird jetzt leicht begreifen, wie wichtig der Charakter und die Moralität des Magnetiseurs erst in diesen höheren Zuständen ist; wie innig der Rapport in dem Verhältnisse zwischen ihm und dem Patienten sich herstellt und wie sehr jetzt das rein geistige Element das herrschende wird. In erster Hinsicht macht Franresco Guidi die sehr wahre und treffliche Bemerkung:

> Gli è di prima necessita per l'avvenire di questa scienza, che il magnetizzatore agisca non solo con una volonta ferma, ma ancora con lo spirito benefico, di fare il bene. V'ha fra do essi due entime relazione, d'idee, di speranza, di desiderii. Se il magnetizzatore vuole il male, se agisco sol tanto con legerazza, il magnetizzato vorra il male a pensera legermente; se e mosso da buone intenzioni, se i suoi principii di moralita sono giusti e severi, il magnetizzato parlera bene, pensera bene e agira bene. (In dieser Wissenschaft wird es in der Folge zur Notwendigkeit werden, dass der Magnetiseur nicht nur einen festen Willen, sondern auch den Geist wohlzutun besitze. Gedanken, Hoffnung und Verlangen sind zwischen beiden im innigsten Verhältnis. Hat der Magnetiseur keinen guten Willen und handelt er leichtsinnig, so wird auch der Kranke ebenso sein; hat er aber gute Absichten und ein reines Bewusstsein, so wird auch der Magnetisierte gut denken, sprechen und handeln.)

Es muss jedoch die irrige Meinung berichtigt werden, dass der Hellseher in einer absoluten Abhängigkeit zum Magnetiseur stünde; dies ist durchaus nicht der Fall, wenn das Hellsehen mehr eine innere Selbstentwicklung, als eine Treibhauspflanze ist. In diesem letzteren Falle mag sich diese Abhängigkeit wohl von unten herauf, von dem erzwungenen Schlafwachen her datieren, aber ich glaube nicht, dass eine solche *Clairvoyance* auch ein rechtes höheres Hellsehen ist; bei diesem kehrt sich die Polarität der Abhängigkeit oft m und die Hellseher treten gebietend aus, sodass der Arzt wenigstens eine scheinbare Nachgiebigkeit beobachten muss.

Der moralische Einfluss und der Charakter des Magnetiseurs ist hier gleichfalls mehr passiver Art und nicht bestimmend aus den Kranken, obgleich dunkle Flecken in seinem Geiste jedenfalls eine gewisse Trübung im Hellseher verursachen mögen. Man hat in dieser Hinsicht schon ernste Strafpredigten ohne allen Hehl von Hellsehern an Personen machen gesehen, welche aus Neugierde oder anderen Absichten gegenwärtig waren, und auch mancher Magnetiseur erhielt neben den Regeln für seine Gesundheit, auch Weisungen für sein geistiges Innere.

Der mehr unmittelbare geistige Wechselverkehr zwischen Magnetiseur und Hellseher tritt allerdings sichtbarer erst in dem höheren Zustand des Hellsehens ein, wodurch der Arzt auf den Kranken durch den Blick und in die Ferne wirkt, und ihn durch seinen Willen zu Gedanken und Handlungen bestimmt, die übrigens immer außerordentlich sind und nicht zur Regel gehören. Meist geben die Hellseher selbst im Schlafe an, auf welche Weise der Arzt durch seinen Willen auf sie wirken soll; dass sie z. B. um diese oder jene Zeit schlafen, aufwachen oder etwas tun und lassen sollen. Sie fordern die Kraft seines Willens, entweder, dass er im Schlafe ihnen gebiete beim Erwachen an etwas sich zu erinnern, oder ihnen ein Zeichen zu hinterlassen, da sie im Wachen allein nicht mehr die Kraft besitzen, das im Schlaf Erkannte auszuführen. So forderte eine Hellseherin, man solle ihr ein Buch, eine Blume auf das Bett legen, damit sie sich beim Erwachen erinnere; eine andere, dass man ihr beim Weggehen befehle, sie soll zu dieser Zeit erwachen und dann etwas verrichten; wieder eine andere sagte, ich soll ihr bestimmt befehlen, dass sie eine ihr höchst zuwider Arznei nehme und ein Lieblingsgericht meide. Eine andere sagte zu ihrem Magnetiseur, dass bloße Vorstellungen bei ihr nichts fruchten, er müsse bestimmt wollen, dass sie eine recht große Angst mit einem Krampf in der Kehle überfalle, wenn sie zu essen versuche. Eine andere war im Wachen nicht in das kalte Bad zu bringen, welches sie sich im Schlafe verordnete; nur mit dem kräftigsten Willen des nicht anwesenden Arztes, dass sie sich auskleiden und sogleich in das Wasser stürzen solle, tat sie es zum großen Erstaunen ihrer Bekannten.

Das Überleiten der Gedanken und die übergreifenden Sinnestätigkeiten von dem Magnetiseur auf den Hellseher finden allerdings hin und wieder statt, aber dies ist unstreitig ein seltenes Naturspiel, was mehr eine niedere Stufe des Hellsehens ist und wie es scheint, hin und wieder bei jenen Abrichtungen stattfindet, wo die Somnambulen ein Spielzeug ihrer marktschreierischen Gaukler werden. Eine solche absolute Determination habe ich nie gesehen und von den allerbesten Autoritäten anders als Ausnahme auch nicht gelesen. Allerdings in jenen Krampfnaturen gibt es zuweilen vorübergehend jene sonderbaren Verpflanzungen der Sinnesempfindungen, sodass der Magnetiseur die äußere, aufnehmende Sinnessphäre des innerlich empfindenden Somnambulen bildet; ein Reiz auf der Haut, ein Bitterstoff auf der Zunge, Salmiak vor der Nase des Magnetiseurs empfindet der Schläfer bestimmt, so wie es Fälle gibt, dass sie genau die Gedanken Anderer lesen. Allein diese sind auch bei dem magnetischen Hellsehen abnorme Zustände, wie sie auch sonst pathologisch vorgekommen sind, aber weder der Einfluss des Magnetiseurs noch das innere Schauen und Empfindungsvermögen ist etwas Absolutes; *das assoluto potere del magnetizzatore,*« wie es Guidi meint, ist so gut eine Fabel, als die *assoluta chiaraveggenza di somnambula,*« welche nur halb erfahrene Enthusiasten als Wunder ausposaunen, während hingegen die überall nur das Böse im Hintergrunde wähnenden Fanatiker alles als Teufelsspuk verdammen.

Der Hoch-, Tief- und Doppelschlaf

Wie alle Schlafwachen und Hellseher rücksichtlich der Intensität, der Helligkeit und der Wahrnehmungsgegenstände in ihre Anschauungen sehr veränderlich sind, so sind es die individuellen psychischen Erregungszustände bei der großen Seltenheit ihres Vorkommens nur noch viel mehr, und es wird die Aufgabe, solche abnorme Erscheinungen jedes Mal abzukürzen und lieber ganz aufzuheben, wenn sie nicht in einen gewissen regelmäßigen Gang gebracht werden können. Überhaupt müssen von Seite des Arztes alle diese höheren Zustände des Hellsehens: des Hoch-, des sogenannten Doppels- und Tiefschlaf immer lieber verkürzt, als ausgedehnt werden, wenn nicht die Hellseher ausdrücklich in früheren Krisen bestimmte Angaben über die Zeitdauer gemacht haben. Denn wie bei einer ruhigen Krise und bei einer gewissen Gleichförmigkeit der höheren Erscheinungen eine Unterbrechung schädlich sein würde, ebenso wird es die unnötige Verlängerung.

Das wahre reine Hellsehen der höheren Ekstase ist eine zufällige, von selbst entstehende, äußerst seltene, aber keine hervorgebrachte Erscheinung, in welcher dem Seher ein völlig nettes Licht aufgeht und neue unbekannte Eigenschaften zu Teil werden, sodass ihm innerhalb eines unermesslichen Horizonts Stimmen und Schaubilder erscheinen, von denen das wache Leben gar keine Ahnung hat. In solchen Augenblicken versinkt der Seher gewöhnlich in das tiefste Schweigen, und es ist nicht gut, ihn zu lange sich selbst zu überlassen; man muss ihn an die äußere Welt zu knüpfen suchen, weil die physische Bewegung des Herzens und Gehirns zu tief herabsinkt und, wie es Hellsehende in diesem Hochschlaf behaupteten, wohl in den wirklichen Tod übergehen könnte.

Aber auch belehrende Rede und Antwort geben sie von irdischen und himmlischen Dingen, indem sie aus dem niederen Schlafwachen völlig heraustreten, mit offenen Augen und freier Bewegung ganz wach erscheinen, dann aber auch falsche Aussagen zu machen ganz unfähig sind. »Die herrschende Neigung zur Unwahrheit schien gänzlich erloschen«, sagt Bende von der Petersen, »und sie erklärte, es sei ihr in dem Entzückungsschlafe nicht möglich, mich vorsätzlich zu hintergehen. Beim Werken aus dem Hochschlaf erwachte sie nie ins natürliche Leben hinüber, sondern trat immer nur in den magnetischen Sprach- und Plauderschlaf zurück.«

Heureux l'homme,« sagt Deleuze, »à qui le hasard fait reconnaître un somnambule de cet ordre; car il n'est aucun moyen de faire naître chez un somnambule ordinaire telles facultés. C'est une horloge fabriquée par la nature, nous pouvons facilment la déranger, mais pas la monter, parceque nous n'en connaissons pas les ressorts.

(Glücklich derjenige, der einen Hellseher dieser Art zu sehen bekommt, denn es gibt kein Mittel, diese Eigenschaften bei einem Somnambulen hervorzurufen. Die Natur selbst ist der Meister eines solchen Uhrwerks, was leicht verdorben, aber nicht wieder hergestellt werden kann, weil wir das innere Triebwerk nicht kennen.)

Der Doppelschlaf unterscheidet sich von dem Hochschlaf oder von dem höchsten Grade des Hellsehens, dass der Schlafwache in einer Art doppelten Persönlichkeit dem gewöhnlichen Leben noch fremdartiger wird; er spricht von sich in der dritten Person und betrachtet sich selbst als das gewöhnliche Geschöpf im Leben und zugleich als ein fremdes Äußeres des höher gesteigerten geistigen Ichs, sodass Körper und Geist, gleichsam auseinandergetreten, nur mehr im Verhältnis zweier Persönlichkeiten stehen. Auch dieser Zustand kommt in Krankheiten gar nicht selten vor und wird dann als eine Art Delirium betrachtet; beim Magnetisieren ist er aber äußerst selten; merkwürdig aber dann, dass der Doppelschläfer noch mehr instinktartig an den Magnetiseur gebunden ist, und dann nicht nur die auf denselben — oben bemerkten — wirkenden Reize empfindet, sondern auch die Gefühle und Gedanken unmittelbar in sich reflektiert erhält. Es ist hier der niedrigste Traumzustand mit dem höchsten Hellsehen in einem sehr merkwürdigen Zusammenhang, worüber in theoretischer Hinsicht über weit ausgehende Gegenstände zu reden wäre, in praktischer Hinsicht aber vorzüglich die Regel angenommen werden muss, ihn sofort aufzuheben. Die Gräfin M. hatte einmal diesen höchst unheimlichen Zustand; ich durfte nicht in ihre Nähe kommen, sondern musste in einem Nebenzimmer bei geschlossener Tür sie von dieser Zweiheit teils durchs meinen Willen geistig, teils durch meine leibliche Gegenwart in ihrer Nähe zu befreien trachten, weil sie sonst verrückt werden würde. Es gelang mir nicht sofort am ersten Tage, diese Vermittlung zu lösen; erst am zweiten erwachte sie wieder als ein einiges Selbst, worin sie durch mehrere Tage bekräftigt werden musste, bis sie wieder in ihr völlig ruhiges, ich möchte sagen gesundes, mittleres Hellsehen zurückkehrte.

Beiläufig erwähne ich hier auch des doppelten Gedächtnisses, welches jeder praktische Magnetiseur kennt und das auch ein doppeltes Bewusstsein genannt wurde. Der Mensch hat im gewöhnlichen Leben nur das Gedächtnis seines wachen Lebens und auch nur ein Bewusstsein desselben. Im magnetischen Schlafwachen hat der Mensch auch noch ein besonderes, inneres Gedächtnis; er ist sich darin vorzüglich nur feiner Schlafzustände bewusst, jedoch nicht ausschließlich, während er im Wachen sich dessen gewöhnlich nicht erinnert. Nur im höheren Hellsehen gehen beide Gedächtnisse mit dem Bewusstsein gleichsam ineinander über, wie denn auch die äußeren Sinne sich nicht mehr schließen. Im Hellsehen wird sich der Mensch mit seinem erweiterten Geistesvermögen einer neuen Welt von Gegenständen bewusst, wovon er im Wachen gar keine Ahnung hat.

Es ist keine leichte Aufgabe, diese höheren abnormen Zustände des Schlafwachens abzukürzen oder ganz aufzuheben, ohne das Schlafwachen für immer zu stören oder dem Kranken wesentlich zu schaden. Vor allem ist hier die Sicherheit und die allergrößte Gelassenheit des Magnetiseurs die maßgebende Stütze; die Behandlung ist gerade das Gegenteil, wie man früher auf den Schlaf und das Schlafwachen gewirkt hat.

In beider Hinsicht ist man sich des physiologischen Grundes noch wenig bewusst, auf welchem die Methode des Einschläferns sowohl, als des Weckens beruht; alles ist noch mehr ein Verfahren nach angelernter Erfahrung und nach individuellen Angaben von Hellsehern. Das gewöhnliche Verfahren ist dieses, dass man durch Worte den Geist der Seher in den geselligen Verkehr zu bringen sucht; dass man durch Gegenstriche den ekstatischen Zustand aufzuheben strebt, und dass man die Sinnestätigkeit entweder des gewöhnlichen Schlafwachens oder des ganzen Wachens bei etwaigen kataleptischen Krämpfen herzustellen versucht.

Zu diesem letzteren Zwecke ist das Anblasen des Kopfes oder der krampfigen Glieder gewöhnlich hinreichend, so wie das Anblasen der Augenbraunen, der Augen und Ohren meist auch die Visionen vertreibt; das Bestreichen mit einer Feder, oder das in die Händegeben einer Kohle hebt den Krampf und erweckt oft auch ganz aus dem Schlafe, wozu nach Haddocks Hellseherin auch ein Silberstück in die Hand gegeben hinreicht.

Man sieht hieraus, dass durch eine peripherische Nervenreizung die innere Konzentration des geistigen Lebens abgeleitet wird, was wohl auch meistens gelingt.

Tritt der Hoch- oder Tiefschlaf aus dem Schlafwachen ein, ohne dass er vorausgesagt wurde, so überlässt man anfangs den Kranken in Ruhe eine Zeit lang sich selbst, und wenn er dann auf die an ihn gerichteten Worte nicht antwortet, bringt man ihn wieder nach und nach sanft mit der Außenwelt in Verbindung; nur aber darf der totenartige Tiefschlaf nie lange dauern, wo die Hände kalt sind und der Puls beinahe stille steht.

Theorie des Gehirnlebens im magnetischen Schlaf und des Werkens aus demselben

Das Zurückführen dieser inneren Hellsicht in das magnetische Schlafwachen und das Werken für die natürliche Außenwelt beruht, wie mir scheint, auf folgenden Grundsätzen. Im Wachen sind die peripherischen Sinnesorgane und das große Gehirn in voller Tätigkeit, d. h. die Strömungen des Blutes und der Nervenflüssigkeit in den feinsten Gefäßen und Markfibern der Gehirnnerven finden zwischen dem Umkreis und dem Zentrum statt, es ist also die peripherische Tätigkeit der Sinnesorgane und des großen Gehirns der physiologische Grund des Wachens und der mit demselben gegebenen Seelentätigkeit. Im Schlafe sind die Sinnesorgane an dem äußeren peripherischen Pol in Ruhe und dasselbe findet auch in dem peripherischen Teile des großen Gehirns statt, es lassen demnach die Strömungen an diesen Außenteilen nach, sodass nur die vegetative Tätigkeit unterhalten wird. Damit verschwindet auch die nach außen gerichtete Seelentätigkeit, welche sich nur noch in den leisen Bewegungen der zentralen Sinnesorgane des allgemeinen Sensoriums als ein matter Schein eines angesammelten Bewusstseins in den Träumen kundgibt. Es mag vielleicht ausfallen, dass ich auch die peripherischen Teile der Windungen des großen Gehirns für untätig erkläre, was aber sicher der Fall ist; denn die oberflächliche Schicht der Gehirnwindungen besteht vorzüglich aus den grauen Bläschen der sogenannten Rindensubstanz mit einem überwiegenden Blutgesäßreichtum. Wie nun im Schlafe die peripherische Blutströmung überall langsamer wird und die arterielle Tätigkeit mehr zentral bleibt, und selbst der Herzschlag schwächer wird, so ist dieses auch im großen Gehirn, wie bei den peripherischen Sinnesorganen und den Muskeln vorzüglich der Fall.

Man bemerkt schon durch das äußere Gefühl, im gesunden Zustande eines Schlafenden, wo nicht eine völlige Ruhe-, doch eine sehr bedeutende Verminderung der Gehirnbewegung; bei außerordentlichen Fällen von Schädelbrüchen sieht man im Schlafe die Bewegung des Gehirns aus ein Minimum gesunken und die graue Masse mehr eingefallen, während im Wachen dieselbe strotzend sich aufrichtet und die Gehirnbewegung zunimmt. Es braucht nur erinnert zu werden, dass hiemit notwendig die elektrische Tätigkeit, welche an das Blut als den Träger derselben gebunden ist, schwindet, dass also die unwägbaren Strömungen und die mit ihnen gegebenen Tätigkeiten der Empfindung und Bewegung entsprechend stillstehen, was denn so recht bestimmt bei den willkürlichen Muskeln sichtbar wird, welche durch ihre Bewegung Elektrizität entwickeln, im Schlafe aber völlig ruhen, weil ihnen sowohl der Nerveneinfluss vom großen Gehirn her, als der gehörig erregende Blutstrom abgeht. Im Schlafe vermindert sich die peripherische arterielle Blutzirkulation des Gehirns und sammelt sich mit der langsamen Bewegung in den zentralen venösen Blutleitern, welche eine viel größere Wichtigkeit haben für die Beurteilung des mesmerischen Verhaltens des Gehirnlebens, als man es bisher erkannt hat. Der Blutlauf bedingt nämlich das polare Verhalten der direktiven Tätigkeiten sowohl als das örtliche Leben einzelner Teile und nicht bloß die Nervenströmung, welche man gewöhnlich nur allein in Schätzung bringt.

Die mit Elektrizität geschwängerte *aura vitalis*, das feine Lebensgas, wird von dem Blut abgesondert und im Gehirn in der grauen Bläschensubstanz abgesetzt, wo es dann von dem Lichte des Nervenlebens in Schwung gebracht wird. Diese *aura vitalis* wird so das Vermittlungsglied des polaren terrestrischen Blut- und des celestischen Lichtlebens, der vegetativen Rumpf- und der sensoriellen psychischen Gehirntätigkeiten; der gegenseitigen Abhängigkeit und des Hinüber- und Herüberwirkens der Leibes- und Geistestätigkeiten. Es ist leicht einzusehen, dass die Polaritäten wechseln und ihre Richtungen umkehren können, wie es die Erfahrung in abnormen Zuständen und die Kunst des Mesmerismus zeigt; es ist ebenso leicht einzusehen, dass von der Bewegung oder Ruhe dieses Lichtgases die psychische Tätigkeit des Wachens oder Schlafens abhängt; dass die erhöhte innere Sinnestätigkeit bei dem zentral aufgeregten Schwunge desselben in den Gehirnfibern das Schlafwachen und Hellsehen veranlasst, und dass diese Tätigkeiten gewissermaßen allerdings der Botmäßigkeit der äußeren Einwirkung unterliegen, welche die Richtung dieser Ströme verändern, aufhalten, verstärken oder vermindern können. Es ist endlich auch der causale Vorgang leicht einzusehen, warum gerade die magnetische Einwirkung auf die Lebenskraft des Zentralorgans von Leib und Seele, durch die elektrische Aura eine plötzliche Umstimmung veranlassen kann, dass ganz unvermutet hier der Schlaf aus dem Wachen, dort das Wachen aus dem Schlafe entsteht, wenn die Aura des Blutes sich träge und matter von den peripherischen Bewegungen zurückzieht oder rascher dahinströmt; es ist ferner zu begreifen, dass auch plötzlich ein Starrkrampf erzeugt werden kann, wenn die Polarität des Nerven- und Blutsystems in den Zentralteilen zum Wechsel genötigt wird und namentlich wenn dann auch die Polarität der Blutkügelchen und ihrer Flüssigkeit eine verkehrte Richtung zu nehmen, gezwungen werden, so dass sie das Nervengas teils nicht, mehr gehörig abliefern, teils in seiner Strömung durch die Markröhren hemmen, wodurch die Nerven ihre Leitungsfähigkeit von den Sinnorganen und zu den Muskelfibern verlieren.

Wer mit dem Bau des Gehirns bekannt ist, der wird nun die oben gemachten Behauptungen über das Schlafen und Wachen und die mit denselben gegebenen eigentümlichen Verhältnisse des Gehirnlebens gerechtfertigt finden; er wird sogar über alle weiteren Erscheinungen des Schlafwachens und Hellsehens sich eine physiologische Rechenschaft zu geben imstande sein, so wie man überhaupt auf diesem Wege nur allein das höhere Wechselspiel zwischen Leib und Seele zu begreifen vermag. Diese Betrachtungen liegen indessen weit über unsere Aufgabe einer rein praktischen Abhandlung hinaus; wer sich etwa eines Weiteren darüber umsehen möchte, den verweise ich aus mein Werk „Der Geist des Menschen in der Natur oder die Psychologie in Übereinstimmung mit der Naturkunde“. Ich will jetzt nur noch kurz den physiologischen Grund zeigen, woraus das in Schlafversetzen und das Schlafwachen beruht, und wie das erhöhte, überspannte Wachen wieder in den Schlaf und der Schlaf in das natürliche Wachen zurückgeführt werden.

Wenn man neuestens behauptet, dass im Schlafe das kleine Gehirn als Zentralorgan des vegetativen Lebens in voller Tätigkeit bleibe und gewissermaßen auch die psychischen Tätigkeiten übernehme, so ist dies nur halb wahr und zum Teil ganz falsch. Nur halb wahr ist es, dass das kleine Hirn in voller Tätigkeit bleibt, weil 1) der allgemeine Blutstrom auch zum kleinen Gehirn abnimmt und die Gefäßtätigkeit nur insoweit in Funktion bleibt, um die allgemeine Ernährung zu unterhalten; 2) ist es wahr, das kleine Hirn hat in seiner organischen Trennung vom großen Gehirn zum Teil auch eine andere Bestimmung und steht vorzüglich mittelst des herumschweifenden und des sympathischen Nerven mit den Rumpforganen in Verbindung; es ist daher auch das eigentliche Reflexorgan des allgemeinen Rumpflebens, besonders aber der Brustorgane, weshalb die Zustände des Gemeingefühls im Schlafe und Schlafwachen, so wie die instinktiven Körpertriebe sich vorzüglich im kleinen Gehirn abspiegeln. Allein sein Zusammenhang und der unmittelbare Übergang in das große Gehirn ändert im Schlafe wie im Wachen das Verhältnis im

Normalzustande gar nicht. Die Sinnesnerven, die vom kleinen Gehirn und dem verlängerten Marke entspringen, ruhen an der äußeren Polarität der Sinnorgane im Schlafe ebenso gut wie die Sinnesnerven des Geruchs und Gesichts, die im großen Gehirne entspringen; und wenn im Schlafe die Seele an der inneren Polarität der Gehirnnerven im Traume oder Hellsehen erwacht, so übernimmt das kleine Gehirn weder die Funktion des Riechens noch des Sehens; es empfindet, hört und schmeckt allenfalls, sieht und riecht aber nicht, wenn man sehr leise mit dem Schläfer Versuche anstellt, wie denn überhaupt das Gehör beim Einschlafen am längsten wach bleibt, während im Oberhause des großen Gehirns das Sehen und Riechen schon im Schlafe versunken ist. Bringt man zu starke Reize des Lichtes und der Riechstoffe an, so wecken sie die Seele ganz aus dem Schlafe, und wirken wieder auf die äußere Polarität ihrer spezifischen Nerven.

Allerdings ist also die Seele im kleinen Hirn länger und mehr wach als im großen und bleibt mit der irdischen Welt des physischen Lebens im normalen Naturzustande während des Schlafes in einer näheren Beziehung. Auch in dem niederen Schlafwachen bleibt das kleine Hirn in einem innigeren Zusammenhang mit den Rumpforganen, und die Seele beschäftigt sich vorzüglich mit den Gefühlszuständen derselben, so wie mit dem Gemeingefühl überhaupt, dessen dunkle Fäden ihr bei der äußeren Ruhe der übrigen Sinnorgane oft deutlich vor die Anschauung treten. Aber bei dem höheren Erwachen des Hellsehers wacht vielmehr das große Gehirn in voller Tätigkeit und führt die Seele dienstbar die ihr zustehenden Funktionen in erhöhtem Grade selbst aus. Die Vorstellungen sind vorzüglich Schaubilder, sowohl in den objektiven Gesichten von fernen Gegenständen des Raums und der Zeit, als in den Vorstellungen der Fantasie und des Verstandes im klaren Bewusstsein seiner Verhältnisse der Innen- und Außenwelt. Das große Gehirn ist in solcher Tätigkeit, dass es seinen Lichtglanz auf die Stirne und das geöffnete Auge nach außen wirft, während die niederen Organe des Rumpfes und der Glieder kalt und wie erstorben erscheinen; der Blutstrom entbindet die *aura vitalis* in den höchsten Regionen der aufgerichteten grauen Masse in den Gehirnwindungen, davon hängen die Bewegungen der freien Willkür in den Muskelgliedern ab, weil die Lichtströme der gestreiften Körper und Sehhügel in die Bewegungsnerven ausstrahlen; davon hängen jene Ferngesichte und das Lesen verschlossener Briefe, wie das Riechen oder Ausspüren verborgener und geheim gehaltener Gegenstände ab. Kurz die *aura vitalis* ist in diesem Zustande im großen Hirn so konzentrisch schwunghaft geworden, dass sie wie das Licht der Sonne dem Geiste weit über die eigene Lebenssphäre hinausleuchtet. Darin liegt wohl auch der physische Grund jener hohen Begeisterung, welche die göttliche Kraft erregt, wie sie sich bei den Propheten und Dichtern kundgibt, von denen man sagt, dass sie nicht bei Sinnen sind, wenn sie begeistert von Dingen reden oder weissagen, was der gemeine Verstand nicht begreift.

Indem Gott den Dichtern, Orakelverkündigern und göttlichen Weissagern den Verstand nimmt, braucht er sie als Diener, die so köstliche Dinge sagen, auf dass wir

Hörende erkennen mögen, dass der redende Gott durch ihre Stimme mit uns spreche. Ebenso tut die Seele der Liederdichter; denn es sagen uns ja die Poeten, dass sie aus Honigquellen schöpfend und pflückt-ab, aus den Gärten und Tälern der Musen, gleich Bienen uns ihre Lieder bringen, geflügelt wie die. Plato.

Nach dieser Theorie muss nun das Verfahren, jemand in Schlaf zu versetzen, dahin gerichtet werden, dass die äußere Empfindungs- und Bewegungsfähigkeit aufgehoben wird. Zu diesem Zwecke müssen daher zunächst die äußern Reize entfernt oder wenigstens gemindert werden; innerlich muss im Gehirn die Blutströmung gemindert und von der Oberfläche des großen Gehirns den zentralen Blutleitern zugeleitet werden, damit die Erzeugung der elektrischen *auta vitalis* überhaupt vermindert und von dem großen Gehirn abgeleitet wird. Es wird also der normale Strom des Gehirnlebens umgekehrt und die direktiven Tätigkeiten der Gehirnnerven, der Sinne und Bewegung, wo nicht aufgehoben, doch mit ihren polaren Funktionen völlig verändert.

Die oben angegebenen mesmerischen Methoden der Verfahrungsart zielen alle mit mehr oder weniger Bewusstsein und Absicht dahin, den Schlaf zu erzeugen, da sie alle mit dem Streichen vom Kopfe abwärts die Strömungen vom Gehirn ableiten, wobei jedoch der Erfolg sehr verschieden ausfallen muss, je nachdem die Einwirkung kürzer oder länger und örtlich auf den Kopf ableitend oder fixierend, oder ob die Hauptwirkung auf andere Teile gerichtet wird. Wo nur ein paar allgemeine Striche *à grands courans* vom Kopf abwärts in Distanz gemacht werden und dann eine mehr örtliche Einwirkung auf einzelne Teile stattfindet, da wird ohne eine ganz besondere Anlage schwerlich Schlaf entstehen, der aber auch nicht überall angezeigt ist. Wenn hingegen bei völliger Stille die Striche vom Scheitel bis zur Nasenwurzel und rückwärts bis in das Genick am Hinterhaupte, so wie seitwärts an die Schläfen gemacht werden, wo immer etwas (eine ganze oder halbe Minute) angehalten wird; und wenn dann auch noch abwechselnd von jenen Stellen längs des herumschweifenden und sympathischen Nerven seitwärts am Halse herab bis zur Herzgrube Striche geführt werden, wo wieder angehalten wird, so wird sich der natürliche Schlaf leichter einstellen.

Das Schlafwachen kann künstlich erzeugt werden, am besten aus dem natürlichen Schlaf, durch das oben angegebene Verfahren des passenden Fragens, usw.; zweitens unmittelbar durch ein absichtlich dahin zielendes Verfahren, wie wir es durch die englische Methode, vorzüglich des Herrn Braid und des Abbé Faria kennengelernt haben, welches füglich die Fixiermethode genannt werden kann. Diese Herren haben durch die Erfahrung den meist sichern Erfolg ihres Verfahrens, kennengelernt, ohne eigentlich zu wissen, was dabei vorgeht. Es geht aber nach der eben angegebenen Theorie Folgendes vor:

1) Durch den Befehl, die ganze Aufmerksamkeit des Geistes auf den einzigen Gegenstand, den sie starr anblicken sollen, zu richten (*he is to keep the eyes steadily fixed on the object, and the mind riveted on the idea of that on object*), wird alle Geistestätigkeit aufgehoben oder gehemmt und damit die physische Strömung der

aura vitalis von den peripherischen Teilen der Bläschensubstanz des großen Gehirns nach den Zentralteilen der Sehhügel und gestreiften Körper hingezogen. 2) Der fixierende Blick des Magnetiseurs, so wie das beständige vor die Stirne oder die Augen Halten der Finger oder gar das Zudrücken der Augenlider (*or the patient allows the eyeballs to move*) überladet dann vollends von da aus unmittelbar jene Stellen mit Elektrizität; die elektrische *aura vitalis* häuft sich da übermäßig an und der künstlich erzeugte Krampf ist fertig, der sich nun auch sogleich und zunächst in den Augen kundgibt; denn »gewöhnlich wird man finden«, sagt Braid, »dass die Augenlider zu zittern anfangen (*a vibratory motion*) und sich krampfhaft schließen« (*or become spasmodically closed*). Davon hängt der Krampf der Augenmuskeln bei dem magnetischen Schlafwachen und die Unbeweglichkeit der Augäpfel in einer bestimmten Richtung (gewöhnlich nach innen und oben) ab. Den Grund gibt Braid selbst in seiner Erklärung an: »Meine Theorie ist diese, durch das starre Fixieren wird das Nervenzentrum der Augen gelähmt und das Gleichgewicht des Nervensystems aufgehoben«, 3) Der Krampf bleibt aber nicht örtlich in den Augen, was auch nicht möglich ist, weil von den Sehhügeln und den gestreiften Körpern aus die Markfasern in die Bewegungsnervenstränge der großen Gehirnschenkel und abwärts in das verlängerte Mark ausstrahlen.

Alle diese Bewegungsnerven werden als ein Continuum starr bis in ihre peripherischen Teile der äußersten Glieder hinaus, und die Katalepsie stellt sich in der schönsten Vollkommenheit her, wie man sie sonst vielleicht gar nie zu sehen bekommt, und zwar sehr schnell. »Nach 10 oder 15 Sekunden«, sagt Braid, »wird man finden, dass die Arme und Beine bei sanftem Aufheben (*by gently elevating*) die ihnen gegebene Lage behalten. Ist dies nicht der Fall, so fordere mit sanfter Stimme, dass der Patient die Glieder ausgestreckt halten soll; dann wird der Puls rasch viel schneller werden (*greatly accelerated*) und die Glieder werden im Verlauf (*in process of time*) ganz steif und unwillkürlich fixiert werden.« Der Prozess ist physiologisch sehr merkwürdig; überlässt man nämlich den Kranken, ohne zu reden, sich selbst, so ist er ganz ruhig und spricht gar nicht, der Krampf bleibt in den Augen, wenn man die elektrische Ladung nicht übertreibt. Durch das leise Anreden weckt man aber die Geistestätigkeit und das Blut wird in die peripherischen Gehirnteile getrieben, was sich dadurch kundgibt, dass der Puls rasch viel schneller wird, und dass sofort das innere Sinnesspiel beginnt. 4) »Man wird finden«, fährt Braid fort, »dass alle besonderen Sinnesorgane, mit Ausnahme des Gesichts, des Wärmegefühls und der Muskelsteifheit und einiger Geistestätigkeiten, anfangs ungeheuer (*prodigiously*) erhöht werden, so zwar, wie es sich bei den Erstwirkungen des Opiums, des Weins und Spiritus ereignet. Das Gesicht glüht, Gesichte stellen sich ein, und fremde Stimmen lassen sich hören. Über einen gewissen Grad hinaus indessen folgt aus diese exaltierte Funktion ein Zustand des Zusammensinkens, des Niederdrucks (*depression*), weit stärker, als der natürliche Schlaf.«

Was anders ist diese ungeheure Exaltation der Gehirnorgane, als dass durch das Werken der Seele der Blutstrom mit seiner elektrischen Überladung in die

Regionen des Gehirns getrieben wird, indem die natürliche Zirkulation und der Rücklauf zum Herzen durch den Starrkrampf der Glieder gehemmt ist. Dass bei einem solchen Zustand keine freie Geistestätigkeit stattfinden kann, ist klar. Dieses merkwürdige Kunststück erregt zuweilen einen so hohen Grad der Überreizung, dass der »*Hypnotist*«, wie Braid den Schlaferzeuger nennt, genötigt wird, ihn sofort wieder aufzuheben. Braid sagt: »Wenn ich bemerke, dass der Atem sehr kurz, und das Gesicht mit einer fliegenden Hitze sehr rot wird; wenn die Steifigkeit übermäßig zunimmt und die Herztätigkeit sehr schnell und tumultuös wird, so erwecke ich sogleich den Patienten, was mir immer bald gelingt, indem ich in die Hände klatsche, einen plötzlichen Stoß mit der flachen Hand auf den Arm oder das Bein gebe, einen Druck und Reiben über die Augenlider anbringe und einen Luftzug gegen das Gesicht leite. Es fehlt mir nie, den Patienten somit schnell zu wecken.«

Ich überlasse es jetzt dem Leser, zu entscheiden, ob ein solches künstliches in Krampf Versetzen des ganzen Organismus (denn das ist es eigentlich) nach dem, was wir bereits in diesem Werke verhandelt haben, eine sehr nützliche und allgemein anwendbare Methode sei, ja ob es überhaupt nach Braids Behauptung, »bei vielen Krankheiten ein nützliches und vollkommen sicheres Heilmittel sei (*notonly a valuable but also a perfectly safe remedy for many complaints*).«

So viel ist gewiss, dass diese Methode der künstlichen Lähmung der *Nervenzentra* und die Aufhebung des Gleichgewichts, einen höchst abnormen Zustand herbeiführt, aber kein rechtes Schlafwachen und noch viel weniger ein Hellsehen; es ist ferner gewiss, dass durch dieses Fixieren eine gewaltige Blutkongestion mit elektrischer Überladung im Gehirn erzeugt wird, welche sogar gefährlich werden kann, was wohl auch das oft nötige plötzliche Wecken beweist; es ist gewiss, dass statt der Ruhe des großen Gehirns eine widernatürliche Spannung herbeigeführt wird, und dass also eigentlich weder ein Schlaf noch ein wirkliches Wachen stattfinden erklärlich wird aber dabei, dass man allerdings häufiger als bisher durch diese Fixiermethode den Krampfschlaf erzeugen, und dass man leichter jene Gefühllosigkeit herbeiführen kann, um allenfalls chirurgische Operationen auszuführen. Erklärlich wird ferner, dass Ferngesichte bei dieser Gehirnaufregung und andere somnambule Erscheinungen sich einstellen; wahr ist es, dass man auf diese Weise allerlei sonst beim magnetischen Schlafwachen fehlende Schaustücke auszuführen imstande ist, wozu jedoch eine längere Einübung, gewissermaßen Abrichtung, notwendig sein dürfte.

Was nun zuerst die künstliche Erzeugung des Schlafwachens betrifft, so halte ich dafür, dass man im Allgemeinen, wie schon öfter gesagt, gar nicht darauf ausgehen soll, weil der Mesmerismus die Gesundheit des Patienten bezweckt und nicht einen so fremdartigen Zustand, bei dem man im voraus nie recht wissen kann, was aus ihm erfolgt und was man mit ihm anfangen soll. Ich halte vielmehr dafür, dass man das Schlafwachen nur aus dem natürlichen Schlafe durch das passende Fragestellen erzeugen soll und wenn man besondere Gründe hat, dasselbe mehr unmittelbar zu erzeugen, so würde ich auf folgende Art verfahren. Nach den bereits bekannten gehörigen Vorbedingungen würde ich immer zuerst durch einige allgemeine Striche *à grands courans* die Strömungen vom Gehirn nach unten ableiten; sodann Striche langsam vom Scheitel vorn bis zur Nasenwurzel und hinten bis zum Hinterhauptsloch am Genicke und seitwärts bis vor die Ohren an die Schläfen machen, wo überall halbe Minuten lang angehalten wird, und zwar mit den Fingern durch unmittelbare Berührung.

Erst jetzt würde ich mich vor den Patienten hinsetzen, die Hände auf seine Schultern legen und ein paar Male über die Arme bis zu den Fingern hinabführen und dann dieselben so halten, dass die vier Finger in die hohle Hand des Patienten und die Daumen an Daumen gehalten werden, wobei nun die Blicke einander fixieren. Dieses Fixieren dauert so lange, bis man leichte Zuckungen in den Augenlidern und oft auch in den Händen gewahrt, wonach beide Hände des Patienten in die linke Hand genommen werden, während die Finger der rechten Hand vor die Nasenwurzel und an die Augenbraunen gehalten werden, mit öfterem Streichen vom Scheitel bis dahin; werden die Augen schwer und der Patient schläfrig, so lässt man die Augen schließen oder drückt sie mit den Fingern zu und überlässt dann den Patienten eine Weile ganz in Ruhe sich selbst. Es wird immer eine halbe Stunde Zeit erforderlich sein, wo nicht eine besondere Anlage vorhanden ist, bis der Schlaf eintritt. Auch eine ganze Stunde geben jene Einschläfere an, und wenn es das erste Mal nicht gelingt, so probiere man es ein zweites und drittes Mal, und wenn der Schlaf auch dann noch nicht erfolgt, so sind es keine passenden Subjekte, Erfolgt der Schlaf, so wird durch das passende ruhige Fragen das innere Erwachen gefördert, wobei, sobald kataleptische Krämpfe sich einstellen, dieselben weder gesteigert noch aufgehoben werden dürfen, die aber auf diese Weise nie im Übermaße erscheinen, und leicht durch ein kalmierendes ruhiges Halten der Hände beruhiget werden. Sogar ein höheres Hellsehen wird auf solche Weise öfters herbeigeführt werden, wo dann das weitere Verfahren abgefragt werden kann. Bloßer Versuche halber unternehme man aber, wie gesagt, nie dieses Einschläferungsverfahren.

Das Zurückführen und Erwecken aus diesen ungewohnten Zuständen und insbesondere des oben berührten Hoch- und Tiefschlafs in das Schlafwachen und dieses in den natürlichen Schlaf kann nach der gegebenen Theorie nicht schwer sein, die erfahrungsmäßige Methode des Weckens aus dem Schlafwachen wurde schon angegeben; im Allgemeinen gelten hier noch folgende nähere Bestimmungen.

Wenn das Schlafwachen leicht und mit Krämpfen entsteht und während der jedesmaligen Behandlung mehr Aufregung als eine beruhigende Krise hervorbringt, so setze man das Magnetisieren eine Weile aus, oder man hebe das Schlafwachen wenigstens einstweilen auf; oft ist es gut, die Methode ganz zu wechseln.

In den höheren Graden des Hellsehens bedarf es ohnehin nur sehr, wenig des Magnetisierens oder gar nicht; die bloße Gegenwart des Arztes ist hinreichend, die Krisen zu veranlassen. Die Hellseher verlangen selbst oft das Aussehen des Magnetisierens oder des Weckens in einer bestimmten Zeit, wozu der Arzt nicht einmal gegenwärtig zu sein braucht, er hat ihnen nur zu befehlen, dass sie ihre Aufmerksamkeit daraufhin richten sollen, oder man hinterlässt ein Erinnerungszeichen, z. B. ein Band, etwas Wolle, usw., welche der Magnetiseur in den Händen gehabt hat, und die man auf den Kopf des Schläfers legt mit der Bemerkung, dass er dieselbe in so viel Zeit abnehmen und erwachen soll. In der Zeit der klarsten Anschauungen dürfen jedoch diese Angelegenheiten nicht verhandelt werden, weil die Hellseher teils darauf nicht achten, teils ganz gestört werden.

Man macht sie erst zum Behalten derselben aufmerksam, wenn die Bilder des inneren Sinnes weniger lebhaft geworden sind. Bendes Hellseherin schlang sich im Schlafe ein Band um den Arm, oder knüpfte sich einen Faden um den linken Goldfinger, wenn sie sich nachher im Wachen etwas aus dem Somnambulismus erinnern sollte. Eine andere ließ sich, um zur rechten Zeit geweckt zu werden, die auf den Kopf gelegte Wolle abnehmen.

Ganz aufgehoben muss der Schlaf und das Schlafwachen werden, wenn offenbar die Unruhe und die Reizbarkeit sowohl während des Schlafes als nach demselben zunimmt, wobei auch das völlige Aussehen des Magnetismus auf einige Zeit angezeigt ist.

Über die Dotter des Schlafes können nur die individuellen oder zufälligen Umstände maßgebend sein. Die meisten schlafen eine, zwei, drei Stunden, andere länger, ja Tage und Wochen lang. Wo keine besonderen Ursachen zum Wecken vorhanden sind, da lasse man sie ungestört schlafen; man gewöhne sie aber, im Schlafe allein zu bleiben, wenn keine Störungen zu befürchten sind. Ein ruhiger Schlaf bei gehörigem Atem und Puls ist kritisch und heilsam, man störe ihn nicht und sollte man den Patienten Tage lang besuchen, ohne ihn im Wachen zu finden. Es gibt aber oft äußere Umstände, die dem Schläfer zum Nachteil dienen würden, und da muss die Fortdauer des Schlafes unterbrochen werden.

Das Wecken aus dem Schlafe, aus dem Hoch- und Tiefschlafe erfordert ein verschiedenes Verfahren, die beiden letzteren werden nur auf die niedere Stufe des Schlafwachens zurückgeführt, aber nicht völlig aus dem Schlafe geweckt. Der Hochschlaf, den Hellseher auch den Wonne- oder Entzückungsschlaf nennen, erfordert ein anderes Verfahren, als der ohnmachtähnliche Tiefschlaf, wozu uns die oben gegebene Theorie den Wegweiser macht.

Dieses Zurückführen geschieht durch Striche, durch den Blick und durch das Wort. Da bei dem Hellsehen und namentlich im Hochschlaf, das ganze Gehirn wacht, d. h. in Tätigkeit ist, so muss man die Erregung der peripherischen Bläschensubstanz zu mäßigen und die *aura vitalis* in der Blutströmung nach der Tiefe der Blutleiter und zu den Rumpforganen zu leiten trachten. Dies geschieht auf folgende Weise: es werden zuerst ein paar allgemeine Striche vom Kopfe in Distanz über den ganzen Körper hinab als Ableitung von dem Kopfe gemacht; es wird sodann langsam vom Scheitel herab nach dem Schädelgrund, vorn bis an die Nasenwurzel, seitwärts bis an die Schläfer vor den Ohren und hinten am Hinterhauptsloch herabgestrichen, wo überall mit den vereinigten Fingerspitzen, oder mit den Daumen vorn und mit den ausgestreckten Fingern seitwärts, angehalten wird. Striche von der Nasenwurzel zu den Augenbraunen, und vom Hinterhaupte zu den Schläfen wechseln mit jenen. Um auch die polare Erregung des Gangliensystems umzustimmen, werden mitunter auch Striche von der Herzgrube nach dem Kopfe hinauf gemacht, aber ohne Berührung, während die Kopfstriche mit Berührung gemacht werden.

Durch den Blick wirkt man mit stetem Hinsehen auf den Stirngrund und die Augenbraunen, oder an die Schläfe. Ist das Muskelsystem kataleptisch, oder zeigt sich eine krampfhafte Spannung, so ist das leise Anblasen an der Stirne ein gutes Weckmittel. Das Wort, mit dem Befehle: schließe die Augen, du sollst zurück in das natürliche Leben, und überhaupt das Sprechen wird, der Lage gemäß den natürlichen Zustand in Vereinigung mit dem genannten Verfahren wieder in das Schlafwachen zurückführen, in welchem der Patient bis zum üblichen Erwachen oder vorgeschriebenen Werken verbleibt.

Mehrere Angaben von Hellsehenden stimmen damit ganz überein, und es ist mir kein davon abweichendes Beispiel bekannt. Auch in dieser Hinsicht ist die Krankengeschichte der Witwe Petersen eine der merkwürdigsten, worüber uns Bende Bendsen folgendes aufbewahrt hat, Kiesers Archiv, 10. Band, 1. Und 2. Heft: »Den höchsten Grad des Hellsehens nannte sie bald ihren Wonneschlaf, bald den Schlaf der Entzückung, und brach oft plötzlich ihre Schlafschreiberei mit den Worten ab: (sie schrieb im Schlafe) jetzt kann ich vor lauter Wonne an nichts mehr denken; ich musste dann allemal schließen, wie sie es nannte. Dies Schließen bestand anfänglich darin, dass ich beide Daumen dicht unterhalb der Augen einander entgegengesetzt, und mit den Spitzen derselben bis an die Nasenwurzel zusammenstrich, wodurch eine Hautfalte gebildet ward, auf die ich dann noch ein Weilchen stetig mit gegeneinander gerichteten Daumenspitzen wirkte. Dies benahm ihr im Anfange immer einen Teil der Helle und verminderte das sie umwogende Licht. Diese Schließweise musste aber schon nach einigen Tagen mit einer anderen vertauscht werden, da die erstere das Licht nicht mehr zu dämpfen vermochte; es war folgende. Ich musste die vereinten Fingerspitzen an beiden Seiten des Kopfes halten und die Daumenspitzen gegeneinander gerichtet aus den Scheitel setzen, um da eine Hautfalte zu bilden, obgleich das magnetische Licht dort nicht vordrang, sondern, immer nur an der Nasenwurzel durchströmend sich entwickelte. (Wer erkennt hierin nicht die merkwürdige Ableitung dieser zentralen Strömung durch die äußere Bildung der Hautfalte?) Diese Schließungsweisen wurden später so wechselnd und zusammengesetzt, dass ich oft Mühe hatte, sie richtig zu fassen.«

Ums teils auf den Gegensatz des Verfahrens, um das Hellsehen zu erzeugen, teils auf die volle Übereinstimmung mit, unserer Theorie der Gehirnströmungen aufmerksam zu machen, erinnere sich der Leser des Oben gesagten von der Erzeugung des Hellsehens aus dem Schlafwachen, von Bende Bendsen und Haddock. Als Ergänzung zu demselben setze ich hier nachträglich eine höchst lehrreiche Stelle von Bende Bendsen hinzu. »Schon in dem niederen Schlafe hatte sie mir, um ihre dunklen Anschauungen klarer zu machen, einen Fingerring angegeben, welchen sie den magnetischen Auszug nannte. Dieser bestand darin, dass ich beide Daumen am unteren Teile der Stirne ansetzte, die Haut daselbst glatt auseinanderzog oder straffte und dann mit beiden Daumen gleichzeitig in zwei auswärts laufenden Bogenzügen zurückfuhr. Diese Auszüge waren gerade das Entgegengesetzte der ersten Schließweise. (Ganz natürlich, hier wird das Licht der *aura vitalis* zur peripherischen Expansion, dort zur zentralen Kontraktion gebracht.) Oft konnte sie deren 5 bis 22, oft nur 3, manchmal auch nur einen, und mitunter keinen einzigen vertragen. Sie behauptete: wenn der magnetische Anschauungssinn sich bei anderen Schlafwachen an eben der Stelle entwickle, so würden solche wiederholte Auszüge immer die Helle vermehren.«

In einer späteren Zeit sagte sie einmal zu Bende: »Ich werde sogleich die Augen öffnen, dann ungewöhnlich heiter werden und anfangen zu sprechen; sobald ich aber schweige, musst du mir die Augen wieder zumachen, da ich es selbst nicht kann, (um aus dem anfangenden Tiefschlaf wieder in, das Schlafwachen zurückgeführt zu werden).

Später fragte sie Bende einmal: »welches Schließmittel habe ich das letzte Mal anzuwenden, um das Hellwerden zu verhüten? Du musst während des Schlafes die zusammengekegelten Fingerspitzen auf meine Augen halten.« Durch diese örtliche Einwirkung wurde sie nicht geweckt, aber der Hochschlaf dadurch verhindert, weil die Blutströmung von der Peripherie nach den Zentralteilen des Gehirns gezogen wurde, wo aber in den Wurzeln des Sehnerven eine solche Helle entstand, dass die Seherin höchst merkwürdig ausrief: »es wird mir zu hell.« Ich schloss jetzt zu (sagt Bende) und fragte, soll ich dich wecken? Bejahendes Nicken.

Als sie einmal in die höhere Helle eintrat, welche ihr schon nach früheren Aussagen gefährlich werden könnte, und als die vergeistigten Züge das gewaltsame Ringen des inneren Lebens und die höchste Wonne verrieten und einem wahren Totenkampf glichen, so wie der nie gesehene Glanz ihrer geöffneten Augen bei fast unglaublich erweiterten Sternen (ein tetanischer Krampf) mich mit Bangigkeit erfüllte, redete ich sie an: gib eilig an, wie ich dich in den niederen Schlaf zu bringen habe?

Streiche so und blase dann dreimal durch die Faust gegen meine Stirne an. Dies geschah und augenblicklich war auch die Gefahr vorüber. Die Art des Erweckens war folgende: ich musste beide Daumenspitzen bei geballten Fäusten an die äußeren Augenwinkel setzen und dann in der Richtung der Augenbraunen damit gegeneinander streichen, sodass beide Daumen gerade über der Nase zusammenstießen und dann durch die hohle Faust der rechten Hand gegen die Mitte der Stirn anblasen. Sie suchte vergebens nach Worten, die Entzückung zu schildern.«

Endlich vor ihrer Heilung sprach sie einmal: »nur allein der Ohnmachtsschlaf kann mich heilen und das Gemüt dauernd erheitern.« Sie gab früher an, um sie aus dem Ohnmachtsschlaf zu wecken, müsse Bende seine Stirne an die ihrige halten. »Ich fragte: darf ich jetzt meine Stirne gegen die Deinige legen? Ja sicher! Ich tat es mit dem Befehle, denke noch einmal ernstlich nach. Nach einer Minute sprach sie ganz heiter: ich habe es gefunden, nun wird mir ein sicheres Mittel gegen das Hellwerden klar. Dies war eine neue Schließweise, die in Folgendem bestand.

Beide Daumenspitzen wurden nebeneinander in der Nackenhöhle angesetzt und von da einmal nach dem Scheitel hinaufgestrichen (um die stille, stehende Blutbewegung in dem Ohnmachtsschlaf nach der Peripherie zu, leiten), wobei die übrigen Finger an beiden Seiten des Kopfes folgten. 2) Ward mit dem Daumen der rechten Hand ein Kreis vom Scheitel aus gezogen, der so eben an den Ohren vorbei streifte, rings um den Nacken lief und sich wieder am Scheitel in seinem Anfangspunkt zusammenzog. 3) An jenem Punkte wurde eine möglichst dicke Hautfalte durch das Gegeneinanderdrücken beider Daumenspitzen gebildet, und 4) ein seidenes Tuch so um den Kopf und Nacken gebunden, dass zwei Knoten festgezogen gerade auf den Scheitel drücken, und nun musste ich endlich 5) noch dadurch mit schließen, dass ich während des Schlafes, vor und hinter dem Knoten starke Hautfalten zusammenpresste.«

Der letzte Hochschlaf war als der gefährlichste vorausgesagt und daher eine besondere Schließung angegeben. Die Anweisung war folgende. »Erstens musste ich die vereinten Fingerspitzen eine Weile drückend auf ihre Augenlider ansetzen, dann meine rechte Hand gegen ihre Herzgrube, die linke dicht oberhalb der Stirn halten und damit in rechts abwärts laufender Richtung die Haut faltenweise auf die Nasenwurzel herunterziehen, woraus sie sagte: du darfst nicht beständig schließen. Ich ließ daher mit der linken Hand nach. Es gelang alles sehr gut, nur war sie nach dem Erwachen sehr traurig, welches sie später im Schlafe der allzu treuen Schließung zuschrieb.« Diese letzte Zurückführung ist überaus lehrreich, wie auf ähnliche Weise aus der Ohnmacht geweckt werden soll. Durch das auf die Augenlieder Setzen der drückenden Fingerspitzen soll nämlich am inwendigen Gesichtspole die Seelentätigkeit geweckt und die völlig stille stehende *aura vitalis* in Bewegung gebracht werden, während mit der rechten Hand gegen die Herzgrube unmittelbar aus den Gegenpol des Gehirns, auf das Herz gewirkt wurde, welches in der Ohnmacht bekanntlich stille steht.

Den Tief- auch Totenschlaf genannt, darf man nie lange anhalten lassen, besonders wenn Betäubung oder Schweiß auf der Stirne oder völlige Ohnmacht vorhanden ist. Das beste Verfahren, um daraus zu erwecken, wurde eben durch die letzte Schließungsart beim Hochschlaf angegeben. Die Anzeige ist nämlich, das Herz zum Pulsieren und die *aura vitalis* des Blutes im Gehirn von dem zentralen Stillstand in Bewegung zu bringen; dazu dient das Wort, der Hauch, der Blick und die eigentümlichen Striche. Schon durch das Nennen des Namens klingt der Ton zum Herzen und Sinn, was jedoch mit Vorsicht geschehen muss. Der Hauch auf die Herzgrube und selbst auf Mund und Nase ist ein mächtiges Erweckungsmittel, und ich glaube fast, dass ich dadurch das gewiss dem Tod verfallene Kind, wovon ich einmal sprach, gerettet habe. Der Blick auf die Stirne und die Schläfen mit stetem Hinsehen und mit dem positiven Willen, Lebensbewegung zu erzeugen, ist stärker, als dies große Welt davon Kunde hat. Und endlich die Striche, das Blut nach der

Peripherie zu treiben, nicht um vollends zu wecken, sind wohl bereits hinlänglich durch das Vorige bekannt. Man legt die rechte Hand auf das Herz, lässt sie eine bis zwei Minuten aufliegen und zieht die Finger zu einer Kegelspitze zusammen, um sie auf der Herzgrube auszustellen. Mit den Fingern der linken Hand, die auf die Nasenwurzel vereinigt aufgestellt werden, streicht man seitwärts über die Augen bis zu den Ohren und aufwärts bis zum Scheitel und von da abwärts hinter den Ohren bis zu den Achseln.

Soll der Puls nicht kräftiger werden, so spritzt man kaltes Wasser mit den Fingern auf den Kopf, macht Striche vom Herzen über die Brust nach den Achseln und Armen bis an die Hände, welche etwas angezogen und gehalten werden, die Stirne und Augen werden angeblasen. Ein paar Striche vom Hinterhaupt längs des herumschweifenden Nerven zur Herzgrube und über das Rückgrat leiten die Nervenströmung dahin. Hat man den Patienten so weit erweckt, dass er wieder schlafwach ist, so lasse man ihn ruhig fortschlafem, wenn kein besonderer Grund vorhanden ist, ihn zu wecken.

Über das Wecken aus dem magnetischen Schlaf haben wir noch die Zeit und das Verfahren zu besprechen. Was die Zeit betrifft, so ist zu unterscheiden die Zeit der jedesmaligen Schlafgriefe, und zweitens die Dauer und Unterhaltung des magnetischen Schlafs bei der Behandlung überhaupt. In erster Hinsicht halte ich den magnetischen Schlaf für sehr heilsam und für eine wahre Krise, und so wie ich mich bemühe, denselben zu erzeugen, wo eine Neigung da ist, ebenso lasse ich ihn jedes Mal dauern, solange der Patient darin ruhig ist, und keine Gegenanzeigen vorhanden sind, von denen wir gesprochen haben. Warum soll man eigentlich den Schlaf abkürzen, da er gewöhnlich außerordentlich erquickt und da offenbar kritische Prozesse darin stattfinden, abgesehen davon, dass bei Schlafwachen und Hellsehern noch die eigene Verordnung von sehr großem Belang ist, wenn ich schon nicht direkt daraus ausgehe, diesen Zustand zu erzeugen oder zu unterhalten. Wenn etwa die Zeit des Magnetiseurs, nicht länger bleiben zu können, einen Grund abgeben soll, so ist dies eine schlechte Einrichtung von Haus aus; man gewöhne von Anfang an den Patienten, auch allein zu bleiben und fort zu schlafen, so lang er Lust hat, wenn er nicht selbst eine besondere Verordnung darüber gibt, oder man sorge für einen Gehilfen im Notfall; sehr lange dauert der Schlaf gewöhnlich ohnehin nicht, ¼, bis 1, 2 Stunden. Die Fälle, wo der Schlaf länger dauert, sind meistens Ausnahmszustände, mit Somnambulismus verbunden, für die keine allgemeinen Regeln gelten; der individuelle Zustand gibt die Entscheidung über die Behandlung überhaupt, wie über die Dauer und Behandlung des Schlafs.

Was nun zweitens die Zeit des magnetischen Schlafwachens und Hellsehens in der Dauer der Krankheit überhaupt betrifft, so gilt bei mir die Regel, dass ich es eben so wenig zu verlängern, als herbeizuführen mich bestrebe. Geht der Kranke seiner Genesung entgegen, so nimmt auch die Neigung und Zeit zum Schlafe gewöhnlich ab und ist die Genesung vollkommen, so bleibt er von selbst aus, wenn man ihn nicht künstlich unterhält, was indessen leicht möglich ist, was ich aber für verwerflich halte, weil eine Verlängerung dieser Schlafzustände über das Notwendige hinaus eine nervöse Reizbarkeit und viele Unannehmlichkeiten zurücklässt, die man am besten so bald wie möglich abschneidet.

Es ist aber gar nicht selten, dass Kranke später gelegentlich bei Unwohlsein wieder von selbst in Schlaf verfallen, oder mit leichter Mühe darein zu bringen sind. Ich möchte auch hier bei unbedeutenderen Fällen ihn lieber verhüten, als befördern, und alles anwenden, den natürlichen Zustand herbeizuführen. Allein es gibt Krankheiten, die nicht ganz und gar zu heben sind, womit so mancher Mensch sich schon durch das noch übrige Leben schleppen muss. In diesem Falle suche man das Leben nach Möglichkeit erträglich zu machen, und stellt sich das Hellsehen von selbst oder mit leichter Mühe ein, nun so ist es höchst wahrscheinlich eher ein wohltätiger Ersatz, als ein Nachteil für den Kranken selbst nicht allein, sondern auch für Andere, wie ich ein solches Beispiel erlebt habe, indem eine nicht völlig gesund gewordene Frau durch ihren Gemahl jedes Mal bald in Schlafwachen versetzt wurde, worin sie oft für sich und Andere in einem weiten Umkreis Rat erteilte.

Mit dem Erwachen aus dem magnetischen Schlafe soll übrigens sowohl nach jeder einzelnen Krise, als nach dem völligen Aufhören der Kur jede Erinnerung von dem Vorgefallenen von innen und außen aufhören.

Soll ein Patient ganz aus dem magnetischen Schlafe geweckt werden, so ist es keineswegs gleichgültig, wie dies geschieht; denn es kann mit dem ungeschickten Auswecken aus dem Schlafe auch die ganze mesmerische Wirkung aufgehoben werden. Gewöhnlich werden Gegenstriche von unten nach oben über den ganzen Leib oder nur am Kopf, oder es werden horizontale Querstriche gemacht; die Augen werden angeblasen und durch das Wort das Erwachen befohlen. Einige öffnen die Fenster oder nehmen wohl gar kaltes Wasser oder kalte Metalle, spritzen sie an und halten sie an die Stirne der Schläfer, oder sie fächeln sie mit Sacktüchern, usw., an. Die Klatschmethode des Herrn Braid habe ich schon angeführt und das Schlagen auf die Arme oder Beine, auch andere Weckmittel habe ich genannt.

Ist der Patient schlafwach oder hellsehend, so tut man am besten, ihn über die Art des Weckens zu fragen, da das leichte oder schwere Erwachen sehr individuell ist; sollte man damit keine Ausschlüsse erhalten, so müssen uns auch hier gewisse Grundsätze leiten. Da aber außer bei dem genannten Hoch- und Tiefschlaf das Wecken eine seltene Notwendigkeit ist, weil ich den Schlaf in der Regel für etwas Heilsames halte; so wird man wohl auch nicht so häufig eine besondere Schwierigkeit haben, den Patienten zu erwecken.

Ganz plötzlich darf das Wecken nie geschehen, ob man den Patienten aus dem natürlichen Schlaf oder aus dem Schlafwachen und Hellsehen ins Wachen bringen will; das Verfahren ist aber kein gleiches bei diesen drei verschiedenen Zuständen, wie man gemeinhin dasselbe anwendet, wenn es rationell und für das Wohl der Kranken ausgeführt werden soll. In allen drei Fällen (vom Hoch- und, Tiefschlaf ist hier nicht mehr die Rede) ruhen die äußeren Sinnesorgane und die willkürliche

Muskelbewegung, während die inneren Sinnes- und Bewegungsnerven mehr oder weniger in Ruhe oder Tätigkeit sind.

Soll also dieser Zustand umgekehrt werden, sodass die Sinnes- und Bewegungstätigkeit nach außen geleitet wird, so wird dies am besten gelingen, wenn äußerlich gelinde Reize die Organe sanft anregen, ohne dadurch auf ihren Gegenpol im Gehirn zu wirken, und zweitens, wenn zugleich die zentrale Gehirntätigkeit zur peripherischen Bewegung veranlasst wird. Man kann in Wahrheit annehmen, dass im magnetischen Schlafe der ganze Organismus gewissermaßen mesmerisch oder elektrisch geladen ist; diese Ladung soll nun aber durch das Wecken nicht aufgehoben werden, sie soll nur beweglich werden, aber im Körper bleiben. Zu diesem Ende werden zuerst beim bloß natürlichen Schlafe keine Schwierigkeiten obwalten, man nennt den Schläfer beim Namen und heißt ihn aufwachen. Erwacht er damit nicht, so verfährt man auf folgende Weise.

Es werden ein paar Striche *à grands courans*, wie am Anfang des Magnetisierens über den ganzen Körper gemacht, um die *aura vitalis* im ganzen Organismus in eine gleichmäßige Bewegung zu bringen, nicht den Körper, wohl aber den Kopf zu entladen. Sodann werden die Hände auf die Achseln gelegt und über die Arme bis an die Hände herabgestrichen, ebenso von den Knien zu den Füßen. Jetzt fasst man beide Hände des Schlafenden und eröffnet ihm in mildem Tone, indem man ihn beim Namen nennt, dass er erwachen müsse, wobei man die Hände etwas gegen sich anzieht. Sodann legt man den Rücken der Finger auf die Nasenwurzel und streicht langsam sanft über die Augen nach außen und über die Schläfen hinweg, und mit abwechselnden Zügen von der Nasenwurzel hinauf bis zum Scheitel, wo man etwas anhält, aber dies Letztere mit den Spitzen der Finger.

Wird bei einigen Wiederholungen dieses Verfahrens auch noch gesprochen, so werden einige rasche Querstriche in der Entfernung vom Kopfe hinauf und seitwärts, um denselben stärker zu entladen, nicht oft nötig sein, und vielleicht noch weniger das Anblasen der Augen.

Ein Silberstück nach Haddock oder eine Kohle nach Robiano, oder ein Eisen in die Hand des Schläfers gelegt, mag das Wecken beschleunigen, wenn Krämpfe sich in den Gliedern zeigen; ich habe es aber nie nötig gehabt; in diesem letzten Falle habe ich das Sprechen und Hauchen in die hohle Hand des Patienten den Krampf und Schlaf schnell lösen gesehen. Eine Hellseherin von Wolfart gab an, dass man bei sehr schwierigem Erwecken den Schläfer an den Händen fassen und zu sich heranziehen soll, was sie eine sehr milde und beruhigende Art des Erweckens nennt, das selten fehlschlägt, wenn die anderen Arten den Schlaftaumel nicht zu verscheuchen vermögen.«

Auf diese Weise werden die äußeren Organe zur Tätigkeit und die inneren zur peripherischen Bewegung angeregt, ohne den Körper zu „demesmerisiren“, nur der Kopf erfährt eine größere Entladung, welcher allein einer zu lange dauernden trägen Ruhe oder Überreizung entzogen werden muss.

Unter allen Schriften, welche über diesen Gegenstand handeln, finde ich allein bei Deleuze eine der angegebenen Indikation ziemlich entsprechende Lehre über das Verfahren zum Auswecken aus dem Somnambulismus. Er sagt: »Wenn du die Sitzung beendigen und deinen Somnambulen erwecken willst, so mache zuerst Striche über die Beine, um den Kopf freizumachen (pour dégager la tête); sodann mache einige Querstriche über die Augen zum Öffnen derselben mit den Worten: erwache. Oft bleiben aber die Augen noch geschlossen nach dem Erwachen, du wirst diesen Zustand heben, wenn du in Geduld mehrere Male mit den Fingern quer über die Augen fährst. Sodann wirst du das Fluidum von dem Kopfe und von dem übrigen Körper zerstreuen mit Querstrichen in der Entfernung, als wollte man das Fluidum vertreiben und abschütteln. Sorge aber wohl, dass du nicht aufhörst, bevor der Somnambule ganz erwacht ist.«

Ist der Patient erwacht, so muss er über sein Verhalten und die zu befolgende Diät unterrichtet werden, und zwar immer unter der Autorität des Magnetiseurs, wenn die Verordnungen auch den dem Hellseher herrühren. Die genaue Befolgung derselben ist aber bei magnetisch Behandelten viel wichtiger als bei anderen Methoden, wenn die Schlafkrisen heilsam fortwirken sollen, namentlich müssen die Zeitmomente strenge innegehalten werden, wenn etwas unternommen oder unterlassen werden soll, wenn dieselben von den Schlafwachen selbst angegeben wurden. Denn diese individuellen Zeitmaße trifft der instinktive Sinn der Schlafwachen sehr bestimmt, wovon der äußerlich wache Mensch gar keine Kenntnis hat.

Solche Verordnungen erstrecken sich meistens auf eine lange Zeit nach der Kur in die Rekonvaleszenz hinaus; den Genesenen müssen dieselben, am besten schriftlich, mitgeteilt werden, so wie diese überhaupt ermahnt werden müssen, dass sie lange Zeit eine sorgfältige Diät und gewissermaßen die während der Kur gebrauchte Lebensweise fortsetzen, die am sichersten nach der Zeit der Kur abzumessen ist, sodass eine Kur von vier Monaten wenigstens die Hälfte der Zeit jene Sorgfalt für die Rekonvaleszenz erfordert.

Wie jeder von einer schweren Krankheit Genesene wohl tut, sich noch länger an seinen ärztlichen Freund zu halten, dessen Rat ihm gewiss oft nicht überflüssig ist, um einen Rest des alten Übels ganz zu tilgen, oder den Keim eines neuen zu ersticken: so ist es bei einem mesmerisch Genesenen nur noch viel ratsamer, seinen Helfer in der Not nicht sofort zu verabschieden, wenn die Kur auch vollendet ist. Ein eigentliches Magnetisieren soll im Allgemeinen für der nicht mehr stattfinden, aber mir ist kein Fall vorgekommen, wo nicht von Zeit zu Zeit teils das Bedürfnis des Einen, teils die Vorsicht des Anderen die wohltätige Hand erheischte. Dieses Leben ist ja ohnehin für jedermann, auch für den Gesunden, eine Plage; reicht euch hilfreich die Hände, und helft sie einander durchs Leben tragen!

Nachwort

Wenn das Werk vollbracht ist, so sieht matt gern noch einmal zurück auf die Strecke des Weges, die man zurückgelegt hat und erinnert sich der Begegnungen, die sich zur Begleitschaft aufdrängten, oder denen man auszuweichen genötigt wurde. Man pflegt gewöhnlich sich über die Gründe der Unternehmung, über den eingeschlagenen Weg und die Mittel zur Ausführung mit dem Leser im Voraus, in einer Vorrede, zu verständigen, zu verteidigen und zu entschuldigen, und so war auch ich lange unschlüssig, ob ich das Folgende mit Vor- oder Nachwort betiteln sollte. Ich entschloss mich zu letzterem, weil ich die Gründe des Unternehmens schon in der Einleitung angegeben habe, und weil ich weiter mich weder verteidigen noch entschuldigen will. Der *Captatio benevolentiae* wegen tue ich keinen Federzug; mir liegt nur die Sache und die Wahrheit am Herzen, will der Leser freiwillig folgen, so hat er sich dann selber zu fragen, ob er gut oder schlecht getan, und wie er den Inhalt gesunden habe, der jedenfalls nicht Allen gleich recht sein wird; eine Vorrede würde gewiss sein Urteil nicht ändern, welches ich ihm auch in dem Nachwort freistelle.

Wie einem nun aus einer Reise allerlei begegnet, das unser Vorhaben aufhält, oder davon ableitet, so erging es auch mir; ich hatte anfangs die Absicht, eine gedrängte Anleitung in viel kleinerem Maßstabe zu schreiben, erfuhr aber bald, dass ich damit, bei dem noch so unbekannten Gegenstand den Zweck: eine bessere Aufklärung desselben und seine praktische Nutzanwendung, nicht erreiche. Denn die rechte Aufklärung muss die Praxis und die rechte Praxis jene fördern. Ich sah mich daher fürs erste genötigt, die noch über den Mesmerismus obschwebenden Zweifel und Einwürfe zu beseitigen, und den Opponenten allseitig mit offenem Visier Rede zu stehen, dass ihre Meinungen über den neuen ihrer Fassungskraft ungefügigen Gegenstand auf Kurzsichtigkeit, Vorurteil und Disputiersucht beruhen, der wahren Vernunftgründe aber und der allein entscheidenden Wahrheit völlig entbehren.

Non opinandum sed certo et ostensive sciendum, neque disputandum, sed experiundum, quid natura faciat aut ferat; et quod opsi per speculationem ettingere non possumus, id in natura impossibile non supponamus, artis nostrae infirmitatem in naturae calumniam vertentes.

Diese treffliche Wahrheit hat Baglivi den Gegnern des Mesmerismus und namentlich den Ärzten hinterlassen: dass nicht Meinungen und Rechthaberei, sondern das wahre, aus der Erfahrung hervorgehende Wissen uns zeigen soll, was die Natur zu leisten vermag; unsere Schwachheit decken wir wahrlich nicht mit Verleumdungen der Natur zu!

Von den im zweiten Hauptstücke aufgezählten Erscheinungen gibt es allerdings mehrere, welche der Hausverstand für absurd, ja für unmöglich erklärt, weil sie sich in dem etwas eng eingerahmten Spiegel seines Hypothesenvorrats nicht reflektieren; was Wunder, wenn sie deshalb auch für unnütz und gar für schädlich erklärt werden. Derselbe Baglivi hat es uns ganz so lateinisch als Motto hinterlassen:

Contra quam plurima praecipue si ale rationibus et remediis loquamur, dum primo proponuntur, inutilia rationique contraria judicantur, vel quia hypothesi nostrae ad amussim non quadrant, vel quia probabilem illorum rationem reddere nescimus, er setzt aber sogleich einen Nachsatz hinzu, den ich zu meiner Richtschnur genommen habe: *si tamen ad praxim et experientiam revocentur, utilia et certa experimur*, werden sie aber der Praxis unterworfen, dann finden wir sie nützlich und gewiss. Das hab, ich getan, ich habe jene Erscheinungen für wahr und nützlich durch die Erfahrung erkannt.

Das dritte Hauptstück ist das längste und ich habe darüber selbst am meisten auszustellen, was hätte da nicht alles gesagt oder verschwiegen werden sollen; dem Einen ist es gewiss zu kurz, dem Anderen zu lang und dann die ganze spezielle Therapie für die mesmerische Behandlung zuzurichten! Hätte ich nicht besser nur das Geeignetste ausgewählt? Müsste nicht die *Materia medica* auch ein bisschen besser vertreten sein? Hätte nicht der bereits durch das Hellsehen gewonnene Arzneischatz insbesondere aufgezählt werden sollen?

In einer Anleitung zur mesmerischen Praxis durfte wohl nur vorzüglich die mesmerische Methode in ihrem ganzen Umfang abgehandelt werden, wobei indessen keineswegs versäumt wurde, die gehörige Rücksicht auf die umfassende medizinische Kunst zu nehmen. Dass alle Krankheitsformen ausgeführt wurden, hat seinen Grund darin, weil alle durch den Mesmerismus geheilt werden können, versteht sich unter den hinlänglich angeführten Bedingungen, und weil alle bereits geheilt worden sind. Die sehr bedeutenden durch Hellseher entdeckten spezifischen Arzneimittel sollten nach dem ursprünglichen Vorsatz mitgeteilt werden, und es würde dieses Werk dadurch gewiss aus seiner Unwürdigkeit um ein bedeutendes erhöht, wo nicht gar glorifiziert worden sein. Allein ich sah bald, dass ein solches Unternehmen hier des zu großen Umfangs halber nicht ausgeführt werden kann; an den betreffenden Stellen wurde jedoch vielfach auch in dieser Hinsicht Rücksicht genommen. Eine größere Sammlung muss ich einem eigenen Werke vorbehalten oder einem Andern überlasse. Das rechte Maß und Ziel konnte in diesem Kapitel wohl auch nicht getroffen werden, es muss darüber auch noch gar viel nett erprobt und festgestellt werden. Das wirklich Wahre, in der Natur Gegründete wird immer mehr wachsen, dagegen vermögen Zweifel und Meinungen nichts, nur das Unbeständige wechselt wie diese. Quae fundata sunt in natura crescunt, et perficiuntur; quo vero in opinione variantur, non augentur. Baglivi

Das vierte Hauptstück handelt in möglichster Kürze über die Nachtseite eines noch beinahe völlig unbekannten, aber höchst wichtigen Gegenstandes des menschlichen Lebens; das darüber Gesagte beruht auf Theorie und Erfahrung, und ich glaube fast, dass mir dafür mancher Leser Dank wissen wird, Ich habe schon in meinem früheren Werke die Ekstase in einer historischen und wissenschaftlichen Begründung auf den anthropologischen Boden eines zwar anomalen, aber ganz natürlichen Prozesses gestellt, wonach jene Rätsel ekstatischer Personen nach allgemeinen Gesetzen und nicht nach übernatürlichen Einflüssen erfolgen, von denen sie bisher der Aberglaube und blinde Fanatismus herleitete.

Ich ersehe mit Freuden, dass mein Werk in dieser Hinsicht auch bei der katholischen Geistlichkeit gewirkt hat. Ein interessantes Beispiel liefert hierüber eine vor Kurzem erschienene Schrift: Enthüllungen über die ekstatische Jungfrau Juliana Weiskircher aus Ulrichskirchen-Schleimbach von Phil. Mahler, Wien 1851. Ein Geistlicher hat die Geschichte, ganz ähnlich der Nonne von Dülmen, der Maria v. Mörl, usw., wie ich sie weitläufig von diesen in dem Werke „Der Magnetismus im Verhältnis zur Natur und Religion“, dargestellt habe, in der ganzen Weitläufigkeit des Leidens, der Wundmal-Erscheinungen, der Verfolgungen von Gerichtspersonen und Ärzten erzählt und sie dann mit einer Erklärung begleitet, die der von mir gegeben ganz so gleicht, wie ein Ei dem anderen.

Der Herr Verfasser hat sogar die Artigkeit, meinen Namen unter den von ihm benützten Schriften oben anzustellen, jedoch mit der beigefügten Bemerkung: »dass er nur den historischen und praktisch-medizinischen Parthien desselben, keineswegs aber dessen rationellem Teil gefolgt sei, welcher ihm, um gelinde zu sprechen, durchaus nicht genügen wollte.«

Dagegen haben ihm Pabsts, Burdachs, Bequerels und des Ehrendomherrn Veiths Schriften rationellen Stoff über den Lebensmagnetismus geliefert, den letzten habe er, ohne zu zitieren, »so recht eigentlich geplündert.«

Ich habe mich darüber nicht im Geringsten gewundert, dass meine schlichte physiologische Erklärung einem katholischen Geistlichen nicht genügt, da Andere deshalb an mir sogar etwas Ketzerisches riechen wollten, weil ich dem Teufel bei solchen Komödien nicht wenigstens eine untergeordnete Rolle zu spielen zugeteilt habe. Ich war im Gegenteil sehr erfreut von diesem neuen Schriftsteller, der so gewichtige Autoritäten verführt, recht viel Lehrreiches von »den geplünderten Reichtümern des rationellen Stoffes«, zu gewinnen.

Aber gewundert habe ich mich darüber, dass diese Schrift wesentlich Neues, mir Unbekanntes, gar nichts enthält, und erstaunt bin ich zu sehen, dass die eigentliche rationelle Erklärung des Gegenstandes, der Erscheinungen nämlich der ekstatischen Jungfrau, ganz mit meiner in jener Schrift gegebenen Erklärung übereinstimmt, ja so genau, dass in der Travestie nicht nur ganz derselbe Sinn, sondern häufig sogar die Worte geblieben sind.

Von jenen geplünderten Schätzen habe ich in dieser Erklärung keine Spur gefunden, was auch wohl nicht gut möglich ist, weil jene gewichtigen Autoritäten, die ich zum Teil das Vergnügen habe persönlich, zum Teil aus ihren Schriften zu kennen, nichts über diesen Gegenstand, Pabst ausgenommen, geschrieben haben. Auch in dem »anthropologischen Vorwort«, was eigentlich nicht zur Geschichte gehört, worin der Verfasser »den rationellen Stoff reichlich«, aus seinen gerühmten Autoritäten geplündert haben mag, wird der Leser nichts finden, was nicht in meinem Werke „Der Geist des Menschen in der Natur, usw.“, 1849, systematisch und ausführlicher enthalten ist. Dem Herrn Pfarrer scheint demnach, »um gelinde zu sprechen«, auch der rationelle Teil meines Buches nicht so übel gefallen zu haben, dagegen muss ihm mein persönlicher Name anstößig, »durchaus nicht genügt haben.«

Was die Literatur betrifft, so habe ich mich durchgehends nur an die mesmerische gehalten, und zwar auch da nur vorzüglich an solche, welche vorwaltend den praktischen Gesichtspunkt aus eigener Erfahrung behandelt. Der Leser findet in dieser Hinsicht vielleicht mehr Zitate, als ihm lieb ist, weil sie häufig in den Originalsprachen angeführt sind. Ich zitierte aber mit den eigenen Worten der Autoren, und zwar reichlich, um: 1) ganz unparteiisch zu sein; 2) den mutigen Lehrern und Verteidigern dieses so wenig bekannten und zu lange versäumten Gegenstandes ein dankbares Dokument zu setzen; und 3) den Lesern vielseitig denselben Stoff zur eigenen Einsicht vorzulegen und an die Originale zu erinnern, wenn er sie versteht; versteht er aber die fremden Sprachen nicht, so verliert er dabei nichts Wesentliches, weil, wo nicht das Ganze, doch wenigstens der Sinn davon im Text enthalten ist, und oft die Übersetzung wörtlich gegeben wurde.

Ich habe deshalb mehrere neue Schriften über Magnetismus, z. B. Reichenbachs „Dynamik in ihren Beziehungen zur Lebenskraft“, nicht weitläufig angezogen, welche in theoretischer Hinsicht sehr viel Schätzbares und Lehrreiches über allgemeine Naturwirkungen, über die magnetische Richtungslinie, über Kristall- und Metallwirkungen, über das Leuchten der Hände, usw., enthält; in praktischer Hinsicht lernen wir aber daraus nur Bestätigungen des dem praktischen Magnetiseur schon lange Bekannten. Das neueste Werk „Der animalische Magnetismus als Heilkraft“ von Joh. Grafen Mailath, Regensburg 1852, habe ich nicht mehr benutzen können.

Er sagt in der Vorrede, dass er der Gründer der neuen Schule nicht sei, wohl aber sei er der Erste, der das neue magnetische Heilverfahren der Lesewelt unterbreite. Die Grundzüge der neuen Schule sind indessen dem Leser ohne dies mitgeteilt; das neue Verfahren besteht vorzüglich in der eigentümlichen Behandlung der Krämpfe, von denen dieses neue Werk, wie ich sehe, einige Hundert Arten anführt.

Was die Theorie anbelangt, so wäre eine Begründung der praktischen Lehren allerdings recht hübsch, wenn damit nicht das Werk zu umfangreich und über den eigentlichen Zweck einer Anleitung zur Praxis hinausgegangen würde. Was eigentlich der Magnetismus ist, weiß man übrigens noch seinem wahren Prinzip nach ebenso wenig, als was das Licht und die Wärme ist; wir wissen nur, dass er wirkt. In dieser Hinsicht habe ich indessen nicht unterlassen zu bemerken, wie er wirkt, ja ich habe gesagt, dass überhaupt gar kein Prozess in der Natur ohne Magnetismus und Elektrizität geschieht, und dass die magnetische Einwirkung gerade das Begreiflichste von allen Wirkungen in der Natur ist; es wird nämlich durch das Magnetisieren direkt ein Prozess aufgeregt, durch den eine Veränderung in den organischen Funktionen erfolgt.

Was allenfalls im Rückblick auf das Ganze noch gesagt werden kann, so wird der Leser schon von selbst bemerken, dass der Verfasser bei aller Unparteilichkeit und Anerkennung fremden Verdienstes doch selbsteigen bleibt; und wenn derselbe ohne Furcht und Komplimente den Gegnern Rede steht, so ist damit nur die Wahrheit sein Ziel; denn er zieht es vor, den nie lügenden Worten der Natur zu lauschen, als auf Menschenweisheit zu bauen. Es mag übrigens leicht geschehen, dass er so manches leise Wörtchen überhört, und dadurch manchem fein hörenden für taub erscheint. Allerdings musste der Verfasser, meist zu weniger Dank, einen beschwerlichen und weiten Weg zu Fuß gehen, während andere auf stolzen Rossen reiten, und so den einsamen Wanderer verächtlich anblicken.

Nach dieser Anleitung besteht nun die magnetische Praxis in der zweckmäßigen Benutzung der allgemeinen, alle Dinge verbindenden Lebenskraft durch eine bestimmte Leitung derselben zur Heilung von Krankheiten. Als Band der Vermittelung hat der Mensch das positive tätige Wirkungsvermögen unmittelbar selbst in seinen Willensorganen, den Händen; die negative tätige Wirkung ist die in dem Kranken selbst enthaltene Lebenskraft der Selbsterhaltung, was der nächste Zweck des Lebens und Strebens ist.

Einen höheren Zweck auf dem Grunde des physischen Lebens hat aber der Geist für eine ewige Ordnung in der göttlichen Wahrheit und Liebe.